龙江医派丛书

姜德友　常存库　总主编

黑龙江省民间特色诊疗技术选集

郭伟光　刘　征　主编

科学出版社

北　京

内 容 简 介

本书汇集黑龙江省民间特色诊疗技术，主要分为上、下两篇，上篇为内治法，其中包括治疗内科、外科、骨伤科、妇产科、儿科、五官科等150余种疾病的民间验方，以及50余种疾病的食疗方、20余种疾病的药茶方、10余种常见疾病的药酒方；下篇为外治法，包括贴敷法、特色针法、特色灸法、正骨、推拿、拔罐、刮痧、中药熏洗疗法、皮肤外治法、经鼻给药法、灌肠给药法、肛门给药法、外阴给药法、咽喉给药法、点眼法、口腔给药法、灯火疗法、刺血疗法、经耳给药法、其他外治法及矿泉医疗等民间特色诊疗方法。本书内容丰富，对研究黑龙江省民间特色诊疗技术具有重要价值。

本书适用于从事中医药临床/教学的工作者、科研人员、学生及中医爱好者阅读。

图书在版编目（CIP）数据

黑龙江省民间特色诊疗技术选集 / 郭伟光，刘征主编. —北京：科学出版社，2019.3

（龙江医派丛书 / 姜德友，常存库总主编）

ISBN 978-7-03-060416-3

Ⅰ. ①黑…　Ⅱ. ①郭…　②刘…　Ⅲ. ①中医临床-经验-中国-现代
Ⅳ. ①R249.7

中国版本图书馆 CIP 数据核字（2019）第 012847 号

责任编辑：陈深圣 / 责任校对：张怡君

责任印制：徐晓晨 / 封面设计：北京图阅盛世文化传媒有限公司

科 学 出 版 社 出版

北京东黄城根北街 16 号

邮政编码：100717

http://www.sciencep.com

北京建宏印刷有限公司 印刷

科学出版社发行　各地新华书店经销

*

2019 年 3 月第　一　版　开本：787×1092　1/16

2019 年 3 月第一次印刷　印张：27

字数：602 000

定价：158.00 元

（如有印装质量问题，我社负责调换）

《龙江医派丛书》组委会

《龙江医派丛书》学术委员会

《龙江医派丛书》总编委会

《龙江医派丛书·黑龙江省民间特色诊疗技术选集》编委会

总　序

中医药学源远流长。薪火相传，流派纷呈，是中医药学的一大特色，也是中医药学术思想和临床经验传承创新的主要形式。在数千年漫长的发展过程中，涌现出了一大批的著名医家，形成了不同的医学流派，他们在学术争鸣中互相渗透、发展、融合，最终形成了中医药学“一源多流”的学术特点及文化特色。

开展中医药学术流派的研究，进一步挖掘和揭示各医学流派形成和发展的历史规律，不仅仅是为了评价流派在中医药传承和发展中的作用及历史地位，更为重要的是以史为鉴，古为今用，不断丰富中医药学术理论体系，从而推动当代中医药学研究的创新和发展，促进中医药事业的繁荣与发展。

黑龙江地处祖国北疆边陲，白山黑水之畔，与俄罗斯、日本、韩国都有密切交往，具有独特的地域地理气候特点及历史文化底蕴。通过一代代中医药人的不懈努力，在龙江大地上已逐渐形成了以高仲山、马骥、韩百灵、张琪四大名医为首的黑龙江名中医群体，他们在黑龙江省特有的地域环境和文化背景下，在动荡不安、不断更迭的历史条件下，相互碰撞争鸣撷取交融，以临床实践为重点的内科、外科、妇科、儿科、五官科、骨伤科、针灸科等，协同发展，各成体系，学术经验多有特点，并有论著传世，形成了风格独特的“龙江医派”，蕴育了北寒地区中医药防治疾病的优势与特色，成为我国北方地区新崛起的医学流派。

当今，“龙江医派”已融汇成为区域中医学术传承创新的精华，筑建起黑龙江中医学术探讨的平台，成为黑龙江中医事业发展和人才培养的内生动力。中医龙江学派的系统研究将为学派的学术内涵建设提供良好环境，为黑龙江中医文化品牌和地域社会文化的优势形成做出卓越贡献。

《龙江医派丛书》不仅全面、系统地搜集、整理了有关“龙江医派”的珍贵文献资料，而且利用现代研究方法对其进行了深入的分析、研究和提炼。“龙江医派”反映了近百年来中医药不畏艰苦、自强不息、不断发展壮大的奋斗历程，为中医药学的理论研究和创新实践提供了坚实的学术基础。相信该丛书的出版，对于继承和发扬“龙江医派”名老中医学术思想和临床经验，激励中医药新生力量成长有着重要的教育意义，亦将对推动黑龙江中医药学术进步与事业发展产生积极、深远的影响。同时，对全国中医药学术流派的挖掘、整理、研究也有重要的启迪，更期盼同道能将丛书所辑各位名家临床经验和学术思想综合剖析，凝练特点，彰显“龙江医派”所独具的优势和特色。谨致数语为之序。

中国工程院　院士
中国中医科学院　院长　张伯礼
天津中医药大学　校长
2012年春日

总 前 言

中国地大物博，传统文化源远流长，中医学就是在中国的自然和人文环境中发育成长起来的。由于自然和人文条件的差异，中医学在其发生发展过程中就必然地形成了地方特色，由此便出现了林林总总的地方流派。龙江医派就是近现代在我国北疆新崛起的中医学术流派，是在黑龙江省独特的历史、文化、经济、地理、气候等诸多因素的作用下逐渐形成的，是在白山黑水中、在黑土文化历史背景下蕴育成长起来的，有着鲜明的地域文化特色。以高仲山、马骥、韩百灵、张琪四大名医为代表的新时代黑龙江名中医群体，凸显了对北方地区疾病防治的优势。特别在其百余年的发展过程中，龙江医派医家群体不断创新，薪火相传，形成了鲜明的学术特色和临证风格。龙江医派体现了中医学术流派必须具备的代表人物、地域性、学术性、继承性、辐射性、群体性等特点，有自身的贡献和价值。梳理龙江医学发展历史脉络，总结龙江医派的学术经验和成就，对促进龙江中医的进步，发展全国的中医事业都有重要意义。

1 龙江医派的文化背景

龙江医派的形成和发展与黑龙江流域的古代文明、文明拓展和古民族分布、少数民族文明的勃兴、黑土文化特点及黑龙江省特有精神具有密切联系。

黑龙江古代文明和古人类距今已 18 万年，黑龙江省兴凯湖就曾出土过 6000 年前的形态各异的陶器。黑龙江省有三大族系：一是东胡、鲜卑系——西部游牧经济；二是秽貊、夫余系——中部农业渔猎经济；三是肃慎、女真系——东部狩猎捕鱼经济。全省现共有 53 个少数民族。公元 5～17 世纪，北方少数民族所建立的北魏、辽、金、元、清五个重要朝代都兴起于黑龙江流域，他们创建了独具特色的鲜卑文化、渤海文化、金元文化、满族文化、流人文化、侨民文化。所以，黑龙江地区具有开放性、多元性、豪放性、融合性、开创性等多种黑土文化特点。同时由于近代的发展与拓展，各种精神不断传播，闯关东精神、抗联精神、北大荒精神、大庆精神、龙医精神，激励着一代又一代的龙江人不断进取。

2 龙江医派的形成与发展

龙江地区医疗实践经跌宕起伏，脉冲式发展历程，形成了独树一帜的诊疗风格及用药特色，其学术思想鲜明，颇具北疆寒地特点。

2.1 龙江中医的蕴育

有了人类就有了医疗保健活动。据史料记载，早在旧石器时代晚期，黑龙江流域就有了中华民族先人的生息活动，西汉时黑龙江各民族就已经处于中央管辖之下。经历代王朝兴衰、地方民族政权的演替，黑龙江地区逐步发展为多民族聚居的省份，有丰富的地产药材。在漫长的历史过程中，各族人民利用地产药物和不同的民族文化，积累了特色鲜明的医药经验和知识，形成了满医、蒙医、朝鲜医、中医等不同的民族医学，还有赫哲、鄂伦春等特殊的民族医药经验和知识。黑龙江的中医学在历史上不可避免地吸收了各方面的医药知识和经验，如此就使龙江医派的学术中融汇了地方和民族医药因素，逐步形成了地方医学流派的内涵和风格。

在漫长的古代，黑龙江区域的医疗主要是少数民族医药内容。汉民族的中医学基本是从唐宋以来逐步兴盛起来的。唐代时渤海国接受唐王朝册封后，多次派遣人员赴唐学习中原文化，中原文化大规模输入北方渤海国，并向日本等周边国家和地区出口中药材，这样的反复交流活动，促使黑龙江的中医学术逐步积累起来。金代女真人攻陷北宋汴梁，掳中原人十余万，其中就有大批医药人员，包括太医局医官，此外还有大量的医药典籍和医药器具，这极大地促进了中医药在黑龙江的传播和发展。

到了清代，随着移民、经商、开矿、设立边防驿站、流放犯人等活动的进行，中医药大量进入黑龙江，专业从事人员日益增多，中医药事业随之发展起来并逐渐具备了一定的阵容和规模。

2.2 龙江医派的雏形

由于民族因素、地方疾病谱及地方药物等物质文化原因，黑龙江中医药经过漫长的蕴育，到清末和民国初期，初步形成了龙江医派格局。当时的黑龙江中医有六个支系，分别为龙沙系、松滨系、呼兰系、汇通系、三大山系和宁古塔系。

龙沙系的主流是由唐宋以来至明清的中原医药辗转传承而来的，渊源深远，文化和经验基础雄厚。他们自标儒医，重医德，讲气节，放任不羁，注重文化修养，习医者必先修四书五经以立道德文章之本，然后才研读《内经》《伤寒论》等医药典籍。临证多用经方，用药轻，辨证细腻。1742 年（清乾隆七年），杭州旗人华熙，被流放齐齐哈尔，在此地行医，其对天花、麻疹患儿救治尤多，1775 年（清乾隆四十年），吕留良的子孙被发遣到齐齐哈尔，有多人行医，最有名望者为吕留良的四世孙吕景瑞。1807 年（清嘉庆十二年），晋商武诩从中原为黑龙江带来药物贸易，该人擅针灸并施药济人。文献记载他曾把药物投入井中治疗了很多时疫病人。此系医风延及黑龙江的嫩江、讷河、克山、望奎一带。

松滨系起于黑龙江的巴彦县，因沿松花江滨流传而得名。该派系医家多以明代医书《寿世保元》《万病回春》为传承教本，用药多以平补为主，少有急攻峻补之品。理论上讲求体质禀赋，临证上重视保元固本。应用药物多以地产的人参、黄芪、五味子等为主，治疗以调养为主要方法。

呼兰系世人多称为“金鉴派”，源于光绪年间秀才王明五叔侄于 1921 年所创之“中医学社”。该社讲学授徒专重《医宗金鉴》，并辅之以明清医书《内经知要》《本草备要》《温病条辨》，依此四种医书为基础授业。此派医家用药简洁精炼，擅长时方，治热性病经验丰富。此医系门人数百，分布于黑龙江的哈尔滨、绥化、阿城、呼兰一带。

汇通系以阎德润为代表，阎德润先生 1927 年留学日本仙台东北帝国大学，1929 年夏获医学博士学位，1934 年任哈尔滨医学专门学校校长，1938～1940 年任哈尔滨医科大学校长兼教授。先生虽习西医，但是热爱中医，从 1924 年开始，陆续发表《汉医剪辟》等文章，并著有中医专著《伤寒论评释》等。他是近代西医界少有的以肯定态度研究中医而成就卓著者。其授课时除讲解生理、解剖等知识外，还研究中医名著，主张中西医汇通，见解独到，是黑龙江近现代中西医汇通派的优秀代表人物。

三大山系属走方铃医性质，串雅于东北各地区。据说此派系王氏等三人以医艺会友而结派，为此派的开山祖师，三人姓名中都有“山”字，故又名“三大山派”。哈尔滨道外北五道街有“王麻子药店”，以王麻子膏药著称，此即三大山派人物之一。同派人物流落到此，可管吃住，但是临别时须献一治病绝技，以此作为交流，增长提高治病技艺。该派偏重奇方妙法，忽视医理探究，除惯用外用膏药外，多习针灸之术，而针灸又以刺络泄血手法称绝。

宁古塔系在今宁安市一带，古为渤海国，此系军医官较多。1664 年（清顺治十二年），流徙宁古塔的周长卿擅长医术，为居民治病，是宁古塔中医的创始人。1822 年（清道光二年），宁古塔副都统衙门有从九品医官杜奇源。1824 年（清道光四年），副都统衙门有从九品医官刘永祥行医治病，衙门不给俸禄，只给药资银每月 12 两。1862 年（清同治元年），宁古塔民间中医有李瑞昌，擅长内科。1875 年（清光绪元年），宁古塔有医官刘克明行医治病。1880 年（清光绪六年），有练军退役军医黄维瑶，持将军衙门的带龙旗的执照在宁古塔城设四居堂诊所。此时城里还有专治黑红伤的中医刘少男、串乡游医李芝兰。1880 年（清光绪六年）吴大澂来宁安，次年设立种痘局预防天花。据 1911 年（清宣统三年）统计，宁古塔有中医内科医生 19 人，外科医生 4 人，妇科医生 2 人，儿科医生 3 人，喉科医生 2 人，眼科医生 1 人，牙科医生 1 人。宁古塔一地，已形成人才比较全面的中医群体。

2.3 龙江医派的发展壮大

从民国初年以降，龙江医派逐步发展壮大。一代名医高仲山可谓龙江医派发展壮大的关键人物。他积极组织学术团体，筹办中医教育，培养了一大批龙江中医俊才，是他整合和凝聚了龙江中医的各个支系，组织领导并推动了龙江医派在现代的进步。其时虽无龙江医派之名，但却具备了龙江医派之实。

高仲山，1910 年生于吉林省吉林市，祖辈均为当地名医。高仲山幼读私塾，1924 年于新式教育的毓文中学毕业，后随父学医。1926 年为深造医学，他远赴沪上，求学于上海中国医学院，师从沪上名医秦伯未、陆渊雷等。

1931 年毕业并获得医学学士学位，后来到黑龙江省哈尔滨市开业行医。1932 年他在哈尔滨开办“成德堂”门诊，1932 年夏末，松花江决堤，霍乱病流行，染病者不计其数，高仲山用急救回阳汤救治，疗效显著，名声远扬。同时自编讲义开展早期中医函授教育。1941 年创办“哈尔滨汉医学讲习会”，培养了 500 余名高水平的中医人才，后来成为龙江医派的中坚力量。1955 年高仲山先生被国务院任命为黑龙江省卫生厅副厅长，负责中医工作。这一时期他四处访贤，组织中医力量，先后创办了哈尔滨中医进修学校、黑龙江省中医进修学校、牡丹江卫生学校、黑龙江省中医学校、黑龙江省卫生干部进修学院。1959 年在原黑龙江省卫生干部进修学院基础上创建了黑龙江中医学院，标志着黑龙江省高等中医教育的开始。

1934 年高仲山先生在哈尔滨组建中医学术团体，集中了黑龙江的中医有识之士；1937 年创立“哈尔滨汉医学研究会”任会长，开创龙江医派先河；1941 年又成立“滨江省汉医会”任会长，并在各市、县设立分会；1941 年创办哈尔滨市汉医讲习会，培养中医师 500 余名；1941 年任滨江省汉医讲习会会长，伪满洲国汉医会副会长；1945 年任东北卫生工作者协会松江分会会长；1946 年任哈尔滨市中医师公会理事长；1949 年任东北卫生工作者协会哈尔滨市医药联合会主任；中华人民共和国成立后，于 1956 年创办“黑龙江省祖国医药研究所”；20 世纪 70 年代成立了“黑龙江省中医学会”。

20 世纪 40 年代初，高仲山先生创办了《哈尔滨汉医学研究会月刊》，1940 年更名为《滨江省汉医学月刊》并发行了 53 期；1958 年创刊《哈尔滨中医》；1965 年创办《黑龙江中医药》。

在高仲山先生的率领下，黑龙江汇聚了数百名中医名家，形成了龙江医派的阵容和规模。

3 龙江医派之人才与成就

龙江医派经长期吸收全国各地中医人才，终于在近现代形成了蔚为壮观的队伍阵容。在汇聚积累人才的同时，龙江中医不仅在临床上为黑龙江的民众解决了疾苦，且在学术上做出了突出的贡献。

3.1 龙江医派之人才队伍

龙江医派的人才队伍是经过漫长的时间才逐步积累起来的，自唐宋移民直至明清才使黑龙江的中医人才队伍初具规模。随着近现代东北的开发，中医人才迅速集中，而中华人民共和国的建立，为黑龙江中医人才辈出创造了优越条件。

在 20 世纪 40 年代，哈尔滨就产生了“四大名医”，此外，当时名望卓著的中医还有左云亭、刘巧合、安子明、安世泽、高香岩、王子良、纪铭、李德荣、王俊卿、高文会、阎海门、宋瑞生、李修政、章子腴、韩凤阁、马金墀、孙希泰等，他们都是当时哈尔滨汉医学研究会和滨江省汉医会的骨干成员。并且，各地还设有分会，会长均由当地名医担任。计有延寿县罗甸一，宾县真书樵，苇河县林舆伍和杨景山，五常县杨耀东，望奎县阎勇三，东兴县宋宝山，珠河县王维翰，双城县刘化南，青冈县李凤歧，木兰县李英臣，呼兰县王明五，巴彦县金昌，安达县吴仲英和迟子栋，阿城县沈九经，哈尔滨市陈志和，肇东县李全德，兰西县杨辅震，肇州县孙舆，郭后旗佟振中等。其他如齐齐哈尔市韩星楼，依兰县孙汝续、付华东，佳木斯何子敬、宫显卿，绥滨县高中午，他们均是旧中国时龙江医派的精英和骨干，是后来龙江医派发展壮大的奠基人士。

中华人民共和国成立后，高仲山先生各地访贤，汇聚各地著名中医张琪、赵正元、赵麟阁、钟育衡、陈景河、金文华、白郡符、华廷芳、孙纪常、王若铨、吴惟康、陈占奎、孟广奇、胡青山、柯利民、郑侨、黄国昌、于瀛涛、于盈科、衣震寰、刘青、孙文廷、汪秀峰、杨乃儒、张志刚、高式国、夏静华、常广丰、阎惠民、翟奎、吕效临、崔云峰、姜淑明、李西园、刘晓汉、范春洲、邹德琛、段富津等近百人。这些名医是龙江医派后来发展的中坚力量，并产生了黑龙江省“四大名医”，即高仲山、马骥、韩百灵、张琪。

高仲山（1910—1986），我国著名中医学家，中医教育家，现代黑龙江中医药教育的开拓者和奠基人，黑龙江中医药大学创始人。开创龙江医派，黑龙江中医药大学伤寒学科奠基人。黑龙江省四大名医之首。1931 年毕业于上海中国医学院获学士学位，1937 年创办哈尔滨汉医研究会任会长，1941 年创办滨江省汉医讲习会，为全国培养中医人才五百余人，创办哈尔滨汉医学研究会月刊、创办滨江省汉医学月刊。1955 年任黑龙江省卫生厅副厅长。著有《汉药丸散膏酒标准配本》《妇科学》等，倡导中华大医学观，善治外感急重热病等内科疾病。

马骥（1913—1991），自幼年随祖父清代宫廷御医马承先侍诊，哈尔滨市汉医讲习会首批学员。1941 年于哈尔滨市开设中医诊所。1950 年首创哈尔滨市联合医疗机构。1954 年后，曾任哈尔滨市中医进修学校校长，哈尔滨市卫生局副局长，黑龙江中医学院附属医院副院长，博士生导师，黑龙江中医药大学中医内科学科奠基人，黑龙江省四大名医之一，善治内科杂病及时病。

韩百灵（1907—2010），1939 年在哈尔滨自设“百灵诊所”行医。黑龙江中医药大学博士生导师，黑龙江省四大名医之一，国家级重点学科中医妇科学科奠基人，全国著名中医妇科专家，在中医妇科界素有“南罗北韩”之称，被授予“国医楷模”称号，荣获中华中医药学会首届中医药传承特别贡献奖，著有《百灵妇科学》《百灵妇科传真》等。创立“肝肾学说”，发展“同因异病、异病同治”理论，善治妇科疑难杂病。

张琪 1922 年生，哈尔滨汉医讲习会首批学员，1951 年创办哈尔滨第四联合诊所，黑龙江中医药大学博士生导师，黑龙江省中医学会名誉会长，黑龙江省中医肾病学科奠基人。黑龙江省四大名医之一，国家级非物质文化遗产传统医药项目代表性传承人，2009 年被评为首批国医大师，为当代龙江医派之旗帜、我国著名中医学家。著《脉学刍议》《张琪临床经验荟要》《张琪肾病医案精选》等。创制“宁神灵”等有效方剂，提出辨治疑难内科疾病以气血为纲，主张大方复法，治疗肾病倡导顾护脾肾。善治内科疑难重病，尤善治肾病。

1987 年黑龙江人民出版社出版了《北疆名医》一书，书中记载了 70 多位黑龙江著名中医的简要生平、学术经历及他们的学术特点和经验，从中反映出龙江医派的学术成就及其特点。

从 20 世纪 80 年代末开始，国家和省、市陆续评定了国医大师和几批国家老中医经验继承人导师及省级名中医。黑龙江省现有 3 位国医大师，数十人被评为国家老中医经验继承人导师，数百人被评为省级名中医和德艺双馨名医。从这些名中医的数量、学历和职称等因素看，龙江医派的队伍构成已经发生了很深刻的变化，表现了龙江医派与时俱进的趋势。

3.2 龙江医派之学术成就

龙江医派作为龙江地方的学术群体，在近现代以来，不仅在医疗上为黑龙江的防病治病做出了历史性的贡献，在学术上也为后人留下了弥足珍贵的财富。这些学术财富不仅引导了后学，在医学历史上也留下了痕迹，具备了恒久的意义和价值。

在中华人民共和国成立之前，高仲山先生为发扬中医学术，培养后学，曾编著了多种中医著述，既为传播学术上的成果，又可作为学习中医的教材读本。这些著述有《黄帝内经素问合解》《汉药丸散膏酒标准配本》《高仲山处方新例》《湿温时疫之研究》《时疫新论》《血证辑要》《中医肿瘤学原始》《妇科学》等十余种，其中《汉药丸散膏酒标准配本》为当时中成药市场标准化规范化做出了重要贡献。

中华人民共和国成立后，老一代中医专家也都各自著书立说，为龙江医派的学术建设做出了可贵的贡献。如马骥著《中医内科学》《万荣轩得效录》，王度著《针灸概要》，白郡符著《白郡符临床经验选》，孙文廷著《中医儿科经验选》，华廷芳著《华廷芳医案》，吕效临著《吕氏医案》《医方集锦》等，张秀峰著《张秀峰医案选》等，韩百灵著《百灵妇科》《中医妇产科学》《百灵临床辨证》《百灵论文集》等，张金衡著《中药药物学》，肖贯一著《验方汇编》《临床经验选》等书，吴惟康编《针灸各家学说讲义》《中医各家学说及医案分析》《医学史料笔记》等，张琪编《脉学刍议》《张琪临床经验荟要》《国医大师临床丛书·张琪肾病医案精选》《跟名师学临床系列丛书·张琪》《中国百年百名中医临床家丛书·张琪》《国医大师临床经验实录·张琪》等，李西园著《西园医案》等，孟广奇编《中医学基础》《中医诊断学》《金匮要略》《温病学》《本草》《中医妇科学》《中医内科学》《中医临床学》等，杨乃儒著《祖国医学的儿科四诊集要》，杨明贤著《常用中药手册》《中药炮制学》，陈景河著《医疗心得集》，邹德琛著《伤寒总病论点校》等，郑侨著《郑侨医案》《郑侨医疗经验集》，高式国著《内经摘误补正》《针灸穴名解》等，栾汝爵著《栾氏按摩法》，窦广誉著《临床医案医话》，陈占奎著《陈氏整骨学》，樊春洲著《中医伤科学》，邓福树著《整骨学》等。

这些论作表现出老一代中医学人的拳拳道业之心，既朴实厚重，又内涵丰富，既有术的实用，又有道的深邃幽远。正是这些前辈的引领，才使今天的龙江医派人才如林，成果丰厚，跻身于全国中医前列。

4 龙江医派之学术特点

龙江医派汇聚全国各地的医药精粹，在天人合一、整体观念、病证结合、三因制宜等思想指导下，融合了黑龙江各民族医药经验，结合黑龙江地方多发病，利用黑龙江地产药物，经过漫长的历史酝酿认识到黑龙江地区常见疾病的病因病机特点是外因寒燥、内伤痰热，气血不畅，并积累了以温润、清化、调畅气血为常法的丰富诊疗经验及具有地区特色的中医预防与调养方法。

4.1 多元汇聚，融汇各地医学之长

龙江医派的学术，除了融合早期地方民族医药经验之外，还通过从唐代开始的移民等方式，由中原和南方各地传播而来。这种从内地传入的方式自宋代以后逐步增多，至明清达到一个高潮，已经初步形成人才队伍，这种趋势到近代随东北开发而达到顶点。因此可以说龙江医派的学术根源是地方民族医药经验与全国各地医学的融合，因此也就必然会显示出全国各地医学的特色元素。

唐代渤海国派遣人员到中原学习，带回了中原医学的典籍，这就使中原医学的学术思想和临床经验传播到了黑龙江地区，从而龙江医学也就吸收了中原医学的营养。

北宋末年，金人攻陷汴梁，掳掠了大批医药人员及医学典籍和器物，其中就有北宋所铸造的针灸铜人。这在客观上是比较大规模的医药传播，使中原医药在黑龙江传播得更加广泛和深入。

到明清时期，随着移民、经商、开矿、设立边防驿站、流人、马市贸易等，中医药开始更大规模地传播到黑龙江，并逐渐成为龙江医学的主流。如顺治年间流入的史可法药酒，流放至宁古塔的方拱乾、陈世纪、周长卿、史世仪等，乾隆年间杭州旗人流放齐齐哈尔并在当地开展医疗活动，吕留良的子孙在齐齐哈尔行医等，这都是南方医学在黑龙江传播的证明。而清代在龙江各地行医者大多为中原人，清宣统时仅宁古塔一地就有了比较齐全的

各科医生，说明全国各地的医药学术已在龙江安家落户，这对龙江医派的学术特点影响至深至广。

近现代的黑龙江各地中医人员的籍贯出身，就更能反映出龙江医派学术的来源。多数名医祖籍均为山东、河北、河南，另有祖籍为江南各省者。如果上追三代，他们绝大多数都是中原和南方移民的后裔，故龙江医派也就包容了各地的学术内涵。

因为黑龙江省地处北部边陲，古代地广人稀，从唐代以后是最主要的北方移民所在地之一，到清代形成移民高潮。移民是最主要也是最有效的文化传播方式，龙江医派融合全国各地的医药内容就是历史的必然。移民地区虽然原始文化根基薄弱，但是没有固有文化的限制，因此有利于形成开放的精神，可以为不同的医药学内容的发展传承搭建舞台。这可能是今天黑龙江的中医事业水平跻身全国前列的文化基因。

4.2 以明清医药典籍为主要学术内容

中医学发展到明清时期达到鼎盛，医书的编写内容比较丰富，体例也日益标准化。这些医书因为理法方药内容较全面，只要熟读一本就可满足一般的临床需要，故为龙江中医所偏爱习诵，如“四百味”“药性赋”“汤头歌”、《濒湖脉学》等歌诀。此外，人们多以明清时期明了易懂的医书作为修习的课本，如《寿世保元》《万病回春》《医宗必读》《万科正宗》《温病条辨》《本草备要》等。《医宗金鉴》是清代朝廷组织国家力量编著的，其中对中医基础理论、诊断、药物、方剂及临证各科都有全面系统的论述，既有普及歌诀，也有详细解说，确实是中医药学书籍中既有相当深度广度，又切合临床实用的优秀医书。因此龙江医派的大多数医家都能熟记《医宗金鉴》内容，熟练应用该书的诊疗方法。

直到高仲山先生自沪上毕业而来黑龙江兴办汉医讲习会，使“四大经典”及近现代的中医课程在黑龙江成为习医教材。中华人民共和国成立之前，得益于高仲山先生对中医教育的积极努力，黑龙江地区涌现了一大批高素质的中医人才。

4.3 龙江医派学术的地方特色

龙江医派的学术来源有多元化特点，既有全国南北各地的医药传入，又有地方民族医药观念和经验，这些都是酝酿龙江医派学术特色和风格的基础。同时，黑龙江地处北方，地方性气候、地理特点及民众体质禀赋、风俗文化习惯长期以来深刻地影响了龙江医派医家的学术认知，这也必然会给龙江医派医家群体的学术思想、理论认识及临床诊治特点和风格打上深刻的地方性烙印。

首先，善治外感热病、疫病。黑龙江地区纬度较高，偏寒多风，而且冬季漫长，气温极低，寒温季节转变迅速，罹患伤寒、温病者多见，尤其春冬两季更为普遍。地方性高发疾病谱使龙江医派群体重视对伤寒和温病的研究，对北方热性病、疫病的诊治积累了丰厚的经验，临床应用经方和时方并重而不偏。在黑龙江省各地方志都有大量记载。如清末民初，黑龙江地区发生大规模流行的肺鼠疫，经伍连德采取的有效防治措施，中医顾喜诰、西医柳振林、司事贾凤石在疫区医院连续工作数月，救治鼠疫患者 2000 余例，成功遏制了鼠疫的蔓延，其中中医在治疗鼠疫方面起到了独特有效的作用。许多医家重视以仲景之法辨表里寒热虚实，善用六经辨证和方证相应理论指导临证，同时对温病诸家的理法方药也多能融会贯通，互相配合，灵活应用。而且龙江医派大多数医家无论家居城乡、年龄少长，对《医宗金鉴·伤寒心法要诀》和《温病条辨》都能倒背如流并熟练应用，寒温之说并行不悖，可见一斑。

其次，善治复合病、复合症、疑难病。本地区民众豪放好酒，饮食肉类摄入较多，蔬菜水果相对偏少，而且习惯食用腌制品，如酸菜、咸菜等，造成盐摄入量过高，导致代谢性疾病如糖尿病、痛风等多发，高血压、心脑血管疾病在本地区也十分常见。黑龙江地区每年寒冷时段漫长，户外运动不便，加之民众防病治病、养生保健意识相对薄弱，客观上也造成了疾病的复杂性，单个患者多种疾病并存，兼症多，疑难病多，治疗棘手。龙江医派医家长年诊治复合病、复合症、疑难病，习惯于纷繁复杂之中精细辨证，灵活运用各种治法，熔扶正祛邪于一炉。面对疑难复杂病症，龙江医家临证谨守病机，重视脾肾，强调内伤杂病痰瘀相关、水血同治，或经方小剂，药简效宏，或大方复法，兼顾周全，总以愈疾为期。

再次，本地区冬季寒冷，气候以寒湿、寒燥为主，民众风湿痹痛普遍，加之龙江地区冰雪天气多见，外伤骨折、脱位高发。龙江医派医家对此类疾患诊治时日已久，骨伤科治疗经验独到丰富，或以手法称奇，或以药功见著，既有整体观，又讲辨证法，既有家传师授的临床经验，又有坚实的中医理论基础，外科不离于内科，心法更胜于手法。值得一提的是，许多龙江医家注意吸收源于北方蒙古等善于骑射的少数民族的骨伤整复、治疗方法，从而也形成了龙江医派骨伤科学术特色的一部分。

另外，众多医家在成长之中，对黑龙江地产药材如人参、鹿茸、五味子、北五加、北细辛等的特殊性能体会深刻，进而可以更好地临证遣方用药。更因龙江民众一般体质强壮，腠理致密，正邪交争之时反应较剧，所以一般来说，龙江医派医家多善用峻猛力强之品，实则急攻，虚则峻补，或单刀直入，或大方围攻，常用乌头、附子、大黄、芒硝、人参、鹿茸等，所以多能于病情危重之时力挽狂澜，或治疗沉疴痼疾之时，收到出人意料之效。

龙江医派医家也多善用外治、针灸、奇方、秘术。黑龙江是北方少数民族聚集之地，本地区少数民族医药虽然理论不系统，经验零散，但是在漫长的历史中积累了很多奇诡的治病捷法。比如龙江大地赫哲族、鄂伦春族、达斡尔族及部分地区的蒙古族民众等普遍信奉的萨满文化，即包含许多医学内容，这些内容在民间广为流传，虽说不清医理药性，但是临证施用，往往立竿见影。此外，常用外用膏药、针挑放血、拔罐火攻、头针丛刺、项针等治疗方法在龙江医派中也是临床特色之一。

5 龙江医派近年所做工作

为弘扬龙医精神，发展龙江中医药事业，以龙江医学流派传承工作室及省龙江医派研究会为依托，龙江医派建设团队做了大量工作，为龙江医派进一步发展奠定了历史性基础。并被列入黑龙江省委、省政府颁布的《健康龙江 2030 规划》中。

5.1 抢救挖掘整理前辈经验，出版《龙江医派丛书》

为传承发扬龙江医派前辈学术精华，黑龙江中医药大学龙江医派研究团队一直致力于前辈经验的抢救搜集挖掘整理工作，由科学出版社先后出版的《龙江医派创始人高仲山学术经验集》《华廷芳学术经验集》《御医传人马骥学术经验集》《国医大师张琪学术思想探赜》《王德光学术经验集》《邓福树骨伤科学术经验集》《邹德琛学术经验集》《崔振儒学术经验集》《吴惟康学术经验集》《王选章推拿学术经验集》《国医大师卢芳学术经验集》《张金良肝胆脾胃病学术经验集》《黑龙江省名中医医案精选》《王维昌妇科学术经验集》《白郡符皮肤外科学术经验集》《伪满时期龙江医家学术经验集萃》《寒地养生》《龙江医派学术与文化》《黑龙江省民间医药选萃》《国医大师张琪学术经验集》等著作，引起省内外中医爱好者的强烈反响，《龙江医派丛书》已被英国大英图书馆收录为馆藏图书。

《龙江医派丛书》反映了龙江中医药事业近百年来不畏艰苦、自强不息的发展历程及取得的辉煌成果，其中宝贵的学术思想和经验对于现代中医临床和科研工作具有重要的实用价值和指导意义，同时也是黑土文化的重要组成部分。

5.2 建设龙江医学流派传承工作室，创立龙江医派研究会，搭建学术交流平台

国家中医药管理局龙江医学流派传承工作室作为全国首批 64 家学术流派工作室之一，以探索建立龙江医派学术传承、临床运用、推广转化的新模式为己任，着力凝聚和培育特色优势明显、学术影响较大、临床疗效显著、传承梯队完备、资源横向整合的龙江中医学术流派传承群体，既促进中医药学术繁荣，又更好地满足广大人民群众对中医药服务的需求。

为更全面地整合龙江中医资源，由黑龙江省民政厅批准、黑龙江省中医药管理局为业务主管部门，成立黑龙江省龙江医派研究会，黑龙江中医药大学姜德友教授任首任会长。研究会为学术性、非营利性、公益性社会团体法人的省一级学会，其宗旨是团结组织黑龙江省内中医药工作者，发扬中医药特色和优势，发掘、整理、验证、创新、推广龙江中医药学术思想，提供中医药学术交流切磋的平台，提高龙江中医药的科研、医疗服务能力。龙江医学流派传承工作室与黑龙江省龙江医派研究会相得益彰，为提炼整理龙江医派学术特点及诊疗技术并推广应用，为龙江医派学术文化创建工程，做出大量卓有成效的工作。

5.3 举办龙江医派研究会学术年会，推进学术平台建设

为繁荣龙江中医学术，营造学术交流氛围，2014 年，黑龙江省龙江医派研究会举办首届学术年会，与会专家以“龙江名医之路”为主题进行交流探讨。第二届学术年会于 2015 年举办，龙江医派传承人围绕黑龙江省四大名医及龙江医派发展史为主题进行交流。同时通过《龙江医派会刊》的编撰，荟萃龙江中医药学术精华。

5.4 建立黑龙江省龙江医派研究中心，深化和丰富龙江医派学术内涵

2016 年 10 月经黑龙江省卫生和计划生育委员会批准，在黑龙江中医药大学附属第一医院建立龙江医派研究中心。中心依托黑龙江中医药大学附属第一医院和国家临床研究基地、黑龙江省中医药数据中心，旨在通过临床病例研究黑龙江地区常见病、多发病、疑难病的病因病机、证治规律，寒地养生的理论与实践体系等。现已编纂《龙江医派现代中医临床思路与方法丛书》24 册，由科学出版社出版。发表相关论文近百篇。

5.5 建立龙江医派传承基地，提升中医临床思维能力，探索中医临床家培养的教育途径

龙江医派传承工作室先后在台湾、深圳、三亚、长春、东港、丹东、天津、满洲里及黑龙江省多地建立传承基地，主要开展讲座、出诊及带教工作，其中三亚市中医院已成为

黑龙江中医药大学教学医院及本科生实习基地，现已进行多次专家交流出诊带教工作。

受黑龙江省中医药管理局委托，2013 年进行“发扬龙江医派优势特色，提升县级中医院医疗水平”帮扶活动，研究会于黑龙江省设立十个试点单位，2014 年通过讲座、义诊等一系列活动，使各试点县后备传承人诊疗水平和门诊量均有不同程度的提升。2015 年，黑龙江省中医药管理局委托龙江医派研究会及工作室，在全省各地市县中医医院全面开展龙江医学流派传承工作室二级工作站的建设，全面提升黑龙江省中医院的学术水平与医疗服务能力。并编撰《龙江医派养生备要》，向全省民众发放。

旨在研究培养中医药人才、发挥中医药优势的“龙江医派教育科学研究团队”，于 2014 年被批准为黑龙江省首批 A 类教育教学研究团队，团队致力于建设一批学术底蕴深厚、中医特色鲜明的教育研究群体，以期探索中医人才的成长规律，培养能够充分发挥中医特色优势的中医精英。

通过在中医药大学举办“龙江医派杯”中医经典知识竞赛、英语开口秀、“龙江医派杰出医家马骥基金评选及颁奖活动”，开设《中医学术流派》课程，以激发学生学习中医的热情，强化其对龙江医派的归属感及凝聚力。

5.6 创办龙江医派学术文化节，创新中医药文化传播模式，打造龙医文化名片

通过创办龙江医派学术文化节，建立龙江医派网站，打造龙医学术文化品牌，宣传中医药文化思想，扩大龙江医派影响力。2012 年以来，举办高仲山、马骥、华廷芳、孟广奇、吴惟康等龙江医派著名医家百年诞辰纪念活动，使全省各界感受到龙江中医药的独特魅力及龙医精神，黑龙江省龙江医派研究会会长姜德友教授，经过多年对龙江医派名家事迹、学术思想、道德、行业精神等的多方面研究，提炼总结出八大龙医精神，其内容是勇于开拓的创业精神；勤奋务实的敬业精神；求真创新的博学精神；重育贤才的传承精神；执中致和的包容精神；仁爱诚信的厚德精神；铁肩护道的爱国精神；济世救人的大医精神。充分展现出龙医风采，成为黑龙江省特有的中医文化之魂。龙江医派各项工作的推进，得到了中国中医药报、新华网、人民网、东北网、台湾中国时报、黑龙江日报等数十家媒体平台的大量报道，在学术界及龙江民众中获得良好声誉，并载入《黑龙江中医药大学校史》《中国中医药年鉴》。

工作室团队以黑龙江省中医药博物馆的建设为契机，大力挖掘黑龙江省中医药学术文化历史资源，梳理明晰龙江医学流派发展脉络，建成龙江医学发展史馆，所编写的《龙江医派颂歌》在同学中广为传唱，激发杏林学子对龙江中医的热情。

通过对龙江医派底蕴的发掘和打造，使其成为黑龙江中医药学术界理论产生和创新的土壤，成为黑龙江省中医从业者的凝聚中心，成为黑龙江中医学术探讨的平台和学术园地，成为黑龙江省中医药人才培养与成长的核心动力，成为引领、传承、传播黑龙江中医学术的主体力量，成为黑龙江中医文化品牌和精神家园，成为龙江医药学的特色标志，成为我省非物质文化遗产，成为黑龙江的重要地理文化标识。相信，在新的历史时期，龙江医派将会做出新的学术建树，为丰富祖国医学的内涵做出更大的贡献。

《龙江医派丛书》总编委会

2018 年 3 月

前　言

本书是《龙江医派丛书》的分册之一。它是龙江医派民间医治疾病经验的总结，起源于民间，具有“简、便、验、廉”的特征，是相对中医主流辨证论治体系有明显区别的诊断和治疗技术，主要包括特色诊法和治疗方法，单方、验方，以及药物外治疗法等。这些技术植根于黑土地中，体现了朴素的医疗经验，有着强大的生命力。它的形成体现了黑龙江民间医疗实践活动的多样性与有效性，是黑龙江民众与疾病作斗争过程中经过反复尝试、探索形成的，是黑龙江民众智慧的结晶。

黑龙江省地处祖国东北隅，江河纵横，地势广袤，具有独特的地域特点及历史文化底蕴。古代的医疗主要依靠满、达斡尔等少数民族医药为支撑。至唐代，中原的医术开始传入黑龙江地区，并逐步培育了自己民族的医师和药剂人员。随着时代的发展，大量的医书医生开始进入黑龙江，遂延医授学，对黑龙江省的文化、医学发展起到了重要作用。但古代的黑龙江为地广人稀之地，在医生紧缺、医药尚不发达的时代，民间医疗技术与验方均发挥了不可替代的作用，解除了龙江民众的疾苦。这种民间验方一经认可便广为流传，并制成丸、散、膏、丹等不同剂型，流传至今。这一地理与文化特点为龙江中医特色诊疗技术提供了肥沃的土壤与广阔的空间。龙江民间医药在这片广袤的黑土地里汲取养分而播散千里，成为龙江医派的特色一脉。

黑龙江省冬季气候寒冷干燥，独特的地理位置及气候特点产生了一些独特的地方性疾病，如风湿性关节炎、过敏性鼻炎、哮喘、慢性支气管炎、肺源性心脏病等。这些疾病的发生与气候变化密不可分，一些疾病已成顽疾，久治不愈，严重影响人们的健康。黑龙江省的一些民间医生根据发病特点，经过长时间的探索实践，总结出了一部分行之有效的验方，这些验方起到了缓解病情、治愈疾病的作用。由于其药味较少，量大力专，运用得当，攻邪已病，每有奇效，是民间治疗疾病的特色。一些特色的诊疗技术经过反复实践也被广泛流传。这些民间技法具有简、廉和显效的特点，但也有分散、私存的缺点，使部分疗效显著的验方不能服务于大众，解除患者的疾苦。因此，对黑龙江民间诊疗技术与医药的搜集、整理十分必要。本书正是将黑龙江地域记载的民间诊疗技术与医药加以系统的搜集、整理，把其从民间的土地中挖掘出来，服务于百姓，为龙江医学的发展贡献力量。

《黑龙江省民间特色诊疗技术选集》编委会

2018年10月

目　录

上篇　内　治　法

下篇 外 治 法

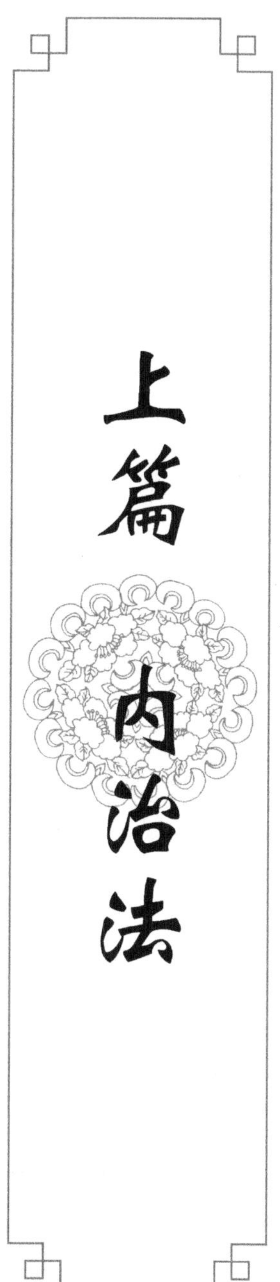

上篇 内治法

第一章　民间验方

第一节　内科疾病

感　冒

（一）

【处方】　青蒿三钱　黄芩三钱　山栀子三钱　薄荷三钱　金银花五钱　连翘四钱　鸭跖草一两　大青叶一两

【主治】　流行性感冒。

【用法】　每日 1 剂，水煎 2 次分服，一般服 1～2 剂即见效。

【医案】　章某，女，19 岁，社员，1972 年 11 月 30 日就诊，高热不退已 2 日，体温 39.8℃，微恶风，面目红赤，颜面潮红，头痛，咽痛，大便干燥，略有咳嗽，小便短赤，舌苔黄腻，脉弦数，诊为时邪化热，侵犯肺部，以本方加减，2 剂后复查，体温降至 36.8℃，其余症状好转。

【文献来源】　《验方秘方选编》。

（二）

【处方】　大蒜头

【主治】　预防感冒。

【用法】　感冒流行时，每日常吃。

【备注】　又方用 10%大蒜汁滴鼻孔内，每日 1 次，每次 2～3 滴，连用 2 日；或取大蒜少许，用棉花裹住，交替塞入任一鼻孔内，预防流行性感冒。

【文献来源】　《中草药验方选编》。

（三）

【处方】　防风二钱　甘草一钱

【主治】　预防感冒。

【用法】　水煎代茶饮。

【文献来源】　《中草药验方选编》。

（四）

【处方】　紫皮蒜一头

【主治】　感冒。

【用法】　紫皮蒜带皮烧熟，加白糖吃。

【文献来源】　《黑龙江验方选编》。

（五）

【处方】　陈皮三钱 白芥子三钱 菊花三钱

【主治】　感冒。

【用法】　水煎服，日 2 次。

【文献来源】　《黑龙江验方选编》。

（六）

【处方】　土豆 1 个　胡椒 21 粒

【主治】　感冒。

【用法】　将土豆挖孔，把胡椒塞入烧熟，服之即愈。

【文献来源】　《黑龙江验方选编》。

（七）

【处方】　麻黄、绿豆各等份

【主治】　感冒。

【制法】　共研细末。

【用法】　每服一钱，每日 2 次。

【文献来源】　《黑龙江验方选编》。

（八）

【处方】　贯众 1 枚　雄黄三钱　明矾五分

【主治】　感冒。

【用法】　水煎服。

【文献来源】 《黑龙江验方选编》。

（九）

【处方】 荆芥穗、大青叶各等份

【主治】 感冒。

【用法】 混合浓煎，成人每次三钱，内服。

【文献来源】 《黑龙江验方选编》。

（十）

【处方】 鲜茅根一两半　葱头五头

【主治】 感冒。

【用法】 水煎分2次内服。

【文献来源】 《黑龙江验方选编》。

（十一）

【处方】 马鞭草二两　半边莲一两

【主治】 感冒。

【用法】 水煎，日2次内服。

【文献来源】 《黑龙江验方选编》。

（十二）

【处方】 旱莲草根一两　白糖一两　白酒适量

【主治】 感冒。

【用法】 水煎分2次服，每日1剂。

【文献来源】 《黑龙江验方选编》。

（十三）

【处方】 橄榄核半两

【主治】 感冒。

【用法】 烧炭水冲服。

【文献来源】 《黑龙江验方选编》。

（十四）

【处方】 车前草五钱　薄荷二钱　葱头3个

【主治】 感冒。

【用法】 水煎，日2次内服。

【文献来源】 《黑龙江验方选编》。

（十五）

【处方】 青蒿二两

【主治】 感冒。

【用法】 煎汁一碗，每日2次服之。

【文献来源】 《中草药验方选编》。

（十六）

【处方】 紫苏叶二钱　葱头3个

【主治】 感冒。

【用法】 水煎服。

【备注】 又方治小儿风寒咳嗽，紫苏叶五分，桔梗、甘草各一钱，水煎服。有痰者加白芥子八分，生姜1片。

【文献来源】 《中草药秘方验方选》。

（十七）

【处方】 干白菜根一块

【主治】 感冒。

【用法】 水煎至一碗，加糖一两，顿服。

【备注】 又方①干白菜根一块，生姜少许，同煎服。②大白菜根5个，加水五杯，煎取四杯；再取青萝卜半斤，用其头及根部，取汁四小杯，即以白菜根水冲萝卜汁服，每3小时热服一次，分4次服完，患儿可加糖适量。

【文献来源】 《中草药验方选编》。

（十八）

【处方】 生莱菔子一钱

【主治】 感冒。

【制法】 生莱菔子研末。

【用法】 加酒少许和葱白温服。

【文献来源】 《中草药验方选编》。

（十九）

【处方】 忘忧草一大把

【主治】 感冒。

【用法】 水煎服。

【备注】 又方忘忧草二钱，红糖五钱，水煎服。

【文献来源】 《中草药验方选编》。

（二十）

【处方】 白胡椒末五分　醋两茶杯

【主治】 感冒。
【用法】 开水冲服。
【文献来源】 《中草药验方选编》。

（二十一）

【处方】 紫苏叶三钱 生姜二钱 香菜一握
【主治】 感冒。
【用法】 水煎热服。
【文献来源】 《中草药验方选编》。

（二十二）

【处方】 茶叶一捻 鲜生姜 1 片
【主治】 感冒。
【用法】 嚼服，凉开水送下，盖被静卧，汗出即愈。
【文献来源】 《民间验方》。

（二十三）

【处方】 鲜生姜 3 片 葱须 4 个
【主治】 感冒。
【用法】 煎水加红糖一两冲服，出汗即愈。
【文献来源】 《民间验方》。

咳　嗽

（一）

【处方】 向日葵花（去子）1～2 朵
【主治】 咳嗽。
【用法】 加冰糖炖服。
【备注】 又方用隔年陈向日葵茎，水煎服。治老年咳嗽。
【文献来源】 《中草药验方选编》。

（二）

【处方】 经霜萝卜适量
【主治】 咳嗽。
【用法】 水煎代茶饮。
【备注】 又方①萝卜切片，晒干焙黄吃。②萝卜汁、荸荠汁各二两，炖温服。治热咳，咳黄稠痰。③萝卜子三钱，水煎服。治咳嗽多痰吐脓血。④萝卜挖洞，放入蜂蜜，火上烤热，分 3 次食，或加生姜 3 片，水煎或熬膏服。治风寒咳嗽及久咳不愈。⑤白萝卜片、干姜片、梨片各适量，水煎随意服。治支气管炎。
【文献来源】 《中草药验方选编》。

（三）

【处方】 鹤虱子（土名赖毛子）二两
【主治】 咳嗽。
【制法】 焙干共为细末。
【用法】 每服一钱，日服 2 次。
【文献来源】 《民间验方》。

（四）

【处方】 生石膏二两 炙甘草五钱
【主治】 肺热咳嗽。
【制法】 上药共研为末。
【用法】 生姜水和蜜调服三钱。
【文献来源】 《中草药验方选编》。

（五）

【处方】 紫河车 1 个
【主治】 肺、肾虚咳嗽。
【用法】 漂洗干净，炖服。
【文献来源】 《中草药验方选编》。

（六）

【处方】 威灵仙适量
【主治】 寒咳。
【用法】 煎鸡蛋服。
【文献来源】 《中草药验方选编》。

（七）

【处方】 炒凤凰衣 14 枚 麻黄三钱
【主治】 久咳。
【制法】 焙研细末。
【用法】 每服五分，每日 3 次，温开水送下。
【文献来源】 《中草药验方选编》。

（八）

【处方】 芫荽（即香菜）

【主治】 久咳。

【用法】 洗净捣汁一小杯，炖热和糖服，服后须静卧片刻，可连服 2～3 日。

【备注】 但此汁少饮止咳，多饮反增咳，故体弱者用半酒杯，体强者用一酒杯。又方芫荽三钱，鲜生姜 3 片，红糖少许，煎服取汗。治伤风咳嗽。

【文献来源】 《中草药验方选编》。

（九）

【处方】 鱼腥草一两 鸭蛋或鸡蛋 1 个

【主治】 久咳。

【用法】 先煎鱼腥草去渣，加鸭蛋（去壳）用微火煮沸，一次服。

【文献来源】 《中草药验方选编》。

（十）

【处方】 醋煮鸡蛋 1 个

【主治】 久咳。

【用法】 蘸白糖食，每日早晨空腹服。

【文献来源】 《民间验方》。

（十一）

【处方】 当归 15 克 党参 15 克 金银花 15 克 川贝母 15 克 甘草 50 克

【功能】 补益肺气，利气祛痰。

【主治】 咳嗽。

【制法】 共为细末，炼蜜为丸。

【用法】 水煎，白糖水送服。

【文献来源】 《中草药秘方验方选》。

（十二）

【处方】 川贝母三钱 茯苓三钱 阿胶三钱 朱砂三钱 款冬花三钱 半夏三钱

【主治】 伤力咳嗽。

【制法】 共研细末，白糖煎水，做成六丸。

【用法】 每服一丸，日三服。

【备注】 忌烟酒。孕妇忌服。

【文献来源】 《中医秘方验方第一辑》。

（十三）

【处方】 川羌活三钱 独活三钱 桂枝二钱 厚朴二钱 杏仁三钱 陈皮三钱 桔梗二钱 葶苈子二钱 防风二钱 桑白皮二钱

【主治】 风寒痰喘，咳嗽。咽喉有痰鸣，呼吸困难。

【制法】 用四茶碗水煎剩半茶碗，每剂煎 3 次。

【用法】 小儿 6～9 个月，每小时服二匙；周岁小儿每小时服三匙。

【备注】 忌生冷食物；孕妇禁用。

【文献来源】 《中医秘方验方第三辑》。

（十四）

【处方】 煅自然铜三钱 生姜二钱 乳香二钱 川续断二钱 没药一钱 旱三七二钱 血竭一钱 硼砂一钱 土鳖虫五分 柿霜三钱 炙马钱子五分 川贝母三钱 朱砂二钱 青果三钱 海螵蛸三钱

【主治】 伤力咳嗽。吐血，胸背痛，腔子痛，肺气损伤。

【制法】 共为细末。

【用法】 每次一钱五分，食后服，每日 2 次。轻者，1 剂；重者 2 剂即愈。

【备注】 孕妇忌用。

【文献来源】 《中医秘方验方第三辑》。

（十五）

【处方】 罂粟壳八两 杏仁四两 五味子四两 紫菀四两 麻黄八两 胡桃肉四两

【主治】 慢性咳嗽，咳稀痰。

【制法】 共研细末，蜜为丸，每丸二钱重。

【用法】 每服一丸，白开水送下。

【文献来源】 《中医秘方验方第三辑》。

（十六）

【处方】 麻黄三钱 五味子三钱 槟榔五钱 甘草三钱

【主治】 伤风咳嗽。

【用法】 水煎服。

【文献来源】 《中医秘方验方第三辑》。

（十七）

【处方】 瓜蒌仁七钱

【主治】 肺病忽然出汗，四肢凉，喘嗽，吐沫。

【用法】 水煎服。

【文献来源】 《中医秘方验方第三辑》。

（十八）

【处方】 麻黄二钱　炙甘草二钱　五味子一钱半　陈皮三钱　川厚朴三钱　杏仁二钱

【主治】 新旧咳嗽。

【用法】 水煎服。

【文献来源】 《中医秘方验方第三辑》。

（十九）

【处方】 知母五钱　桔梗一两　葶苈子六钱半　五味子八钱　茯苓二两　麻黄二两　橘红二两　甘草一两　人参一两　山药二两　款冬花八钱　清半夏六钱　白果一两　川贝母一两　杏仁一两　旋覆花二两　百部一两

【主治】 咳嗽。四时咳嗽，日久化为顽痰，不易吐出等一切咳嗽（特效）。

【制法】 共为细末，蜜丸二钱重。

【用法】 每日 3 次，每次一丸，白开水送服。

【文献来源】 《中医秘方验方第三辑》。

（二十）

【处方】 牛脑 1 个　香油四两　白糖四两　川贝母四钱

【主治】 咳嗽。长年慢性咳嗽，气短，重时发喘，吐白痰，喉中痰鸣。

【制法】 将四味药调和一处。

【用法】 上药用锅蒸熟吃，每日 2 次，每服三匙。

【备注】 忌食腥辣等物。

【文献来源】 《中医秘方验方第三辑》。

（二十一）

【处方】 杏仁二钱　紫苏叶二钱　麻黄一钱　薄荷二钱　桑白皮二钱　半夏二钱　款冬花二钱　大腹皮二钱　甘草三钱　远志二钱　石膏八钱

【主治】 伤风咳嗽。

【用法】 引用生姜 4 片，大枣 5 枚，水三碗煎成八分碗，温服。

【文献来源】 《中医秘方验方第三辑》。

（二十二）

【处方】 杏仁七钱　紫苏叶六钱　前胡六钱　枳壳六钱　桔梗六钱　桑白皮七钱　甘草三钱　麦冬七钱　川贝母八钱　橘红六钱　粉葛根三钱半　木香二钱　牛蒡子七钱　元黄芩六钱

【主治】 外感咳嗽及风寒化热咳嗽，痰黏胸闷，气不舒。

【制法】 共为细末。

【用法】 每服一钱半，白开水送下。

【备注】 忌食辛辣、腥等物。

【文献来源】 《中医秘方验方第三辑》。

（二十三）

【处方】 川贝母一钱半　枯矾五分　面碱五分

【主治】 感冒后肺郁热，咳嗽。

【制法】 共为细末。

【用法】 均为三份，每次吃一份，白开水送下，白糖为引，每日服 2 次，早、晚空腹服之。

【备注】 忌食生冷之物。

【文献来源】 《中医秘方验方第三辑》。

（二十四）

【处方】 蜜麻黄三钱　甘草三钱　柏叶炭三钱　海浮石三钱

【主治】 冬季咳嗽。

【用法】 共为细末。每日早晨服一钱，白糖水送下。

【备注】 孕妇忌用。

【文献来源】 《中医秘方验方第三辑》。

（二十五）

【处方】 苍术三钱　白术三钱　天南星三钱　清半夏二钱　桔梗一钱

【主治】 痰饮咳嗽。

【用法】 每剂煎 2 次服之。

【备注】 孕妇忌服。

【文献来源】 《中医秘方验方第三辑》。

（二十六）

【处方】 郁金一两　白矾二钱

【主治】 咳嗽。

【制法】 共为细末，糊为丸，如梧桐子大。

【用法】 每次服 30 粒，每日服 2 次，白开水送下。

【备注】 孕妇忌用。依此方药推之，当是治肺经郁热，痰盛之咳嗽。

【文献来源】 《中医秘方验方第三辑》。

（二十七）

【处方】 白芥子三钱五分　生晒参一钱五分

【主治】 痰咳不出。

【用法】 三碗水煎成八分碗，每日早、午、晚饭前服。

【备注】 忌食生冷、腥辣等物。

【文献来源】 《中医秘方验方第三辑》。

（二十八）

【处方】 川贝母三钱　瓜蒌二钱　胆南星二钱　焦栀子二钱　川黄连二钱　黄芩二钱　橘红三钱　甘草二钱

【主治】 咳嗽，鼻干，口渴。

【用法】 每剂水煎 2 次服之。

【备注】 孕妇忌用。

【文献来源】 《中医秘方验方第三辑》。

（二十九）

【处方】 云茯苓二钱　清半夏三钱　陈皮三钱　甘草二钱　粉葛根五分

【主治】 咳嗽痰多。

【用法】 水煎服。

【备注】 孕妇忌用。

【文献来源】 《中医秘方验方第三辑》。

（三十）

【处方】 炙马钱子一两　川贝母一两　土鳖虫一两半　飞罗面（炒黄）四两　胡桃肉十两

【加减】 心血虚者，加茯神三钱，酸枣仁三钱，远志三钱，当归四钱；腔子热，吐黄痰者，加金银花四钱，连翘四钱；咳嗽吐血，加藕节四钱；肺极虚者加百合五钱，款冬花三钱，紫菀三钱。

【主治】 伤力咳嗽。

【制法】 以上分别为面后，兑匀，炼蜜为丸，每丸二钱重。

【用法】 每日 1 次，重者 2 次，早、晚各服一丸。

【备注】 忌食生冷、辛辣等物。

【文献来源】 《中医秘方验方第三辑》。

（三十一）

【处方】 炙百合一两　炙款冬花一两

【主治】 劳伤咳嗽。

【制法】 共为细末，炼蜜为丸，一钱重。

【用法】 每日早、晚饭前服一丸，白开水送下。

【备注】 剂量较轻，每次应酌加重之。忌食生冷、腥辣等物。

【文献来源】 《中医秘方验方第三辑》。

（三十二）

【处方】 川贝母、阿胶、白及各等份

【主治】 咳嗽，痰中带血。

【制法】 共为细末。

【用法】 每服二钱，食前服，白开水送下。

【备注】 忌食腥辣等物。

【文献来源】 《中医秘方验方第三辑》。

（三十三）

【处方】 乌梅 2 个　杏仁 2 个　胡椒 14 粒

【主治】 胃寒作痛，致咳嗽吐血。

【制法】 共焙黄色，用 6 个大枣核与上药捣一处，做成两丸。

【用法】 以黄酒、醋各四两，煎三沸，送服出汗即愈。

【文献来源】 《中医秘方验方第三辑》。

（三十四）

【处方】 川贝母三钱 白及二钱 半夏二钱 桔梗二钱 海浮石二钱 藕节一钱五分 枯矾一钱五分

【主治】 咳嗽，痰中带血。

【制法】 共研细末。

【用法】 每日早、午、晚各服一钱半，饭后服，白开水送下。

【备注】 忌食生冷、腥辣、硬物。

【文献来源】 《中医秘方验方第三辑》。

（三十五）

【处方】 知母三钱 杏仁三钱 桔梗三钱 阿胶三钱 葶苈子三钱 款冬花四钱 马兜铃三钱 麻黄二钱 旋覆花三钱 半夏三钱 炙甘草二钱 陈皮三钱 五味子一钱 人参二钱（如无人参用党参亦可）

【主治】 诸般咳嗽。

【用法】 水煎服。

【文献来源】 《中医秘方验方第三辑》。

（三十六）

【处方】 熟地黄四钱 当归四钱 补骨脂三钱 杜仲三钱 巴戟天二钱 天冬二钱 麦冬二钱 山茱萸二钱 枸杞子二钱 生黄芪二钱 韭子半钱 五味子半钱 青盐半钱 鹿角胶一钱 人参一钱 泽泻一钱 山药一钱 覆盆子一钱 车前子一钱 肉苁蓉一钱 云茯苓一钱 牛膝一钱

【主治】 肺虚有热咳嗽。

【制法】 共为细末。

【用法】 每日 3 次，每次一钱，白开水送下。

【文献来源】 《中医秘方验方第三辑》。

（三十七）

【处方】 龙眼肉一两 川贝母三钱 朱砂五钱 大枣（去核）一两 槟榔二钱 鲜生姜五钱 硼砂五分 苏土虫五分 大蒜一头 白糖四两

【主治】 伤力咳嗽。

【制法】 先将鲜姜、大枣、大蒜焙干，研为细末，再将其他药研为细末，和为小丸，朱砂为衣。

【用法】 每份二钱，每日早、晚饭前服之，白开水送下。

【文献来源】 《中医秘方验方第三辑》。

（三十八）

【处方】 当归三钱 川芎三钱 白芍三钱 熟地黄五钱 人参二钱 白术三钱 云茯苓三钱 炙甘草二钱 炙黄芪三钱 麦冬二钱 五味子二钱

【主治】 咳嗽、自汗、短气。

【用法】 水煎服。

【文献来源】 《中医秘方验方第三辑》。

（三十九）

【处方】 川黄连二钱 生石膏三钱

【主治】 胃热咳嗽。

【用法】 水煎服。

【文献来源】 《中医秘方验方第三辑》。

（四十）

【处方】 柴胡二钱 枳壳二钱 款冬花二钱 陈皮二钱 白芍三钱 清半夏二钱 青皮三钱 瓜蒌五钱 白芥子二钱 桔梗四钱

【主治】 胁痛咳嗽。

【用法】 三碗水煎成八分碗，温服。

【文献来源】 《中医秘方验方第三辑》。

（四十一）

【处方】 茯苓三钱 桂枝三钱 炙甘草二钱 生姜 5 片

【主治】 咳嗽时遗尿。

【用法】 水煎，分2次服。

【备注】 孕妇忌服。

【文献来源】 《中医秘方验方第三辑》。

(四十二)

【处方】 甘草二钱 桔梗二钱 川贝母三钱 百部二钱 白前二钱 橘红二钱 旋覆花二钱 云茯苓三钱

【主治】 咳嗽时胸满胀痛。

【用法】 水煎，分2次服。

【文献来源】 《中医秘方验方第三辑》。

(四十三)

【处方】 麻黄二钱 附子五分 细辛五分

【主治】 咳嗽引起腰背痛。

【用法】 水煎，分2次服。

【备注】 孕妇忌用。

【文献来源】 《中医秘方验方第三辑》。

(四十四)

【处方】 当归二钱 生地黄二钱 川贝母二钱 桔梗二钱 熟地黄三钱 玄参二钱半 麦冬二钱 白芍一钱半

【加减】 喘甚，加瓜蒌仁二钱；痰带血或吐血者，加藕节二钱；痰盛而渴者加天花粉三钱。

【主治】 伤力咳嗽，肺热痰盛。

【用法】 三碗水煎成八分碗，温服，每日早、晚饭前服。

【备注】 忌食生冷、腥辣等物。

【文献来源】 《中医秘方验方第三辑》。

(四十五)

【处方】 生黄芪三钱 生地黄三钱 知母三钱 粉甘草二钱 玄参三钱 沙参三钱 川贝母三钱 牛蒡子三钱

【主治】 肺经虚热咳嗽。

【用法】 三碗水煎成八分碗，煎2次，早、晚饭后服。

【备注】 忌食辣物。

【文献来源】 《中医秘方验方第二辑》。

(四十六)

【处方】 核桃(用仁)12个 川贝母五钱 毛峰茶三两

【主治】 肺虚久咳，痰饮。

【制法】 先将茶叶研为面，用锅煮烂(不用铜锅煮)，后将桃核仁、川贝母共合一处，捣乱成膏。

【用法】 每次服一匙，白水送下，早、晚各服1次。

【备注】 忌食生冷、辣物。

【文献来源】 《中医秘方验方第二辑》。

(四十七)

【处方】 麦冬(去心)一两 甘草一两

【主治】 咳嗽经年不愈，遇冬即犯。

【制法】 先将甘草醋浸，阴干后共研为细末。

【用法】 每服三钱，白开水送下。

【备注】 忌食生冷、辣物。

【文献来源】 《中医秘方验方第二辑》。

(四十八)

【处方】 硼砂一钱 明矾二钱 朱砂二钱 代赭石二钱 儿茶二钱 血琥珀二钱 广郁金二钱 全蝎二钱 白僵蚕二钱 川贝母三钱 硇沙三钱 冰片一钱 自然铜五张 天竹黄二钱

【功能】 止咳，镇惊。

【制法】 共研为细末，装入瓷瓶封好。

【用法】 大人每服一钱，白糖水送下，小儿酌用。

【备注】 此方不但止咳镇惊，开痰、解热、祛风作用亦佳。若少加牛黄、麝香更有效。忌食生冷、辣物。孕妇忌服。

【文献来源】 《中医秘方验方第二辑》。

(四十九)

【处方】 蜜炙麻黄一两 蜜炙侧柏叶五钱 海浮石五钱 粉甘草五钱

【主治】 风寒咳嗽，吐沫带血。

【用法】 每服三钱，米汤送下。

【备注】 忌食生冷、辣物。

【文献来源】 《中医秘方验方第二辑》。

（五十）

【处方】 罂粟壳四两 炒杏仁五钱 五味子三钱 枯矾二钱

【主治】 咳嗽、气短、久病吐痰。

【制法】 共研为细末，炼蜜为小丸，如梧桐子大。

【用法】 每服 24 丸，白开水送下。

【备注】 忌食生冷、辣物。

【文献来源】 《中医秘方验方第二辑》。

（五十一）

【处方】 鲜萝卜汁五两 冰糖少许

【主治】 咳嗽。

【用法】 炖开，温服。

【文献来源】 《验方秘方选编》。

（五十二）

【处方】 麻黄二钱 杏仁三钱 甘草一钱

【主治】 急性气管炎（外感咳嗽）。

【用法】 水煎，每日 1 剂，分 2 次服。

【文献来源】 《验方秘方选编》。

（五十三）

【处方】 桑白皮四钱 枇杷叶四钱

【主治】 急性支气管炎（风热型）。

【用法】 水煎，每日 1 剂，分 2 次服。

【文献来源】 《验方秘方选编》。

（五十四）

【处方】 生石膏七钱 陈皮三钱 葱白 10 根

【主治】 急性气管炎（外寒里热型）。

【用法】 水煎，每日 1 剂，分 2 次服。

【文献来源】 《验方秘方选编》。

（五十五）

【处方】 癞蛤蟆心

【主治】 支气管炎。

【制法】 用小刀剖取癞蛤蟆心脏，如同半粒花生米大，用清水冲洗一道，放在碗内，拌白糖或蜂蜜 1～2 汤匙。

【用法】 以开水冲，每晨空服。

【备注】 10 岁以下儿童，每次服 3～5 个；10～20 岁，每次服 5～7 个。疗程一般 10 日左右，病重者服 15～20 日。忌食生冷、辣椒等刺激性食物。

【文献来源】 《验方秘方选编》。

（五十六）

【处方】 金银花五钱 大青叶三钱 板蓝根三钱 杏仁二钱 黄芩三钱 桑白皮三钱 甘草一钱 生石膏五钱

【主治】 急性支气管炎。

【用法】 水煎，每日 3 次，口服。

【文献来源】 《验方秘方选编》。

（五十七）

【处方】 金银花五钱 连翘五钱 桔梗四钱 川贝母二钱 天花粉五钱

【主治】 肺炎，症见高热、口渴。

【用法】 水煎服，5 岁以下每日 2 剂，每剂分 2 次服；2 岁以下每日 2 剂，每剂分 4 次服。

【文献来源】 《验方秘方选编》。

喘　证

（一）

【处方】 白果三钱 桑白皮三钱 麦冬三钱 蜜炙款冬花三钱 甘草一钱 元黄芩三钱 炒紫苏子二钱 川贝母二钱 蜜炙麻黄一钱 清半夏三钱 炒杏仁二钱 谷芽二钱

【主治】 喘息咳嗽，呼吸困难，喘不得卧。

【用法】 三碗水煎成八分碗，空腹服，二次煎同。

【文献来源】 《中医秘方验方第一辑》。

（二）

【处方】 五味子四钱 杏仁四钱 槟榔二

钱　白芍二钱半　大黄二钱　米谷三钱

【主治】 咳嗽不得卧，心悸气短，面目浮肿。

【制法】 红肖梨（六两）切片，白糖六两，将药与梨片合在一起加糖熬成膏。

【用法】 饭前服，每服二钱，日服2～3次。

【备注】 孕妇禁用。

【文献来源】 《中医秘方验方第一辑》。

（三）

【处方】 牛脑1个　香油四两　白糖四两　川贝母面四钱

【主治】 痰喘咳嗽。

【用法】 将四味药调和在一起蒸熟食。

【备注】 忌食腥辣物。用法应考虑患者食量大小酌量食用。

【文献来源】 《中医秘方验方第一辑》。

（四）

【处方】 海浮石一两　蜜麻黄八钱　川贝母六钱　黄芩六钱　莱菔子六钱　泽兰叶六钱

【主治】 咳嗽痰喘。

【制法】 共为细末。

【用法】 每日一半，分2次，早、晚饭前服。

【备注】 此方剂，咳嗽喘息气实者宜之。忌食辣物。

【文献来源】 《中医秘方验方第一辑》。

（五）

【处方】 白及三两　川贝母三两　白糖三两　蜂蜜三两

【主治】 痰喘咳嗽，久咳。

【制法】 白及、川贝母研细末，先将蜂蜜熬后加白糖熬开，再将白及、川贝母面熬开做浸膏。

【用法】 每日早、晚服半钱。

【备注】 忌食生葱。

【文献来源】 《中医秘方验方第一辑》。

（六）

【处方】 麻黄一钱半　侧柏叶二钱　海浮石三钱　杏仁一钱半　五味子二钱

【主治】 呛风内伤痰喘咳嗽。

【用法】 引用大枣1枚，水煎服。

【备注】 年老及中气虚者，加补中益气汤服之。

【文献来源】 《中医秘方验方第一辑》。

（七）

【处方】 蛤蚧1对　冬虫夏草25克　杏仁250克　甘草250克　人参100克　云茯苓100克　川贝母100克　桑白皮100克　知母100克　麦冬50克　桔梗100克　胡桃仁50克　白及50克

【功能】 补肾益气，润肺化痰。

【主治】 年久喘咳。

【制法】 蛤蚧用香油炙后共为细末，炼蜜为丸，每丸重15克。

【用法】 每日早、晚各服一丸。

【备注】 忌食辛辣之品。

【文献来源】 《中草药秘方验方选》。

（八）

【处方】 山药（为末）五钱　麦冬三钱

【主治】 阴虚喘嗽。

【制法】 用麦冬煎水冲山药末。

【用法】 一次服尽。

【文献来源】 《中医秘方验方第三辑》。

（九）

【处方】 生姜汁三两　梨汁三两　藕汁三两　萝卜汁三两　白蜜汁三两

【主治】 老年人冬季咳嗽较重及内伤咳嗽、痰中带血喘促。

【用法】 砂锅煎浓汁，早、晚分服。

【文献来源】 《中医秘方验方第三辑》。

（十）

【处方】 熟地黄五钱　牡丹皮二钱　泽漆

二钱 云茯苓三钱 山茱萸三钱 山药三钱 知母一钱 盐黄柏一钱

【主治】 肾虚咳嗽、喘急。

【用法】 水煎服。

【文献来源】 《中医秘方验方第三辑》。

（十一）

【处方】 大黄一钱 川贝母二钱 天花粉三钱 薄荷二钱 荆芥二钱 当归二钱 白术二钱 甘草一钱 陈皮一钱 神曲一钱 黄芩二钱 桔梗二钱

【主治】 秋冬之时，气喘难卧，咳嗽吐痰。

【用法】 水煎服，连服 5 剂。

【文献来源】 《中医秘方验方第三辑》。

（十二）

【处方】 炙桑白皮四钱 陈皮三钱 蜜炙麻黄三钱 生石膏三钱 炙罂粟壳三钱 法半夏三钱 粉葛根二钱 炒杏仁四钱 川贝母四钱 炙甘草二钱 炙百合三钱 桔梗二钱 麦冬三钱

【主治】 老年人冬令气喘咳嗽，吐白痰。

【用法】 三碗水煎剩一碗，每剂煎 3 次，每日早、晚分服。

【备注】 忌咸辣、腥味的饮食。

【文献来源】 《中医秘方验方第三辑》。

（十三）

【处方】 麻黄五钱 石膏一两 神曲五钱 玄参八钱 牛蒡子六钱 杏仁（去皮尖炒）六钱 甘草三钱

【主治】 咳嗽痰喘。

【制法】 共研细末。

【用法】 成年人，每服一钱五分，6 小时服一次，饭后 1 小时，白开水调服。10 岁以上，可服八分；5 岁以上，每次可服五分；3 岁者，可服三分，余者类推，用白糖水送下。

【备注】 本方对胸膈发热，不能卧者，以及小孩感冒，或疹后发热、咳嗽、喘均有特效。

【文献来源】 《中医秘方验方第三辑》。

（十四）

【处方】 熟地黄一两 白芍二两 白芥子三钱 山栀子一钱 山药五钱 甘草三钱 当归一两 大黄二钱

【主治】 右胁痛，咳嗽、喘，阻碍呼吸，大便实。

【用法】 水煎服，饭前用。

【备注】 忌食腥辣之物；孕妇忌服。

【文献来源】 《中医秘方验方第三辑》。

（十五）

【处方】 沙参七钱 百合二钱 诃子二钱 罂粟壳三钱 天冬三钱 生地黄二钱 紫菀七钱 茯苓二钱 橘红三钱 甘草二钱 白前三钱 百部二钱 生姜一钱 乌梅二钱为引

【主治】 喘、咳嗽、气促，久服他药不效者，不论虚实，皆有特效。

【用法】 水煎 2 次，分 3 次服。

【文献来源】 《中医秘方验方第三辑》。

（十六）

【处方】 杏仁一两 川贝母一两半 麻黄四钱 生石膏二两 罂粟壳一两半 五味子一两半 甘草四钱

【主治】 痰喘或伤力咳嗽。

【制法】 将药放入砂锅内，添水两大碗，煮沸去渣，瓶装之。

【用法】 每日早、晚服，大人每次服普通碗八分碗，小人酌减。

【备注】 据原方药量，宜分 3～4 次服。

【文献来源】 《中医秘方验方第三辑》。

（十七）

【处方】 沙参六钱 玉竹四钱 生甘草二钱 桑叶三钱 桔梗三钱 麦冬六钱 白扁豆三钱 天花粉二钱 五味子二钱 杏仁二钱

【主治】 咳嗽痰多，咽喉发痒，喉中痰鸣，食欲减退（气管喘息）。

【制法】 共为细末。

【用法】 每服二钱，白开水送下，早、晚服之。

【文献来源】 《中医秘方验方第三辑》。

（十八）

【处方】 熟地黄二两半 麦冬二两半

【主治】 年久咳嗽，痰中带血，口吐白沫、味臭，气短喘促。

【用法】 三碗水煎剩八分碗，温服。

【备注】 此方久服有效。

【文献来源】 《中医秘方验方第三辑》。

（十九）

【处方】 核桃仁三钱 人参二钱 川贝母三钱 五味子二钱

【主治】 老年虚喘咳嗽。

【用法】 三碗水煎剩八分碗，温服，每日早、晚饭前服。

【备注】 忌食生冷、腥辣之物。

【文献来源】 《中医秘方验方第三辑》。

（二十）

【处方】 海浮石三钱 川贝母三钱 清半夏二钱 生姜仁二钱 麻黄二钱 白糖一两二钱

【主治】 痰喘久嗽。

【制法】 共为面。

【用法】 分 8 次服，每次用鸡蛋 1 个，混入沸水冲服。

【文献来源】 《中医秘方验方第三辑》。

（二十一）

【处方】 紫菀二两 陈皮二两 桔梗二两 五味子三两半 明党参五钱 红姑娘皮二两

【主治】 多年痰喘咳嗽，入冬即犯者。

【制法】 共为细末，炼蜜为丸二钱重。

【用法】 每日早、晚各服一丸，白开水送下。

【备注】 忌食生冷、腥辣等物。

【文献来源】 《中医秘方验方第三辑》。

（二十二）

【处方】 麻黄四钱 石膏三钱 甘草三钱 白芥子三钱 麦冬五钱 广陈皮五钱 乌梅五钱

【主治】 咳嗽喘息。

【制法】 共为面，蜜丸一钱重。

【用法】 每次一丸，白开水送下。

【文献来源】 《中医秘方验方第三辑》。

（二十三）

【处方】 川贝母一钱

【主治】 咳嗽喘急。

【制法】 用铁勺化开，煎鸡蛋 1 个，趁热食之。

【备注】 忌食生冷、腥辣之物。

【文献来源】 《中医秘方验方第三辑》。

（二十四）

【处方】 生山药面一两

【主治】 每年冬季，喘息夜不能卧。

【用法】 煮粥调以白糖不拘数，硼砂面二分，鸡内金面三分。三味一同吃下，每日 1 次，久服可痊愈。

【文献来源】 《中医秘方验方第三辑》。

（二十五）

【处方】 葶苈子

【主治】 呼吸困难，喘不得卧。

【制法】 炒香为度，为细末。

【用法】 用两茶杯水煎红枣 10 个，煎至一茶杯去红枣，入葶苈子末一钱半再煎一沸即服。

【备注】 忌食辛腥等物。

【文献来源】 《中医秘方验方第三辑》。

（二十六）

【处方】 橘红二钱 橘络三钱 清半夏二钱 白果三钱 白芥子二钱 紫苏子二钱 细辛五分 五味子五分 麻黄二钱 杏仁三钱 天冬三钱 麦冬三钱

【主治】 痰喘咳嗽。

【用法】 水煎（三碗水），每日早、晚饭前服下。

【备注】 忌食鸡、鸭、蛋、鱼类。一切痰饮咳嗽与痰喘有卓效。

【文献来源】 《中医秘方验方第三辑》。

（二十七）

【处方】 桂枝三钱 白芍三钱 五味子三钱 石膏三钱 杏仁三钱 桑白皮三钱 干姜一钱 细辛一钱 清半夏一钱 麻黄一钱 甘草二钱

【主治】 咳嗽喘息。

【用法】 三碗水煎至八分碗，温服，早、晚各服一次。

【备注】 忌食辣物。

【文献来源】 《中医秘方验方第三辑》。

（二十八）

【处方】 罂粟壳四两 麻黄二两半 五味子一两半 石膏三两 陈皮二两 木香二两半 明矾三钱 甘草二两

【主治】 痰喘咳嗽，多年不愈。

【制法】 共研为细末，炼蜜为丸，如梧桐子大。

【用法】 每服二钱，白开水送下。

【备注】 忌食辣物。

【文献来源】 《中医秘方验方第二辑》。

（二十九）

【处方】 紫花地丁三钱 天冬二钱 砂仁二钱 麻黄二钱 清半夏二钱 麦冬二钱 杏仁二钱 百合三钱 川贝母三钱 知母三钱 玄参二钱 桔梗二钱 沉香三钱 橘红三钱 陈皮二钱 木香一钱 青礞石三钱 五味子二钱 甘草一钱

【加减】 若咯血者加血竭花二钱，旱三七二钱。

【主治】 痰喘咳嗽。

【制法】 共研为细末，炼蜜为丸二钱重，朱砂为衣。

【用法】 早、晚服之，每次一丸，白开水送下。

【备注】 忌食生冷、辣物。

【文献来源】 《中医秘方验方第二辑》。

（三十）

【处方】 鲜生姜汁四两 大萝卜汁四两 白梨汁四两 白蜜四两 杏仁（研面）二两

【主治】 痰喘咳嗽。

【制法】 以上共熬成膏。

【用法】 每服一匙，日服 2～3 次。

【文献来源】 《民间验方》。

（三十一）

【处方】 荆芥一两 桔梗一两 紫菀一两 百部一两 前胡一两 橘红二两 甘草一两

【主治】 多年喘息咳嗽、伤风感冒咳嗽。

【制法】 共研为细末。

【用法】 每服一钱，小孩酌减，白开水送下。

【备注】 忌食辣物。

【文献来源】 《中医秘方验方第二辑》。

（三十二）

【处方】 白梨（取汁）2 个 生姜（取汁）二两 薄荷一钱

【主治】 咳嗽气喘，痰涎涌塞。

【用法】 将薄荷煎汤后入二汁，再加蜂蜜二钱，共和一处。一次服之。

【备注】 忌食生冷、辣、动痰之物。

【文献来源】 《中医秘方验方第三辑》。

哮 证

（一）

【处方】 大熟地一两 生山药一两 生白芍五钱 柏子仁五钱 枸杞子五钱 山茱萸五钱 生代赭石（研面）五钱 炒紫苏子二钱 甘草二钱

【主治】 大喘。

【用法】 用三碗水煎剩一碗一次服，6 小时后，煎渣再服。

【备注】 热多者，可加玄参；汗多者，加生龙骨、生牡蛎。孕妇忌用。

【文献来源】 《中医秘方验方第三辑》。

（二）

【处方】 僵蚕五钱 大黄一钱 硼砂一钱 清半夏五钱

【主治】 哮喘，呼吸急促，咽喉作响，呼吸困难。

【制法】 以上诸药为细末，用鸡蛋清 2 个，拌匀，将药装入鸡蛋壳内，白布裹好，封口，再用陈醋煮 20 分钟；取出用火烧蛋壳，烧至黑色为度。将烧过的蛋壳弄碎，用三碗水煎剩五分碗温服。

【用法】 成人每日 3 次，小儿每隔 2 小时服一大酒盅，有特效。

【备注】 孕妇禁服。本方疗效很高，无不良反应。

【文献来源】 《中医秘方验方第三辑》。

（三）

【处方】 知母一两 川贝母三两 青黛一两 橘红二两 白果三两 麦冬一两 黄芩一两 姜半夏五钱 当归二两 桂枝五钱 炙麻黄五钱 杏仁三两 甘草一两 炙桑白皮三两 木香一两 薏苡仁三两 益智仁二两 紫菀二两 乌梅二两 人参一两 五味子二两 桔梗五钱 薄荷脑五分

【主治】 哮吼。

【制法】 共为细末，以蜜为丸，每丸一钱重。

【用法】 每服一丸，每日 3 次，白开水送下。

【文献来源】 《中医秘方验方第三辑》。

（四）

【处方】 白果二两 茶叶末一两 核桃仁二两 生蜂蜜四两

【主治】 哮吼喘急。

【制法】 共研细末，炼蜜成膏，瓷罐收藏。

【用法】 每日早、晚饭前服一匙，徐徐咽下，白开水送下。

【备注】 忌食腥冷、辛辣等物。

【文献来源】 《中医秘方验方第三辑》。

（五）

【处方】 川楝子六钱 生白芍六钱 生代赭石六钱 厚朴二钱 清半夏二钱 生乳香二钱 生没药二钱 龙胆草二钱 桂枝二钱 紫苏子二钱 甘草二钱

【主治】 卒然暴怒，气上逆作喘。

【用法】 水煎温服，一剂喘愈。

【备注】 疗效达 80%。孕妇忌服。

【文献来源】 《中医秘方验方第三辑》。

（六）

【处方】 麻黄二钱 侧柏叶二钱 海浮石二钱 甘草二钱 鲜生姜一钱半 红枣 7 枚

【主治】 哮喘不得卧。

【用法】 水煎服，每日 2 次，食后服。

【备注】 此方可治阻塞性哮喘。

【文献来源】 《中医秘方验方第一辑》。

（七）

【处方】 煅蛤蜊粉若干

【主治】 劳伤，哮喘，咳嗽多痰，不得卧。

【用法】 每服七分，早、晚各 1 次，饭后服用，陈卤菜汤少许，香油数滴，放碗内用开水冲服。

【备注】 忌烟酒；忌食刺激之物。

【文献来源】 《中医秘方验方第一辑》。

（八）

【处方】 麻黄三钱 陈皮三钱 乌梅三钱 石膏三钱 大黄三钱 半夏三钱 款冬花三钱 罂粟壳三钱

【主治】 哮喘咳嗽（专治因盐类所致者）。

【用法】 水煎服。

【文献来源】 《中医秘方验方第一辑》。

（九）

【处方】 活蟾蜍1只 白胡椒20粒（此为一日量）

【主治】 支气管哮喘。

【制法】 将20粒白胡椒放蟾蜍嘴内，外用黏性黄土封固，放炉火烧焦（呈红色为度）后，取出去净泥土，将药研粉。

【用法】 每日服2次，1周为1个疗程，连服2～3个疗程。

【文献来源】 《验方秘方选编》。

（十）

【处方】 鸡蛋1个 陈醋三两

【主治】 哮喘、咳嗽。

【制法】 以醋炖鸡蛋。

【用法】 每日2次，每次1个，连服15～20日。

【备注】 本方对喘息有效。

【文献来源】 《验方秘方选编》。

（十一）

【处方】 洋金花半斤 硼砂二斤半 酸枣仁一斤 石膏十五斤 甘草五斤

【主治】 支气管哮喘。

【制法】 上药共为细末制成丸剂。

【用法】 早、晚各服八分至一钱。

【文献来源】 《验方秘方选编》。

（十二）

【处方】 曼陀罗叶、生甘草各等份

【主治】 支气管哮喘。

【制法】 共研细末。

【用法】 发作时，以药末少许放卷烟内吸，以哮喘缓解为度，不可连续吸，以防中毒。

【文献来源】 《验方秘方选编》。

气管炎、支气管炎

（一）

【处方】 五味子一斤 百合一斤 甘草一斤 桔梗一斤。

【主治】 气管炎。

【制法】 将药放锅内，煮后滤过。

【用法】 每日服3次，每服8～20ml。

【文献来源】 《黑龙江验方选编》。

（二）

【处方】 罂粟壳五钱 百合五钱

【主治】 气管炎。

【制法】 混合研末，制成片剂。

【用法】 每服1～2片，日服3次。

【文献来源】 《黑龙江验方选编》。

（三）

【处方】 紫苏叶、桔梗各等量

【主治】 气管炎。

【制法】 研末。

【用法】 每服二钱，日服3次。

【备注】 又治感冒咳嗽。

【文献来源】 《黑龙江验方选编》。

（四）

【处方】 麻黄三钱 五味子五钱 甘草三钱

【主治】 气管炎。

【制法】 共为细末。

【用法】 每次3～5克，日服3次。

【文献来源】 《黑龙江验方选编》。

（五）

【处方】 生麻黄四钱 石膏三钱 麦冬五钱 广陈皮五钱 乌梅五钱 甘草三钱 白芥子三钱

【主治】 急、慢性气管炎。

【制法】 共为面，蜜丸一钱重。

【用法】 每次一丸，白开水送下。

【文献来源】 《中医秘方验方第三辑》。

（六）

【处方】 白芥子一两

【主治】 支气管炎。

【用法】 每日2次，每次二钱，水煎服。

【备注】 又方白芥子一两研细，用水调和，贴于前胸、后胸，3分钟以后，用水洗去。

【文献来源】 《中草药验方选编》。

（七）

【处方】 桔梗二钱 生甘草二钱（成人一日量）

【主治】 支气管炎。

【用法】 开水泡，代茶用。

【备注】 又方加车前子二钱，水煎服。治慢性支气管炎。

【文献来源】 《中草药验方选编》。

（八）

【处方】 麻黄15克 细辛5克 生姜15克 桔梗15克 五味子5克

【主治】 支气管炎。

【用法】 水煎服，每日1剂，分2次服。

【备注】 忌食生冷、腥辣食物。共治10例，痊愈5例。

【文献来源】 《中草药秘方验方选》。

（九）

【处方】 蛤蟆（去头）1个 陈皮5克 白胡椒10粒

【主治】 慢性支气管炎。

【制法】 将两药压成细末装蛤蟆肚内，用黄泥将蛤蟆包上，置于火上，焙干存性备用。

【用法】 分3剂服用，每日2剂。

【备注】 共治10例，治愈8例。

【文献来源】 《中草药秘方验方选》。

（十）

【处方】 茶条500克 三颗针250克

【主治】 急、慢性支气管炎，轻度肺气肿。

【制法】 两药加水5斤煮至味浓，滤过药液药渣再次加水3斤煎熬，2次熬出液体合并去渣，再浓缩药液至750ml。

【用法】 每次服20ml，日服2～3次，服时可加少量矫味剂。

【备注】 共治疗100余例，有效率达90%以上。

【文献来源】 《中草药秘方验方选》。

（十一）

【处方】 麦冬三钱 天冬三钱 知母二钱 川贝母一钱半 黄芩二钱 桑白皮二钱 天花粉三钱 粉葛根一钱半 枇杷叶三钱 薄荷五分 杏仁一钱 甘草一钱

【主治】 咳嗽见咽干无痰（干性支气管炎）。

【用法】 三碗水煎剩八分碗，温服。

【备注】 外感咳嗽初起，多痰者，忌服。

【文献来源】 《中医秘方验方第三辑》。

（十二）

【处方】 炒葶苈子一两 白及五钱 炒大枣（去核）一两

【主治】 远年老伤咳嗽，支气管喘息等症。

【制法】 共为极细末。

【用法】 每服二钱，日服3次，白开水送下。

【文献来源】 《中医秘方验方第三辑》。

（十三）

【处方】 桔梗5～15克 紫苏3～10克 桑白皮5～10克 麻黄3～5克 杏仁5～10克 茯苓5～10克 天冬5～10克 甘草5～10克 川贝母5～10克 前胡3～5克 金银花5～10克 黄芩5～10克

【功能】 宣肺平喘，降气止咳。

【主治】 普通型支气管肺炎。

【制法】 每日1剂，水煎去渣。

【用法】 每日服2次，每次服适量。

【备注】 共治318例，治愈率为92.5%。忌食生冷、油腻之品。

【文献来源】 《肺炎汤治疗普通型支气管肺炎318例疗效观察》。

肺 炎

（一）

【处方】 鱼腥草一两

【主治】 肺炎。

【用法】 水煎，分 2 次服。

【文献来源】 《中草药验方选编》。

（二）

【处方】 蒲公英

【主治】 肺炎。

【制法】 将蒲公英捣碎做成丸药如花生米大。

【用法】 每日 3 次，每次两丸。口含溶化，慢慢吞下，以饭后服用为宜。

【备注】 亦可用此丸药 6 粒，加鸡蛋清适量捣匀后敷于胸部。

【文献来源】 《中草药验方选编》。

（三）

【处方】 板蓝根八钱 前胡二钱 桔梗二钱 瓜蒌三钱 连翘三钱 桑白皮三钱 元黄芩三钱 川黄连一钱 玄参二钱 天冬三钱 橘红二钱 石膏三钱 石斛三钱

【主治】 肺热喘促（急性肺炎）。由感冒后引起，或麻疹后遗的肺热。颜面青白，喘促不安，鼻翼煽动，呼吸困难，胸高气满，身发高热，四肢发凉，状态危险。

【用法】 四茶碗水煎剩八分碗，连煎 2 次。周岁小儿每小时服三匙，随年龄大小随时加减，服过 4 次即渐渐转安。

【备注】 忌食鱼肉等物。

【文献来源】 《中医秘方验方第三辑》。

（四）

【处方】 麻黄一钱 杏仁二钱 石膏二钱 甘草二钱 川黄连四钱

【加减】 喘急肺部有水饮者，加炒葶苈子二钱。

【主治】 肺热咳喘（急性肺炎）。

【用法】 水煎服（1～2 岁小儿分量）。

【备注】 用药量当系一斤为十六两的衡称。

【文献来源】 《中医秘方验方第三辑》。

肺 痈

（一）

【处方】 车前草不拘量

【主治】 肺痈。

【制法】 上药绞汁。

【用法】 每日 3 次，每服一茶杯。如与金匮皂荚丸（皂荚八两，刮去皮酥炙，蜜丸，如梧子大）五分同服效果更好。

【文献来源】 《中草药验方选编》。

（二）

【处方】 鲜荷叶干者亦可

【主治】 肺痈。

【用法】 水煎服。

【文献来源】 《中草药验方选编》。

（三）

【处方】 鲜小蓟二两

【主治】 肺痈。

【用法】 捣汁服。又可加金银花二两，水煎服。

【文献来源】 《中草药验方选编》。

（四）

【处方】 生甘草一两 桔梗五钱

【加减】 咳唾臭痰多者，加薏苡仁一两；带血者，加白及面（另研，用药水冲服）一钱。

【主治】 肺痈咳脓臭痰。

【用法】 水煎服，早、晚各服 1 次，服 1 周后，停药观察续服。也可于方内加鲜芦根一两。

【文献来源】 《中草药验方选编》。

（五）

【处方】 鱼腥草一斤 桔梗三钱 甘草三钱

【主治】 肺痈咳脓臭痰。

【制法】 将桔梗、甘草加水半斤，煎成四两。再将鱼腥草用二次米泔水洗净，布包搓揉取汁，加入前药内调服。

【文献来源】《中草药验方选编》。

（六）

【处方】 鱼腥草四两 鲜芦根二两

【主治】 肺痈咳脓臭痰。

【制法】 上药捣汁。

【用法】 饭后温服。

【文献来源】《中草药验方选编》。

（七）

【处方】 当归一两 生甘草一两 金银花四两 蒲公英一两 麦冬一两 玄参一两 浙贝母一两

【主治】 肺脓肿（肺痈），兼治肠痈。

【用法】 水煎服。

【备注】 按年龄、体格增减之。

【文献来源】《中医秘方验方第三辑》。

（八）

【处方】 桔梗三钱 麦冬二钱 桑白皮二钱 川贝母二钱 杏仁二钱 瓜蒌二钱 枳壳二钱 紫菀二钱 当归二钱 百合二钱 玄参三钱 青黛二钱 地骨皮二钱 甘草二钱 百部草二钱

【主治】 肺脓肿（肺痈）。

【用法】 三小碗水煎成八分碗，食后服，早、晚各服1次。

【备注】 忌食腥辣之物。

【文献来源】《中医秘方验方第三辑》。

（九）

【处方】 老山参一两 白术一两 茯苓二两 甘草五两 五味子一两 炙远志一两 白芍四两 生地黄四两 百部一斤 白及四两 蛤蚧3对 天冬二两 当归四两

【主治】 肺脓肿（肺痈）。

【制法】 共为细末，蜜丸，二钱重。

【用法】 每日3次，每次一丸。

【文献来源】《中医秘方验方第三辑》。

（十）

【处方】 桔梗五钱 甘草一钱 天花粉二钱 金银花一两 乳香二钱 没药二钱 连翘三钱 川贝母二钱

【主治】 肺脓肿（肺痈）。

【用法】 水煎服。

【文献来源】《中医秘方验方第三辑》。

（十一）

【处方】 桔梗一两 甘草二钱 金银花五钱 连翘三钱 天花粉三钱 乳香三钱 没药二钱 瓜蒌五钱 川贝母二钱 陈皮一钱半 当归三钱

【主治】 肺脓肿（肺痈）。

【用法】 三碗水煎成八分碗，温服。

【文献来源】《中医秘方验方第三辑》。

（十二）

【处方】 红参二钱 麦冬二钱 阿胶三分 生地黄六钱 火麻仁二钱 生姜二钱 生龙骨三钱 生牡蛎四钱 炙甘草四钱 桂枝三钱 大枣不拘多少

【主治】 肺痈咳嗽吐血。

【制法】 生姜捣烂，大枣捣泥，合为丸如梧桐子大。

【用法】 成年人每服40～50丸。

【文献来源】《中医秘方验方第三辑》。

（十三）

【处方】 乳香三钱 没药二钱 金银花三钱 玄参三钱 沙参三钱 牛蒡子三钱 川贝母三钱 知母三钱 三七二钱 粉甘草三钱

【主治】 肺痈吐脓血。

【用法】 水煎，每日早、晚饭前服之。

【备注】 忌食生冷、腥辣之物。

【文献来源】《中医秘方验方第三辑》。

（十四）

【处方】　金银花一两　桔梗一两　瓜蒌一两　麦冬一两

【主治】　肺脓肿（肺痈）。

【用法】　水煎2次，分3次服。

【文献来源】　《中医秘方验方第三辑》。

（十五）

【处方】　白及一两　川贝母一两　百合一两

【主治】　肺脓肿（肺痈）。

【制法】　共为细末。

【用法】　每次二钱，早、晚各服1次，白开水送下。

【备注】　忌食辛辣之物。

【文献来源】　《中医秘方验方第三辑》。

（十六）

【处方】　川贝母四钱　清半夏四钱　白及二钱　沉香三钱　朱砂三钱　硼砂三钱　青礞石四钱　七爪橘四钱　麻黄三钱

【主治】　肺脓肿（肺痈）。

【制法】　共为细末。

【用法】　成人每次两三钱，日服2次。

【文献来源】　《中医秘方验方第三辑》。

（十七）

【处方】　金银花一两　沙参四钱　牛蒡子二钱　没药三钱　乳香三钱　黑参四钱　浙贝母四钱　甘草三钱　杏仁二钱　桔梗五钱　连翘五钱　百部三钱　三七面（微炒冲服）一钱

【加减】　有热脉大者，加生石膏七钱；无热脉虚者，加黄芪七钱；兼热咯血者，加血竭五分。

【主治】　肺脓肿（肺痈）。

【用法】　三碗水煎剩一碗，煎2次。

【文献来源】　《中医秘方验方第三辑》。

（十八）

【处方】　瓜蒌皮二两　生杏仁二两（前药共炒令黄色）　川贝母二两

【主治】　远行遇雨，暴饮冷水，咳嗽胸痛，继而不得卧，喘、汗、吐痰，兼吐脓血，臭不可闻。

【制法】　共研细末，熟蜜调膏。

【用法】　每服五钱，白开水送下，每日3次，饭后用。

【备注】　忌食生冷、猪肉或猪油等物。

【文献来源】　《中医秘方验方第三辑》。

痨　　证

（一）

【处方】　雄黄6克　乳香5克　血竭5克　朱砂10克　白芷5克　铅霜5克　麝香1.5克　艾叶绒少许

【功能】　宣肺驱虫，祛腐生新。

【主治】　肺痨。

【制法】　①将铅化开加入等量水银制成霜。②上药共为细末，加入铅霜，调匀后置纸上卷好（如烟卷样，再用香油浸渍表面备用）。

【用法】　将药纸卷点燃后，口中含水吸烟或以纸筒吸烟，每日1次或隔日1次，20～25日为1个疗程。间隔2个月方可重复用药。

【备注】　屡验屡效。

【文献来源】　《中草药秘方验方选》。

（二）

【处方】　款冬花四钱　紫草四钱　百部三钱　乌梅2个　生姜二斤

【主治】　气短咳嗽，吐白痰，带血丝，盗汗，发热，消瘦（肺痨）。

【用法】　三水碗煎剩八分碗，空腹服，二次煎同，连用4～5剂，大见功效。

【文献来源】　《中医秘方验方第一辑》。

（三）

【处方】　苏叶一钱　前胡一钱　玄参三钱　天花粉三钱　川贝母三钱　甘草一钱　麦冬一钱　牡丹皮一钱半

【主治】　肺热咳嗽，潮热，盗汗（肺痨）。

【制法】 后四味药为面，前五味药煎汤。汤散皆分3次用（即煎汤送面药）。

【用法】 每日3次服之。

【文献来源】 《中医秘方验方第一辑》。

（四）

【处方】 人参一钱 天冬二钱 麦冬二钱 沙参四钱 五味子五分 玉竹三钱 山药三钱 云茯苓二钱 川贝母二钱 杏仁五分

【主治】 肺虚咳嗽潮热，盗汗（肺痨）。

【用法】 三碗水煎剩八分碗，温服，二次煎同。

【文献来源】 《中医秘方验方第一辑》。

（五）

【处方】 大生地四钱 天冬二钱 麦冬二钱 云茯苓二钱 山药三钱 牛膝二钱 牡丹皮二钱半 百合三钱 桑白皮二钱

【主治】 阴虚咳嗽，午后发热，盗汗（肺痨）。

【用法】 三碗水煎剩八分碗，温服，二次煎同。

【文献来源】 《中医秘方验方第一辑》。

（六）

【处方】 苏子五钱 硼砂五钱 粉甘草五钱 儿茶五钱 嫩桑叶五钱

【主治】 肺病咯血（肺痨）。

【制法】 共研细末，蜜为丸，三钱重。

【用法】 每服一丸，白开水送下，日三服。

【文献来源】 《中医秘方验方第一辑》。

（七）

【处方】 当归三钱 白芍三钱 茯苓三钱 木蝴蝶三钱 甘草三钱 白芷三钱 肉桂三钱 川贝母三钱

【主治】 肺痨兼内伤。

【制法】 共为细末，另用带黑脸的黑母鸡，杀后空腹去毛，肠肚洗净后填回鸡腹内，将药装进鸡腹内，用新瓦盆两个，将鸡放在盆内，加水，用另一盆扣上，盆沿周围用面糊糊好，放在锅内加水，煮烂后食鸡，将所剩骨头，放在新瓦上焙干为面。

【用法】 每日2次，每次一大酒盅，用黄酒送下。

【备注】 孕妇忌服。

【文献来源】 《中医秘方验方第一辑》。

（八）

【处方】 生桑皮、生百合、白及各等份

【主治】 肺痨。

【制法】 共为细末。

【用法】 成人每次二钱，每日2次，白糖水送下。

【文献来源】 《中医秘方验方第一辑》。

（九）

【处方】 牛乳香三钱 生没药三钱 粉甘草五钱 玄参五钱 沙参五钱 牛蒡子三钱 浙贝母五钱 广三七三钱(三七另研面，分2次，随汤药服下）

【主治】 肺痨虚损咯血。

【用法】 三碗水煎剩八分碗，空腹服，二次煎同。

【备注】 忌食鸡蛋、红萝卜、鳖肉；孕妇禁服。

【文献来源】 《中医秘方验方第一辑》。

（十）

【处方】 百部三钱 白及三钱 白果二钱 海浮石三钱 黄瓜子二钱

【主治】 肺痨吐血。

【制法】 共为细末。

【用法】 每日3次服之，每次二钱，每服药后用白糖水冲鸡蛋1个服下。

【备注】 可治内伤，久咳，带血。

【文献来源】 《中医秘方验方第一辑》。

（十一）

【处方】 百部草半斤

【主治】 肺痨咳嗽。

【制法】 用水八斤熬十沸后，细布滤过，剩其药水，药渣再用水三斤煎十沸，再滤过2次，滤过的水慢火熬膏如饴糖状。

【用法】 每次1～2羹匙，食前白开水送下，小儿半羹匙（疗效达80%）。

【加减】 以后改用加蛤蚧1对，治肺痨效果更好。

【文献来源】 《中医秘方验方第三辑》。

（十二）

【处方】 百部十斤 生地黄八钱 玄参八钱 麦冬八钱 云茯苓五钱 桔梗八钱 白及一两 葶苈子五钱 金银花八钱 川贝母八钱 橘红八钱 木香五钱 薄荷五钱 甘草五钱 瓜蒌仁五钱 明矾五钱 硼砂五钱 麝香三分 款冬花五钱

【主治】 肺痨咳嗽。

【制法】 先把百部草熬2次，去渣后群药合一处，再熬一次去渣，熬成膏如蜜样，再入明矾末、麝香末搅匀。

【用法】 成人每服一匙，小儿酌减。

【备注】 忌食辣物；孕妇忌服。

【文献来源】 《中医秘方验方第三辑》。

（十三）

【处方】 款冬花三两 炙百部三两 天冬二两 麦冬二两 紫菀二两 炙百合二两 桔梗二两

【主治】 肺痨。

【制法】 共研粗末，用文火反复煎至淡薄色为度，再加水煎浓成膏，干时研成面。

【用法】 每服一钱，白开水送下。

【文献来源】 《中医秘方验方第三辑》。

（十四）

【处方】 党参一两 焦白术三钱 茯苓三钱 炙甘草二钱 生黄芪一两

【主治】 肺痨，咳嗽气短。

【用法】 水煎服。

【文献来源】 《中医秘方验方第三辑》。

（十五）

【处方】 生地黄三钱 山茱萸二钱 山药三钱 茯苓三钱 牡丹皮二钱 泽泻二钱 知母二钱 盐黄柏二钱 天冬三钱 麦冬三钱 地骨皮二钱 胡黄连一钱半

【主治】 肺痨。

【用法】 水煎服。

【文献来源】 《中医秘方验方第三辑》。

（十六）

【处方】 金银花五钱 连翘五钱 薏苡仁五钱 川贝母三钱 炙百部三钱 玄参五钱 瓜蒌五钱 白及末（另冲服）

【主治】 肺痨咳嗽、胸痛吐血。

【用法】 水煎服，2剂即有效，多服效果更好。

【文献来源】 《中医秘方验方第三辑》。

（十七）

【处方】 白及二两 白果二两 蛤蚧（酒浸焙干）5对 川贝母一两半 乌梅一两半

【主治】 肺痨咳嗽，吐脓血。

【制法】 为末，蜜丸，二钱重。

【用法】 成人每服一丸，日服2次，小儿减半。

【备注】 忌食辣物。

【文献来源】 《中医秘方验方第三辑》。

（十八）

【处方】 蛤蚧（用黄酒浸之4日，焙干研面）1对 川贝母（研面）二两 黄蜡二两 蜂蜜二两

【主治】 肺痨、虚损痨瘵吐血丝。

【制法】 先将黄蜡及蜂蜜化开，再入蛤蚧、川贝母末溶匀，做小丸如绿豆大。

【用法】 每日3次，每次三钱，白开水送下。

【文献来源】 《中医秘方验方第三辑》。

（十九）

【处方】 薤白三钱 瓜蒌仁三钱 杏仁三钱 川贝母三钱 连翘三钱 甘草八分 黄芩二钱 白茅根一两 黄芪五钱 鲜芦根一尺

【主治】 肺痨。

【用法】 三碗水煎剩八分碗，温服，每日早、午、晚饭前服之，服1剂，再服丸剂，即愈。

【备注】 忌生冷、腥辣食物（丸剂方：生牡蛎二两，人中白二两，甲珠二两，川贝母二钱，麝香三分，共研面为蜜丸一钱重，每服一丸）。

【文献来源】 《中医秘方验方第三辑》。

（二十）

【处方】 炙枇杷叶二斤 冬虫夏草二两 蛤蟆5对 白果四两 五味子一两 百部二两 地骨皮四两 白及面四两 牡蛎一两 龟板胶四两 竹沥一两

【主治】 肺痨。骨蒸痨嗽，喘促盗汗，咳痰带血，虚弱羸瘦。

【制法】 共为细末，炼蜜把龟板胶烊化，加竹沥为丸二钱重。

【用法】 每日服3次，每次一丸，白开水送下。

【文献来源】 《中医秘方验方第三辑》。

（二十一）

【处方】 菠菜子二两 白及面一两 百部五钱 炒黄瓜子五钱

【主治】 肺痨咯血。

【制法】 共为细末。

【用法】 每服一钱半至二钱，每日2次。

【文献来源】 《中医秘方验方第三辑》。

（二十二）

【处方】 三七二钱 白及二钱 薏苡仁一两

【主治】 肺痨，喘咳吐脓血。

【制法】 共为末。

【用法】 每服二钱，每日3次，咯血吐脓者3～4剂可愈。

【备注】 孕妇忌服。

【文献来源】 《中医秘方验方第三辑》。

（二十三）

【处方】 黑母鸡（去毛、去内脏）1只 贝母一两 当归一两

【主治】 肺痨咳嗽，大口吐血。

【制法】 用纱布包药入鸡腹内，用慢火煮焖至剩汤两大碗。

【用法】 每日早、晚服此汤多半茶碗，连服1个月。

【文献来源】 《中医秘方验方第三辑》。

（二十四）

【处方】 玄参一钱半 生地黄一钱 牡丹皮二钱 天冬一钱半 麦冬一钱半 川贝母一钱 白芍一钱半 薄荷八分 杏仁二钱 前胡二钱 当归一钱半 桑白皮三钱 元黄芩二钱 半夏一钱半 橘红二钱 生石膏四钱 甘草一钱

【主治】 肺痨（肺结核浸润型）。午后发热，恶寒微咳，夜眠盗汗，有时咯血、颜面潮红。

【用法】 三碗水煎剩八分碗，温服。

【文献来源】 《中医秘方验方第三辑》。

（二十五）

【处方】 川贝母三钱 白及三钱 三七三钱 硼砂一钱

【主治】 肺痨。

【制法】 共为细末。

【用法】 匀作5次服。

【文献来源】 《中医秘方验方第三辑》。

（二十六）

【处方】 犀角三钱 牛黄一钱 羚羊角四钱 乳香五钱 没药五钱 百部草一两五分 川贝母一两 金银花一两半 知母八钱 当归五钱 甘草一两 天冬五钱 三七五钱 元黄芪一两半 麝香一钱

【主治】 肺痨。

【制法】 以上诸药除牛黄、麝香、羚羊角、

犀角、三七等药后入外，余者均为细末，蜜丸二钱重，朱砂为衣。

【用法】 饭后 1 小时白开水送下。轻者每日 2 次，每次一丸。重者每日 3 次，每次一丸。小儿酌情减量。

【备注】 忌食腐败食物；孕妇禁服。

【文献来源】 《中医秘方验方第三辑》。

（二十七）

【处方】 山参一两 白术一两 云茯苓二两 甘草五钱 当归四两 五味子一两 远志一两 白芍四两 生地黄四两 百部一斤 白及四两 蛤蚧 3 对

【主治】 肺痨。

【制法】 共为细末，炼蜜为丸，二钱重。

【用法】 日服 3 次，每次一丸，白开水送下。

【文献来源】 《中医秘方验方第三辑》。

（二十八）

【处方】 川贝母一两 杏仁三两 炙紫菀一两五钱 桔梗一两五钱 款冬花三两 当归三两 银柴胡一两五钱 法半夏三两 炙甘草一两二钱

【主治】 肺痨。

【制法】 以上九味共研细末，炼蜜为丸，一钱五分重。

【用法】 每日服 3 次，每服一丸，白开水送服。

【文献来源】 《中医秘方验方第三辑》。

（二十九）

【处方】 全当归四钱 酒白芍三钱 生地黄四钱 川贝母三钱 牡丹皮二钱 白茅根三钱 焦栀子三钱 广陈皮二钱 藕节四钱 青皮二钱 天冬四钱 麦冬四钱 知母三钱 玄参二钱 桔梗二钱 三七二钱

【主治】 肺痨，咳嗽吐血。

【制法】 除三七二钱为细末，分 2 次冲服外，其余药水煎服之。

【用法】 早、晚饭前各服一次。

【文献来源】 《中医秘方验方第三辑》。

（三十）

【处方】 炙枇杷叶二斤 冬虫夏草二两 蛤蚧 5 对 白果四两 五味子一两 百部二两 地骨皮四两 薏苡仁四两 白及面四两 牡蛎一两 龟板胶四两 竹沥一两

【主治】 骨蒸痨嗽，喘促盗汗，咳痰带血，虚弱羸瘦。

【制法】 共为细末，炼蜜把龟板胶烊化，加竹沥为丸二钱重。

【用法】 每日服 3 次，每次一丸，白开水送下。

【文献来源】 《中医秘方验方第三辑》。

（三十一）

【处方】 煅牡蛎二两 人中白二两 穿山甲二两 炒鳖甲二两 川贝母二两 麝香二分

【主治】 肺痨咯血。

【制法】 共研成细末，用阿胶和成小丸。

【用法】 每次服一钱，每日 3 次。

【备注】 忌食辣物。

【文献来源】 《中医秘方验方第二辑》。

（三十二）

【处方】 生山药一两 枸杞子一两 天花粉三钱 天冬二钱 杭白芍二钱 射干三钱 杏仁二钱 五味子二钱 细辛一钱 旱三七二钱 炒葶苈子二钱

【主治】 肺痨咳嗽（有遗传性者）。

【用法】 三碗水煎剩八分碗，温服。

【备注】 忌食辣物。最好将旱三七研成细末，分 2 次服之。

【文献来源】 《中医秘方验方第二辑》。

（三十三）

【处方】 大生地四两 云茯苓二两 汉三七三钱 白及三钱 沙参五钱 蜂蜜四两

【主治】 肺痨咯血、吐血、发热。

【制法】 将云茯苓、旱三七、白及、沙参研为细末，生地黄洗净，用白开水四斤，煎熬成流膏状，滴如珠状不散时，即可与蜂蜜溶在一起，煎 15 分钟，再将前药加入，在文火上搅拌之，熔合后放凉，为丸二钱重。

【用法】 每日服 3 次，每次一丸，食后服之。

【备注】 忌食生冷、酸辣之物。

【文献来源】 《中医秘方验方第二辑》。

（三十四）

【处方】 金银花五钱 沙参四钱 牛蒡子三钱 没药四钱 乳香四钱 玄参四钱 川贝母三钱 甘草二钱 生石膏七钱 旱三七三钱 杏仁三钱 连翘三钱

【主治】 肺痨，脉滑数、咳吐脓血。

【用法】 三碗水煎剩八分碗，煎 2 次，凉服 2 次。

【备注】 忌食辣物。

【文献来源】 《中医秘方验方第二辑》。

（三十五）

【处方】 玉竹三钱 云母石二钱 桔梗三钱 当归三钱 浙贝母一钱 紫石英三钱 海浮石二钱 白术三钱 蜜麻黄三钱 甘草一钱

【主治】 肺痨咯血。

【用法】 三碗水煎剩八分碗，温服。

【备注】 此方有炙麻黄三钱，若肺有虚火或午后有潮热者，慎用之。忌食辣物和酒。

【文献来源】 《中医秘方验方第二辑》。

（三十六）

【处方】 生地黄四钱 红花三钱 牡丹皮二钱 川贝母三钱 瓜蒌三钱 桔梗三钱 藕节四钱 京知母四钱 三七二钱 炒白茅根三钱 真牛膝三钱 当归三钱 川芎二钱 白芍三钱 甘草二钱

【主治】 内伤性咳嗽、吐血、胸胁痛、痰中带血、气短、四肢倦怠。

【用法】 三碗水煎剩八分碗，煎 2 次。每日 2 次服之。

【备注】 忌食生冷、辣物；孕妇忌服。

【文献来源】 《中医秘方验方第二辑》。

（三十七）

【处方】 桔梗五钱 藕节八钱 生地黄五钱 白茅根三钱 百部三钱 白前四钱 三七三钱 没药三钱 蛤蚧（炭火烤黄用）1 对

【主治】 肺病日久，咳嗽带血。

【用法】 三碗水煎剩八分碗，煎 2 次。每日 2 次服之。

【备注】 忌食辣物。

【文献来源】 《中医秘方验方第二辑》。

（三十八）

【处方】 麦冬三钱 天冬三钱 知母三钱 瓜蒌三钱 生地黄三钱 玄参五钱 冬瓜仁五钱 莲须三钱 桔梗二钱 枳壳三钱 五爪橘红三钱 桑白皮二钱 龟板一两

【主治】 午后发热、咳痰混血、胸痛气短、心悸失眠、盗汗疲劳、食欲减退、身体枯瘦、颜面苍白、脉细数。

【用法】 四碗水煎剩八分碗，煎 2 次。每日 2 次服之。

【备注】 忌食辣物。

【文献来源】 《中医秘方验方第二辑》。

（三十九）

【处方】 菠菜子二两 白及面一两 百部五钱 炒黄瓜子五钱

【主治】 肺痨咯血。

【制法】 共为细末。

【用法】 每服一钱半至二钱，每日 2 次。

【文献来源】《中草药秘方验方选第三辑》。

（四十）

【处方】 大蓟一斤四两 小蓟一斤四两 百部二斤四两 阿胶一斤四两

【主治】 浸润性及空洞性肺结核。

【制法】 前三味研末，阿胶烊化炼蜜为丸。

【用法】 每服三钱，饭后服，3 个月为 1 个疗程，连服 3 个疗程。

【文献来源】 《验方秘方选编》。

（四十一）

【处方】 黄连二钱 蛤蚧 1 对 白及二钱 百部四钱 枯矾一钱半

【主治】 浸润性及空洞性肺结核。

【制法】 共为细末，水泛为丸，阴干。

【用法】 每次服二钱，每日服 3 次，儿童酌减。可连续服 3～6 个月。

【文献来源】 《验方秘方选编》。

（四十二）

【处方】 百部三钱 白及一两 阿胶二钱 五味子二钱 白术三钱

【主治】 肺结核，肺空洞，咯血。

【制法】 水煎服，阿胶烊化或为末冲服。

【用法】 每日 1 剂，分 2 次服。

【文献来源】 《验方秘方选编》。

（四十三）

【处方】 朱砂粉一份 五倍子粉五份

【主治】 肺痨盗汗。

【制法】 两药均匀混合装瓶备用。

【用法】 成人每次用 2～3 克，加少许温开水，调成糊状，每晚临睡前敷于脐窝内，用纱布覆盖固定，次晨取下，连敷 2～4 次。小儿减量。

【备注】 本组收治 45 例，经 2～4 次用药全部治愈。

【文献来源】 《验方秘方选编》。

（四十四）

【处方】 熟地黄 20 克 山茱萸 15 克 茯苓 15 克 山药 20 克 巴戟天 20 克 淫羊藿 15 克 补骨脂 15 克 鹿角胶 10 克 制何首乌 15 克 枸杞子 15 克 墨旱莲 15 克 炙黄芪 50 克 红参 10 克 炙甘草 15 克 猪苓 15 克 棕榈炭 15 克 侧柏炭 15 克

【功能】 滋阴壮阳，补肾填精。

【主治】 髓劳。

【制法】 每日 1 剂，水煎去滓，再煎后混合一处。

【用法】 分 2 次饭后温服。

【备注】 忌食生冷、油腻之品。

【医案】 患者，男，20 岁。主诉：皮肤瘀斑反复发作 7 个月，乏力 3 个月。患者于就诊前 7 个月无明显诱因出现皮肤紫斑，在哈尔滨市某医院就诊，血常规示血小板（PLT）$32\times10^9/L$，骨髓穿刺涂片分类可见巨核细胞 4 枚，血小板相关抗体高，抗盐水可提取性核抗原（ENA）检查正常。诊断为“免疫性血小板减少性紫癜”，采用激素、血小板生成素（TPO）等药物治疗，血小板升至正常，但停药后又下降，住院 51 日后出院。1 个月后复查血小板下降至 $3\times10^9/L$，遂来求治。就诊时全血细胞减少，复查骨髓穿刺涂片分类及活检，更改诊断为“慢性再生障碍性贫血”。孙伟正教授查房时，患者皮肤紫斑，口腔血疱，头晕，乏力，心悸，气短，活动后更甚，面色苍白，畏寒怕冷，膝酸软，食欲不振，睡眠尚可，二便正常，舌淡、苔薄，脉弱无力。辅助检查：血常规示白细胞（WBC）$2.88\times10^9/L$，红细胞（RBC）$2.11\times10^{12}/L$，血红蛋白（HGB）72g/L，PLT $7\times10^9/L$。诊断为髓劳（肾阳虚型）。二诊：患者肌肤散在少许紫斑，口腔血疱已消失，乏力，面白，畏寒肢冷，饮食尚可，睡眠一般，二便正常，舌淡、苔薄，脉细。血常规：WBC $3.02\times10^9/L$，RBC $2.57\times10^{12}/L$，HGB 76g/L，PLT $11\times10^9/L$。于上方中加附子 5 克，肉桂 10 克。30 剂，水煎服，每日 1 剂，早晚分服。三诊：患者肌肤无紫斑，无衄血，无明显乏力，饮食、睡眠及二便正常，舌淡红、苔薄，脉细。血常规：WBC $4.36\times10^9/L$，RBC $3.08\times10^{12}/L$，HBC 90g/L，PLT $25\times10^9/L$。处方：生地黄 15 克，熟地黄 15 克，茯苓 10 克，牡丹皮 10 克，山茱萸 15 克，山药 15 克，黄芪 50 克，太子参 10 克，巴戟天 20 克，仙茅 15 克，制何首乌 15 克，枸杞子 15 克，鸡血藤 15 克，当归 15 克，炙甘草 20 克。患者继服 2 个月后 WBC、RBC、HGB

基本恢复正常，PLT 维持在 45×10^9/L 左右。

【文献来源】 《孙伟正治疗慢性再生障碍性贫血经验》。

（四十五）

【处方】 轻粉 5 克　巴豆 3 个　红矾 2.5 克　蜈蚣 2 条　冰片 2.5 克　全蝎 3 个　僵蚕 2.5 克　斑蝥 3 个　蟾酥 0.5 克　银朱 5 克

【功能】 透窍杀虫。

【主治】 结核性脑膜炎、头痛。

【制法】 将上药共为细末，用抽烟吐液调成糊状。

【用法】 涂两侧太阳穴。

【备注】 忌食小米饭。

【文献来源】 《中草药秘方验方选》。

（四十六）

【处方】 巴豆 7 个

【主治】 结核性腹膜炎。

【制法】 将巴豆去老皮留嫩皮，每个巴豆插上一根针蘸黄蜡后备用。

【用法】 去掉插在巴豆上的针，每日清晨吞服 7 个，用凉水送服。连用 30～40 日。

【备注】 共治 2 例，均痊愈。忌用热水、热汤送服。

【编者按】 巴豆毒性很强，一次服 7 粒远远超过极量，但留嫩皮蘸黄蜡，并要求用凉水吞服保持完整入胃，由于黄蜡和嫩皮的保护，可避免很快被全部消化吸收，药效是通过每个巴豆的针眼持续释放出有效成分而完成的，由于控制了药物的释放度而使药物在血液中的有效浓度维持时间较长，可能是此方良效的机制。据此推论：把一个巴豆扎 7 个针，同样处理是否能达到同样的效果，值得探讨。

【文献来源】 《中草药秘方验方选》。

（四十七）

【处方】 炒地榆四钱　白茅根二两　生甘草二钱　百草霜二钱

【主治】 肺痨咯血。

【制法】 先将前三味药加水 300ml，文火煎至一半取汁，再加水 300ml 煎至一半取汁，2 次药汁放入容器内，再兑入百草霜摇匀，作为一日量。

【用法】 早、晚分 2 次服。

【备注】 此方止血效果尚属满意。

【文献来源】 《验方秘方选编》。

（四十八）

【处方】 露蜂房、雄鼠粪（两头尖）、小青皮、川楝子各等份

【主治】 淋巴结结核。

【制法】 四味放瓦上，各自存放研细末。

【用法】 每晚临睡前服三钱，陈酒送下。

【备注】 每 10 日为 1 个疗程，一般 4 个疗程可逐渐痊愈，疗效卓越。

【文献来源】 《验方秘方选编》。

（四十九）

【处方】 马齿苋 500 克

【主治】 肾结核。

【制法】 将马齿苋捣烂用黄酒浸 3 日滤过备用。

【用法】 每日 3 次，每次服用药液适量（相当于生药 15 克）。

【备注】 共治 20 例，有效率为 80%。

【文献来源】 《中草药秘方验方选》。

（五十）

【处方】 荠荠菜一至三两　白糖一两

【主治】 肾结核。

【用法】 水煎，分 2 次服。

【文献来源】 《黑龙江验方选编》。

（五十一）

【处方】 马齿苋三斤　黄酒二斤半

【主治】 肾结核。

【制法】 将马齿苋捣烂，酒浸 3 日夜，用白布滤出即成。

【用法】 每日饭前饮酒三钱。

【文献来源】《中草药验方选编》。

心悸

（一）

【处方】酸枣仁三钱 五味子三钱 远志三钱 玉竹三钱

【主治】心悸。

【制法】共为细末，炼蜜为丸，每丸三钱重。

【用法】每服一丸，日服3次。

【文献来源】《黑龙江验方选编》。

（二）

【处方】当归、酸枣仁、远志、丹参、五味子各等份

【主治】心悸。

【制法】共为细末，炼蜜为丸，三钱重。

【用法】每服一丸，日服2次。

【文献来源】《黑龙江验方选编》。

（三）

【处方】人参三钱 焦白术三钱 蜜炙黄芪四钱 茯神四钱 当归三钱 焦栀子三钱 远志三钱 酸枣仁六钱 龙眼肉四钱 木香七分 柏子仁三钱 炙甘草一钱

【主治】心脏衰弱、心悸。

【用法】水煎服。

【文献来源】《中医秘方验方第三辑》。

（四）

【处方】红参15克 黄芪50克 炙甘草10克 麦冬15克 川芎15克 龙骨25克 牡蛎25克 当归15克 白芍15克 玉竹10克 金银花30克 连翘30克 山豆根15克 远志25克 白豆蔻20克

【功能】益气养阴，佐以清热解毒。

【主治】心悸。（气阴两虚，毒热未清）

【文献来源】《郭文勤教授应用人参芍药散治疗病毒性心肌炎临床经验》。

（五）

【处方】麻黄10克 附子10克 细辛5克 熟地黄20克 山药20克 当归20克 山茱萸20克 枸杞子20克 菟丝子20克 鹿角胶20克 杜仲20克 肉桂5克

【功能】温补肾阳，益精填髓。

【主治】缓慢型心律失常。（肾阳虚型）

【医案】钟某，男，59岁，2009年3月5日初诊。主诉：胸闷乏力1月余，加重20余日。患者1个月前饮酒后出现胸闷气短，遂于医院就诊，诊断为“心律失常（三度房室传导阻滞）”。经用阿托品、肾上腺素、参附注射液疗效不显，遂于我院就诊。现症见：胸闷气短，时心慌，全身乏力，腰膝酸软，畏寒肢冷，舌苔薄白，舌质淡，脉损。查心电图示：三度房室传导阻滞，心率38次/分。中医诊断：心悸，证属心肾阳虚，心气不足。治当温补心肾，益精填髓。处方：麻黄10克，附子10克，细辛5克，熟地黄、山药、当归、山茱萸、枸杞子、菟丝子、鹿角胶、杜仲各20克，肉桂5克，红参15克，黄芪75克，桂枝40克。5剂，水煎服，每日1剂，早晚分服。2009年3月10日二诊：服药后全身乏力感减轻，时有心慌、胸闷、气短。心电图示：三度房室传导阻滞，心率41次/分。上方改麻黄、附子各15克，细辛7.5克，红参20克。7剂，水煎服，每日1剂，早晚分服。2009年3月17日三诊：服药后诸症可。心慌、胸闷、气短较前减轻。心电图示：二度房室传导阻滞，心率69次/分。上方改麻黄、附子各17.5克，细辛10克。7剂，水煎服，每日1剂，早晚分服。继以上方随证略作加减，共服2月余，心率维持在60～70次/分，无明显不适症状。

【文献来源】《郭文勤教授补肾法治疗缓慢型心律失常经验介绍》。

（六）

【处方】麻黄10克 附子10克 细辛5克 熟地黄20克 山药20克 山茱萸20克 枸杞子20克 鹿角胶20克 牛膝20克

【功能】 滋补肾阴，益精填髓。

【主治】 缓慢型心律失常。（肾阴虚型）

【文献来源】 《郭文勤教授补肾法治疗缓慢型心律失常经验介绍》。

胸痹

（一）

【处方】 五灵脂一两 木香一两 蒲黄一两 延胡索一两 没药一两

【主治】 胸痹（冠心病心绞痛）。

【制法】 共为细末。

【用法】 每服二钱，日服2次。

【文献来源】 《验方秘方选编》。

（二）

【处方】 丹参一两半 红花一两 当归一两 川芎五钱 赤芍五钱 延胡索五钱 细辛三钱 桂枝五钱 苏合香五钱 党参一两 黄芪一两 葛根七钱

【主治】 胸痹（冠心病供血不足）。

【制法】 上药共为细末。

【用法】 每日一至三钱，分2次，白开水送服。

【文献来源】 《验方秘方选编》。

（三）

【处方】 五灵脂一两 蒲黄一两

【主治】 胸痹（心绞痛）。

【制法】 共研细末。

【用法】 每服二三钱，热黄酒送服，早、晚各1次。

【文献来源】 《中草药验方选编》。

（四）

【处方】 丹参50克 三七10克 葛根25克 瓜蒌20克 薤白15克 枳壳15克 泽泻50克

【主治】 胸痹（冠心病）。

【用法】 水煎取汁，每日1剂，分2次温服。

【备注】 治疗20余例，有效率在80%以上。

【文献来源】 《中草药秘方验方选》。

心力衰竭

（一）

【处方】 沙参五钱五分 夜交藤五钱五分 牡丹皮三钱 当归四钱 没药二钱 甘草二钱 琥珀一钱 朱砂五分

【主治】 充血性心力衰竭。

【用法】 水煎服，琥珀、朱砂为细末分成两份，以汤药送服，早、晚各1次。

【文献来源】 《验方秘方选编》。

（二）

【处方】 鲜万年青根四钱至一两 红枣7枚

【主治】 充血性心力衰竭。

【用法】 水煎服，每日1剂。

【备注】 病情好转后，逐渐减少剂量，以至停服。

【文献来源】 《验方秘方选编》。

（三）

【处方】 大腹皮四钱 槟榔片三钱 鸡内金三钱 防己三钱 商陆四钱 猪苓三钱 泽泻三钱

【主治】 心脏病。

【用法】 水煎服。

【备注】 对心脏性水肿有效。

【文献来源】 《黑龙江验方选编》。

（四）

【处方】 竹叶五分 灯心草五分 黄瓜皮五钱 车前子三钱 萹蓄三钱 滑石三钱 大黄三钱 木通三钱 白术三钱

【主治】 心脏病。

【用法】 水煎服。

【文献来源】 《黑龙江验方选编》。

（五）

【处方】　赤芍 20 克　川白芍 20 克　鸡血藤 30 克　党参 50 克　益母草 20 克　附子 10 克　五加皮 25 克

【功能】　温阳利水，益气活血。

【主治】　心力衰竭。

【用法】　水煎服，每日 2 次，每次服适量。

【备注】　共治 10 例，有效率为 100%。忌食生冷、油腻之品。

【医案】　于某，女，35 岁，1981 年 7 月 27 日入院。患者 5 年前因经常感冒，久居湿地而发关节疼痛，见下肢有结节性红斑，经治疗关节病有好转，近 1 月来发现心悸、气短、下肢浮肿，并逐渐加重。入院检查见患者面赤颧红，呼吸急促，精神萎靡，语声低微，口唇发绀，颈动脉搏动，舌苔薄白，脉细无力。听诊心尖部有Ⅱ级舒张期杂音，两肺底有小水泡音，腹满，肝在季肋下触及 2cm，质硬，有压痛。X 线检查示心脏增大。心电图报告为异常心电图。西医诊断：风湿性心脏病，二尖瓣狭窄，充血性心力衰竭Ⅱ度。中医诊断：心痹证，气虚血瘀型。投以抗心衰Ⅰ号：赤芍 20 克，川白芍 20 克，鸡血藤 30 克，党参 50 克，益母草 20 克，附子 10 克，五加皮 25 克。每日 1 剂。患者连服 16 剂以后，呼吸平稳，心悸、浮肿诸症均消，心力衰竭得以缓解而出院。

【文献来源】　《中药抗心衰Ⅰ号治疗心力衰竭》。

（六）

【处方】　黄芪 50 克　党参 20 克　茯苓 15 克　茯神 15 克　半夏 15 克　当归 15 克　川芎 15 克　五味子 15 克　柏子仁 20 克　肉桂 10 克　丹参 20 克　葶苈子 30 克　大腹皮 15 克　桑白皮 15 克　杏仁 10 克　萹蓄 20 克　炙甘草 10 克

【功能】　养心安神，泻肺平喘，活血利水。

【主治】　慢性心力衰竭。

【用法】　每日 1 剂，水煎，分早、晚 2 次温服。

【备注】　①妊娠期及哺乳期慎用；②服药期间忌食生冷、油腻、辛辣、炙煿之品。

高　血　压

（一）

【处方】　龙骨三钱　牡蛎三钱　磁石三钱　代赭石三钱　杜仲五钱　生铁落一钱

【主治】　高血压。

【文献来源】　《黑龙江验方选编》。

（二）

【处方】　代赭石 25 克　生龙骨 20 克　生牡蛎 20 克　牛膝 20 克　生地黄 100 克　生石决明 20 克　寒水石 15 克　生石膏 25 克　紫石英 25 克　菊花 20 克　钩藤 20 克　甘草 10 克

【主治】　高血压。

【用法】　水煎服。

【备注】　共治疗 140 例，治愈 80 例。

【文献来源】　《中草药秘方验方选》。

（三）

【处方】　夏枯草二钱　元黄芩四钱　川芎三钱　桑寄生三钱　益母草四钱　马兜铃二钱　地龙二钱　菊花四钱

【主治】　肝阳上逆型高血压。

【用法】　三碗水煎剩八分碗，温服。

【备注】　忌生冷食物。

【文献来源】　《中医秘方验方第三辑》。

（四）

【处方】　生杜仲 50 克　生代赭石 35 克　桑寄生 20 克　牛膝 30 克　地龙 25 克　龙胆草 15 克

【主治】　肝阳上逆型高血压。

【用法】　水煎分 2 次服，为 1 日量。

【备注】　孕妇忌服。

【文献来源】　《中医秘方验方第三辑》。

（五）

【处方】　生杜仲一两　马兜铃一两　夏枯草二钱　生地黄三钱　生石膏三钱

【主治】 肝阳上逆型高血压。

【用法】 三碗水煎剩八分碗，食后服。

【文献来源】 《中医秘方验方第三辑》。

（六）

【处方】 杜仲三钱 五味子三钱 决明子三钱 夏枯草三钱 黄芩三钱 地龙三钱 川芎三钱 桑寄生三钱 龙胆草一钱五分 元黄柏一钱五分 白芍二钱

【主治】 肝阳上逆型高血压。

【用法】 以水一斤八两，煎成六两，早 8 时，晚 6 时各温服 1 次。

【文献来源】 《中医秘方验方第三辑》。

（七）

【处方】 生地黄三钱 白芍三钱 牡丹皮三钱 犀角五分 代赭石三钱 芦根一两 甘草三钱

【主治】 肝阳上逆型高血压。

【用法】 三碗水煎剩八分碗，食后服。

【备注】 孕妇忌服。

【文献来源】 《中医秘方验方第三辑》。

（八）

【处方】 生代赭石五钱 生龙骨四钱 生牡蛎四钱 怀牛膝四钱 生地黄六钱 生石决明四钱 寒水石四钱 生石膏五钱 紫石英五钱 菊花三钱 钩藤三钱 甘草二钱

【主治】 肝阳上逆型高血压。

【用法】 水煎服。

【备注】 孕妇忌服。

【文献来源】 《中医秘方验方第三辑》。

（九）

【处方】 龙胆草三钱 元黄芩三钱 山栀子三钱 大黄一钱半 当归三钱 蔓荆子二钱 薄荷二钱 甘草二钱

【主治】 肝阳上逆型高血压。

【用法】 水煎服。

【文献来源】 《中医秘方验方第三辑》。

（十）

【处方】 当归三钱 生地黄五钱 桃仁三钱 枳壳二钱 红花二钱 赤芍三钱 柴胡三钱 川芎二钱 桔梗二钱 怀牛膝三钱 甘草二钱

【主治】 肝阳上逆型高血压。

【用法】 水煎服。

【文献来源】 《中医秘方验方第三辑》。

（十一）

【处方】 柴胡二钱 元黄芩二钱 龙胆草一钱 生杜仲二钱 菊花三钱 蝉蜕一钱

【加减】 ①心经型用当归三钱，远志二钱，茯苓二钱，朱砂一钱，琥珀一钱，桑寄生二钱，酸枣仁二钱；②胃经型用生山药二钱，熟地黄二钱，生龙骨二钱，生杜仲三钱，牛膝二钱，枸杞子二钱；③中风型用生白芍二钱，钩藤一钱，生牡蛎二钱，生龙骨二钱，生杜仲三钱，竹沥一钱。

【主治】 肝阳上逆型高血压。

【用法】 水煎服。

【文献来源】 《中医秘方验方第三辑》。

（十二）

【处方】 怀牛膝二两 生龙骨一两 生牡蛎一两 益母草一两五钱 生杜仲一两五钱 夏枯草八钱 天麻五钱 女贞子五钱 黄芩五钱 生石决明五钱 当归一两 川芎五钱 丹参五钱 地龙五钱 红花五钱 桃仁三钱

【主治】 肝阳上逆型高血压。

【制法】 水炼蜜为丸，二钱重。

【用法】 饭后 1 小时，白开水送下。轻证者，每日 2 次，每次一丸；重证者，每日 3 次，每次两丸。

【备注】 孕妇忌服；勿饮酒、暴怒。

【文献来源】 《中医秘方验方第三辑》。

（十三）

【处方】 生山药一两 怀牛膝一两 生代

赭石八钱 生龙骨六钱 生牡蛎六钱 生地黄六钱 生杭白芍四钱 柏子仁四钱 建莲子二钱 生石决明四钱

【主治】 高血压，头目眩晕，脉寸或尺弦硬而长。

【用法】 水煎服。

【注意】 孕妇忌服。

【文献来源】 《中医秘方验方第三辑》。

（十四）

【处方】 牛膝七钱 生龙骨三钱半 生牡蛎三钱 生龟板三钱半 生白芍二钱 玄参三钱半 天冬三钱半 茵陈三钱 川楝子二钱 大麦芽二钱 煅磁石一钱 代赭石五钱

【主治】 高血压，虚热头疼。

【用法】 以茶叶为引，水煎服。

【备注】 孕妇忌服。依方药推之，药量可随症酌为增减。

【文献来源】 《中医秘方验方第三辑》。

（十五）

【处方】 柴胡一钱半 当归三钱 川芎二钱 赤芍三钱 牡丹皮二钱 桃仁二钱 红花一钱半 枳壳二钱 牛膝二钱 桔梗二钱 玄参三钱 菊花四钱 钩藤四钱 甘草一钱半

【主治】 高血压，脉弦有力，头疼、头晕，耳鸣，口苦，目眩，胸闷，四肢麻冷，尿涩。

【用法】 三碗水煎剩八分碗，温服。

【备注】 忌辛辣食物；孕妇忌服。

【文献来源】 《中医秘方验方第三辑》。

（十六）

【处方】 胆南星一钱 龙胆草一钱半 五爪橘一钱 代赭石五钱 旋覆花二钱 大黄二钱 黄芩二钱 川黄连一钱 山栀子一钱半 生地黄一钱 蒲黄二钱

【主治】 高血压，头晕眩，心烦，呕吐。

【用法】 水煎 2 次合一处，分 2 次早、晚服。

【备注】 孕妇忌服。

【文献来源】 《中医秘方验方第三辑》。

（十七）

【处方】 当归四钱 酒白芍六钱 山栀子二钱 金银花六钱 甘草六分

【主治】 肝火盛。

【用法】 水煎服。

【备注】 忌食辛辣、腥之物。

【文献来源】 《中医秘方验方第三辑》。

（十八）

【处方】 胆南星一钱 龙胆草一钱半 五爪橘二钱 代赭石五钱 茯神二钱 大黄二钱 黄芩二钱 川黄连一钱 山栀子一钱二分 生地黄一钱 蒲黄二钱

【主治】 高血压，头昏迷。

【用法】 水煎 2 次合一处，分 2 次早、晚服。

【备注】 孕妇忌服。

【文献来源】 《中医秘方验方第三辑》。

（十九）

【处方】 生代赭石一两半 怀牛膝一两 生山药六钱 生地黄六钱 天冬六钱 玄参五钱 生白芍五钱 生龙骨五钱 生石决明五钱 茵陈一钱半 甘草一钱半

【主治】 高血压，头痛，大便燥实，脉弦大而硬。

【用法】 水煎服。

【备注】 孕妇忌服。

【文献来源】 《中医秘方验方第三辑》。

（二十）

【处方】 郁金三钱 栀子三钱 元黄芩三钱 犀角一钱半 川黄连二钱 牡丹皮三钱 生地黄五钱 薄荷二钱 菊花三钱 钩藤三钱 蔓荆子二钱 甘草二钱

【主治】 高血压，头痛眩晕，耳鸣失眠。

【用法】 水煎服。

【文献来源】 《中医秘方验方第三辑》。

（二十一）

【处方】 杭白芍三钱 桑寄生三钱 夏枯草三钱 石菖蒲三钱 牡蛎五钱 龙骨四钱 川黄连二钱 苏栀子三钱 川芎三钱 竹茹二钱

【主治】 高血压，头目眩晕。

【用法】 水煎服。

【文献来源】 《中医秘方验方第三辑》。

（二十二）

【处方1】 菊花四钱 夏枯草五钱 生牡蛎五钱 生石决明五钱 青葙子三钱 黄芩三钱 白芍三钱 薄荷一钱 生杜仲五钱 生甘草二钱

【处方2】 黄芩三钱 生杜仲五钱 白芍四钱 夏枯草一两

【主治】 高血压，头晕目眩。

【制法】 三碗水煎剩八分碗一次服，二次煎同。

【文献来源】 《中医秘方验方第一辑》。

（二十三）

【处方】 青葙子一两 代赭石五钱 丹参五钱 牛膝三钱

【主治】 高血压。

【用法】 水煎分2次服，每日1剂。

【文献来源】 《验方秘方选编》。

（二十四）

【处方】 青木香一两

【主治】 高血压。

【制法】 研成细末。

【用法】 每日服3次，每次一钱。

【文献来源】 《黑龙江验方选编》。

低 血 压

【处方】 黄芪50克 桂枝20克 肉桂20克 炙甘草10克 附子10克 熟地黄20克 丹参20克

【功能】 益气温阳，活血通络。

【主治】 低血压。

【制法】 附子先煎1小时，后煮诸药，水煎服，取汁200ml。

【用法】 每次100ml，每日2次口服。

【备注】 ①阴虚火旺、湿热患者在医师指导下应用；②附子需久煎，在医师指导下应用；③血液透析患者，高钾血症、心力衰竭时禁用；④服药期间忌烟酒及生冷、油腻、辛辣食物。

头 痛

（一）

【处方】 茵陈蒿一两

【主治】 头痛。

【用法】 水煎服。

【文献来源】 《中草药验方选编》。

（二）

【处方】 炒苍耳子10粒

【主治】 头痛。

【用法】 水煎约半碗，放凉分2次服用，早、晚各1次。

【文献来源】 《民间验方》。

（三）

【处方】 苍耳子三钱

【主治】 偏头痛。

【用法】 水煎，温服。

【备注】 又方①苍耳根一二钱和米泔水煎服。②用苍耳草（又名色麻头）五钱水煎服。治头风串眼痛。③用苍耳叶晒干研末，每服一钱，每日服3次。治头风眩晕。④加菊花五钱，水煎服。⑤加川芎三钱，共研末服。⑥加瓢葫芦三钱，水煎服。⑦加辛夷花三钱，水煎服。忌食辛辣之物。

【文献来源】 《中草药验方选编》。

（四）

【处方】 炒牛蒡子二两

【主治】 偏头痛。

【制法】 研细末。

【用法】 每服三钱，以白酒为引，白开水冲服，2～3次即愈。

【文献来源】 《民间验方》。

（五）

【处方】 冰片5cm 樟脑10cm

【主治】 头痛及偏头痛。

【制法】 研细末。

【用法】 鼻孔吸入少许。

【文献来源】 《黑龙江验方选编》。

（六）

【处方】 苍耳子

【主治】 头痛及偏头痛。

【制法】 用火焙干研细，加白糖。

【用法】 每服10cm，每日1次。

【文献来源】 《黑龙江验方选编》。

（七）

【处方】 石膏不拘量 巴豆1个

【主治】 头痛及偏头痛。

【制法】 将石膏用酒拌成糊状，再将巴豆（去皮后用砖上、下各一块压出巴豆油）研成面，用其一半放石膏上。

【用法】 石膏敷于头部，1小时即可。

【文献来源】 《黑龙江验方选编》。

（八）

【处方】 人参20克 茯苓15克 白术15克 当归25克 川芎10克 菊花20克 升麻7.5克 柴胡10克 桔梗15克 生黄芪25克 山茱萸20克 甘草15克

【主治】 血虚头痛。

【用法】 水煎服，每日2次。

【备注】 禁用泻药。临床应用，效果满意。

【文献来源】 《中草药秘方验方选》。

（九）

【处方】 当归25克 川芎10克 菊花15克 川羌活15克 生石膏40克 藁本15克 荆芥穗10克 大黄15克 牛膝20克 牡丹皮15克 甘草15克

【主治】 血热头痛。

【用法】 水煎服，每日2次，温服。

【备注】 忌食辛辣之物。

【文献来源】 《中草药秘方验方选》。

（十）

【处方】 当归20克 川芎25克 赤芍15克 丹参50克 葛根25克 牛膝15克 桂枝5克 三七10克 生黄芪25克 地龙5克

【加减】 上肢浮肿者加木通25克，泽泻50克；血压高者加黄芩20克，夏枯草25克。

【主治】 半身不遂（脑血栓形成），头痛。

【用法】 水煎取汁，每日1剂，分2次温服。

【备注】 收治38例，有效率为90%以上。

【文献来源】 《中草药秘方验方选》。

（十一）

【处方】 芥末面50克

【主治】 神经性头痛。

【制法】 用鸡蛋清调成糊状。

【用法】 以糊贴敷双侧太阳穴或痛甚之处（1～2小时）。

【备注】 效果良好。

【文献来源】 《中草药秘方验方选》。

（十二）

【处方】 当归三钱 川芎三钱 生白芍三钱 砂仁三钱 荆芥穗三钱 益母草三钱 麻黄三钱 艾药三钱 蝉蜕三钱 僵蚕三钱 黑豆五钱

【主治】 头痛。

【用法】 水煎，温服。

【文献来源】 《中医秘方验方第二辑》。

（十三）

【处方】 防风二钱 川芎一钱 黄芩一钱半 细辛三分 荆芥一钱半 白芷一钱 天麻

一钱　白芍二钱　当归二钱　白术一钱半　藁本一钱　木香三分　甘草一钱

【主治】 偏头痛。

【用法】 水煎，温服。

【文献来源】 《中医秘方验方第二辑》。

（十四）

【处方】 人参二钱　附子三钱　川椒四钱

【主治】 寒性头痛。

【用法】 水煎，温服。

【文献来源】 《中医秘方验方第二辑》。

（十五）

【处方】 夏枯草五钱　香附二钱　防风二钱　荆芥二钱　苏薄荷二钱　菊花二钱　甘草二钱

【主治】 偏头痛。

【用法】 水煎，温服。

【文献来源】 《中医秘方验方第二辑》。

（十六）

【处方】 川乌（半生半熟）二两　白芷一两　甘草一两　玄精石一两

【主治】 慢性头痛。

【制法】 共研为细末。

【用法】 每服五分。

【文献来源】 《中医秘方验方第二辑》。

（十七）

【处方】 煅石膏一两　雄黄五分　冰片二分

【主治】 外感风寒，剧烈头痛。

【制法】 共研细末，白酒、凉茶水各等份，调均如膏状。

【用法】 将药膏用布贴两侧太阳穴与风府穴。

【文献来源】 《中医秘方验方第二辑》。

（十八）

【处方】 大黄三钱　全蝎1个　冰片三分

【主治】 偏头痛。

【制法】 共研为细末。

【用法】 左侧偏头痛，用手捏药面揉鼻右边，不拘次数。

【文献来源】 《中医秘方验方第二辑》。

（十九）

【处方】 川芎二钱　肉苁蓉三钱　枸杞子三钱　熟地黄五钱　茯苓三钱　炙甘草一钱　山药三钱　山茱萸三钱　细辛八分

【主治】 肾寒头痛，诸药不效时。

【用法】 水煎，温服。

【文献来源】 《中医秘方验方第二辑》。

（二十）

【处方】 川乌二钱　草乌二钱　胡椒五分　石膏四钱　细辛三钱　薄荷三分

【主治】 感冒，头痛，偏头风。

【制法】 共研为细末。

【用法】 用白酒调和敷太阳穴处。

【备注】 忌食辣物。

【文献来源】 《中医秘方验方第二辑》。

（二十一）

【处方】 白芷四钱　荆芥四两　甘草一钱

【主治】 偏头痛（无论偏左、偏右）。

【用法】 水煎，日服2次。

【文献来源】 《中医秘方验方第三辑》。

（二十二）

【处方】 菊花一两半　柴胡五钱　防风五钱　三七一两　川黄连五钱　山栀子五钱　大黄五钱　血竭五钱　红花五钱　生地黄五钱　乳香五钱　没药五钱　川芎五钱　蛇蜕五钱

【主治】 一切头痛、头晕。

【用法】 共为细末，蜜丸二钱重。

【制法】 每服一丸，白开水或茶水送服，日服2～3次。

【备注】 厥阴头痛禁用。

【文献来源】 《中医秘方验方第三辑》。

（二十三）

【处方】 生乳香四钱 细辛二钱

【主治】 一切头痛。

【制法】 共为细末。

【用法】 用生姜水调敷于头部。

【文献来源】 《中医秘方验方第三辑》。

（二十四）

【处方】 防风三钱 白芷三钱 天麻三钱 荆芥三钱

【主治】 偏头痛。

【用法】 以红萝卜皮为引，水煎服。

【备注】 忌食生冷之物。

【文献来源】 《中医秘方验方第三辑》。

（二十五）

【处方】 僵蚕二钱 蝉蜕一钱半 元黄芩二钱 全当归二钱 生地黄一钱半 熟地黄一钱半 五味子 30 粒 地骨皮二钱 白芷一钱半 玄参二钱 生甘草一钱

【主治】 偏正头痛，不分左右均效。

【用法】 三碗水煎剩八分碗，温服。

【备注】 忌食生冷之物。

【文献来源】 《中医秘方验方第三辑》。

（二十六）

【处方】 川乌二两 草乌二两 生半夏二两 生南星二两

【主治】 风寒头痛。

【制法】 共为细末。

【用法】 用姜汁和蜂蜜调敷太阳穴。

【文献来源】 《中医秘方验方第三辑》。

（二十七）

【处方】 代赭石一两 生石膏一两 怀牛膝一两 大黄一钱

【加减】 眩晕重者，加菊花四钱，牡丹皮三钱，荆芥穗二钱，薄荷二钱；如血热头痛者，加桃仁三钱，生地黄八钱，柴胡二钱，红花二钱；气虚者，去大黄，加龙骨五钱，牡蛎五钱，党参八钱，柴胡三钱；不眠者，加酸枣仁八钱，柏子仁三钱；阴虚者，加枸杞子五钱，山茱萸八钱，牡丹皮三钱，菊花三钱。

【主治】 头痛、牙痛。

【用法】 水煎服。

【备注】 孕妇忌服。据此药方分量需要煎 2 次，分 3 次服用。如加荆芥，应忌鱼类食物。

【文献来源】 《中医秘方验方第三辑》。

（二十八）

【处方】 全蝎尾三钱 川芎三钱 当归尾四钱 荆芥穗四钱 天麻四钱

【主治】 偏头风。

【用法】 水煎服。

【备注】 忌鱼类食物。

【文献来源】 《中医秘方验方第三辑》。

（二十九）

【处方】 山栀子一两 薄荷冰五分

【主治】 头痛。

【制法】 共研细末。

【用法】 用鸡蛋清调敷痛处。

【备注】 忌生冷、腥辣食物。

【文献来源】 《中医秘方验方第三辑》。

（三十）

【处方】 红矾面、烟袋油子各等份

【主治】 急性头痛，头痛剧烈，呕吐，颈项强直，瞳孔散大，证候危急。

【用法】 以上两味混合为长形丸，用纸卷起，在中间切断，用切断一头塞入鼻孔内，20～30 分钟后，即可止痛，同时内服下方：麻黄三钱，藁本三钱，生石膏三钱，以茶叶为引。水煎服。

【文献来源】 《中医秘方验方第三辑》。

（三十一）

【处方】 白芥子二钱五分 白芍五钱 川芎六钱五分 香附一钱五分 白芷五分 郁李仁八分 细辛五分

【主治】 半边头痛。

【用法】 水煎2次合一处，分2次早、晚服用。

【备注】 孕妇忌服。此方屡用屡效，川芎虽多无碍，但是不属于偏头痛者，不可随便使用。

【文献来源】 《中医秘方验方第三辑》。

（三十二）

【处方】 麝香、鹅不食草各等份

【主治】 偏正头痛，耳鸣，头晕，鼻塞。

【制法】 共为细末。

【用法】 取少许面，左侧痛吹右鼻孔内，右侧痛吹左鼻孔内。

【备注】 疗效达70%。孕妇忌用。

【文献来源】 《中医秘方验方第三辑》。

（三十三）

【处方】 当归二钱 川芎一钱五分 羌活二钱 青皮二钱 蔓荆子二钱 防风一钱五分 茯苓二钱 甘草二钱 柴胡二钱 龙胆草二钱 白芷二钱 苍术三钱 生姜一钱

【加减】 左边痛者，加红花一钱；右边痛者，加黄芪四钱。

【主治】 头痛。

【用法】 水煎，每日早、晚饭前服之。

【备注】 忌生冷、腥辣食物。依方药推之能治风邪头痛。

【文献来源】 《中医秘方验方第三辑》。

（三十四）

【处方】 夏枯草五钱五分 黄芩三钱五分 生杜仲二钱五分

【主治】 偏正头痛。

【用法】 水煎服之。

【文献来源】 《中医秘方验方第三辑》。

（三十五）

【处方】 薄荷二钱 川芎二钱 雄黄二钱 朴硝二钱 生石膏三钱

【主治】 头痛。

【制法】 共为细末。

【用法】 用少许，吸鼻内，其痛立止。

【备注】 吸鼻后，15分钟内，不得饮水和吸烟。

【文献来源】 《中医秘方验方第三辑》。

（三十六）

【处方】 柴胡三钱 陈皮二钱 盐黄柏二钱 蔓荆子三钱 当归二钱 细辛七分 党参二钱 升麻一钱半 川芎三钱 川羌活二钱 甘草一钱

【加减】 牵引目痛者，加菊花三钱，龙胆草三钱；气虚者，加黄芪三钱。

【主治】 头痛。

【用法】 水煎服。

【备注】 温病头痛者忌用。

【文献来源】 《中医秘方验方第三辑》。

（三十七）

【处方】 熟地黄八钱 当归三钱 山茱萸三钱 玉竹八钱 川芎二钱 山药三钱 五味子二钱 玄参三钱 麦冬三钱

【主治】 头晕痛。

【用法】 水煎，连服2次，每服煎2次。

【文献来源】 《中医秘方验方第三辑》。

（三十八）

【处方】 何首乌四两 枸杞子四两 锁阳四两 山茱萸二两

【主治】 肾虚头痛（神经衰弱）。

【制法】 共为细末。

【用法】 每服二钱，白开水送下。

【文献来源】 《中医秘方验方第三辑》。

（三十九）

【处方】 向日葵盘（干品）二两

【主治】 偏头痛。

【制法】 捣碎，加水500ml，煎至150ml用纱布滤过，滤液内服。

【用法】 每日1剂，分2次服。

【医案】 范某，男，26岁。患偏头痛2年，发作时不能工作，多方治疗无效，采用上方连服3剂痊愈，一年多未复发。

【文献来源】 《验方秘方选编》。

（四十）

【处方】 姜半夏二钱 陈皮三钱 茯苓三钱 川芎五钱 甘草二钱

【主治】 偏头痛。

【用法】 水煎服，每日1剂，早、晚饭前服。

【备注】 用于右偏头痛效果显著。

【文献来源】 《验方秘方选编》。

（四十一）

【处方1】 当归二钱 白芍二钱 川芎一钱半 龙骨一两 牡蛎一两 蔓荆子二钱 远志二钱 酸枣仁二钱 桔梗二钱 辛夷一钱 朱砂五分 琥珀（各包研细，分2次冲服）七分

【辨证】 血虚型：夙患脱血或思虑劳心、营阴暗耗，以致血虚而不能上充者，予三物养营汤。

【处方2】 人参二钱 白术二钱 生黄芪四钱 当归二钱 细辛一钱 半夏一钱半 吴茱萸一钱半 生姜一钱 桂枝一钱半 川椒一钱 大枣3枚

【辨证】 寒湿型：脾失健运，寒湿内生，痰湿浊气上犯清空，宜健脾通阳汤。

【处方3】 熟地黄二钱 山药二钱 山茱萸三钱 牡丹皮一钱半 云茯苓一钱半 泽泻一钱半 枸杞子二钱 菊花三钱 肉桂一钱 附子一钱 龙骨一两 牡蛎一两 鹿茸（为末，分2次冲服）半钱

【辨证】 肾虚型：肾精亏耗，肾阳虚损，肾中阴阳两亏，以肾阳偏虚为主，以致肾中精气不能充脑以致眩晕，头空痛者，可予加味地黄汤。

【处方4】 升麻一钱 柴胡二钱 当归二钱 人参一钱半 生黄芪四钱 白术二钱 陈皮一钱半 蔓荆子二钱 细辛一钱 川芎一钱半

【辨证】 气虚型：中气不足，清阳不能上升，气不充窍，可用加味补中益气汤。

【处方5】 升麻一钱 柴胡三钱 葛根二钱 生甘草一钱 炙甘草一钱 人参一钱 独活一钱 川羌活一钱 生姜五钱 荆芥穗三钱 菊花三钱 犀角二钱 大枣3枚

【辨证】 火郁型：火热郁于肝脾、经络，气机不利，方用加减升阳散火汤。

【处方6】 石膏八钱 川羌活一钱 细辛一钱 川芎一钱半 白芷一钱半 荆芥穗二钱 防风一钱半 葛根二钱 蝉蜕一钱 连翘三钱

【辨证】 风热型：外感风热或素有内热又外感风邪，方予增味茶调汤。

【处方7】 荆芥穗二钱 麻黄五分 赤芍二钱 连翘三钱 防风一钱 犀角二钱 甘草一钱半 桔梗三钱 川芎一钱半 当归二钱 菊花二钱 石膏六钱 滑石三钱 马勃三钱 栀子二钱 大黄（单包后下）一钱半 芒硝（单包后下）一钱

【辨证】 双感型：表里皆热，口渴便燥，曲屈之热久伏不退，可用加减通圣汤。

【主治】 眩晕、头痛。

【备注】 以上7个方剂，是鸡西市中医院已故名老中医赵学孔治疗眩晕、头痛之经验方，行医三十余年，临床验证效果很好；编者亦将之用于临床，疗效满意。

【文献来源】 《验方秘方选编》。

（四十二）

【处方】 白芷一两

【加减】 头痛者加羌活；气虚者加黄芪；尿血者加茯苓皮。

【主治】 腰麻后头痛。

【用法】 每日1剂，分2次服。

【备注】 白芷味辛，性温，辛散风温，除湿，芳香，通窍，发表。其成分为"白芷毒素"，小量白芷毒素可兴奋延髓的呼吸中枢、血管舒缩中枢及迷走神经，对脊髓也有兴奋作用；大量时可引起强直性及间歇性痉挛，其效用为镇痛，对头痛有卓效。本组收治73例。服药3剂后治愈

69 例，占 94.5%，好转 3 例，占 4.1%，无效 1 例，占 1.4%。

【文献来源】 《验方秘方选编》。

（四十三）

【处方】 川芎 20 克 荆芥 10 克 防风 10 克 白芷 15 克 细辛 5 克 薄荷 15 克 甘草 15 克 羌活 10 克 生石膏 50 克 生地黄 15 克 当归 20 克 白芍 15 克 陈皮 15 克 砂仁 10 克 赤芍 15 克 桃仁 15 克 全蝎 10 克 僵蚕 15 克

【功能】 散风清热，活血解痉止痛。

【主治】 风热头痛。

【用法】 水煎服。

【医案】 肖某，男，56 岁，干部，2008 年 4 月 23 日初诊。头痛 4 年，发作时持续 24 小时，上午太阳穴开始痛，下午转至头枕部风池、风府穴附近，持续性痛，无刺痛或跳痛，失眠，每日服用地西泮才可入睡，多梦，梦中下象棋、做数学题等，醒后梦中事记忆清晰，头痛时有恶心，喜冷饮，如果睡眠好，头痛可减轻。头部 CT 检查未见异常，血压正常。舌体大，舌质紫，苔薄，脉大。诊为头痛，治以散风清热，活血解痉止痛。服用上方治愈。

【文献来源】《张琪教授治疗偏头痛经验》。

（四十四）

【处方】 黄芪 50 克 升麻 20 克 细辛 5 克 白附子 10 克 羌活 10 克 土鳖虫 20 克 白芍 30 克 川芎 20 克 柴胡 15 克 郁金 20 克 炒酸枣仁 50 克 合欢皮 20 克 夜交藤 20 克 甘草 10 克

【功能】 益气升提，舒肝化疾，佐以养心安神。

【主治】 眩晕，头痛。

【用法】 每日 1 剂，水煎去滓，再煎后分 2 次饭后温服。

【备注】 忌食生冷、油腻之品。

【医案】 吕某，女，38 岁，1994 年 3 月 10 日就诊。患者头晕、头痛 5 年余，常服正天丸、镇脑宁胶囊等药物治疗，头痛时轻时重，近 1 周头痛、头晕加重来诊。现症：头昏、头晕，起则目眩，眼前似群星闪动，时有头痛，呈阵发性跳痛，疼痛剧烈，手足欠温，胸闷善太息，少寐多梦，体倦乏力，饮食尚可，大便时溏，面色不华，舌质淡红，苔薄白，脉沉弦。查体：脑电图示自主神经功能紊乱。诊断：眩晕头痛。服药期间头未痛，头晕目眩明显缓解，夜能入寐。仍宗上方为基本方加减，连服 16 剂而愈，随访 3 个月未见复发。

【文献来源】 《益气提升法治案三则》。

（四十五）

【处方】 柴胡 15 克 川芎 15 克 白芍 10 克 细辛 5 克 僵蚕 5 克 薄荷 5 克

【功能】 平肝息风，疏肝健脾，活血化瘀。

【主治】 头痛。

【用法】 每日 1 剂，水煎去渣，再煎后分 2 次饭后温服。

【备注】 共治 3 例，总有效率为 100%。忌食生冷、油腻之品。

【医案】 于某，女，36 岁，中学教师，1989 年 4 月 21 日初诊。主诉：患头痛痼疾近 10 年。平素头痛绵绵，每逢月经将至头痛发作，剧不可遏，多方治疗皆不见效。舌质暗红，舌边有瘀斑，脉弦。血压正常。脑血流图、脑电图均正常。此乃久病入络，气滞血瘀，瘀血内停，阻塞脉络，不通则痛。治宜行气活血止痛。方用头痛止痛方加味：柴胡 15 克，白芍 10 克，川芎 20 克，细辛 5 克，薄荷 5 克，僵蚕 10 克，红花 15 克，牡丹皮 10 克，全蝎 5 克。水煎，早、晚饭后分服。上方服 3 剂头痛大减，正值经期血块累累，乳房胀痛，舌质淡红，苔薄白，脉涩。继服前方加当归 15 克，郁金 10 克。服药 7 剂头痛止。经来 5 日亦净。为巩固疗效，嘱其在每次经前服本方加减。随访 2 年未复发。

【文献来源】《自拟头痛止痛方治验三则》。

（四十六）

【处方】 人参、黄柏、白术、陈皮、半夏、茯苓、黄芪、天麻、干姜、甘草、泽泻、神曲、

苍术各等份

【功能】　补气生血，化痰息风，止痉止痛。

【主治】　头晕头痛。

【用法】　每日 1 剂，水煎去渣，再煎后分 2 次饭后温服。

【备注】　①孕妇慎用，儿童遵医嘱；②服药期间忌烟酒及生冷、油腻、辛辣食物。

眩　　晕

（一）

【处方】　鲜小蓟根一两

【主治】　眩晕，四肢麻木。

【用法】　水煎空腹服。

【文献来源】　《中草药验方选编》。

（二）

【处方】　鲜益母草十余斤

【主治】　妇女头晕耳鸣。

【制法】　益母草须于农历五月中旬采，摘下嫩头，洗净晒干；碾粉，约有斤余，待冬至节后，用炒糯米粉五斤和匀，入瓷罐储存。

【用法】　每服一小碗，加白糖少许，用开水调服，40～50 日服完。

【文献来源】　《中草药验方选编》。

（三）

【处方】　生黄芪 50 克　升麻 15 克　半夏 15 克　白术 15 克　茯苓 25 克　枸杞子 150 克　菊花 25 克　龙胆草 10 克　陈皮 15 克

【主治】　眩晕证（梅尼埃病）。

【用法】　水煎取汁，每日 1 剂，分 2 次温服。加用针刺：风池、百会、太冲、印堂穴。

【备注】　共治 10 例，均痊愈。

【文献来源】　《中草药秘方验方选》。

（四）

【处方】　贝母三钱　生地黄三钱　白芍三钱　牛膝三钱　山茱萸三钱五分　大黄三钱　黄芩三钱　知母六钱　代赭石五钱　龙骨三钱五分　生石膏三钱五分　山药三钱五分　羚羊角一钱五分　牛黄一钱五分

【主治】　头眩晕（脑充血）。

【制法】　共为细末，蜜丸五分重。

【用法】　每日服 3 次，每次 2～4 丸。

【文献来源】　《中草药秘方验方选》。

（五）

【处方】　川黄连一两　川黄柏一两　黄芩一两　山栀子一两　当归一两　党参一两　炮姜五钱

【主治】　头晕痛（神经衰弱）。

【制法】　共为细末，蜂蜜为丸，二钱重。

【用法】　每日 2 次，每次服一丸，白开水送下。

【文献来源】　《中草药秘方验方选》。

（六）

【处方】　白果（去皮捣末）3 个

【主治】　头晕昏倒。

【用法】　白开水空腹冲服。

【备注】　重者 5 剂即愈，用于老年人效果更好。

【文献来源】　《中草药秘方验方选》。

（七）

【处方】　半夏、苦丁香、立马追各等份，麝香少许

【主治】　火盛眩晕。

【制法】　共为细末。

【用法】　用少许吸入鼻中，至鼻流黄水效果更好。

【文献来源】　《中草药秘方验方选》。

（八）

【处方】　苍耳子（打碎）半斤　枸杞子半斤　五味子半斤

【主治】　肾虚眩晕（神经衰弱）。

【制法】　上三味，用黄酒一斤浸一宿，次晨用饭锅蒸熟晒干。

【用法】 每日早晨漱口后，用白开水泡药二钱，候10分钟去渣，加白糖散之。轻者半个月有效；重者1个月痊愈。如果心悸、肺病症状显著时，每晚可服天王补心丹一丸，白开水送下。

【备注】 忌生冷、腥辣、刺激性食物。

【文献来源】 《中草药秘方验方选》。

脑震荡

【处方】 川白芍二钱　白芷二钱　朱砂二钱

【主治】 脑震荡。

【制法】 上药为面。

【用法】 每次二钱，用公鸡脑为引，水冲服。

【文献来源】 《黑龙江验方选编》。

癫狂痫

（一）

【处方】 黄瓜藤（剪短）二两

【主治】 羊痫风。

【用法】 加水三杯，煎取约两杯，分2次服。

【文献来源】 《中草药验方选编》。

（二）

【处方】 土地龙（去净土）二钱

【主治】 羊痫风。

【制法】 焙干为面。

【用法】 白开水送下，一次量。

【备注】 孕妇忌服。

【文献来源】 《中草药验方选编》。

（三）

【处方】 黄瓜藤不拘多少

【主治】 羊痫风。

【用法】 水煎服，5～6次即愈。

【文献来源】 《民间验方》。

（四）

【处方】 硫黄六钱　巴豆五分　郁金六钱

【主治】 癫痫。

【用法】 每剂分65份，每服1份，每日3次。

【文献来源】 《黑龙江验方选编》。

（五）

【处方】 刺梅果花五两

【主治】 癫痫。

【用法】 阴干为面。

【制法】 每服一钱，每日3次。

【文献来源】 《黑龙江验方选编》。

（六）

【处方】 青蛙3只

【主治】 癫痫。

【制法】 用瓦焙干研末。

【用法】 为一次量，黄酒冲下，连服3次，为1个疗程。

【文献来源】 《黑龙江验方选编》。

（七）

【处方】 狐狸心1个

【主治】 癫痫。

【制法】 烤干研面。

【用法】 以水冲服。

【备注】 还可治精神疾病。

【文献来源】 《黑龙江验方选编》。

（八）

【处方】 南星50克　法半夏50克　川芎15克　当归50克　煅石膏50克　明天麻35克　僵蚕25克　生地黄50克　荆芥25克　朱砂25克　独活25克　广犀角25克　白茯苓25克　人参25克　远志25克　麦冬25克　白术25克　陈皮25克　酸枣仁25克　黄芩15克　川楝子25克　白附子15克　珍珠15克　甘草15克　赤金30片

【主治】 癫证。

【制法】 共为细末，黄酒打糊为丸如黄豆

大，赤金为衣。

【用法】 每日2次，每次50丸，温开水送下。轻者半料奏效，重者全料而愈。

【备注】 方中南星用白矾、皂角、生姜各50克煎汤，浸一昼夜。

【文献来源】 《中草药秘方验方选》。

（九）

【处方】 制马钱子100克 地龙50克 白芍300克 白术500克 生石膏600克 代赭石600克 龙胆草300克 黄芪1000克 牛膝300克

【主治】 癫痫。

【制法】 共研细末，炼蜜为小丸，每丸5克重。

【用法】 每日2～3次，饭后服用，每次服一丸，白开水送下。

【文献来源】 《中草药秘方验方选》。

（十）

【处方】 茶叶100克 白矾100克 朱砂10克

【主治】 癫痫。

【制法】 共研细末，面糊为丸如绿豆大。

【用法】 每次30粒，每日2次。

【备注】 共治50例，治愈率为70%。

【文献来源】 《中草药秘方验方选》。

（十一）

【处方】 广郁金25克 穿山甲25克 地龙10克 朱砂2.5克

【功能】 通经活络安神。

【主治】 癫痫、精神分裂症。

【制法】 共研细末。

【用法】 每日1次，黄酒冲服。

【文献来源】 《中草药秘方验方选》。

（十二）

【处方】 朱砂15克 琥珀10克 煅龙骨25克 甘草10克

【主治】 癫狂。

【制法】 共研细末。

【用法】 将上药一次服下，以黄酒为引。

【文献来源】 《中草药秘方验方选》。

（十三）

【处方】 广郁金五钱 广陈皮五钱 广木香一钱二分 清半夏五钱 枳实四钱 青皮五钱 大黄七钱半 酸枣仁六钱 节菖蒲六钱 金礞石七钱五分 焦槟榔五钱 沉香五钱

【主治】 精神失常，胡言乱语，骂人不避亲疏。

【用法】 水煎服。外加朱砂六钱、琥珀六钱，冲汤药服，分2次用。

【备注】 此方用量较重，服用时宜慎重酌减之。

【文献来源】 《中医秘方验方第一辑》。

（十四）

【处方】 活磁石（醋炙七次）三钱 神曲两半 朱砂五钱 代赭石三钱 石决明三钱 清半夏三钱

【主治】 骂人不避亲疏，胡言乱语等症。

【制法】 共为细末。

【用法】 用时再加琥珀三钱，服2次后再引用天竹黄三钱，木贼三钱，大黄四钱，竹笋五钱，车前子三钱，青葙子三钱，南星一钱，水煎冲服面药三钱。

【文献来源】 《中医秘方验方第一辑》。

（十五）

【处方】 甘遂三钱 皂角三两 节菖蒲三两 上沉香三两 血琥珀三两 朱砂三两

【主治】 胡言乱语，骂人不避亲疏。

【制法】 共为细末，猪心为丸二钱重。

【用法】 每服一丸。

【文献来源】 《中医秘方验方第一辑》。

（十六）

【处方】 本色沉二钱 冰片一钱 广木香

一钱半　朱砂一钱半　公丁香一钱半　东牛黄五分　雄黄二钱　郁金二钱　青礞石三钱　清半夏三钱　桃仁三钱

【主治】　气逆心邪，骂人不避亲疏。

【制法】　共为细末，装瓷瓶中。

【用法】　每服二钱，白开水送下，早、晚服之。

【备注】　此方丁香与郁金相畏，只供参考，用时宜慎重。孕妇忌用。

【文献来源】　《中医秘方验方第一辑》。

（十七）

【处方】　川黄连一钱　大黄一钱　琥珀一钱　朱砂一分　珍珠一分　东牛黄一分　射干一分　赤金三张　明雄黄五分　冰片二分

【主治】　骂人不避亲疏，胡言乱语等症。

【制法】　共为细末。

【用法】　分 3 次服，白开水送下。

【备注】　孕妇忌用。

【文献来源】　《中医秘方验方第一辑》。

（十八）

【处方】　甘遂三两　皂角三两　节菖蒲三两　上沉香三两　血琥珀三两　朱砂三两

【主治】　胡言乱语，骂人不避亲疏。

【制法】　共为细末，猪心血为丸。

【用法】　每服一丸，白开水送下。

【备注】　按原方每丸无分量，用时慎之或每丸一钱。

【文献来源】　《中医秘方验方第一辑》。

（十九）

【处方】　明雄黄五钱　明矾五钱　郁金五钱　甘草二钱　广木香二钱　豆霜二钱

【主治】　癫狂初发时有效。

【制法】　共为细末。

【用法】　每服五分至一钱，温开水送下。

【备注】　孕妇忌用。

【文献来源】　《中医秘方验方第一辑》。

（二十）

【处方】　甘遂二钱　雄黄三钱　白附子三钱　朱砂三钱

【主治】　精神失常，坐卧不安。

【制法】　共为细末。

【用法】　分 4 次服，白开水送下。

【备注】　体虚者及孕妇忌用。

【文献来源】　《中医秘方验方第一辑》。

（二十一）

【处方】　金礞石一钱　朱砂一钱　海浮石一钱　炉甘石一钱　醋炙熊胆一钱　石菖蒲三钱　远志二钱　茯神三钱

【主治】　精神错乱，不避亲疏，哮喘多痰，呼吸促迫，睡眠不安。

【制法】　共为细末。

【用法】　以黄芪、酸枣仁为引，每服二钱，日服 2 次。

【备注】　孕妇忌用。

【文献来源】　《中医秘方验方第一辑》。

（二十二）

【处方】　磁石三钱　朱砂一钱　神曲六钱

【主治】　精神不安，狂言妄语，头晕，心悸。

【制法】　磁石醋炙 3 次，共为细末，炼蜜为三丸。

【用法】　每服一丸，白开水送下。

【备注】　孕妇忌用。

【文献来源】　《中医秘方验方第一辑》。

（二十三）

【处方】　大黄三钱　明雄黄三钱　白丑三钱　黑丑三钱　饴糖四钱

【主治】　精神失常，骂人不避亲疏。

【制法】　共为细末。

【用法】　每服二钱，严重者可服四钱，用新取井水送服，每隔 3 日服一次，至痊愈为止。

【备注】　身体消瘦者及孕妇禁用。

【文献来源】　《中医秘方验方第一辑》。

（二十四）

【处方】 硼砂三钱 鬼箭羽三钱 猪牙皂二钱 牛黄一分 赤金（小张 20 张、大张 2 张） 天灵盖三钱 公猪心 1 个

【主治】 对新、旧羊痫风有效。

【制法】 将上药共研细末，再装入猪心内，用苧麻捆好，用砂锅煮熟。

【用法】 大人 1～2 次，小儿 3～4 次，早、晚饭前服用。

【备注】 禁食盐、酱。孕妇忌用。

【文献来源】 《中医秘方验方第一辑》。

（二十五）

【处方】 广郁金七钱半 雄黄七钱 胆南星五钱 紫豆蔻三钱 沉香二钱 陈皮三钱 皂角二钱 广木香三钱 巴豆霜二钱

【主治】 癫痫。

【制法】 共为细末。

【用法】 每日早、晚各服五分或一钱，白开水送下。

【备注】 体虚者及孕妇忌用。

【文献来源】 《中医秘方验方第一辑》。

（二十六）

【处方】 南星五钱 白附子五钱 明天麻五钱 全蝎五钱 僵蚕五钱 广郁金五钱 硼砂一钱半 甘草五钱 防风五钱 薄荷一两 天竹黄五钱 钩藤三钱 羚羊角二分五厘 牛黄二分五厘 麝香一分 沉香一钱半

【主治】 痉病。

【制法】 共研面，以蜜为丸。

【用法】 大人每服一丸，日服 2 次，小儿酌减。

【文献来源】 《中医秘方验方第二辑》。

（二十七）

【处方】 琥珀一钱半 朱砂一钱半 炒僵蚕二钱 麝香五厘 天竹黄二钱 猫头（焙存性）一个 海螺（炙存性）1 个 全蝎（香油灯火炙）二钱

【主治】 癫痫。

【制法】 研极细末，装瓷瓶保存。

【用法】 成人每服二钱，小儿酌减，日服 2 次，以黄酒为引。

【备注】 用老猫全头，男用雄，女用雌。

【文献来源】 《中医秘方验方第二辑》。

（二十八）

【处方】 牛黄五分 丁香二钱 麻黄一钱 珍珠五分 川芎一钱 瓜蒌二钱 沙参二钱 葶苈子二钱 莪术二钱 麝香五厘 皂角二钱 雄黄五分 巴豆霜五分

【主治】 多年癫痫。

【制法】 共研为细末。

【用法】 大人每服三分，1 岁小儿每服一分，1 岁以下小儿每服五厘。

【文献来源】 《中医秘方验方第二辑》。

（二十九）

【处方】 枳实五钱 川厚朴五钱 大黄一两 川黄连三钱 大戟三钱 甘遂三钱 青皮三钱 沉香二钱

【主治】 癫狂。

【制法】 共研为细末。

【用法】 每服一钱半，白开水送下。

【文献来源】 《中医秘方验方第二辑》。

（三十）

【处方】 朱砂三钱 琥珀三钱 牛黄二分

【主治】 癫狂。

【制法】 共研为细末，合猪心血为小丸。

【用法】 每服一钱半。

【文献来源】 《中医秘方验方第二辑》。

（三十一）

【处方】 生白芍三两 生牡蛎二两 醋香附一两

【主治】 狂证。

【用法】 六碗水煎剩两碗水。先取一碗，隔 4 小时再服一碗。

【文献来源】《中医秘方验方第二辑》。

（三十二）

【处方】生石膏一两　朱砂二两半　琥珀二两半　牛黄二分　珍珠二分　大赤金2张

【主治】癫痫。

【制法】共研为细末。

【用法】每服五分，白开水送下。

【文献来源】《中医秘方验方第二辑》。

（三十三）

【处方】川大黄一钱　雄黄一钱　净豆霜一钱　牛黄五分

【主治】癫狂。

【制法】共研为面。

【用法】每服四分，白开水送下。

【文献来源】《中医秘方验方第二辑》。

（三十四）

【处方】白矾二两　蜂蜜二两　皂角末五分　丁香五分

【主治】癫证，胸满有痰。

【用法】水煎服。

【备注】不可连服，体质弱者酌减。忌食生冷、油腻之品。

【文献来源】《中医秘方验方第二辑》。

（三十五）

【处方】酒大黄五钱　酒黄芩五钱　金礞石三钱　广犀角一钱　香附三钱　赤金三钱　琥珀三钱　沉香三钱　匣砂三钱　麝香一分　赤金5张　藕节三钱　皂荚三钱

【主治】癫狂。

【制法】共研为细末。

【用法】每服三钱，用铁皮煮水送下。孕妇用药皂荚减半（用火烧之）、麝香减半。

【文献来源】《中医秘方验方第二辑》。

（三十六）

【处方】全蝎一钱半　僵蚕一钱半　茯苓一钱半　胆南星一钱半　香附一钱半　天麻一钱　石菖蒲一钱半　远志一钱半　琥珀一钱半　朱砂一钱半　血竭一钱半　冰片一钱半　牛黄一分　赤金5张

【主治】癫狂。

【制法】散剂共研为细末。

【用法】汤剂送散，分3次服。

【文献来源】《中医秘方验方第二辑》。

（三十七）

【处方】枳壳四钱　乌药五钱　苏子五钱　清半夏三钱　香附四钱　陈皮三钱　青礞石二钱　川厚朴三钱　黄芩二钱

【加减】有热者加犀角、滚痰丸。

【主治】癫狂。

【用法】水煎服。

【备注】服此药后，腹痛，泻1～2次。孕妇忌服。

【文献来源】《中医秘方验方第二辑》。

（三十八）

【处方】广郁金五钱　明白矾二钱

【主治】癫狂。

【制法】共研细末。

【用法】每日早、晚各服1次，白开水送服，每次一钱半左右。

【文献来源】《中医秘方验方第三辑》。

（三十九）

【处方】大黄一两四钱　朱砂五分

【主治】癫狂。

【制法】共研为细末。

【用法】一次量，黄酒二两冲服。

【医案】1945年，患者朱某得癫狂症，六亲不认，满街乱走，经多医治疗无效，服此药2剂而愈，逐年治疗效果达90%以上。

【备注】剂量较重，用时酌情。虚弱者忌用。

【文献来源】《中医秘方验方第三辑》。

（四十）

【处方】郁金二钱　木香二钱　麝香五分

牛黄三分　朱砂二钱　琥珀二钱

【主治】　癫狂。

【制法】　共为细末。

【用法】　男子用公猪心血 3 个，女子用母猪心血 3 个，均分 3 次用黄酒冲服。

【文献来源】　《中医秘方验方第三辑》。

（四十一）

【处方】　朱砂七分　银朱七分　豆霜七分　雄黄七分　百草霜四分

【主治】　癫狂。

【制法】　共为面。

【用法】　白开水送下，每次服三分。

【文献来源】　《中医秘方验方第三辑》。

（四十二）

【处方】　朱砂三钱　赤小豆每岁 1 粒　全蝎（去头足）3 个

【主治】　癫狂。

【制法】　共为面。

【用法】　白开水一次送下。

【备注】　体弱者，分 2 次用白开水送下。

【文献来源】　《中医秘方验方第三辑》。

（四十三）

【处方】　茯神二钱　云茯苓三钱　茯苓二钱　川黄连一钱　炙酸枣仁二钱　石菖蒲三钱　桃仁三钱　酒白芍三钱　白芥子二钱　远志二钱　麦冬三钱　当归三钱　玄参三钱

【主治】　惊吓后患癫证，惧响声。

【用法】　水煎服。

【备注】　此方治愈率达 70%。

【文献来源】　《中医秘方验方第三辑》。

（四十四）

【处方】　磁石三钱　神曲六钱　朱砂三钱　代赭石三钱　石决明三钱　清半夏三钱　琥珀二钱

【主治】　癫狂。

【制法】　共研面，蜜丸二钱重。

【用法】　每日服一丸，白开水送下。

【文献来源】　《中医秘方验方第三辑》。

（四十五）

【处方】　桃仁三钱　香附五钱　青皮三钱　柴胡三钱　清半夏三钱　木通三钱　陈皮三钱　大腹皮三钱　赤芍三钱　苏子三钱　甘草三钱

【主治】　癫狂、痫证。

【用法】　水煎，另研朱砂五分、琥珀五分，冲药汤内。每日 1 剂（重者 7 剂即愈）。

【文献来源】　《中医秘方验方第三辑》。

（四十六）

【处方】　木香四钱　莱菔子三钱　香附五钱　青皮二钱　枳实三钱　川厚朴三钱　乌药四钱　苏子三钱　草豆蔻四钱　郁金一两　白矾三钱

【主治】　精神病，痰气迷心巅。

【制法】　共为细末。

【用法】　每次一钱半，白开水送下。每日 1 剂（重者 7 剂即愈）。

【备注】　气虚弱者慎用。

【文献来源】　《中医秘方验方第三辑》。

（四十七）

【处方】　百药煎三钱　茯神三钱　远志三钱　九节菖蒲三钱　酸枣仁三钱　红花一钱半　朱砂五分　琥珀一钱　桃仁一钱半　金礞石二钱　川黄连五分　赤金四钱　枳实二钱

【主治】　癫狂。

【制法】　共为细末。

【用法】　每服一钱半，白开水送下。

【文献来源】　《中医秘方验方第三辑》。

（四十八）

【处方】　猪惊骨（微炒去油）7 个　朱砂七分　炒酸枣仁七分　茯苓七分　远志七分

【主治】　惊、恐、气、郁之狂证。

【制法】　共为细末。

【用法】　一次量，白开水冲服。

【备注】 猪惊骨，即猪头骨，内耳惊骨。

【文献来源】 《中医秘方验方第三辑》。

（四十九）

【处方】 茯神五钱 远志三钱 柏子仁三钱 石菖蒲三钱 丹参二钱 炒酸枣仁四钱 薏苡仁八钱 郁金三钱 煅白矾三钱 大黄四钱 元明粉四钱 香附五钱 当归三钱 匣砂二钱 琥珀二钱 生姜三钱

【主治】 癫狂。

【制法】 共为细末。

【用法】 每次服二钱，应以生姜作引，白开水送下。

【文献来源】 《中医秘方验方第三辑》。

（五十）

【处方】 沉香二钱 琥珀三钱 朱砂三钱 九节菖蒲三钱 麝香二分 郁金三钱 香附三钱 南红花四钱

【主治】 男、妇癫狂。

【制法】 共为细末。

【用法】 每服三钱，白开水送下。

【备注】 孕妇禁服。

【文献来源】 《中医秘方验方第三辑》。

（五十一）

【处方】 金精石一钱 银精石一钱 硼砂二钱 胆矾一钱 天南星一钱 朱砂一钱 老琥珀一钱 青礞石一钱 牛蒡子二钱 猪心 1 个

【主治】 气迷心窍。

【制法】 共研细末，用木刀将猪心刮口，纳入诸药，用竹针别住，勿使药流出，用洋瓷锅烂煮焖熟。

【用法】 连汤全食。

【文献来源】 《中医秘方验方第三辑》。

（五十二）

【处方】 桃仁三钱 香附五钱 青皮三钱 柴胡三钱 清半夏三钱 木通三钱 陈皮三钱 大腹皮三钱 赤芍三钱 苏子三钱 甘草三钱 桑白皮三钱 朱砂五分 琥珀五分

【主治】 癫狂痫。

【制法】 朱砂、琥珀研极细末，其他药水煎。

【用法】 汤药冲药面服之，每日 1 剂（重者 7 剂即愈）。

【备注】 孕妇忌服。

【文献来源】 《中医秘方验方第三辑》。

（五十三）

【处方】 广木香五分 广郁金七分 九节菖蒲二钱 广陈皮二钱 川枳壳二钱 茯神二钱 柏子仁二钱 酸枣仁二钱 麦冬三钱 琥珀七分 片砂七分 大赤金 5 张

【主治】 气迷心窍。

【制法】 前九味水煎，后三味共为细末。

【用法】 汤药冲面药，每服一二钱。

【文献来源】 《中医秘方验方第三辑》。

（五十四）

【处方】 匣砂三钱 川芎六钱

【主治】 癫狂痫。

【制法】 共为细末。

【用法】 以黄酒为引，冲下，每次二钱，最好并用红鸡心 1 个，放在木头瓢里捣碎，用黄酒半斤和一起，为成人一次量。

【文献来源】 《中医秘方验方第三辑》。

（五十五）

【处方】 瓜蒌二钱 玄参三钱 连翘三钱 海浮石二钱 桔梗二钱 天花粉三钱 清半夏三钱 朱砂一钱 琥珀二钱 麦冬三钱 石菖蒲三钱 胆南星二钱 竹茹一钱半 橘红二钱 川黄连二钱 生地黄三钱

【主治】 精神病，狂证。

【用法】 水煎服，兼服养心汤。

【文献来源】 《中医秘方验方第三辑》。

（五十六）

【处方】 珍珠二分 琥珀五分 朱砂二分

【主治】 癫狂。

【制法】 共为细末，为 1 次量。

【用法】 每日服 2 次，每次 1 剂，白开水送下。

【文献来源】 《中医秘方验方第三辑》。

（五十七）

【处方】 沉香四钱 丁香三分 木香五分 朱砂五分 雄黄一钱半 麝香一分 牛黄三分 冰片一钱半

【主治】 癫狂。

【制法】 共为细末。

【用法】 分 2 次服用，引用灯心草一两，薄荷三钱，水煎冲服。

【文献来源】 《中医秘方验方第三辑》。

（五十八）

【处方】 牛黄三分 犀角二钱 郁金三钱 栀子三钱 大黄四钱 龙骨三钱 牡蛎三钱 朱砂二钱 血竭二钱 赤芍三钱 柴胡四钱 天竹黄一钱

【主治】 癫狂。

【制法】 共为细末。

【用法】 每服二钱，白开水送下。

【文献来源】 《中医秘方验方第三辑》。

（五十九）

【处方】 青皮三钱 半夏三钱 木香二钱 生地黄三钱 元黄芩三钱 川黄连三钱 山栀子三钱 柴胡三钱 桔梗三钱 胆南星三钱 大黄三钱 甘草二钱 灯心草二钱 朱砂二钱

【加减】 如因怒气致病者，加香附三钱；因惊恐致病者，加远志四钱，石菖蒲五钱，酸枣仁五钱。

【主治】 癫狂，脉弦数或滑者。

【制法】 共为细末。

【用法】 分 3 次服下。

【备注】 如服药后，微见效者，可连服 3 剂。

【文献来源】 《中医秘方验方第三辑》。

（六十）

【处方】 生石膏二两 知母八钱 大黄四钱 川厚朴二钱 木通三钱 石斛四钱 炒桃仁五钱 桂枝二钱 麦冬三钱 生地黄五钱 竹叶三钱 连翘三钱 灯心草一钱 朱砂一钱 牛黄五厘 代赭石五钱

【主治】 癫狂。

【制法】 先将代赭石、朱砂、牛黄共研细末，服后再服汤药即愈。

【用法】 水煎，每日早、晚服，每次加入蜂蜜一匙，徐徐服下。

【备注】 忌食生冷、腥辣硬物。代赭石、朱砂、牛黄面，应分 3 次服。

【文献来源】 《中医秘方验方第三辑》。

（六十一）

【处方】 代赭石一两 大黄五钱 半夏三钱半 芒硝二钱半

【主治】 狂证。

【制法】 先将代赭石、半夏煎十余沸，再加大黄煎两三沸，取汤一大盅，冲芒硝。

【用法】 每日早、晚服之。

【备注】 忌生冷、腥辣、硬食物；孕妇忌服。

【文献来源】 《中医秘方验方第三辑》。

（六十二）

【处方】 柴胡二钱 陈皮二钱 香附二钱 木香一钱 黄芩三钱 青礞石四钱 半夏二钱 茯苓二钱 郁金四钱 甘草四钱 灯心草五分

【主治】 癫狂。

【用法】 水煎，每日早、晚饭前服之。

【备注】 忌食生冷、腥辣、动火之物；孕妇忌服。

【文献来源】 《中医秘方验方第三辑》。

（六十三）

【处方】 广陈皮三钱 海浮石二钱 胆南星二钱 连翘三钱 远志三钱 玄参三钱 川

黄连三钱 姜半夏三钱 竹茹二钱 节菖蒲三钱 茯神三钱 山栀子二钱 炙甘草二钱 朱砂（研面）一钱 琥珀（研面）一钱 酸枣仁三钱

【主治】 癫狂。

【用法】 水煎，于饭后3～4小时，冲朱砂面、琥珀面，分2次服。

【备注】 禁食辣物。

【文献来源】 《中医秘方验方第三辑》。

（六十四）

【处方】 白矾一两 郁金一两

【主治】 癫狂。

【制法】 共为细末，蜜为小丸。

【用法】 每服30～40粒，白开水送下。

【文献来源】 《中医秘方验方第三辑》。

（六十五）

【处方】 茯神三钱 远志三钱 石菖蒲二钱 酸枣仁二钱 天南星三钱 半夏二钱 威灵仙三钱 露蜂房二钱 沉香二钱 炒白芥子三钱 白矾一钱半 天竹黄二钱 硼砂二钱 牛黄五分 麝香三分 冰片一钱 珍珠二分 琥珀三钱 匣砂二钱 赤金 10 张 雄黄二钱 煅礞石三钱 莨菪（童便泡）二钱

【主治】 狂证。

【制法】 共研细末。

【用法】 每服二钱，日服2次，白开水送下。

【备注】 孕妇服药时期不许外出；孕妇可减去雄黄、牛黄、麝香、沉香、天南星、半夏、硼砂，再加龙齿、百合、山药、柿饼、前胡、瓜蒌仁、橘红，忌食辣物，以免伤胎。

【文献来源】 《中医秘方验方第三辑》。

（六十六）

【处方】 大黄四钱 芒硝三钱 青礞石三钱 将军沉三钱 广木香二钱 牛黄半分

【主治】 狂证。

【制法】 牛黄、芒硝研末，其他药水煎。

【用法】 汤药与药面同服，服后令其安静入睡，醒后自愈，半年内者1～2剂即愈，再重者可加片砂、琥珀各七分。

【文献来源】 《中医秘方验方第三辑》。

（六十七）

【处方】 牛黄三分 琥珀三分 朱砂三钱 硼砂三钱 狐狸心1个 黄酒一斤

【主治】 狂证。

【制法】 将狐狸心用阴阳瓦焙成杏黄色，研为细末，在温暖的瓦片上，与诸药面一起研匀。

【用法】 用烧开的黄酒冲服。

【备注】 本方药量宜作4～5次服。

【文献来源】 《中医秘方验方第三辑》。

（六十八）

【处方】 广木香七分 砂仁七开 炒净酸枣仁七钱 朱砂一钱半 甘草粉七分 冰片一分半 薄荷冰一分半 琥珀一钱

【主治】 狂证。

【制法】 共为细末。

【用法】 每次二钱，日服2次。

【文献来源】 《中医秘方验方第三辑》。

（六十九）

【处方】 远志二钱 石菖蒲二钱 白茯神二钱 炒酸枣仁一钱半 熟地黄一钱半 麦冬一钱半 五味子一钱半 冰片三分五厘 朱砂三分五厘

【主治】 狂证。

【制法】 冰片、朱砂为面，他药煎水。

【用法】 药水送药面服之，3剂痊愈。

【文献来源】 《中医秘方验方第三辑》。

（七十）

【处方】 木贼三钱半 天竹黄三钱半 石决明三钱 竹笋三钱半 青葙子三钱 枳壳二钱 桃仁三钱半 广木香七分 青皮二钱 酸枣仁三钱 石菖蒲二钱 茯神二钱 甘草一钱半 柴胡二钱 大黄五钱 车前子三钱 半夏二钱 橘红二钱 白芍三钱半 郁金三钱

【主治】　癫狂。

【用法】　三碗水煎剩八分碗，温服。

【文献来源】　《中医秘方验方第三辑》。

（七十一）

【处方】　盔沉香二钱　三七二钱　片砂二钱　石菖蒲三钱　茯神三钱　远志三钱　琥珀三钱

【主治】　癫狂。

【制法】　共研细末。

【用法】　每服二钱，白开水送下。

【文献来源】　《中医秘方验方第三辑》。

（七十二）

【处方】　白柳桃叶每岁一叶

【主治】　精神病。

【制法】　焙干研面。

【用法】　白开水送下，一次用（疗效达 95%）。

【备注】　此物有毒，慎用。

【文献来源】　《中医秘方验方第三辑》。

（七十三）

【处方】　枳实四钱　清半夏二钱　川黄连二钱　黄芩四钱　广犀角（碎）二钱　生地黄六钱　连翘四钱　大黄四钱　桃仁三钱　生石膏四钱　瓜蒌四钱　甘草二钱

【主治】　狂证。

【制法】　水煎服。

【文献来源】　《中医秘方验方第三辑》。

（七十四）

【处方】　煅磁石三钱　朱砂二钱　建曲五钱

【主治】　狂笑不休。

【制法】　共研细末。

【用法】　每服二钱，白开水送下，早饭前、晚饭后吞服。

【文献来源】　《中医秘方验方第三辑》。

（七十五）

【处方】　大黄七分　皂荚七分　甘遂七分

【主治】　狂证。

【制法】　共为细末。

【用法】　每服二钱，白开水送下，每日一次，服后必吐痰涎。

【备注】　服此药时，避免呛咳。

【文献来源】　《中医秘方验方第三辑》。

（七十六）

【处方】　匣砂三钱　鱼鳔三钱　白矾五钱　磁石五钱

【主治】　痰迷心窍，精神异常。

【制法】　共为细末。

【用法】　日服 2 次，每次五至七分，黄酒送下。

【文献来源】　《中医秘方验方第三辑》。

（七十七）

【处方】　匣砂二钱　炙甘遂一钱半

【加减】　如呆痴者，可加龙齿七钱，用火煅后轧面；增加猪心血。

【主治】　癫狂。

【制法】　共为面，猪心血为丸，共分六丸。

【用法】　每日早、晚各服一丸，重者可服一丸半，重者 2～3 剂即愈。

【文献来源】　《中医秘方验方第三辑》。

（七十八）

【处方】　猪胆囊 2 个　朱砂（研细）三钱　郁金（研细）三钱　白矾（研细）三钱

【主治】　癫证。

【制法】　后三味药，共研入猪胆囊内，微火煨熟（外用湿纸包裹）为蜜丸。

【用法】　成人分 3～4 次用。

【文献来源】　《中医秘方验方第三辑》。

（七十九）

【处方】　广郁金二钱　白矾二钱　朱砂五钱　雄黄一两　蒲黄一两　青黛三钱　滑石一两　竹茹炭二两

【主治】　癫痫。

【制法】 共研细末，蜜丸三钱重。

【用法】 每日3次，每服一丸。

【文献来源】 《中医秘方验方第三辑》。

（八十）

【处方】 炙琥珀四钱 炒甘遂三钱 片砂四钱 猪心1个

【主治】 气迷心邪，癫痫。

【制法】 共为细末，分三包。

【用法】 每次一包，黄酒送下。

【文献来源】 《中医秘方验方第三辑》。

（八十一）

【处方】 甘遂二钱 朱砂二钱 牛黄一分 猪心1个

【主治】 癫痫。

【用法】 将甘遂研为面，装入猪心内，用木炭火烧2小时取出，做两丸。每服一丸，将丸药服完，产生呕吐后，再把朱砂、牛黄研为细末，分2次服用为宜。

【备注】 孕妇忌服。

【文献来源】 《中医秘方验方第三辑》。

（八十二）

【处方】 吴茱萸（为面）不拘多少

【主治】 癫痫。

【用法】 将药面撒入脐窝内，外用膏药固定，7～10小时换一次。

【文献来源】 《中医秘方验方第三辑》。

（八十三）

【处方】 郁金二两 白矾二两 朱砂五钱 雄黄一两 竹茹炭二两 蒲黄一两 青黛三钱 滑石一两

【主治】 癫痫。

【制法】 共为细末，蜜丸一钱重。

【用法】 每日3次，每次一丸，白开水送下。

【文献来源】 《中医秘方验方第三辑》。

（八十四）

【处方】 天冬三钱 麦冬三钱 牛黄五分 珍珠一钱 朱砂三钱 琥珀三钱 大赤金15张 胆南星二钱 麝香一分 甘草二钱

【主治】 癫痫。

【制法】 共为细末。

【用法】 每服一钱，白开水送下。

【文献来源】 《中医秘方验方第三辑》。

（八十五）

【处方】 白矾三钱 郁金二钱

【主治】 精神失常（有痰可用）。

【制法】 共研细末。

【用法】 每服二钱，早饭前、晚饭后白开水送下。

【文献来源】 《中医秘方验方第三辑》。

（八十六）

【处方】 人参二钱 白术三钱半 茯神三钱半 山药二钱 薏苡仁二钱 肉桂七分 附子七分 法半夏七分 生甘草七分

【主治】 羊痫风。

【用法】 三碗水煎剩八分碗，温服。

【备注】 孕妇忌服。

【文献来源】 《中医秘方验方第三辑》。

（八十七）

【处方】 郁金七钱 雄黄七钱 胆南星五钱 紫菀三钱 盔沉香二钱 陈皮三钱 广木香三钱 皂荚二钱 巴豆霜一钱

【主治】 羊痫风。

【制法】 共为细末。

【用法】 每日早、晚各服五分或一钱，白开水送下。

【备注】 体虚者及孕妇忌服。

【文献来源】 《中医秘方验方第三辑》。

（八十八）

【处方】 全蝎（去头足）7个 僵蚕7个 地龙3个 片砂五分

【主治】 痫风。

【用法】 共为细末。

【制法】 小儿每服一分，成人每服五分，糖水送下。

【文献来源】 《中医秘方验方第三辑》。

（八十九）

【处方】 石决明六钱 天麻三分 虎骨三分

【主治】 妇女抽筋及羊痫风。

【制法】 共为细末。

【用法】 白开水送下，一次用。

【文献来源】 《中医秘方验方第三辑》。

（九十）

【处方】 炙马钱子三钱 地龙三钱 吴茱萸四钱 丹参三钱 天南星三钱

【主治】 羊痫风。

【制法】 共为细末，蜜为丸。

【用法】 每服一二钱。

【备注】 按患者虚实，可以增减，服后刺风府、风池、神门三穴（隔日刺之）。

【文献来源】 《中医秘方验方第三辑》。

（九十一）

【处方】 琥珀四钱 朱砂四钱 煅石膏一钱 全蝎（去尾）二钱 僵蚕 7 个

【主治】 羊痫风。

【制法】 共为细末。

【用法】 成人每次二钱，小儿减半，阴阳水送下。

【备注】 孕妇忌服。

【文献来源】 《中医秘方验方第三辑》。

（九十二）

【处方】 明雄黄三钱 天竹黄三钱 川贝母二钱 琥珀二钱 麝香三分 胆南星二钱 全蝎 7 个 远志三钱 钩藤三钱 防风三钱 橘红三钱 僵蚕 7 个 川羌活三钱 九节菖蒲三钱 蝉蜕一钱 白附子四钱 当归三钱 牛黄三分 冰片三钱 朱砂三钱 蜈蚣 1 条

【主治】 痫证，晕倒，口吐涎沫。

【制法】 共为细末，蜜丸二钱重，朱砂为衣。

【用法】 每日早、晚各服一丸。

【备注】 孕妇忌服。蜈蚣去头足，全蝎去钩。

【文献来源】 《中医秘方验方第三辑》。

（九十三）

【处方】 母山羊角尖二钱 狗脑 1 个 全蝎一钱半 僵蚕三钱 藏红花一钱半 川芎二钱 当归四钱

【主治】 羊痫风。

【制法】 山羊角尖，醋浸火煨，用刀刮末，取狗脑，男用母狗，女用公狗，用阴阳瓦焙干，同药共为细末。

【用法】 每服二钱，白开水送下。

【文献来源】 《中医秘方验方第三辑》。

（九十四）

【处方】 全蝎三钱 僵蚕三钱 地龙三钱 钩藤三钱 麻黄三钱 琥珀五分 麝香三厘

【主治】 羊痫风。

【制法】 除琥珀、麝香外，其他药用瓦焙土黄色，但全蝎、僵蚕、地龙三种药，不宜焙得时间过长，以免出油失效，共研成细末，琥珀、麝香也要同样研成面。

【用法】 患者每日要多食姜，把鲜姜放瓦盆里加红糖炖，每日服 3 次，每次服一钱多，白开水送下。小儿各种病症，都用姜水冲服，每次服豆粒大一包即可。

【文献来源】 《中医秘方验方第三辑》。

（九十五）

【处方】 广郁金七钱 雄黄七钱 胆南星五钱 紫菀三钱 陈皮三钱 广木香三钱 皂荚二钱 巴豆霜一钱

【主治】 羊痫风。

【制法】 共为细末。

【用法】 每次服五分或七分，每日 2 次，白开水送下。

【备注】 体虚者及孕妇禁用。

【文献来源】 《中医秘方验方第三辑》。

（九十六）

【处方】 血琥珀四钱　煅石膏一钱　全蝎三钱　僵蚕7个

【主治】 羊痫风。

【制法】 共为细末。

【用法】 成人每次一钱半，小儿减半，阴阳水送下。

【备注】 全蝎应去尾。

【文献来源】 《中医秘方验方第三辑》。

（九十七）

【处方】 朱砂一钱半　磁石一钱半　龙骨三分　天竹黄三钱　冰片一分　牡蛎五分

【主治】 羊痫风，抽搐晕倒。

【制法】 共为细末，匀三包。

【用法】 每服一包，白开水送下，每日3次。

【文献来源】 《中医秘方验方第三辑》。

（九十八）

【处方】 僵蚕（微炒）7个

【主治】 羊痫风。

【制法】 研成细末。

【用法】 一次服用，白开水冲服。

【备注】 忌食生冷、腥辣、动风之物。

【文献来源】 《中医秘方验方第三辑》。

（九十九）

【处方】 蜈蚣（大者，全用）2条　朱砂一钱　天竹黄二钱　牛黄一分　珍珠五厘　僵蚕二钱　钩藤二钱　明天麻一钱半

【主治】 抽搐或一日一发，或1～2个月一发，但发时身无高热，口不吐沫，发作后10分钟，多至30分钟，即可苏醒，病程在1年以内者，皆可治愈。

【制法】 共为细末。

【用法】 成人每次服二钱，小孩以年龄减服，每日2次，白开水送下。

【文献来源】 《中医秘方验方第三辑》。

（一〇〇）

【处方】 巴豆霜一两　木香一两　明雄黄一两　郁金一两　皂荚一钱半　砂仁三钱　陈皮五钱　莲子心二钱　乳香一钱半　没药一钱半　琥珀二钱

【主治】 意志失常，哭笑不常，如见鬼状。

【制法】 共为面，醋糊为丸，如豆大。

【用法】 每服五丸。小儿减量。

【文献来源】 《中医秘方验方第三辑》。

（一〇一）

【处方】 丹参七钱　茯神五钱　石菖蒲三钱　远志三钱　炒酸枣仁二两　当归五钱　生地黄五钱　炒柏子仁五钱　木香二钱　琥珀三钱　朱砂五钱　黄连二钱

【主治】 意志失常，哭笑不常，如见鬼状。

【制法】 共为面，蜜丸二钱重。

【用法】 每服一丸。

【文献来源】 《中医秘方验方第三辑》。

（一〇二）

【处方】 川黄连二两　黄芩二两　青礞石一两二钱　盔沉香七钱　皂荚二钱半　广犀角四钱　麝香六钱半　匣砂二钱　朱砂四钱　琥珀三钱

【主治】 意志失常，哭笑不常，如见鬼状。

【制法】 共为面，蜜丸二钱重。

【用法】 每服一丸。

【文献来源】 《中医秘方验方第三辑》。

（一〇三）

【处方】 茯神三钱　远志四钱　石菖蒲五钱　焦白术三钱　广陈皮二钱　柏子仁五钱　益智仁四钱　白芍四钱　炙甘草三钱　朱砂一钱

【主治】 痫风。

【用法】 共为粗末。

【用法】 水煎后温服。

【文献来源】 《中医秘方验方第三辑》。

（一〇四）

【处方】　朱砂三钱　琥珀三钱　代赭石五钱　赤金四钱　白矾二钱　金礞石三钱　薄荷三钱　石菖蒲三钱

【主治】　精神病（有卓效）。

【制法】　共研为细末。

【用法】　每日2次，每服三钱。

【文献来源】　《中医秘方验方第二辑》。

（一〇五）

【处方】　柴胡二钱　陈皮二钱　云茯苓二钱　木香二钱　清半夏二钱　青礞石五钱　黄芩五钱　赤金四钱　甘草四钱　香附二钱　灯心草30只

【主治】　精神病（因气而得，体壮有效）。

【制法】　水煎。

【用法】　每日1次，每次服八分碗。

【文献来源】　《中医秘方验方第二辑》。

（一〇六）

【处方】　桃仁四钱　柴胡三钱　香附二钱　木通三钱　赤芍三钱　清半夏二钱　大腹皮三钱　青皮二钱　陈皮三钱　桑白皮三钱　苏子四钱　甘草二钱　赤金（另冲服朱砂、琥珀各五分）三钱

【主治】　精神错乱，哭笑失常，狂乱不安。

【用法】　水煎服。

【文献来源】　《中医秘方验方第二辑》。

（一〇七）

【处方】　青礞石六钱　姜半夏八钱　天南星七钱　海浮石六钱　沉香三钱　黑丑一两二钱　白丑一两五钱　炒神曲五钱

【主治】　癫痫。

【制法】　上药共为细末，加白面二斤制成焦饼。

【用法】　烙饼20个，成人每日空腹食1个，可配加红糖矫味，服药时均有粉条状的粪便，无此现象可加量。

【文献来源】　《验方秘方选编》。

（一〇八）

【处方】　硼砂九钱

【主治】　癫痫。

【制法】　研为极细末。

【用法】　每次一钱，日服3次，饭后服。1个月为1个疗程。可连服3个月，发作频繁者剂量可加倍。

【文献来源】　《验方秘方选编》。

（一〇九）

【处方】　丹参酊

【主治】　癫痫及脑炎后遗症。

【用法】　每日3次，每次5ml。

【医案】　于某，男，22岁，知识青年，于1970年2月24日下午突然头晕恶心、随即大叫一声倒地，不省人事，牙关紧闭，两眼上翻，四肢抽搐，面色青紫，5～6分钟后清醒，自觉全身无力头痛，当日发作3次，脑电图检查符合癫痫诊断，后服苯巴比妥、苯妥英钠一年多未控制，改服丹参酊，每日3次，每次5～10ml，经1个月后癫痫未再发作，自觉症状显著好转。

【备注】　本组收治15例，经服丹参酊或丹参煎剂1个月后均都有显著疗效。

【文献来源】　《验方秘方选编》。

（一一〇）

【处方】　赤芍15克　川芎10克　当归15克　地龙15克　黄芪50克　桃仁15克　红花10克　牛膝20克　全蝎10克　僵蚕10克　远志15克　石菖蒲15克　青礞石（先煎）15克　蔓荆子15克　伸筋草15克　葛根15克　无柄灵芝10克　胆南星10克　木香10克　桂枝10克

【功能】　益气活血，化痰息风。

【主治】　气虚血瘀，风痰阻窍之痫证。

【用法】　每日1剂，水煎去滓，再煎后分2次饭后温服。

【医案】　患者，男，46岁，2012年1月5日初诊。1年前车祸致右脑损伤，术后功能有所恢复，但遗留左半身肌力弱，走路不稳，上臂抬举

无力，时有癫痫发作，现服抗癫痫药物，身发胖，偶有头眩，舌暗，苔薄白，脉弦。予上方，另麝香 0.125 克，夜间以汤药冲服。总以前方为主，后酌加陈皮 15 克，法半夏 15 克，茯苓 20 克，麸炒白术 15 克，山药 20 克，党参 20 克，益智仁 20 克等化痰健脾，益气补肾之品，持续服至 2012 年 3 月 22 日，癫痫未再发。后患者正常上班，2013 年 8 月 29 日因“健忘”就诊而告知癫痫已愈。

【备注】 忌食生冷、油腻之品。

【文献来源】 《栗德林治疗外伤后癫痫临床经验》。

（一一一）

【处方】 柴胡 25 克 炒黄芩 15 克 姜半夏 15 克 党参 20 克 生甘草 10 克 全当归 15 克 琥珀（冲）15 克 酒白芍 25 克 桃仁 10 克 生鸡内金 20 克 红花 10 克 生大黄（后下）7.5 克

【功能】 和解少阳，活血化瘀，重镇安神。

【主治】 青春期型精神分裂症。

【用法】 每日 1 剂，水煎去渣，再煎后分 2 次饭后温服。

【医案】 周某，女，23 岁，未婚，工人，素无他疾，族中无患精神病者。该患者于 1984 年 12 月正值月经来潮，因受惊吓而月经中断，至第 4 日出现发热、头痛、不寐、烦躁不安。2 日后出现时哭时闹，时而欲走，时而惊恐，自语有人欲捕而杀之。曾在当地医院就诊半月余，因无效而转到某精神病院就医，确诊为“青春期型精神分裂症”。因顾忌其后，而来就医。患者反应极度敏感，见人惊恐万状，两眼怒目而视，不识亲疏。舌体适中、质赤，舌尖处有瘀点，苔薄黄。触诊小腹硬满，大便 5～6 日未行，小便自利，切其脉弦而有力。证属惊恐气乱，肝气郁结，经闭如狂证。治以和解少阳，开启枢机。予小柴胡汤加味：柴胡 25 克，炒黄芩 15 克，姜半夏 15 克，党参 20 克，生甘草 10 克，全当归 15 克，琥珀（冲）15 克，酒白芍 25 克，桃仁 10 克，生鸡内金 20 克，红花 10 克，生大黄（后下）7.5 克。5 剂，水煎服。上药用尽 2 剂，先有腹痛，后解大便 2 次，5 剂用尽，睡眠明显好转。上方去大黄、鸡内金，加香附、乌药，再进 5 剂。药进 3 剂后，自觉腹痛、腰酸软。药尽后月经来潮，量多质稠，色暗有血块，6 日后而尽。5 剂调治，渐至诸症消失，形如常人。

【备注】 忌食生冷、油腻之品。

【文献来源】 《小柴胡汤加味治疗青春期型精神分裂症体会》。

（一一二）

【处方】 疏肝通滞胶囊：槟榔 莪术 三棱 茵陈 牵牛子 大黄 人参

逐瘀清心胶囊：丹参 三棱 枳实 大黄 川芎 琥珀 龙骨 牡蛎

熟芪妇康胶囊（女）：阿胶 杜仲 熟地黄 当归 柴胡 香附 川芎 半夏 黄芪 甘草 鸡血藤 蒲公英 穿山甲 人参 莪术 延胡索 益母草 砂仁 牡丹皮

八正御淋胶囊（男）：滑石 栀子 瞿麦 车前子 萹蓄 熟地黄 木通 大黄 甘草 白茅根 小蓟

枣仁精神丸：酸枣仁 朱砂 珍珠 柴胡 郁金 茯苓 草果仁 苍术 人参 丹参

电针：取百会、四神聪、神庭

【功能】 疏肝通滞胶囊：破结行瘀。逐瘀清心胶囊：活血祛瘀，泻火通腑，重镇安神。熟芪妇康胶囊：健脾益胃，疏肝调经，化瘀散结。八正御淋胶囊：清利湿热。枣仁精神丸：定惊安神，疏肝理脾。电针：营养脑络，通利脑窍。

【主治】 精神分裂症。

【用法】 ①口服辨证汤药：每日 1 剂，日 3 次口服，中成药：根据病情调整药量。②电针：每日 2 次。

【备注】 ①孕妇慎用，儿童遵医嘱。②服药期间忌辛辣、油腻、生冷之品及烟酒。③避免突然停药及情绪刺激，用药足量、足疗程。

不　寐

（一）

【处方】 凤凰衣一钱

【主治】　失眠。
【用法】　水煎服。
【备注】　本方用于产妇失眠时。
【文献来源】　《中草药验方选编》。

（二）

【处方】　猪脑 1 个　猪腰 1 枚
【主治】　失眠。
【制法】　共焙干为面。
【用法】　每服五分，日服 2 次。
【备注】　保存，放于干燥处。
【文献来源】　《中草药验方选编》。

（三）

【处方】　茯神二钱　炒酸枣仁二钱　茯苓三钱　天竹黄三钱　广木香一钱　生地黄三钱　朱砂三钱　琥珀三钱
【主治】　惊悸，失眠。
【制法】　共为细末。
【用法】　白开水送下，每服二钱。
【备注】　孕妇忌用。
【文献来源】　《中医秘方验方第一辑》。

（四）

【处方】　党参二钱　白术二钱　云茯苓二钱　藿香二钱　广砂仁二钱　半夏二钱　陈皮二钱　香附二钱
【主治】　心气虚失眠（神经衰弱）。
【用法】　水煎服。
【备注】　孕妇忌服。
【文献来源】　《中医秘方验方第一辑》。

（五）

【处方】　柏子仁一钱五分　炒酸枣仁二钱五分　茯神二钱　知母二钱　琥珀二钱　片砂二钱　大赤金 5 张
【主治】　惊悸失眠，心悸不安，兼治小儿惊风。
【制法】　共为细末。
【用法】　大人每服一钱五分，小儿酌用。
【备注】　孕妇忌用。
【文献来源】　《中医秘方验方第一辑》。

（六）

【处方】　柏子仁三钱　五味子二钱　云茯苓三钱　当归二钱　生地黄三钱　桔梗二钱　天冬二钱　麦冬二钱　远志二钱　炒酸枣仁四钱　白参二钱　牡丹皮二钱　玄参三钱　朱砂一钱
【主治】　心悸不安，眩晕头疼，健忘，失眠（神经衰弱）。
【制法】　共为细末，为丸二钱重。
【用法】　每服一丸，早、晚白开水送下。
【备注】　孕妇忌用。
【文献来源】　《中医秘方验方第一辑》。

（七）

【处方】　石决明四钱　白芍四钱　龙骨五钱　炙酸枣仁三钱　竹沥二钱　玄参三钱
【主治】　健忘失眠，心悸，记忆力减退，眩晕头痛。
【用法】　三碗水煎剩八分碗，一次服，二次煎同。
【文献来源】　《中医秘方验方第一辑》。

（八）

【处方】　生远志五钱　茯苓四钱　朱砂一分　生罂粟壳一两
【主治】　失眠。
【制法】　共为细末。
【用法】　每服一钱至一钱半，白开水送下。
【备注】　孕妇忌用。
【文献来源】　《中医秘方验方第一辑》。

（九）

【处方】　人参六钱　肉桂四钱　黄连四钱　焦白术一两　山茱萸八钱　熟地黄二两
【主治】　长期失眠。

【制法】 共研面，蜜小丸。

【用法】 每服二钱，白开水送服。

【文献来源】 《中医秘方验方第二辑》。

（十）

【处方】 琥珀五钱 朱砂二钱半

【主治】 惊悸失眠、心悸等症。

【制法】 共研为细末。

【用法】 每服一钱，白开水送下。

【文献来源】 《中医秘方验方第二辑》。

（十一）

【处方】 当归三钱 生地黄三钱 桃仁四钱 红花三钱 枳壳二钱 赤芍二钱 柴胡二钱 甘草一钱 桔梗一钱五分 牛膝三钱 茯神三钱 川芎一钱五分 龙胆草三钱

【主治】 失眠症。

【用法】 水煎，每日早、晚饭前服。

【备注】 忌食生冷、腥辣等物；孕妇忌服。治气滞血瘀失眠症有效。

【文献来源】 《中医秘方验方第三辑》。

（十二）

【处方】 龟板二两 元黄柏三钱 知母三钱 熟地黄五钱 酸枣仁五钱 茯神五钱 枸杞子五钱 肉苁蓉五钱 远志五钱 山药五钱 麦冬五钱 怀牛膝五钱

【主治】 头晕、失眠。

【用法】 水煎服。

【备注】 此方是旧量，宜按新量折合用。

【文献来源】 《中医秘方验方第三辑》。

（十三）

【处方】 牡蛎三钱 龙骨三钱 党参六钱 白术三钱 陈皮二钱 枳壳二钱 九节菖蒲二钱 莲子肉三钱 远志三钱 茯神三钱 酸枣仁三钱 白芍二钱 山茱萸三钱

【主治】 惊悸，失眠。

【用法】 三碗水煎剩八分碗，食后服。

【文献来源】 《中医秘方验方第三辑》。

（十四）

【处方】 牡蛎六钱 龙骨六钱 枸杞子五钱 山茱萸二钱 龙眼肉二钱 乳香一钱 没药一钱 酸枣仁五钱

【主治】 惊悸不安，失眠。

【用法】 三碗水煎剩八分碗，温服。

【备注】 此方是旧量，宜按新量折合用。

【文献来源】 《中医秘方验方第三辑》。

（十五）

【处方】 琥珀四钱 朱砂四钱 龙齿四钱 茯神六钱 远志六钱 赤金 30 张 炒酸枣仁六钱

【主治】 惊悸，失眠。

【制法】 共为细末。

【用法】 每服一钱，白开水送下。

【备注】 患者服药后，安静休养。

【文献来源】 《中医秘方验方第三辑》。

（十六）

【处方】 红参二钱 丹参二钱 麦冬二钱 甘草一钱 茯神二钱 酸枣仁三钱 石菖蒲一钱 当归二钱 五味子一钱

【主治】 心悸，失眠。

【用法】 三碗水煎剩八分碗，温服。

【文献来源】 《中医秘方验方第三辑》。

（十七）

【处方】 蔓荆子一钱 川芎五钱 白芷一钱 清半夏一钱 细辛七分 甘草一钱

【主治】 头疼，眩晕，失眠。

【用法】 三碗水煎剩八分碗，温服。

【文献来源】 《中医秘方验方第三辑》。

（十八）

【处方】 人参（研面）一两 牛乳（制粉）二两

【主治】 眩晕倦怠，失眠健忘，神经衰弱。

【制法】 炼蜜为小丸。

【用法】 每日早晨服10丸，白开水送服。

【备注】 剂量过轻加倍用之亦可。

【文献来源】 《中医秘方验方第三辑》。

（十九）

【处方】 生龙骨三钱 赤芍四钱 五味子二钱 生牡蛎三钱 茯神四钱 竹茹三钱 广陈皮三钱 茯苓三钱 熟地黄四钱 知母四钱 龙眼肉三钱 炙酸枣仁六钱 生石决明四钱 甘草一钱 枳壳三钱 川芎一钱

【主治】 多年失眠。

【用法】 水煎服，煎2次，分3次服。

【文献来源】 《中医秘方验方第三辑》。

（二十）

【处方】 竹茹三钱 枳实七钱 半夏三钱 赤茯苓三钱 陈皮三钱 熟地黄六钱 五味子二钱 酸枣仁八钱 远志三钱 甘草一钱

【主治】 惊悸，失眠。

【用法】 水煎服。并以琥珀一钱、朱砂一钱、珍珠一分、赤金5张，共为细末，分作5次量，用汤药冲服。

【备注】 此方是旧量，宜按新量折合用。

【文献来源】 《中医秘方验方第三辑》。

（二十一）

【处方】 竹茹三钱 枳实七钱 半夏三钱 赤茯苓三钱 当归六钱 生黄芪八钱 川芎二钱 酸枣仁四钱 升麻六分 炙甘草一钱五分

【主治】 头眩，失眠，健忘，头晕，气短。

【用法】 三碗水煎剩八分碗，温服。

【备注】 忌食生冷、硬物。

【文献来源】 《中医秘方验方第三辑》。

（二十二）

【处方】 人参一钱半 当归二钱 山茱萸二钱半 远志二钱 茯神二钱 炙甘草一钱 朱砂五分 寒水石一钱半

【主治】 心血不足，心悸失眠。

【用法】 三碗水煎剩八分碗。一次服用，二次煎同，朱砂、寒水石研面，汤药送下。

【备注】 暴怒、惊恐者及孕妇忌用。

【文献来源】 《中医秘方验方第一辑》。

（二十三）

【处方】 炒酸枣仁三钱 人参一钱半 茯苓三钱

【主治】 不寐与多眠。

【用法】 三碗水煎剩八分碗，每日早、晚饭前服，不眠冷服，多眠热服。

【备注】 忌食生冷、腥辣等食物。

【文献来源】 《中医秘方验方第三辑》。

（二十四）

【处方】 鹿头骨粉一两 铁粉一两 朱砂五钱 冰片一钱 竹叶二钱

【主治】 嗜睡多眠。

【制法】 共为细末，蜜丸三钱重。

【用法】 每次一丸，早、晚饭前服之，白开水送下。

【文献来源】 《中医秘方验方第三辑》。

（二十五）

【处方】 鹿头骨粉一两 铁粉一两 朱砂五钱 冰片五分

【主治】 嗜眠症。

【制法】 共研细末，蜜丸二钱重。

【用法】 每服一丸，日服2次，白开水送下。

【文献来源】 《中医秘方验方第三辑》。

（二十六）

【处方】 黄连10克 竹茹15克 半夏15克 陈皮15克 云茯苓20克 枳实15克 蜜炙远志10克 炒酸枣仁20克 柏子仁20克 炙甘草15克 煅龙骨30克 牡蛎30克

【主治】 痰热内扰之不寐。

【用法】 每日1剂，水煎，早、晚分服。

【备注】 忌食辛辣，饮食清淡，勿烟酒。

【医案】 张某，男，40岁，2010年4月1

日。主诉：不寐5年余，甚则彻夜难眠，近日睡眠每日约3小时，多梦，心烦易怒，偶脘痞，食可，小便黄，大便正常。平素嗜酒及肥甘厚味，肝功能示转氨酶略高，无肝炎病史。舌红，苔黄厚腻，脉弦数。服上方7剂。二诊：2010年4月8日。服上方7剂后，睡眠明显好转，舌不红，苔白，脉弦略数。上方黄连量减至6克。7剂。三诊：2010年4月15日。服上方后，能睡7小时，睡眠质量已明显改善。上方加五味子10克。7剂。

【文献来源】 《段富津教授治疗不寐病验案举隅》。

（二十七）

【处方】 熟地黄20克　炒酸枣仁20克　柏子仁20克　枸杞子20克　五味子15克　茯苓25克　煅龙骨30克　煅牡蛎30克　黑芝麻25克　炙甘草15克　白参15克　陈皮15克

【主治】 心虚胆怯之不寐。

【用法】 每日1剂，水煎，早、晚分服。

【医案】 王某，女，35岁，2009年5月7日初诊。主诉：眠差多梦4月余。胆怯易惊，常有畏惧感，不能独处。腰酸痛，脱发，月经正常。舌淡，苔薄白，脉弦略细。病史：缺铁性贫血10年。予上方7剂。每日1剂，水煎，早、晚分服。并嘱其除去精神枷锁，保持心态平衡，解除恐惧、失眠的暗示心理。二诊：2009年5月14日。诸症好转，但时有颜面潮热。上方加牡丹皮15克。7剂。三诊：2009年5月21日。基本无梦，但腰微痛。上方加山茱萸20克。14剂。四诊：2009年6月4日。睡眠佳，每夜睡眠7小时以上，发不脱。效不更方，沿用上方。14剂。

【文献来源】 《段富津教授治疗不寐病验案举隅》。

（二十八）

【处方】 白参15克　黄芪30克　当归15克　炒酸枣仁20克　柏子仁20克　煅龙骨30克　煅牡蛎30克　茯神20克　蜜炙远志10克　五味子15克　山茱萸20克　炙甘草15克

【主治】 气血亏虚之不寐。

【医案】 马某，女，36岁，2010年3月2日初诊。主诉：寐差半月余。梦多易醒，夜间睡眠不足4小时，乏力，心悸，形体偏瘦，面色无华。舌淡，苔薄白，脉沉无力。询问其病史，自述素来体弱，2年前曾患漏下，经中药治疗后好转，但近半年常经期延长，淋漓不断，每12日方尽。服上方7剂。每日1剂，水煎，早、晚分服。二诊：2010年3月9日。诸症好转，睡眠时间延长至6小时，效不更方。嘱保持作息规律，均衡营养膳食。继服上方7剂。三诊：2010年3月16日。月经过期2日未至。上方去煅龙骨、煅牡蛎，加益母草15克，香附20克。7剂。四诊：2010年3月23日。3月16日经行，6日经止。睡眠已明显改善，夜间能睡7小时左右。上方去益母草。7剂。

【文献来源】 《段富津教授治疗不寐病验案举隅》。

（二十九）

【处方】 柴胡15克　酒白芍15克　当归15克　炒酸枣仁20克　柏子仁20克　煅龙骨30克　牡蛎30克　炙甘草15克　焦白术15克　茯苓20克

【主治】 肝郁气滞之不寐。

【医案】 赵某，女，35岁，2012年3月15日初诊。主诉：寐差1周。入睡困难，睡眠质量不佳，多梦易醒，心烦易怒，两胁不舒，月经先后不定期，余可。舌淡，苔白，脉弦。平素性情急躁。近一周，因工作压力较大而致心情不畅。服上方7剂。每日1剂，水煎，早、晚分服。嘱其调节情志，劳逸结合，保持心情舒畅。二诊：2012年3月22日。睡眠虽好转，但仍心烦。上方加枳实15克，知母15克。7剂。三诊：2011年3月9日。睡眠正常，心烦大减，继服上方。7剂。

【文献来源】 《段富津教授治疗不寐病验案举隅》。

神经官能症

（一）

【处方】 五味子四两　白酒一斤

【主治】 神经衰弱。

【制法】 把五味子放入白酒内，浸泡20～30日。

【用法】 每次5～10克，日服3次。

【文献来源】 《黑龙江验方选编》。

（二）

【处方】 五味子、远志各等份

【主治】 神经衰弱。

【制法】 上两药水煎浓缩，加糖及防腐剂（苯甲醇、乙醇）。

【用法】 每次服20ml。

【文献来源】 《黑龙江验方选编》。

（三）

【处方】 炙甘草五钱

【主治】 神经衰弱，健忘，失眠，多梦，食欲不振。

【用法】 水煎服。

【备注】 本方用于神经衰弱，心悸属虚者。

【文献来源】 《中草药验方选编》。

（四）

【处方】 丁香5克　柿蒂15克　橘红5克　竹茹15克　当归50克　胡麻仁20克　黑芝麻50克

【主治】 梅核气及嗳气。

【用法】 水煎服，每日1剂，分2次服。

【文献来源】 《中医秘方验方第三辑》。

（五）

【处方】 苍术二斤　地骨皮二斤　桑椹五斤

【主治】 肾脾两虚型神经衰弱。

【制法】 共为细末，蜜丸二钱重。

【用法】 每日早、晚服用，每次一丸，白开水送下。

【文献来源】 《中医秘方验方第三辑》。

（六）

【处方】 人参一两　麦冬五钱　五味子三钱　酸枣仁一两　茯神三钱　远志三钱　节菖蒲三钱

【主治】 心肾两虚型神经衰弱。

【用法】 三碗水煎剩八分碗，食后服。

【备注】 此方是旧量，宜按新量折合用。

【文献来源】 《中医秘方验方第三辑》。

（七）

【处方】 酸枣仁四钱　麦冬二钱　茯神三钱　生地黄三钱　黄连二钱

【主治】 心肾衰弱型失眠。

【用法】 三碗水煎剩八分碗，食后服。

【文献来源】 《中医秘方验方第三辑》。

（八）

【处方】 党参六钱　白术三钱　远志二钱　茯神二钱　茯苓二钱　节菖蒲二钱　陈皮二钱　山药六钱　木香七分　当归二钱　川芎一钱半　白芍二钱　五味子二钱半

【主治】 心悸气短，精神不振。

【用法】 三碗水煎剩八分碗，温服。

【文献来源】 《中医秘方验方第三辑》。

（九）

【处方】 黄精（九蒸九晒）五两　牛乳（制粉）四两

【主治】 神经衰弱，倦怠失眠，肢体软弱。

【制法】 炼蜜为丸，每丸二钱重。

【用法】 每日服2次，每次服两丸，白开水送下。

【文献来源】 《中医秘方验方第三辑》。

（十）

【处方】 红参三钱　黄芪三钱　附子二钱　桂枝三钱　炮姜二钱　川羌活三钱　细辛七分

防风三钱　川芎三钱　白芍三钱　菊花三钱　黄芩二钱　石膏一钱　甘草二钱

【加减】 夏季用时减红参、附子。

【主治】 头晕倦怠，神经衰弱。

【用法】 三碗水煎剩八分碗，温服。

【备注】 孕妇忌服。

【文献来源】 《中医秘方验方第三辑》。

（十一）

【处方】 代赭石六钱　青黛二钱半　半夏三钱　白芍四钱　龙胆草三钱　吴茱萸一钱　党参三钱　生姜二钱

【主治】 肝气上逆呕吐（神经性呕吐）。

【用法】 水煎，每日早、晚饭前服。

【备注】 本方药量似是旧称，用时宜按新称折合。忌生冷、腥辣、黏硬等食物；孕妇忌服。

【文献来源】 《中医秘方验方第三辑》。

（十二）

【处方】 糯米五两　猪苓一两　白芍一两　柴胡四两　柏子仁五钱　巴戟天五两　木香二钱　九节菖蒲五钱　白参五钱

【主治】 健忘，过劳，脑力不足。

【制法】 共研为细末，炼蜜做大丸。

【用法】 每日一大丸，白开水送下。

【文献来源】 《中医秘方验方第二辑》。

（十三）

【处方】 人参三钱　柴胡五钱　升麻七分　焦白术四钱　陈皮三钱　当归三钱　木香七分　炙甘草一钱

【主治】 中气不足、倦怠（神经衰弱）。

【用法】 水煎服。

【文献来源】 《中医秘方验方第三辑》。

癔　症

（一）

【处方】 甘草五钱　小麦一杯　大枣 10 枚

【主治】 妇人癔症或脏躁。

【用法】 水煎，分 3 次温服。

【备注】 该方亦治失眠。

【文献来源】 《中草药验方选编》。

（二）

【处方 1】 泄肝丸：巴豆霜一两　广木香一两　明雄黄一两　郁金一两　皂荚四钱半　广陈皮五钱　莲子心二钱　乳香二钱半　没药二钱半　琥珀二钱　朱砂三钱

【制法】 共研为面，醋糊为丸，如绿豆大。

【处方 2】 宁志丸：红参七钱　茯神五钱　石菖蒲三钱　远志三钱　炒酸枣仁二钱　炒柏子仁五钱　当归五钱　生地黄五钱　广木香二钱　琥珀三钱　朱砂五钱　黄连二钱

【制法】 共研为面，蜜丸二钱重。

【处方 3】 滚痰丸：大黄二两　黄芩二两　青礞石一两二钱　盔沉香七钱　皂荚二钱半　犀角四钱　麝香二分五厘　沙参二钱　朱砂四钱　琥珀二钱

【制法】 共研为面，蜜丸二钱重。

【加减】 以上三种丸药，常服用，早晨 5 时，服泄肝丸 13 丸；午前 10 时，服滚痰丸一丸；晚 8 时，服宁志丸一丸。另外根据病情转化情况，适当用如下几个处方。①头昏迷可用胆南星三钱，半夏三钱，枳实七钱，桔梗三钱，川芎三钱，白芷四钱，细辛七分，防风八钱，川羌活四钱，菊花四钱，荆芥三钱，甘草一钱，水煎服。②舌强不语可用胆南星二钱，半夏四钱，人参三钱，陈皮三钱，茯苓四钱，竹茹三钱，石菖蒲四钱，枳实八钱，甘草一钱，水煎服。

【主治】 癔症。

【文献来源】 《中医秘方验方第三辑》。

中　风

（一）

【处方】 代赭石（捣细）七钱　生龙骨（捣细）四钱　牛膝七钱　生牡蛎（捣细）四钱　生龟板（捣细）四钱　川楝子（捣碎）二钱　生杭白芍四钱　玄参四钱　天冬四钱　茵陈二钱

生麦芽二钱　生甘草一钱半

【加减】　心中热者，加生石膏七钱；痰多者加胆南星二钱；尺脉重按虚者，加熟地黄八钱，山茱萸五钱；大便不实者，去龟板、代赭石，加赤石脂七钱。

【主治】　中风。其脉弦长有力，或上盛下虚。头目有时眩晕，或脑中时常作疼。发热，或目胀耳鸣，或心中烦热，或时常嗳气，或肢体渐废不利等。

【用法】　水煎服。

【备注】　孕妇忌服。

【文献来源】　《中医秘方验方第三辑》。

（二）

【处方】　黄芪一两　当归五钱　龙眼肉五钱　丹参三钱　乳香三钱　没药三钱　甘松二钱　鹿角胶（另炖同服）三钱

【主治】　中风虚证。身形软弱，肢体不遂。头重目眩，神昏或觉脑际紧缩作疼，或昏仆，移时苏醒，致成偏枯，或全身痿废，脉迟弱。

【用法】　水煎服，服后身有热感时，加天花粉四钱。

【文献来源】　《中医秘方验方第三辑》。

（三）

【处方】　当归三钱　川芎一钱半　赤芍二钱　生地黄二钱　桃仁二钱　红花二钱　怀牛膝二钱　地龙二钱　大秦艽五钱　防风一钱半　木通一钱半　川羌活一钱半　甘草一钱

【主治】　中风瘫痪，半身不遂，脑部有热，而不适用补阳还五汤者，可服此方。

【用法】　三碗水煎剩八分碗，温服，宜多服数剂。

【备注】　忌辛辣刺激性食物；孕妇忌服。

【文献来源】　《中医秘方验方第三辑》。

（四）

【处方】　苍术五钱　防风五钱　川羌活五钱　萆薢五钱　怀牛膝五钱　蚕沙五钱　枸杞子一两半　茄根五钱　木瓜三钱　白花蛇舌草三钱　独活五钱　狗脊五钱　桂枝三钱　秦艽五钱　鳖甲五钱　三七一两　虎骨五钱

【主治】　半身不遂（即中风）。

【制法】　烧酒五斤，冰糖半斤，用白布袋装上药，用罐盛以火煮之，约煮 2 小时取出。

【用法】　每服一杯。

【备注】　孕妇忌服。

【文献来源】　《中医秘方验方第三辑》。

（五）

【处方】　鲜桑枝二两

【主治】　半身不遂。

【用法】　水煎服。

【备注】　忌食腥凉之物。

【文献来源】　《中医秘方验方第三辑》。

（六）

【处方】　草乌三钱　香附四钱　威灵仙四钱　细辛三钱　何首乌三钱　白芷三钱　当归三钱　藁本五钱　麻黄三钱　防风三钱　川芎三钱　荆芥三钱　石斛三钱　薄荷三钱　苍术三钱　樟脑三分　天麻三钱

【主治】　半身不遂，左瘫右痪，不能动转。

【制法】　共为细末，蜜为丸，每丸二钱重。

【用法】　每日早、晚各服一丸，用石榴皮水送下。

【文献来源】　《中医秘方验方第三辑》。

（七）

【处方】　千年健二钱　地枫皮三钱　当归三钱　川芎一钱　防风二钱　独活三钱　全蝎一钱半　僵蚕一钱　血竭五分　明没药三钱　乳香五分　川牛膝三钱　木瓜一钱　杜仲二钱　细辛五分　桂枝五钱　肉桂五分　川羌活一钱　莪术一钱　穿山甲三钱　麻黄三钱　川乌五分　天麻一钱　草乌五分　甘草一钱　花蛇三钱　石斛五钱　虎骨四钱　红参四钱　枸杞子二钱　炙马钱子三钱　自然铜一钱

【主治】　半身不遂。

【制法】　共为粗末，装入新白布口袋，白酒六斤，冰糖一斤，用瓷罐装之，严封罐口，放锅内煮 50 分钟为度。

【用法】 每日早、晚各温服一酒盅，老年人及未成年人酌减。

【备注】 孕妇忌服。

【文献来源】 《中医秘方验方第三辑》。

（八）

【处方】 炙马钱子四两 川乌三钱 草乌三钱 明天麻三钱 蜈蚣（去头足）三钱 全蝎（去钩）三钱 麻黄三钱 雄黄三钱 穿山甲三钱 牛膝三钱 木瓜三钱 桂枝三钱 杜仲三钱 乳香三钱 没药三钱 朱砂二钱

【主治】 半身不遂。

【制法】 共为细末，酒糊为丸重一钱。

【备注】 忌腥辣食物；孕妇忌服。

【文献来源】 《中医秘方验方第三辑》。

（九）

【处方】 细辛一钱 白芷一钱 川乌一钱 草乌一钱 川芎一钱 白术一钱 当归一钱 苍术五钱 牛膝五钱 天麻五钱 鱼鳔五钱 穿山甲五钱 朱砂三钱 雄黄三钱 白花蛇（酒浸，微炒）五钱

【主治】 半身不遂。

【制法】 共为细末，每晚临卧服一钱半，黄酒送下，汗出，3～5 剂即见奇效。

【备注】 避风寒，忌发物；孕妇忌服。

【文献来源】 《中医秘方验方第三辑》。

（十）

【处方】 老贯金二两 黄芪二两

【主治】 半身不遂。

【用法】 三碗水煎剩八分碗，黄酒一斤为引，分 2 次服，出一次汗。

【文献来源】 《中医秘方验方第三辑》。

（十一）

【处方】 鱼鳔珠四两 淫羊藿一两 全当归二两 沙苑二两 杜仲二两 云茯苓二两 川附子二两 肉苁蓉二两 菟丝子二两 官桂一两 莲须一两五钱 怀牛膝一两半 巴戟天二两 补骨脂二两 枸杞子二两 核桃肉二两

【主治】 半身不遂。

【制法】 共为细末，小蜜丸如豆大。

【用法】 每服 30 丸，黄酒送下。

【备注】 忌食马肉及无鳞鱼；孕妇忌服。

【文献来源】 《中医秘方验方第三辑》。

（十二）

【处方】 虎骨二钱 桂枝二钱 川乌一钱 草乌一钱 附子一钱 白花蛇舌草一钱半 肉桂一钱半 千年健二钱 地榆二钱 附子二钱 当归二钱 透骨草一钱半 鹤虱一钱半 赤芍三钱半 乳香七分 没药一钱半 防风一钱半 秦艽一钱半 石斛一钱半 杜仲二钱 牛膝二钱 白术三钱 藏红花一钱半 粉甘草一钱牛羌活一钱半 独活一钱半

【主治】 半身不遂。

【制法】 白酒三斤，冰糖半斤，炖 2 小时。

【用法】 每日早、晚 2 次，每服一大盅（约四钱）。

【备注】 孕妇忌服。

【文献来源】 《中医秘方验方第三辑》。

（十三）

【处方】 鲜鱼血（即鲜活鱼杀之出来的血）

【主治】 中风口眼㖞斜。

【用法】 将鲜鱼血涂面部，向左歪涂右边，向右歪涂左边。

【文献来源】 《中医秘方验方第一辑》。

（十四）

【处方】 当归二钱 乳香二钱 没药二钱 土鳖虫二钱 麻黄二钱 生姜二钱 蟹四钱 桂枝二钱 牛膝二钱 红花二钱 血竭三钱 三七二钱 黄瓜子一两 自然铜二钱 朱砂二钱 冰片一钱 麝香一分

【主治】 中风瘫痪，不能行走。

【制法】 共为细末。

【用法】　每日早、晚各服一钱，白酒送下。

【备注】　孕妇忌服。

【文献来源】　《中医秘方验方第三辑》。

（十五）

【处方】　当归三钱　川芎二钱　酒白芍三钱　熟地黄一钱　桂枝二钱　南星四钱　地龙四钱　没药二钱　木瓜二钱　白芷一钱

【主治】　中风、痹证。

【用法】　水煎服；第2剂加白术一钱；第3剂加草乌二钱；第4～5剂加乳香一钱，第6～7剂再加乳香一钱。

【文献来源】　《中医秘方验方第三辑》。

（十六）

【处方】　黄芪二两　当归三钱　丹参五钱　川芎二钱　红花三钱　地龙三钱　鸡血藤六钱　蜈蚣五分　白附子二钱

【主治】　脑血栓后半身不遂、口眼㖞斜。

【用法】　水煎服，每日1剂，日服2次。

【文献来源】　《验方秘方选编》。

（十七）

【处方1】　当归一钱　川芎一钱　甲珠三钱　天麻一钱　川乌一钱　威灵仙一钱　苦参一钱　玄参一钱　草乌一钱　柴胡一钱　姜黄一钱　炙甘草五分

【处方2】　乌药二钱　香附一钱　姜黄一钱　威灵仙一钱　川芎七分　羌活一钱　当归三钱　桃仁七分　南星八分　炙甘草五分　桑枝二两

【主治】　脑血栓形成初期。

【用法】　上述一、二方均在晚上睡前服，先服第一方第一煎，中间相隔1小时，再服第二方第一煎，服后盖被，汗出为佳，第二日早晨，将两方的第二煎混合一次服下，一般可服3剂。

【文献来源】　《验方秘方选编》。

面神经麻痹

（一）

【处方】　大蜈蚣2条　防风20克

【主治】　口眼㖞斜。

【用法】　先将防风煎水，调服蜈蚣面一次服完，每日1次，连服6日痊愈。

【文献来源】　《中草药秘方验方选》。

（二）

【处方】　蜗牛50个　僵蚕50克　全蝎25克

【主治】　颜面神经麻痹。

【制法】　共研为细末。

【用法】　每服5克，以黄酒为引，取汁。

【文献来源】　《中草药秘方验方选》。

（三）

【处方】　细辛五钱　皂角五钱　荆芥穗五钱　槐花五钱

【主治】　吊线风（口眼㖞斜）。

【制法】　共为细末，炼蜜为丸三钱重。

【用法】　每服一丸，黄酒送下。

【备注】　孕妇忌用。

【文献来源】　《中医秘方验方第三辑》。

（四）

【处方】　白芷五钱　木瓜五钱　松萝茶五钱（茶叶亦可）

【主治】　口眼㖞斜。

【用法】　水煎服，用两碗水煎剩八分碗。早、晚食后服之，二次煎同。

【文献来源】　《中医秘方验方第三辑》。

（五）

【处方】　僵蚕三钱　全蝎三钱　白附子三钱

【主治】　吊线风。

【制法】 先将前两味药用净水浸1日，晒干焙黄色，再加入白附子共为细末。

【用法】 每服三钱，黄酒送下，汗出。

【文献来源】 《中医秘方验方第三辑》。

（六）

【处方】 荆芥穗一两 细辛一两 皂角一两 槐角胶一两 朱砂五钱

【主治】 口眼㖞斜、筋急拘挛。

【制法】 共研为细末。

【用法】 每服钱半，每日3次，以姜汤为引。

【文献来源】 《中医秘方验方第三辑》。

（七）

【处方】 生南星二钱 生草乌二钱 生川乌二钱 白及二钱 全蝎一钱半 白附子三钱 皂角一钱 升麻五分 明天麻一钱 蜈蚣1条 木香五分 清半夏一钱 冰片一钱

【主治】 口眼㖞斜。

【制法】 共研为细末。

【用法】 用姜汁调药，左歪敷右，右歪敷左，敷正停药。

【备注】 此药为外敷药，用于兴奋神经。

【文献来源】 《中医秘方验方第三辑》。

（八）

【处方】皂角一两 细辛一两 槐花五钱 槐角五钱 荆芥穗一两 白附子一分 朱砂二钱

【主治】 口眼㖞斜。

【制法】 共研为细末，蜜丸一钱重。

【用法】 日服3次，每服一丸，黄酒送服。

【文献来源】 《中医秘方验方第三辑》。

（九）

【处方】 全蝎二钱 薄荷三钱 赤芍三钱 白附子三钱 红花三钱 地肤子五分

【主治】 吊线风。

【制法】 水煎服。

【用法】 分2次服，见汗即愈，但不得过3剂。

【备注】 体弱者不宜用。

【文献来源】 《中医秘方验方第三辑》。

（十）

【处方】 麻黄二钱 川乌七分 草乌七分 白附子二钱 僵蚕二钱 全蝎一钱 防风二钱

【主治】 口眼㖞斜。

【用法】 水煎服。

【备注】 在未服药前2小时先吃饭，使微有汗意，在发汗时侧卧位，头部用被微覆之；孕妇忌服。

【文献来源】 《中医秘方验方第一辑》。

（十一）

【处方】金银花二钱 白附子三钱半 僵蚕三钱半 全蝎二钱 防风三钱半 甘草一钱半

【主治】 口眼㖞斜。

【用法】 水煎服，在早饭前、晚饭后服用。

【备注】 孕妇忌服。

【文献来源】 《中医秘方验方第一辑》。

（十二）

【处方】 细辛一钱二分 皂角二钱 荆芥穗二钱 槐角二钱

【主治】 口眼㖞斜。

【制法】 共合一处，碾为细末，炼蜜为丸，每丸一钱重。

【用法】 每日早、午、晚饭后，服一丸，黄酒送下。

【备注】 忌生冷、腥辣等食物；孕妇忌服。

【文献来源】 《中医秘方验方第一辑》。

（十三）

【处方】 潞党参五钱 黄芪五钱 当归三钱 焦白术三钱 川芎三钱 防风三钱 细辛一钱半 白芷二钱 僵蚕二钱 羌活二钱 全蝎（去尾）二钱 钩藤五钱 白术三钱 甘草一

钱 生姜3片

【主治】 口眼㖞斜。

【用法】 三碗水煎剩八分碗服之。

【备注】 此方细辛的分量为一钱五分，不可过量，其对脑神经有麻痹性刺激，可减去九分，用六分，入此方煎服有效。

【文献来源】 《中医秘方验方第一辑》。

（十四）

【处方】 僵蚕三钱 全蝎三钱 清半夏三钱

【主治】 口眼㖞斜。

【制法】 共为末，分四包。

【用法】 每服一包，黄酒送服。

【备注】 孕妇忌服。

【文献来源】 《中医秘方验方第一辑》。

（十五）

【处方】 白附子二钱 地肤子二钱 红花二钱 全蝎二钱 赤芍二钱

【主治】 口眼㖞斜。

【用法】 水煎服。

【文献来源】 《中医秘方验方第一辑》。

（十六）

【处方】 川羌活二钱 防风三钱 荆芥穗二钱 白鲜皮二钱 炙麻黄二钱 天南星二钱 蔓荆子二钱 制川乌二钱 甘草一钱半

【主治】 口眼㖞斜。

【用法】 三碗水煎剩八分碗，温服，每日早、晚各服1次。

【备注】 忌食鱼类；孕妇忌服。

【文献来源】 《中医秘方验方第一辑》。

脑 膜 炎

（一）

【处方】 生大葱

【主治】 预防脑膜炎。

【用法】 每日嚼食2～4瓣，连食数日。

【文献来源】 《中草药验方选编》。

（二）

【处方】 贯众三钱

【主治】 预防脑膜炎。

【用法】 煎汤3次，1日内服完。

【备注】 孕妇忌服。又方①贯众一两，野菊花三钱，水煎服。②贯众、雄黄各一两半，浸入盛有一百斤食用水的水缸内。

【文献来源】 《中草药验方选编》。

（三）

【处方】 马齿苋二两 石菖蒲四钱

【主治】 脑膜炎。

【用法】 水煎服，服时可加红糖。

【文献来源】 《中草药验方选编》。

（四）

【处方】 青蒿二钱 贯众五钱 甘草一钱

【主治】 脑膜炎。

【用法】 水煎服，每服一茶碗，每日2次，可连服2～3日。患儿酌减。

【文献来源】 《中草药验方选编》。

（五）

【处方】 云母石五钱 贯众一两 连翘一两

【加减】 高热者加生石膏一两；呕吐者加半夏五钱；脖子发硬者加当归八钱，钩藤六钱；大便干者加大黄三钱，元明粉三钱。

【主治】 脑膜炎。

【用法】 水煎服。每日1剂，分6次服，每4小时服一次，服至热退，症状消失3～4日后，停服。

【文献来源】 《验方秘方选编》。

（六）

【处方】 全蝎（去钩）六分 蜈蚣（去头足）四分 土鳖虫四分

【主治】 结核性脑膜炎。

【制法】 共研细末。

【用法】 每日五六分，分3次服（成人量）。小儿酌减，治疗期为5～6个月，有惊厥时，可加入朱砂一至三分，高热时，可服安宫牛黄丸。

【文献来源】 《中医秘方验方第三辑》。

（七）

【处方】 巴豆7～14个 轻粉七分 银朱七分 斑蝥3个 麝香一厘 砒石一分至一分六厘

【主治】 结核性脑膜炎。

【制法】 共研细末，用蜜调膏。

【用法】 摊于净青布上，贴至两侧太阳穴，或天庭、发际之间。

【备注】 勿食小米绿豆饭。此糊药宜贴30分钟，至见小米粒大的小白点时即止，不可时间过长。

【文献来源】 《中医秘方验方第三辑》。

森林脑炎

【处方】 生石膏三两 知母四钱 甘草二钱 犀角二钱 玄参一两 生地黄一两半 寸冬一两 大黄四钱

【主治】 森林脑炎。

【用法】 水600ml煎至200ml，分2次早、晚服。

【文献来源】 《中医秘方验方第三辑》。

呃逆

（一）

【处方】 半夏7克 杏仁10克 白芥子10克 苏子7克 大腹皮7克 川贝母10克 酒黄芩8克 黑栀子7克 当归10克 大黄10克 甘草7克

【主治】 呃逆（俗名打嗝）。

【用法】 三碗水煎剩一碗，温服。如服下无任何作用时，续服2～3剂均可。

【文献来源】 《中医秘方验方第二辑》。

（二）

【处方】 朱砂二钱 冰片二分 薄荷水三分 甘草七钱 细辛一钱 白芷七分

【主治】 呃逆。

【制法】 共研为细末。

【用法】 每服七分，凉开水送下。

【文献来源】 《中医秘方验方第二辑》。

（三）

【处方】 荔枝核7个

【主治】 呃逆（膈肌痉挛）。

【制法】 研为细末。

【用法】 分3次口服。

【文献来源】 《中草药秘方验方选》。

（四）

【处方】 刺梅果根100克

【主治】 呃逆。

【用法】 水煎服，每日1剂，不拘时频服。

【备注】 本组共治19例，均有效验。

【文献来源】 《中草药秘方验方选》。

（五）

【处方】 硼砂二钱

【主治】 呃逆连声不绝。

【制法】 研细末。

【用法】 白开水送服，每服一钱。

【文献来源】 《中医秘方验方第三辑》。

（六）

【处方】 炒五灵脂二钱 当归三钱 川芎二钱 桃仁（捣如泥）三钱 牡丹皮二钱 乌药二钱 赤芍二钱 延胡索一钱 甘草三钱 香附一钱五分 红花三钱 枳壳一钱五分

【主治】 因怒气打嗝，如鹅叫声。

【用法】 三碗水煎剩八分碗，每日早、午、晚饭前服。

【备注】 忌食生冷、辛辣、黏硬等物。

【文献来源】 《中医秘方验方第三辑》。

（七）

【处方】 橘红三钱 清半夏二钱 沉香一钱五分 槟榔片三钱 木香一钱五分 苏子三钱 莱菔子三钱 代赭石五钱 云茯苓三钱 枳壳二钱 香附三钱 川芎二钱 甘草一钱

【主治】 呃逆（膈肌痉挛）。呃声连续不断，食不得下，不得卧。

【用法】 水煎，每日 1 剂，分 2 次服。

【备注】 孕妇慎服。

【文献来源】 《中医秘方验方第三辑》。

（八）

【处方】 代赭石三钱 旋覆花九钱 半夏三钱 甘草九钱 生姜 6 片 红参二钱 大枣 6 个 丁香六分 柿蒂三钱

【主治】 呃逆（膈肌痉挛）。

【用法】 以水一斤八两，煎成六两，作 3 次量，早、晚 2 次温服。

【备注】 孕妇忌服。

【文献来源】 《中医秘方验方第三辑》。

（九）

【处方】 半夏二钱 杏仁三钱 芥子三钱 大腹皮二钱 苏子一钱 川贝母三钱 黄芩二钱五分 栀子二钱 当归三钱 大黄三钱 甘草一钱

【主治】 呃逆（膈肌痉挛）。

【用法】 四碗水煎剩一碗，每剂煎 3 次。日服 3 次。

【备注】 孕妇忌服。

【文献来源】 《中医秘方验方第三辑》。

（十）

【处方】 延胡索四钱 五灵脂四钱 莪术三钱 香附三钱 郁金三钱 当归三钱 槟榔三钱 广陈皮三钱 木香七分 果仁三钱 高良姜二钱 青皮三钱 枳实三钱 乌药三钱

【主治】 呃逆（膈肌痉挛）。

【用法】 三碗水煎剩半碗服之。

【备注】 孕妇忌服。本方用量稍大，系旧称量，用时宜按新称折合。

【文献来源】 《中医秘方验方第三辑》。

（十一）

【处方】 莱菔子根（晒干）1 个 藕节 7 个 柿蒂 7 个

【主治】 呃逆（膈肌痉挛）。

【制法】 共为细末。

【用法】 每服五钱，黄酒送下。

【文献来源】 《中医秘方验方第三辑》。

（十二）

【处方】 硫黄二钱 乳香二钱

【主治】 呃逆（膈肌痉挛）。

【制法】 共为极细末。将药装入酒壶内，用烧酒一两煎开，以纸卷筒。

【用法】 口鼻吸之，吸入腹内有效。

【文献来源】 《中医秘方验方第三辑》。

（十三）

【处方】 槟榔 7 个 大黄（姜水炒）五钱 核桃皮四钱 朱砂一钱 紫豆蔻二钱 瓜蒌 1 个

【主治】 呃逆（膈肌痉挛）。

【制法】 共为细末，炼蜜为丸二钱重。

【用法】 每服一丸，姜水送服。

【文献来源】 《中医秘方验方第三辑》。

（十四）

【处方】 荔枝核 7 个

【主治】 呃逆（膈肌痉挛）。呃逆连续不断，呼吸不利，甚至头晕妨碍饮食。

【制法】 火煨研面，作一次量。

【用法】 白开水送服。

【备注】 忌生冷、硬食物和酒类。

【文献来源】 《中医秘方验方第三辑》。

反 胃

（一）

【处方】 柿饼炭面一钱半 苏打粉五分

【主治】 反胃吐食。

【用法】 合一处，白开水送下，一次用。

【备注】 忌食生硬之物。

【文献来源】 《中医秘方验方第三辑》。

（二）

【处方】 朱砂一钱 雄黄二钱 麝香一分 冰片五分

【主治】 反胃。

【制法】 共为细末。

【用法】 成人每服五分，小孩按年龄酌情减量服之。

【文献来源】 《中医秘方验方第三辑》。

（三）

【处方】 代赭石八钱 柿蒂三钱 木香二钱 槟榔二钱 川厚朴二钱 青皮三钱 枳壳三钱 香附三钱 莱菔子二钱 公丁香二钱 红花二钱 苏子五钱

【主治】 胃满，膈气上逆。

【用法】 三碗水煎剩八分碗，温服。

【文献来源】 《中医秘方验方第三辑》。

（四）

【处方】 柿霜、甘草面、陈皮面、苏打各等份

【主治】 反胃，胸痛。

【制法】 共研细末。

【用法】 每次七分，白开水送下。

【文献来源】 《中医秘方验方第三辑》。

呕　吐

（一）

【处方】 糯稻根一把

【主治】 呕吐。

【用法】 水煎服。

【备注】 又方糯米二两煮烂，徐徐饮，治久吐伤阴，舌光、少寐。

【文献来源】 《中草药验方选编》。

（二）

【处方】 蜀椒一钱半 绿豆一撮

【主治】 恶心呕吐。

【用法】 水煎服。

【文献来源】 《中草药验方选编》。

（三）

【处方】 绿豆一把 灶心土（如红枣大）一块

【主治】 夏季受暑呕吐。

【制法】 共研细末。

【用法】 用冷开水一碗，加入药末用筷子搅匀，待药末沉淀后澄清去渣，徐徐饮下。

【文献来源】 《中草药验方选编》。

（四）

【处方】 芦根三两

【主治】 胃热呕吐。

【用法】 切碎，水煎服。

【备注】 本方亦治呕哕反胃，小便频数。

【文献来源】 《中草药验方选编》。

（五）

【处方】 肉豆蔻、五味子、广木香、槟榔、草果、细辛、青皮、当归、川芎、官桂、枳壳、芍药、川厚朴、益智仁各等份

【主治】 呕吐食物，两胁疼痛。

【制法】 白酒煎服。

【用法】 温服。

【文献来源】 《中医秘方验方第二辑》。

（六）

【处方】 荷叶三钱

【主治】 一切呕吐不止（传染病除外），胃溃疡亦有效。

【制法】 烧至存性为度，研成细末。

【用法】 每次三钱，每日 1 次，服 3 次后，显著收效。

【文献来源】 《中医秘方验方第二辑》。

（七）

【处方】　五灵脂三钱

【主治】　呕吐不止。

【制法】　碾为细末，用黄狗胆为丸，如樱桃大。

【用法】　每次服一钱，烧酒化服。

【备注】　忌生冷、腥辣、黏硬等食物。

【文献来源】　《中医秘方验方第三辑》。

（八）

【处方】　炙赤石脂一两　石榴皮五钱　车前子一两　白术四钱　滑石四钱　泽泻三钱　诃子五钱　山药五钱　灶心土一两（不要煤灶的）

【主治】　呕吐。

【制法】　共为细末。

【用法】　每服二钱，小孩酌减，白开水送下。

【文献来源】　《中医秘方验方第三辑》。

（九）

【处方】　砂仁二钱　草豆蔻二钱　干姜二钱　柿蒂二钱　延胡索二钱　川楝子三钱　没药二钱　苏子五钱　郁李仁五钱　木香一钱　芝麻一钱　竹茹三钱

【主治】　呕吐，关格腹痛，中结。

【用法】　水煎服。

【备注】　孕妇忌服。

【文献来源】　《中医秘方验方第三辑》。

（十）

【处方】　熟地黄五钱　生地黄五钱　麦冬二钱　天冬二钱　石斛二钱　陈皮三钱　枳壳二钱　黄芩二钱　茯苓三钱　竹茹二钱　石膏八钱　枇杷叶二钱　官桂五分　甘草二钱

【主治】　胃热呕吐。

【用法】　水煎服。

【文献来源】　《中医秘方验方第三辑》。

（十一）

【处方】　竹茹一两　生石膏一两　生代赭石一两　竹叶三钱　滑石二钱　炙枇杷叶三钱　枳实二钱

【主治】　胃火呕吐。

【用法】　水煎服。

【备注】　孕妇忌服。

【编者按】　此方药量是旧量，用时宜按新量折合。

【文献来源】　《中医秘方验方第三辑》。

（十二）

【处方】　生地黄五钱　熟地黄五钱　黄芩二钱　竹茹三钱　石斛二钱　麦冬三钱　天冬三钱　柿蒂二钱　代赭石八钱　玄参五钱　枇杷叶二钱　枳壳二钱　砂仁二钱　官桂一钱

【主治】　脾虚，胃热，心烦，嘈杂，呕吐。

【用法】　水煎服。

【备注】　孕妇忌服。

【文献来源】　《中医秘方验方第三辑》。

（十三）

【处方】　代赭石二两　党参一两

【主治】　上盛下虚之呕吐不已，大便燥结。

【制法】　共为细末，蜜丸三钱重。

【用法】　成年人每服一丸，白开水送下。

【备注】　孕妇忌服，未成年人酌减。

【文献来源】　《中医秘方验方第三辑》。

（十四）

【处方】　白豆蔻四两（用苏子拌炒，然后去苏子不用）

【主治】　胃寒呕吐不止。

【制法】　碾为细末。

【用法】　每次服用二钱，白开水送下。

【备注】　忌生冷、辛辣、硬物。

【文献来源】　《中医秘方验方第三辑》。

（十五）

【处方】　生姜五钱　代赭石三钱

【主治】　呕吐不止。

【制法】　共为细末。

【用法】 白开水冲服，分 3 次用。

【文献来源】 《中医秘方验方第三辑》。

（十六）

【处方】 甘草三钱 朱砂二钱 石膏二钱 青黛二钱 藿香三钱 滑石一两 薄荷二钱 代赭石三钱 芒硝一钱 冰片三分 干姜五分

【主治】 胃热呕吐不止。

【制法】 共研细末。

【用法】 5 岁以下者，可服五分，以上酌情增加，白开水送下。

【文献来源】 《中医秘方验方第三辑》。

吐 泻

（一）

【处方】 雄黄五钱 硝石四钱 白芷二钱 枯矾一两 皂角五钱 细辛四钱 石菖蒲五钱 鹅不食草三钱 公丁香三钱 苍术五钱 冰片七钱 麝香三分 荜茇三钱

【主治】 暴吐泻、恶心、反胃、中风、牙关紧闭，不省人事，中山岚瘴风（附治男子阳脱，女子阴脱）。

【用法】 成年人每次七分或五分，姜水送下，用治阴脱、阳脱用白酒送下。

【备注】 孕妇忌服。

【文献来源】 《中医秘方验方第三辑》。

（二）

【处方】 灶心土四两 广木香一钱 陈皮五钱

【主治】 卒暴吐泻。

【用法】 水煎服，1 剂立止。

【备注】 忌生冷、腥辣及不易消化食物。

【文献来源】 《中医秘方验方第三辑》。

（三）

【处方】 党参五钱 川附子四钱半 干姜三钱 白术三钱 桃仁一钱半 红花一钱半 甘草二钱

【主治】 吐泻不止，汗出如雨身凉，目眶塌，鼻唇指甲青黑，六脉沉伏。

【用法】 水煎服。

【备注】 忌食生冷、硬物；孕妇忌服。

【文献来源】 《中医秘方验方第三辑》。

（四）

【处方】 元明粉五钱 代赭石五钱

【主治】 呕吐腹痛，小便赤涩，里急后重。

【制法】 共为细末。

【用法】 每服一钱，白开水送下。

【备注】 孕妇忌服。

【文献来源】 《中医秘方验方第三辑》。

（五）

【处方】 藿香五钱 扁豆一两 滑石一两 苍术一两半 云茯苓五钱 泽泻五钱 甘草五钱 酒白芍五钱 车前子五钱

【主治】 霍乱吐泻不止。

【制法】 共为细末。

【用法】 大人、小儿酌量用之，如泻不止，可加灶心土，煎汤为引。

【备注】 忌食生冷、硬物，勿多食。

【文献来源】 《中医秘方验方第三辑》。

（六）

【处方】 雄黄八钱 郁金四钱 乳香四钱 没药四钱 木香三钱 皂角八钱 琥珀四钱 朱砂四钱 半夏四钱 甘草二钱 苍术四钱 白芷四钱 陈皮三钱 细辛四钱 羌活四钱 杜仲四钱 桔梗四钱 薄荷冰三分 枯矾四钱

【主治】 霍乱吐泻。

【制法】 共合一处，碾为细末，用瓷瓶收。

【用法】 遇有急证，临时先用少许吹鼻内，后服二钱，白开水送下。

【备注】 忌生冷、腥辣等食物；孕妇忌服。

【文献来源】 《中医秘方验方第三辑》。

（七）

【处方】 苍术一两 桔梗六钱 神曲六钱

贯众五钱 滑石五钱 大黄五钱 雄黄五钱 姜厚朴五钱 姜半夏五钱 川芎五钱 藿香五钱 朱砂五钱 白芷三钱 柴胡三钱 防风三钱 荆芥三钱 前胡三钱 枳壳三钱 薄荷三钱 陈皮三钱 炒皂角三钱 石菖蒲三钱 公丁香三钱 广木香三钱 草果仁三钱 香薷三钱 白矾三钱 麝香六分 冰片六分

【主治】 吐泻霍乱。

【制法】 共为细末。

【用法】 成人每服六分，白开水送下。

【备注】 忌腥辣食物；孕妇忌用。

【文献来源】 《中医秘方验方第三辑》。

（八）

【处方】 甘草五两 细辛七钱 白芷一两 朱砂四钱半 冰片一钱半 薄荷冰一钱半

【主治】 伤暑吐泻。

【制法】 共为细末。

【用法】 每服七分，白开水送下。

【备注】 忌生冷食物。

【文献来源】 《中医秘方验方第三辑》。

（九）

【处方】 干姜一两 附子五钱半 甘草二钱

【主治】 阴霍乱。腹痛牙关紧闭，手足冰冷，大汗出，六脉沉伏不见。

【用法】 水煎服。

【备注】 忌生冷食物；孕妇勿服。

【文献来源】 《中医秘方验方第三辑》。

（十）

【处方】 红参一钱 焦白术二钱 砂仁二钱 竹茹一钱半 云茯苓二钱 益智仁一钱 香附三钱 炙甘草三钱 厚朴一钱半 神曲二钱 麦芽二钱 枳实二钱 焦山楂二钱

【主治】 脾虚吐泻腹胀。

【用法】 水煎服，服后针中脘、下脘、天枢穴。

【文献来源】 《中医秘方验方第三辑》。

（十一）

【处方】 火硝半斤 明雄黄五分 黑矾一两 樟丹二钱 朱砂五分

【主治】 中寒、中风、冷热吐泻。

【制法】 共为细末，武火炼成，用铁锅或铜勺，不停搅动，不可让药烧着，先做好一个黄泥槽，炼好后急倒入黄泥槽内，凉后便成。

【用法】 每服四分，白开水送下。

【文献来源】 《中医秘方验方第三辑》。

（十二）

【处方】 火硝二钱 金礞石二钱 冰片五分 牛黄三分 麝香三分 硼砂三钱 雄黄五分 朱砂三钱 赤金 25 张

【主治】 呕吐下泄，咽喉肿痛，流行时疫。

【制法】 火硝同礞石炒后，共为细末。

【用法】 大人每服三四分，小儿 1～5 岁每服一分，5～10 岁每服二分。

【文献来源】 《中医秘方验方第三辑》。

噎膈厌食

（一）

【处方】 鸡嗉子 2 个 砂仁 7 个 代赭石一钱

【主治】 噎膈。

【用法】 鸡嗉子内容物不倒出，再装入其他药，焙干，研末，每服五分。

【文献来源】 《黑龙江验方选编》。

（二）

【处方】 蟾蜍 7 个

【主治】 噎膈。

【制法】 将蛤蟆装在锄裤里，以火烧存性，研末。

【用法】 每服一钱。

【文献来源】 《黑龙江验方选编》。

（三）

【处方】 冻蒲公英

【主治】 噎膈。

【用法】 捣汁和酒服。

【文献来源】 《中草药验方选编》。

（四）

【处方】 威灵仙一两 白蜂蜜一两

【主治】 食管癌。

【用法】 水煎服，每日 1 剂，分早、晚服，连服 1 周。

【备注】 上方加醋半碗，和水少许煎，分 2 次服。在治疗期间禁忌暴怒、房劳及刺激性饮食。

【文献来源】 《中草药验方选编》。

（五）

【处方】 鹅血

【主治】 食管癌。

【用法】 用注射器刺鹅血管，抽取，每日抽服 5～10ml，趁热服下，宜连续服用。

【备注】 又方白鹅毛烧灰存性，每服五分，用热酒冲服，对噎膈疼痛有效。

【文献来源】 《中草药验方选编》。

（六）

【处方】 硼砂三两 乌梅肉 12 个 黑豆 49 粒 绿豆 49 粒 乳香一钱 百草霜五钱

【主治】 噎食。

【制法】 共研为面，入乌梅肉捣烂合丸如弹子大，朱砂、雄黄为衣，阴干。

【用法】 每服一丸，早、晚饭前含化，以茶水漱口咽下。

【文献来源】 《中医秘方验方第二辑》。

（七）

【处方】 生代赭石一两 台党参五钱 生山药六钱 天花粉六钱 天冬四钱 桃仁三钱 红花二钱 苏土鳖虫（研）五个 旱三七面二钱五分

【主治】 噎膈。

【制法】 以上八味药煎好，将旱三七面放入一半，另煎时再放入另一半。

【用法】 水煎服。

【文献来源】 《中医秘方验方第二辑》。

（八）

【处方】 当归半两 桃仁三钱 火麻仁五钱 大黄二钱 杏仁三钱 枳壳二钱 黑芝麻四钱 红花半钱

【主治】 噎膈（食入即吐，大便秘结）。

【用法】 水煎服。服此方 2 剂后大便成条，吐亦止，嘱患者多食芝麻，或饮人乳、童便、红糖开水，或其他油润之物，3 剂药痊愈。

【备注】 服药时加入生姜汁、韭菜汁、童便。

【文献来源】 《中医秘方验方第二辑》。

（九）

【处方】 人参三钱 焦白术三钱 茯苓三钱 陈皮三钱 砂仁三钱 紫豆蔻二钱 甘草二钱 清半夏二钱 炒草果三钱

【主治】 饮食即吐。

【制法】 共研为细末，炼蜜为丸，三钱重。

【用法】 早、晚各服 1 次，白开水送服。

【文献来源】 《中医秘方验方第二辑》。

（十）

【处方】 柿蒂二钱 川厚朴一钱半 木香一钱半 槟榔一钱半 枳壳一钱半 青皮二钱 乌药二钱 砂仁一钱

【主治】 噎膈。

【用法】 水煎服。

【备注】 孕妇忌服。

【文献来源】 《中医秘方验方第二辑》。

（十一）

【处方】 代赭石二两

【主治】 噎膈厌食症。

【制法】 为细末。

【用法】 成人每服三钱，用蜂蜜冲服。大便干燥时，可加大黄煎汤并服。

【文献来源】 《中医秘方验方第三辑》。

（十二）

【处方】 当归七钱 桃仁六钱 火麻仁七钱 大黄二钱 杏仁二钱 黑芝麻四钱

【主治】 倒食、便秘。

【用法】 三碗水煎剩八分碗，温服，姜汁一盅，韭汁一盅为引。

【备注】 孕妇忌服。

【文献来源】 《中医秘方验方第三辑》。

（十三）

【处方】 牛黄二分 熊胆二钱 川黄连二钱 琥珀二钱 紫豆蔻二钱 狗宝二钱 冰片一钱 朱砂五分

【主治】 噎膈。

【制法】 共为细末。

【用法】 每服七分，红枣 7 个，水煎冲服。

【备注】 忌食辣物。

【文献来源】 《中医秘方验方第三辑》。

（十四）

【处方】 硼砂二钱 木香二钱 白豆蔻五钱 乌梅肉三钱

【主治】 噎膈。

【制法】 共为面，白蜜为丸，如黄豆大。

【用法】 每早空腹服 1 次，每服一丸，服 10 日即效。

【备注】 应加量至 10 丸。

【文献来源】 《中医秘方验方第三辑》。

（十五）

【处方】 槟榔四钱 通草三钱 厚朴三钱 枳壳三钱 郁金三钱 肉豆蔻一钱 木通一钱半 桔梗一钱半 香附五钱 木香一钱半

【主治】 噎膈。

【用法】 三碗水煎剩八分碗，温服。

【文献来源】 《中医秘方验方第三辑》。

（十六）

【处方】 生地黄六钱 熟地黄六钱 桃仁四钱 当归一两 红花二钱 麻仁三钱 升麻一钱 熟大黄三钱

【主治】 噎膈（食管狭窄）。

【用法】 水一斤煎剩四两，每次服二两，每日 2 次，早、晚饭前服用。

【文献来源】 《中医秘方验方第三辑》。

（十七）

【处方】 半夏二钱 陈皮二钱 天冬二钱 当归六钱 代赭石四钱 麦冬二钱 肉苁蓉六钱 柿霜二钱

【主治】 噎膈。

【用法】 水煎服，每日 2 次。

【备注】 柿霜不煎含化；心痛剧烈如刀绞者不全效。

【文献来源】 《中医秘方验方第三辑》。

（十八）

【处方】 瓜蒌三钱 枳壳三钱 清半夏三钱 杏仁三钱 白芥子三钱 苏子二钱 旋覆花二钱 川贝母四钱 黄芩三钱 黑栀子二钱 当归三钱 大黄三钱 甘草二钱

【主治】 噎膈。

【用法】 水煎服。

【文献来源】 《中医秘方验方第三辑》。

痞 证

（一）

【处方】 活大蜘蛛 1 个 鸡蛋 1 个

【主治】 痞证。

【制法】 将鸡蛋打破一头放进蜘蛛，用呈文纸封好，周围用泥糊上五分厚，用火烧熟。

【用法】 先食蜘蛛，后食鸡蛋（3 日 1 次）。

【文献来源】 《黑龙江验方选编》。

（二）

【处方】 白胡椒二两 明矾二钱半

【主治】 痞证。

【制法】 共研细末，以炒白面、生姜汁调匀为丸，如黄豆粒大。

【用法】 每服 10～30 粒，5 小时服 1 次。

【文献来源】 《黑龙江验方选编》。

（三）

【处方】 巴豆 2 个 小枣（去核）2 个 黑胡椒 7 粒 绿豆 7 个

【主治】 痞证。

【制法】 用砂锅炒黄为面，面糊为丸。

【用法】 分 2 次服。

【备注】 此方治水臌。

【文献来源】 《黑龙江验方选编》。

消 化 不 良

（一）

【处方】 炒山楂三钱 炒鸡内金三钱

【主治】 消化不良。

【用法】 水煎，加红糖一两冲服，日服 2 次。

【文献来源】 《民间验方》。

（二）

【处方】 莱菔子一两 大黄三钱 砂仁三钱

【主治】 臌闷胀饱，消化不良。

【制法】 共研成细末。

【用法】 每服一二钱，白开水送下，日服 2 次。

【文献来源】 《中草药验方选编》。

（三）

【处方】 沙参二钱 白术三钱 茯苓一钱半 清半夏一钱半 广陈皮三钱 甘草一钱 吴茱萸五分 川黄连五分

【加减】 胀甚者加鸡内金、槟榔；饱甚者加三棱、莪术，倍甘草；痛甚者加砂仁、草豆蔻；吞酸者加木香；嘈杂不已者加三仙；便秘者加炙大黄。

【主治】 胃久虚呕逆，胃脘胀痛，吞酸嘈杂，食少难消，食后倒饱。

【用法】 三碗水煎剩半碗，温服，小儿酌减。

【备注】 孕妇、素无胃病者、饱食后伤胃作痛者忌服。

【文献来源】 《中医秘方验方第二辑》。

（四）

【处方】 五顶蔻四钱 肉豆蔻三钱 草豆蔻三钱 红豆蔻三钱 白豆蔻三钱 五爪橘三钱 炙黄芪五钱 槟榔四钱 青皮三钱 贡白术三钱 油厚朴三钱 广木香一钱 益智仁三钱 莲子肉四钱 酒大黄六钱 帽盔沉香三钱 黑丑六钱 白丑六钱 广砂仁三钱 生甘草二钱

【主治】 肝胃郁滞，胸膈胀满，呕吐酸水，上攻疼痛，消化不良，打饱嗝。

【制法】 共研成细末，蜜丸三钱重。

【用法】 每次一丸，早、晚饭前服。

【文献来源】 《中医秘方验方第二辑》。

（五）

【处方】 砂仁一两 龙骨三钱 甘草五钱 紫豆蔻一钱

【主治】 胃病，消化不良。

【制法】 共为细末。

【用法】 每服一钱或五分均可。

【文献来源】 《中医秘方验方第三辑》。

（六）

【处方】 砂仁一两 槟榔七钱 桃仁（去皮）7 个

【主治】 饮食减少，胀饱。

【制法】 共为细末。

【用法】 每日早、晚各服一钱半，白开水送下。

【文献来源】 《中医秘方验方第三辑》。

（七）

【处方】　川厚朴五钱　木香一钱　赤芍五钱　当归尾五钱　醋三棱三钱　槟榔三钱　醋莪术五钱　枳壳五钱　大腹皮五钱　红豆蔻三钱　密水石四钱　香附三钱　川牛膝三钱　山楂五钱　延胡索三钱　炒干漆五钱　沉香五钱　桃仁三钱　官桂三钱　海巴子五钱　阿魏三钱　炮姜五钱　广陈皮三钱　五灵脂五钱　红花一两　山柰三钱

【主治】　胃胀满痛，恶心，口吐酸水，消化不良。

【制法】　共为细末，面糊为丸，朱砂为衣。

【用法】　每服一钱，白开水送下。

【备注】　干漆宜炒合烟尽用。

【文献来源】　《中医秘方验方第三辑》。

（八）

【处方】　苍术二钱半　陈皮二钱半　厚朴二钱　神曲一钱　山楂一钱　槟榔一钱　莱菔子五分　甘草一钱

【主治】　饮食停滞。

【用法】　水煎，日服 2 次。

【文献来源】　《中医秘方验方第三辑》。

（九）

【处方】　炒苍术二两　炒厚朴二两　陈皮二两　甘草二两　木香一两　焦神曲一两　槟榔一两　炒莱菔子一两

【主治】　胃病日久，消化力弱，食后即吐等症。

【制法】　共为细末。

【用法】　每服二钱，每日 3 次，饭后服，白开水送下。

【文献来源】　《中医秘方验方第三辑》。

（十）

【处方】　沉香三钱　木香三钱　三棱四钱　莪术三钱　槟榔五钱　川厚朴四钱　郁金三钱　延胡索四钱　草果三钱　紫豆蔻三钱　青皮三钱　枳实三钱　元明粉三钱　三仙各九钱　官桂三钱　高良姜三钱　焦栀子三钱　大黄一两　枳壳三钱　檀香三钱

【主治】　臌闷胀饱，消化不良，胃酸过多。

【制法】　共为细末，炼蜜为丸二钱重。

【用法】　每日早饭前、晚饭后各服一丸，白开水送下。

【备注】　气虚体弱，有肺病者禁用。

【文献来源】　《中医秘方验方第三辑》。

（十一）

【处方】　草果仁二钱　川厚朴二钱　青皮三钱　陈皮三钱　木香一钱　苏子八钱　枳壳三钱　鸡内金二钱　黑丑二钱　白丑二钱　香附二钱　槟榔二钱

【主治】　脾虚胃弱，消化不良。

【用法】　三碗水煎剩八分碗，温服之。

【文献来源】　《中医秘方验方第三辑》。

反　酸

（一）

【处方】　鸡蛋壳若干

【主治】　胃酸过多、嘈杂。

【制法】　去内膜洗净，候干后（或炒黄后）研极细末。

【用法】　成人每服一钱，每日 2 次，白开水送服。

【备注】　又方①鸡蛋壳煅灰用豆腐衣包，每服一钱，每日 2 次。治胃痛。②鸡蛋壳加适量佛手花，炒黄研细末，每服二钱，白开水送下。治胃酸过多。

【文献来源】　《中草药验方选编》。

（二）

【处方】　煅牡蛎、煅鸡蛋壳各等份

【主治】　胃酸过多、嘈杂。

【制法】　共研末。

【用法】　每服一钱半，每日 3 次。

【备注】　又方①牡蛎五钱，炙甘草三钱，共研末，每服二钱，白开水送服。治食后胃即痛。

②牡蛎五钱，灶心土三钱，共研末，每服二钱。治心胃气痛。③煅牡蛎、茴香各等份，共研末，每服三钱。治胃痛、胃酸过多。④煅石决明、煅牡蛎各等份，共研末，每服一二钱，每日3次，饭前服。治溃疡病、胃酸过多。⑤煅牡蛎、怀山药各一两，共研末，每服三钱，每日3次，白开水送下。治胃痛吐酸。

【文献来源】《中草药验方选编》。

（三）

【处方】吴茱萸（开水泡去苦水）三钱

【主治】恶心吞酸。

【用法】水煎服，或可加生姜一钱共煎服。

【文献来源】《中草药验方选编》。

（四）

【处方】小茴香三钱　干姜三钱　薄荷二钱　甘草三钱

【主治】胃病吐酸水。

【用法】共为细末，另加小苏打四两混匀，在疼痛难忍时服一钱。预防时，饭前服五分。

【文献来源】《中草药验方选编》。

（五）

【处方】紫豆蔻一两半　砂仁二钱　白术二钱　官桂一钱　炮姜一钱　枳壳二钱　青皮二钱　枇杷叶一钱

【主治】吐酸水，胃酸过多。

【用法】白酒煎服。

【文献来源】《中医秘方验方第二辑》。

（六）

【处方】厚朴一钱半　白术二钱　陈皮二钱　川黄连七分　吴茱萸一钱　紫豆蔻二钱　甘草一钱　五灵脂二钱

【主治】胃痛，吞酸，嗳气。

【用法】水煎服。

【文献来源】《中医秘方验方第三辑》。

（七）

【处方】槟榔（炒黑色）

【主治】胃痛吞酸。

【制法】为细末。

【用法】每次一钱，白开水送下。

【文献来源】《中医秘方验方第三辑》。

（八）

【处方】红豆蔻二钱　连翘二钱　川黄连一钱半　鸡内金二钱

【主治】烧心吐酸水（胃酸过多）。

【用法】水煎服，每日2次。

【文献来源】《中医秘方验方第三辑》。

（九）

【处方】巴豆霜一钱　青皮一钱　陈皮一钱　川芎一钱　肉桂一钱　莪术一钱　茵陈一钱　莪术一钱　黑丑一钱　白丑一线　干姜一钱　川椒一钱　胡椒一钱　杏仁一钱

【主治】胃病吐酸作疼。

【制法】共合一处，碾为细末，面糊为丸，如绿豆大。

【用法】每晚临睡前，用大枣1枚，去核同药做两丸，共同细嚼之，徐徐吞下。

【备注】忌生冷、腥辣、黏硬等食物。

【文献来源】《中医秘方验方第三辑》。

（十）

【处方】大红枣二斤　莱菔子二两　郁金三两　槟榔三两　核桃三两　麦芽三两　焦山楂二两　神曲二两　甘草一两　猪脾（焙干）2个

【主治】胃胀吞酸。

【制法】共为细末，蜜丸三钱重。

【用法】每服一丸，白开水送下。

【文献来源】《中医秘方验方第三辑》。

（十一）

【处方】肉桂一两　砂仁一两　干姜一两　龙胆草一两　大黄一两　肉豆蔻一两　番木鳖三钱　碳酸氢钠二两　薄荷冰二钱

【主治】胃酸呕恶。

【制法】共为面。

【用法】 每服一钱，白开水送下。
【备注】 番木鳖应炙。
【文献来源】 《中医秘方验方第三辑》。

（十二）

【处方】 乳香二钱 没药二钱 明雄黄四钱 郁金四钱 五灵脂四钱 广木香六钱 香附四钱 神曲三钱 广砂仁三钱 延胡索四钱
【主治】 胃痛，吞酸。
【制法】 共为面，蜜丸二钱重。
【用法】 每服一丸，每日 2 次，白开水送下。
【文献来源】 《中医秘方验方第三辑》。

（十三）

【处方】 三仙各二钱 鸡内金三钱 茯苓三钱半 清半夏三钱半 广陈皮三钱半 连翘二钱 莱菔子三钱半 木香七分 槟榔一钱半
【主治】 伤食胀满、吐酸。
【用法】 三碗水煎剩八分碗，温服。
【文献来源】 《中医秘方验方第三辑》。

（十四）

【处方】 红豆蔻三钱 连翘三钱 黄连一钱半 鸡内金三钱
【主治】 吐酸水。
【用法】 水煎 2 次，每日 2 次服之。
【文献来源】 《中医秘方验方第三辑》。

（十五）

【处方】 生莲子肉四两 鸡内金二两
【主治】 胃病胸膈不快，吞酸。
【制法】 上两味碾为细末。
【用法】 每日早、午、晚饭后服，每次二钱，白开水送下。
【备注】 忌生冷、腥辣、硬食物。
【文献来源】 《中医秘方验方第三辑》。

（十六）

【处方】 大黄四钱 甘草二钱
【主治】 烧心，胃痛。
【制法】 共为细末，分 2 次用。
【用法】 白开水送下。
【文献来源】 《中医秘方验方第三辑》。

（十七）

【处方】 甘草粉一两 白芷三钱 细辛一钱 冰片一钱 朱砂三钱 薄荷冰一钱
【主治】 胃痛烧心，吐酸吐泻尤效。
【制法】 共为细末。
【用法】 每服一二钱，白开水送下。
【文献来源】 《中医秘方验方第三辑》。

（十八）

【处方】 白芍一两 陈石灰五钱 高良姜二钱
【主治】 吐酸，胃痛打嗝。
【用法】 共为面，重者七分，轻者四分，白开水送下。
【备注】 本方陈石灰，用时敲碎以水飞过适宜。
【文献来源】 《中医秘方验方第三辑》。

（十九）

【处方】 川芎、焦白术、香附、焦栀子、焦三仙、茯苓、半夏、广砂仁、广木香、延胡索、厚朴、青皮、酒大黄、酒黄芩、乳香面、没药面、焦槟榔、枳壳各等份
【主治】 吐酸胃痛。
【用法】 共为细末。早、晚各 1 次，成人每次二钱。
【备注】 忌生冷、硬辣食物；孕妇忌服。
【文献来源】 《中医秘方验方第三辑》。

胃　胀

（一）

【处方】 代赭石五钱 红豆蔻三钱 酒大黄三钱 枳壳三钱 乌药五钱 厚朴三钱 栀子四钱 槟榔三钱 木贼四钱 苏子五钱

【主治】 胃部满胀，反胃呕吐。
【用法】 用水煎，食后服。
【备注】 忌生硬食物；孕妇忌服。
【文献来源】 《中医秘方验方第二辑》。

（二）

【处方】 柴胡一钱 黄芩一钱 清半夏二钱 青皮一钱 川厚朴一钱半 知母一钱 杭白芍二钱 焦栀子一钱 槟榔一钱 果仁五分 瓜蒌（捣）二钱 竹茹二钱 甘草一钱
【主治】 胃胀满，吞酸，有湿热者。
【用法】 三碗水煎剩八分碗，温服。
【备注】 忌食辛酸、生冷之物。
【文献来源】 《中医秘方验方第三辑》。

（三）

【处方】 柴胡四钱 龙胆草六钱 栀子三钱 茵陈一两 紫豆蔻二钱 砂仁三钱 青皮四钱 川厚朴三钱 云茯苓四钱 泽泻三钱 木香二钱 槟榔片三钱 香附八钱 延胡索三钱 枳壳三钱 沉香（为末）一钱半
【主治】 胃腹胀满及右肋下痛。
【用法】 水煎，分 2 次服。
【备注】 忌食生冷之物。
【文献来源】 《中医秘方验方第三辑》。

（四）

【处方】 净山楂片五两三钱四分 薏苡仁二两六钱七分 糯米二两六钱七分 山药二两六钱七分 白糖一斤二两 茯苓一两三钱四分 莲子肉一两三钱四分
【主治】 胃胀。
【制法】 共为细末，蜜丸二钱重。
【用法】 每服一丸，每日 3 次，白开水送下。
【备注】 本方宜用于虚性胃胀满。
【文献来源】 《中医秘方验方第三辑》。

（五）

【处方】 延胡索二钱半 川厚朴二钱半 枳壳五分 砂仁二钱半 柴胡二钱半 泽泻二钱半 沉香（为末）三钱 栀子二钱 青皮五钱 槟榔三钱半 大黄一两半 香附五钱 木香二钱 茵陈一两半 红花三钱
【主治】 胃腹胀闷，有时肋下痛，右侧不可按，食欲减少。
【用法】 水煎服，沉香为面，分 4 次服之。
【文献来源】 《中医秘方验方第三辑》。

（六）

【处方】 大瓜蒌（重二两）1 个 水红花子五钱 红糖五钱
【主治】 胃胀满，上下不通，疼痛。
【用法】 水煎，早、晚饭前服之。
【备注】 忌生冷、腥辣、硬食物。
【文献来源】 《中医秘方验方第三辑》。

胃 痛

（一）

【处方】 五灵脂五钱 海螵蛸五钱 栀子三钱 草豆蔻二钱 郁金二钱 延胡索一钱半 白芍二钱 香附一钱 牡丹皮二钱 柴胡（醋炒）二钱 甘草一钱半 三七（为末冲服）一钱
【主治】 火郁型胃溃疡。
【备注】 症见食后少时脘痛如刺，胀满而吞酸或吐苦水，常混有血丝状，肌肤灼热，苔黄，脉弦滑而数，此时应用灵蛸消中汤。
【文献来源】 《验方秘方选编》。

（二）

【处方】 附子二钱 五灵脂六钱 海螵蛸六钱 草豆蔻二钱 焦栀子一钱半 黄连一钱 郁金二钱 炙甘草二钱 干姜二钱 木香一钱 人参二钱
【主治】 虚寒型胃溃疡。
【备注】 症见慢性溃疡连年不愈，胃脘疼痛，喜按喜暖，四肢不温，脉沉缓者，可用附姜蛸汤。
【文献来源】 《验方秘方选编》。

（三）

【处方】 人参二钱 吴茱萸二钱 细辛一钱 远志三钱 川椒一钱半 独活二钱 炙甘草一钱半 海螵蛸四钱 干姜一钱半 大枣5枚

【主治】 中寒型胃溃疡。

【备注】 症见慢性溃疡久治不愈，卒然胃脘大痛，干呕面青，四肢厥冷，头眩而痛或吐涎沫，沉涩或伏弱者，用温中散寒汤。

【文献来源】 《验方秘方选编》。

（四）

【处方】 三棱二钱 莪术二钱 三仙各二钱 白术二钱 川椒一钱 甘草一钱半 陈皮一钱半 砂仁一钱半 青皮二钱 木香一钱 干姜一钱 丁香一钱 黄连半钱

【主治】 食滞型胃溃疡。

【备注】 症见慢性溃疡，偶伤饮食，脘腹饱闷胀痛而呕吐，脉弦滑者，可用消滞平胃汤。

【文献来源】 《验方秘方选编》。

（五）

【处方】 人参二钱 甘草一钱半 木香一钱 川椒二钱 枳实二钱 当归三钱 藿香二钱 槟榔一钱半 桃仁二钱 麻仁二钱 黄芩二钱 天花粉五钱 蜂蜜三钱

【主治】 阻隔型胃溃疡。

【备注】 症见久病溃疡，体弱形瘦，5～7日不大便，食入即吐，脘腹满闷，恶食，苔厚而腻，脉弦滑无力者，可用利膈承气汤。

【文献来源】 《验方秘方选编》。

（六）

【处方】 犀角三钱 赤芍一钱半 牡丹皮二钱 生地黄一两 柴胡三钱 黄芩三钱 焦栀子三钱 五灵脂六钱 延胡索二钱 郁金二钱

【主治】 出血型胃溃疡。

【备注】 症见有胸膈胃脘烦热窒闷，懊恼不宁，两肋掣痛，呕血者，可用加味犀角地黄汤。

【文献来源】 《验方秘方选编》。

（七）

【处方】 白及五钱 青黛五钱 茜草三钱 牡丹皮三钱 生地黄三钱 地榆三钱

【主治】 上消化道出血。

【制法】 上药为面。

【用法】 日服3次，每次服一二钱，白开水送服。

【文献来源】 《验方秘方选编》。

（八）

【处方】 丹参六钱 白芍四钱 党参二钱 白术二钱 甘草二钱

【主治】 胃及十二指肠球部溃疡。

【用法】 水煎服，每日1剂，分2次服。

【文献来源】 《验方秘方选编》。

（九）

【处方】 生韭菜一两 五灵脂五钱

【主治】 胃痛。

【用法】 灵脂为面，韭汁送下。

【文献来源】 《黑龙江验方选编》。

（十）

【处方】 高良姜五钱 香附三钱。

【主治】 胃痛。

【制法】 共为细末。

【用法】 每服一二钱，每日3次。

【文献来源】 《黑龙江验方选编》。

（十一）

【处方】 大黄三钱 黑丑三钱 白丑三钱 香附三钱 槟榔三钱 五灵脂三钱 皂角三钱

【主治】 胃痛。

【制法】 共为细末。

【用法】 每服一钱，每日3次，白开水送下。

【备注】 本方对食积便秘亦有疗效。

【文献来源】 《黑龙江验方选编》。

（十二）

【处方】 蒲公英五钱 陈皮三钱

【主治】 胃痛。

【制法】 共为细末。

【用法】 每服一钱，每日 3 次。

【文献来源】 《黑龙江验方选编》。

（十三）

【处方】 山豆根不拘量

【主治】 胃痛。

【制法】 研成细末。

【用法】 每服二钱，每日 3 次。

【文献来源】 《黑龙江验方选编》。

（十四）

【处方】 五灵脂（烧烟尽）

【主治】 胃痛。

【制法】 研细末。

【用法】 每服二三钱，白开水送下。

【备注】 又方①桃仁、五灵脂各五钱，微炒为末，面、醋为丸，如小豆粒大，每服 20 丸，白开水送下。孕妇忌服。②五灵脂三钱，枯矾一钱半，共研细末，分 2 次，白开水送服。③炙五灵脂（为末）一钱，牙硝五分，研匀，烧酒或白开水调下。

【文献来源】 《中草药验方选编》。

（十五）

【处方】 大茴香三钱

【主治】 胃痛。

【用法】 加酒煎服。

【备注】 又方茴香捣末调砂糖食，治胃气痛。

【文献来源】 《中草药验方选编》。

（十六）

【处方】 败酱草三钱 葵花根五钱

【主治】 胃痛。

【用法】 水煎服。

【文献来源】 《中草药验方选编》。

（十七）

【处方】 鲜薤白头三钱 淡干姜一钱

【主治】 胃痛。

【用法】 用开水冲，蒸热服。

【文献来源】 《中草药验方选编》。

（十八）

【处方】 花椒五分 干姜一钱半

【主治】 胃痛。

【用法】 同捣碎，水煎服。

【备注】 又方五倍子、花椒各适量，花椒研末入五倍子内，烧焦共研末，每服三至五分，每日 3 次。

【文献来源】 《中草药验方选编》。

（十九）

【处方】 牡蛎、茴香各等份

【主治】 胃痛。

【制法】 共研为细末。

【用法】 每服十瓦，白开水送下。

【备注】 胃热者忌服。

【文献来源】 《中医秘方验方第二辑》。

（二十）

【处方】 血竭花一钱 公丁香二钱 肉桂二钱 菟丝子二钱 紫豆蔻二钱

【主治】 胃寒食积，气滞作痛。

【制法】 共研为细末。

【用法】 每服一钱，早、晚各 1 次，白酒送下。

【备注】 忌食腥冷物；孕妇忌服。

【文献来源】 《中医秘方验方第二辑》。

（二十一）

【处方】 硫黄（醋炙）一两 黑胡椒一钱 明矾四钱 麝香一分

【主治】 寒性阴证，心胃胀痛。

【制法】 共研成面，陈醋、荞面糊为小丸，如黄豆粒大。

【用法】 空腹服，以小米汁为引，每服 25 丸。

【备注】 孕妇忌服。

【文献来源】 《中医秘方验方第二辑》。

（二十二）

【处方】 生川乌三钱　诃子三钱　荜茇三钱　槟榔三钱　朱砂一钱半

【主治】 胃痛，腹痛。

【制法】 共研为细末。

【用法】 每服五分，白开水送下。

【文献来源】 《中医秘方验方第二辑》。

（二十三）

【处方】 吴茱萸一两　炒黄连一两　当归两半　陈皮二两　胆南星七钱　大黄（酒炙）一两　白豆蔻一两　炙芦荟七钱　公丁香一两　焦白术三两　广砂仁一两　肉桂五钱　甘草七钱　碳酸氢钠二两

【主治】 胃痛，胃酸过多，食欲不振，便秘。

【制法】 共研成极细末。

【用法】 每日 3 次，每次 2～3 丸，便秘者可加至 5 丸，食后服。

【文献来源】 《中医秘方验方第二辑》。

（二十四）

【处方】 杏仁 7 个　叉叶蓝 7 个　胡椒 10 粒　大枣（去核）7 个

【主治】 胃脘痛。

【制法】 共捣烂，做成三钱重丸。

【用法】 男用黄酒冲服，女用艾药水冲服。

【备注】 胃酸过多症和急性胃炎禁用。

【文献来源】 《中医秘方验方第二辑》。

（二十五）

【处方】 鸡内金三钱　牵牛花三钱　核桃 7 个　蜂蜜一两　大枣（焙）三钱

【主治】 胃痛经久不愈。

【制法】 共研成细末，蜜合为六丸。

【用法】 食后服一丸，白开水送服。

【文献来源】 《中医秘方验方第二辑》。

（二十六）

【处方】 阿魏一两　雄黄三钱　黄蜡一两四钱

【主治】 多年胃痛，腹胀，腹泻，痢疾，小儿疳疾，腹有积块。

【制法】 前两味研细，用黄蜡熔化作丸如黄豆大小。

【用法】 每服 5 丸，每日 3 次，白开水送服。

【备注】 急性胃肠炎禁用。

【文献来源】 《中医秘方验方第二辑》。

（二十七）

【处方】 附子五钱　干姜四钱　槟榔六钱　猪苦胆 2 个　大葱（切碎）三棵　烧酒二两

【主治】 酒寒胃痛。

【制法】 先将药煎至八分，再加猪苦胆和烧酒，用火点着，火熄为度，滤过。

【用法】 每次用两三盅，加红糖烫热饮之。

【文献来源】 《中医秘方验方第二辑》。

（二十八）

【处方】 红花三钱　红豆蔻三钱　公丁香三钱　母丁香三钱　桂枝三钱　川附子三钱　乌药三钱　茴香三钱

【主治】 心口寒痛。

【制法】 共研为细末。

【用法】 每服一钱至一钱五分。

【文献来源】 《中医秘方验方第二辑》。

（二十九）

【处方】 葛花二钱　大黄四钱　枳实三钱　火麻仁三钱　通草一钱　白术二钱　檀香二钱　郁李仁二钱　桃仁二钱　降香一钱半　芒硝二钱

【主治】 酒寒胃痛。

【制法】 白酒一斤煎煮。

【用法】 随意服之。

【备注】 孕妇忌服，忌牛肉。

【文献来源】 《中医秘方验方第二辑》。

（三十）

【处方】 麝香二分 沉香一钱 降香一钱 木香七分 藿香一钱 茴香二钱 乳香一钱 檀香一钱 丁香五分 炙大黄一钱

【主治】 九种心腹痛。

【制法】 共研为细末。

【用法】 每服二钱，白开水送下。

【备注】 孕妇忌服。

【文献来源】 《中医秘方验方第二辑》。

（三十一）

【处方】 广砂仁二钱 吴茱萸一钱 公丁香一钱 海沉香一钱 肉桂一钱

【主治】 胃痛。

【制法】 共为细末。

【用法】 每服二钱，白开水送下。

【文献来源】 《中医秘方验方第三辑》。

（三十二）

【处方】 大黄二钱 木香二钱 莱菔子二钱 山楂四钱 党参二钱 香附二钱

【主治】 胃痛。

【制法】 共研细末。

【用法】 每服一钱，每日 2 次，白开水送下。

【文献来源】 《中医秘方验方第三辑》。

（三十三）

【处方】 川楝子四钱 乳香三钱 没药三钱 三棱三钱 莪术三钱 砂仁二钱 鸡内金二钱 广陈皮二钱 五灵脂二钱 香附三钱 木香一钱 炙甘草二钱

【主治】 胃痛，胸痛。

【制法】 共为细末。

【用法】 每日早、晚各服二钱，白开水送下。

【备注】 孕妇忌服。

【文献来源】 《中医秘方验方第三辑》。

（三十四）

【处方】 广砂仁四钱 益智仁五钱 肉桂二钱 丁香二钱 广木香二钱 枳壳三钱 高良姜一钱半 厚朴二钱

【主治】 胃寒胃痛，腹痛，呕吐。

【制法】 共为细末。

【用法】 每日 2 次，成人每次服一钱半，小儿酌减，白开水送下。服药后，饮热白酒一盅。

【备注】 孕妇忌服。

【文献来源】 《中医秘方验方第三辑》。

（三十五）

【处方】 薏苡仁五钱 牡丹皮三钱 川黄连二钱半 蒲公英三钱 白芍五钱 枳壳三钱 金银花三钱 大黄三钱 连翘三钱 甘草一两半

【主治】 胃肠痛。

【用法】 三碗水煎剩八分碗，温服。

【备注】 孕妇忌服。

【文献来源】 《中医秘方验方第三辑》。

（三十六）

【处方】 公丁香二钱 檀香二钱 沉香二钱 白豆蔻二钱 香附二钱 木香二钱

【主治】 胃寒胃痛呕吐。

【制法】 共为细末。

【用法】 每日早、晚各服 1 次，每次二钱，白开水送下。

【备注】 孕妇忌服。

【文献来源】 《中医秘方验方第三辑》。

（三十七）

【处方】 没药五钱 木香五钱 乳香五钱 五灵脂一钱 儿茶五钱 高良姜一钱 丁香一钱

【主治】 心痛（胃痛）。
【制法】 共研为细末。
【用法】 男用黄酒送下，女用白开水、白酒送下，每服一钱。
【备注】 孕妇忌服。
【文献来源】 《中医秘方验方第三辑》。

（三十八）

【处方】 胡椒一钱 高良姜一钱 吴茱萸二钱 盐茴香三钱
【主治】 心口痛（胃痛）。
【制法】 共为细末。
【用法】 每日早、晚各服三钱，白酒送下。
【备注】 寒性者适用。孕妇忌服。
【文献来源】 《中医秘方验方第三辑》。

（三十九）

【处方】 砂仁五钱 核桃四两 鸡内金二两 槟榔二两 黑芝麻一两 神曲五钱 山楂五钱 麦芽五钱 木香二钱 红枣（去核炒黄黑）一斤 谷芽一两（如无谷芽用陈小米代之）
【主治】 胀满胃痛。
【制法】 共为细末，蜜丸三钱重。
【用法】 每日早、晚饭后服一丸，白开水送下。
【备注】 孕妇忌服。
【文献来源】 《中医秘方验方第三辑》。

（四十）

【处方】 高良姜五钱 香附五钱 枳壳三钱 丁香二钱
【主治】 胃寒气痛。
【制法】 用白酒一斤装罐，共炖煮一炷香时间。
【用法】 每次用三盅即愈。
【备注】 孕妇忌服。
【文献来源】 《中医秘方验方第三辑》。

（四十一）

【处方】 青木香三钱 广木香三钱 山柰三钱 荜茇三钱 干姜三钱 诃子2个
【主治】 胃痛腹痛。
【制法】 共为细末，蜜丸二钱重。
【用法】 每日服一丸，白开水送下。
【备注】 孕妇忌服。
【文献来源】 《中医秘方验方第三辑》。

（四十二）

【处方】 蜈蚣（去足）1条 全蝎五分 生川乌六分 生草乌六分
【主治】 胃寒作痛。
【制法】 以上各味，共粗末，用荞面包之煅存性，去荞面为细末。
【用法】 每次五分，黄酒送下。
【备注】 患胃溃疡病者，不可服用。
【文献来源】 《中医秘方验方第三辑》。

（四十三）

【处方】 益母草八两 龙胆草四钱 柴胡四钱 川芎四钱 香附一两
【主治】 慢性胃病。
【制法】 共研面，蜜丸三钱重。
【用法】 每日晚饭前服一丸，重者1个月，轻者半个月即愈。
【文献来源】 《中医秘方验方第三辑》。

（四十四）

【处方】 香附（醋炙7次）二钱 高良姜（酒浸7次）三钱
【主治】 胃口疼痛。
【制法】 共为细末。
【用法】 每次二钱，白开水送下。
【备注】 忌生冷、腥辣、黏硬食物。
【文献来源】 《中医秘方验方第三辑》。

（四十五）

【处方】 大黄二两三钱 川黄连二两三钱 吴茱萸二两三钱 白豆蔻八钱 青皮二两三钱
【主治】 急性胃痛。
【制法】 共研细末，为水丸。

【用法】 每服三钱，白开水送下。

【文献来源】 《中医秘方验方第三辑》。

（四十六）

【处方】 乌梅（去核）1个　大枣（去核）2个　杏仁3个

【主治】 胃痛。

【制法】 共捣烂。

【用法】 男用酒，女用醋引服，一次用尽。

【文献来源】 《中医秘方验方第三辑》。

（四十七）

【处方】 砂仁二钱　吴茱萸一钱　公丁香一钱　沉香一钱　肉桂一钱

【主治】 胃痛。

【制法】 共为细末。

【用法】 每次一钱，白开水送下，早、晚服之。

【备注】 本药对寒性胃痛有效。

【文献来源】 《中医秘方验方第三辑》。

（四十八）

【处方】 石榴皮三钱　红花三钱　肉桂三钱　荜茇三钱　肉豆蔻三钱

【主治】 胃寒疼痛。

【制法】 共为细末。

【用法】 每日早、晚各服二钱，白开水送下。

【备注】 忌生冷、腥辣、硬食物；孕妇忌服。

【文献来源】 《中医秘方验方第三辑》。

（四十九）

【处方】 茴香三钱　延胡索三钱　三棱二钱　莪术二钱　乌药二钱　吴茱萸二钱　高良姜四钱　肉桂二钱　香附二钱　炙甘草一钱半

【主治】 寒性胃痛。

【用法】 三碗水煎剩八分碗，温服。

【文献来源】 《中医秘方验方第三辑》

（五十）

【处方】 三棱二钱　莪术二钱　肉桂一钱半　干姜一钱　高良姜二钱　广砂仁一钱　炒黑丑一钱半　炒白丑一钱半

【主治】 寒性胃痛。

【用法】 三碗水煎剩八分碗，温服。

【备注】 孕妇忌服。

【文献来源】 《中医秘方验方第三辑》。

（五十一）

【处方】 鳖甲一两　大腹皮五钱　川黄连三钱　法半夏三钱　川厚朴三钱　槟榔三钱　砂仁三钱　黑丑六钱　白丑六钱　枳实三钱　六神曲三钱　琥珀二钱

【主治】 胃热痛满。

【制法】 共为细末。

【用法】 每次二钱，白开水送下。

【文献来源】 《中医秘方验方第三辑》。

（五十二）

【处方】 苍术三钱　川厚朴三钱　陈皮二钱　甘草一钱　高良姜二钱　草豆蔻二钱　代赭石三钱　红豆蔻二钱　公丁香一钱

【主治】 胃痛（胃痉挛）。

【用法】 三碗水煎剩八分碗，温服。

【备注】 服后不效加五灵脂三钱再服。

【文献来源】 《中医秘方验方第三辑》。

（五十三）

【处方】 巴豆霜三钱　五灵脂三钱　当归尾三钱　小麦面三钱

【主治】 寒积胃痛。

【制法】 共为面，炼蜜为小丸，如绿豆大。

【用法】 壮者服15丸，弱者或小儿用量酌减。

【文献来源】 《中医秘方验方第三辑》。

（五十四）

【处方】 草果一两　延胡索一两　五灵脂

一两 没药一两

【主治】 治九种心痛（胃痛）。

【制法】 共为细末。

【用法】 每服三钱，黄酒送下，日服 2 次。

【备注】 忌生冷食物。

【文献来源】 《中医秘方验方第三辑》。

（五十五）

【处方】 茅苍术三钱 槟榔三钱 五灵脂三钱 高良姜三钱 延胡索六钱 香附三钱

【主治】 妇女胃痛、腹痛。

【用法】 水煎服。

【备注】 孕妇忌服。

【文献来源】 《中医秘方验方第三辑》。

（五十六）

【处方】 党参七钱 高良姜七钱 延胡索四钱半 草豆蔻四钱半 木香四钱半 云茯苓七钱半 香附七钱半 青皮七钱半 陈皮四钱半 草果仁四钱半 郁金四钱半 肉桂四钱半 焦白术四钱半 川厚朴四钱半 酒白芍四钱半 炮姜四钱半 砂仁四钱半 当归四钱半 枳壳四钱半 甘草一两三钱半 焦三仙各一两三钱半

【主治】 心腹疼痛（胃痛）。

【制法】 研细末，蜜为丸，每丸三钱重。

【用法】 每服一丸。遇烧心吐酸水，以萸连二分，煎汤送下。

【备注】 忌生冷、硬食物；孕妇忌服。

【文献来源】 《中医秘方验方第三辑》。

（五十七）

【处方】 当归尾五钱 赤芍四钱 三棱四钱 莪术四钱 延胡索四钱 枳实四钱 莱菔子一两 大腹皮五钱 吴茱萸三钱 槟榔一两 神曲一两 干姜五钱 干漆四钱 木香四钱 山楂五钱 黑丑二两 白丑二两 硇砂三钱 枳壳四钱 朴硝三两 五灵脂四钱 怀牛膝三钱 大黄二两

【主治】 寒瘀气滞，胃口痛。

【制法】 共为细末。

【用法】 每日 1 次，服用二钱，白开水送下。

【备注】 孕妇忌服，老年人或虚弱体质者均忌服用。

【文献来源】 《中医秘方验方第三辑》。

（五十八）

【处方】 白术五钱 当归一两 高良姜二钱 砂仁二钱 木香二钱 甘草一两

【主治】 胃痛。

【用法】 水煎服，每日 2 次。

【文献来源】 《中医秘方验方第三辑》。

（五十九）

【处方】 乌贼骨一两四钱 浙贝母四钱 黄连（姜炙）二钱

【主治】 胃疼吐酸呕血，大便燥黑。

【制法】 共为细末。

【用法】 成人每服二钱。

【备注】 忌生冷、辛辣、硬食物。

【文献来源】 《中医秘方验方第三辑》。

（六十）

【处方】 乌贼骨三钱 木贼（微炒）六钱 大黄三钱

【主治】 胃痛，饮食不进，吐酸水，胸中满闷，急、慢性均有效。

【制法】 共为细末。

【用法】 每服二钱，白开水送下，早、晚各 1 次。

【备注】 忌生冷、辣食物。

【文献来源】 《中医秘方验方第三辑》。

（六十一）

【处方】 五灵脂三钱 木香二钱 延胡索三钱

【主治】 心口痛。

【制法】 共为细末。

【用法】 每服二钱，黄酒送下。

【文献来源】《中医秘方验方第三辑》。

（六十二）

【处方】胡椒7个，大枣3枚，核桃4个

【主治】急性胃痛。

【用法】男用酒、女用醋送服，服后即显效。

【文献来源】《中医秘方验方第三辑》。

（六十三）

【处方】当归一钱　川芎一钱　陈皮一钱　茯苓一钱　官桂一钱　延胡索一钱　砂仁一钱半　公丁香一钱　三棱三钱　莪术四钱　槟榔四钱　甘草一钱

【主治】寒极胃痛。

【用法】三碗水煎剩八分碗，每日早、晚饭后温服。

【备注】忌生冷、腥辣、黏硬等食物。孕妇忌服。

【文献来源】《中医秘方验方第三辑》。

（六十四）

【处方】焦栀仁三钱　生姜三钱　黑姜一钱　甘草一钱　姜黄连二钱　炒香附二钱　枳壳二钱　陈皮二钱　炒苍术二钱　川芎一钱半

【主治】胃痛、心热、吐酸。

【用法】三碗水煎剩八分碗，每日早、晚饭前温服。

【备注】忌生冷、腥辣食物。

【文献来源】《中医秘方验方第三辑》。

（六十五）

【处方】丹参二两　檀香二钱　砂仁二钱

【主治】心、腹、胸部诸痛。

【制法】共为细末。

【用法】每服二钱，每日3次。

【备注】此方妇女用之更效，不可加减。

【文献来源】《中医秘方验方第三辑》。

（六十六）

【处方】广橘红三钱　竹茹三钱　生姜三钱　砂仁三钱　高良姜二钱　紫豆蔻二钱半　藿香叶二钱　没药三钱　川芎三钱　人参二钱　甘草二钱

【主治】胃寒痛，胃气不和，反胃，呃逆，呕吐等症。

【用法】水煎服，每日2～3次。

【文献来源】《中医秘方验方第三辑》。

（六十七）

【处方】酒大黄五钱　川厚朴四钱　砂仁三钱　紫豆蔻二钱半　槟榔四钱　白术三钱　柴胡三钱　龙胆草三钱　鸡内金三钱　焦三仙各三钱　甘草二钱

【主治】胃痛、胃酸过多、胃炎胀满等症。

【用法】水煎服，每日2次。

【文献来源】《中医秘方验方第三辑》。

（六十八）

【处方】当归三钱　云茯苓二钱　草果仁二钱　延胡索二钱　干姜一钱半　郁金一钱半　草豆蔻二钱　高良姜二钱　肉桂一钱半　山楂三钱　香附三钱　神曲二钱　紫豆蔻二钱　炙甘草一钱半

【主治】心胃寒痛，食积气积，寒疝水积，胸腔胀塞，嘈杂泛酸，朝食暮吐。

【制法】共为细末，炼蜜为丸二钱重。

【用法】每日服2次，白开水送下。

【文献来源】《中医秘方验方第三辑》。

（六十九）

【处方】高良姜四钱　乌药三钱　香附四钱　肉桂三钱

【主治】胃口痛，着凉即发者。

【用法】两碗水煎为半碗，服之。

【文献来源】《中医秘方验方第三辑》。

（七十）

【处方】 干姜一钱 陈皮三钱 肉桂二钱 大黄三钱 砂仁二钱 丁香五分 紫豆蔻三钱 苏打粉五钱 薄荷冰一分

【主治】 胃痛，胃胀，吐酸水，嘈杂。

【制法】 共为细末。

【用法】 大人每服五分至一钱，日服 3 次，食后服之。

【文献来源】 《中医秘方验方第三辑》。

（七十一）

【处方】 广木香五钱 母丁香二钱 香附九钱 紫豆蔻五钱 砂仁三钱 枳壳六钱 广陈皮六钱 甘草三钱 青皮六钱 干姜二钱 高良姜九钱 肉桂六钱 槟榔九钱 焦山楂六钱 川厚朴五钱 延胡索五钱

【主治】 胃痛，胃胀，呕吐酸水。

【制法】 共为细末，蜜丸二钱重。

【用法】 每服一丸，日服 2～3 次。

【文献来源】 《中医秘方验方第三辑》。

（七十二）

【处方】 草果仁二钱 没药三钱 延胡索三钱 五灵脂五钱 郁金四钱 桃仁五钱

【主治】 胃痛，下午重者。

【用法】 水煎服。

【文献来源】 《中医秘方验方第三辑》。

（七十三）

【处方】 马蔺花子（烧存性）三烧 雄黄二钱 朱砂二钱 广木香二钱 当归二钱 川芎二钱 冰片一钱 麝香一分

【主治】 各种心胃痛。

【制法】 共为细末，糊为小丸。

【用法】 每服 9 粒，白开水送下。

【文献来源】 《中医秘方验方第三辑》。

（七十四）

【处方】 公丁香五钱 明雄黄三钱 巴豆霜二钱 白胡椒三钱 补骨脂三钱 广木香四钱 炮姜五钱 郁金二钱

【主治】 胃痛。

【制法】 共为细末，以飞罗面为丸，朱砂为衣，如绿豆粒大。

【用法】 以小米饭汤送下 7 粒，如吐泻严重者，用 7～14 粒。

【备注】 孕妇忌服；体弱者慎用。

【文献来源】 《中医秘方验方第三辑》。

（七十五）

【处方】 广木香一钱 紫豆蔻三钱 焦山楂三钱 焦神曲三钱 麦芽三钱 焦槟榔三钱 沉香一钱半

【主治】 胃脘攻痛。

【制法】 共为细末。

【用法】 每服二钱，日服 3 次，姜水送下。

【备注】 忌生冷、黏硬食物。

【文献来源】 《中医秘方验方第三辑》。

（七十六）

【处方】 当归四钱 桃仁二钱 青皮三钱 川厚朴三钱 枳壳三钱 果仁四钱 乌药三钱 延胡索四钱 五灵脂二钱 桂心一钱半 公丁香三钱 高良姜二钱 小茴香二钱 莪术二钱 木香二钱

【主治】 胃痛。

【制法】 共为细末。

【用法】 成人每服二钱，用鲜姜红糖水送下。老年人、小儿、体弱者酌减用之。

【备注】 孕妇忌服。按分量根据病情酌用。

【文献来源】 《中医秘方验方第三辑》。

（七十七）

【处方】 川芎、焦白术、香附、焦栀子、焦三仙、茯苓、半夏、广木香、延胡索、厚朴、青皮、酒大黄、酒黄芩、乳香、没药、焦槟榔、枳壳各等份

【主治】 胃痛，吞酸。

【制法】 共为细末。

【用法】 早、晚饭前服，成人每服二钱。

【备注】 孕妇忌服。

【文献来源】 《中医秘方验方第三辑》。

（七十八）

【处方】 高良姜、官桂、木香、砂仁、紫菀各等份

【主治】 胃痛。

【用法】 研细末，每服三钱。

【备注】 忌食生冷、硬物。

【文献来源】 《中医秘方验方第三辑》。

（七十九）

【处方】 五灵脂三钱 没药三钱 延胡索三钱 草果三钱 木香三钱

【加减】 重者加沉香一钱。

【主治】 胃痛。

【用法】 三碗水煎剩八分碗，温服，每日早、午、晚食后服之。

【备注】 忌生冷、腥辣、硬黏食物。

【文献来源】 《中医秘方验方第三辑》。

（八十）

【处方】 当归一两 地龙（不去土）一两 焦白术五钱

【主治】 胃痛。

【用法】 水煎，每日早、晚饭前服之。

【备注】 忌生冷、腥辣、黏硬等物。

【文献来源】 《中医秘方验方第三辑》。

（八十一）

【处方】 黑丑五两 大黄一两 三棱五两 莪术五两 鳖甲五两 陈皮五两 芫花二两 乳香二两半 没药二两半 轻粉五钱

【主治】 一切积聚痞满、胃痛及腹水等症。

【制法】 将轻粉炒炭色，芫花醋炒黄色，鳖甲醋炙酥，共合诸药，均为细末，炼蜜为丸三钱重。

【用法】 每服一丸，空腹白开水送下。

【备注】 孕妇忌服；虚证者忌服。

【文献来源】 《中医秘方验方第三辑》。

（八十二）

【处方】 朱砂一钱 甘草一两 薄荷八钱

【主治】 胃痛呕恶。

【制法】 共为细末。

【用法】 每服三钱，生姜水送下。

【文献来源】 《中医秘方验方第三辑》。

（八十三）

【处方】 甘草十两 白芍二两 肉桂面一两半 厚朴面一两半 薄荷冰三钱 冰片二钱 朱砂三两

【主治】 慢性肝胃气滞疼痛。

【制法】 诸药共为细末，将朱砂一两与其他药合匀，水打为丸，如绿豆大，晒干后再用。所余二两朱砂面为衣，勿剩余，上衣时，以糯米浓汁代水，令其光滑，密封保存。

【用法】 每服 20 粒，重急可服 50～70 粒。

【备注】 疗效达 80%。

【文献来源】 《中医秘方验方第三辑》。

（八十四）

【处方】 阿胶五钱 艾炭五钱 鸡内金五钱 龙眼肉五钱 大枣五钱 白术八钱 当归八钱 陈皮八钱 五灵脂三钱 浙贝母四钱 木香二钱 甘草一两

【主治】 胃肠痛及胃痉挛。

【用法】 水煎服，煎 2 次，分 4 次服。

【备注】 忌硬、固食物。

【文献来源】 《中医秘方验方第三辑》。

（八十五）

【处方】 黄芪 50 克 黄精 50 克 生地黄 25 克 麦冬 15 克 玉竹 20 克 陈皮 25 克 阿胶（烊化）15 克 紫草 15 克 三七末（冲服）7.5 克 山楂 50 克 鸡内金 50 克 延胡索 10 克

【功能】 健脾益气，滋阴养胃。

【主治】 胃炎。

【用法】 每日 1 剂，水煎去滓，再煎后分 2 次饭后温服。

【备注】 忌食生冷、油腻之品。

【医案】 李某，男，50 岁，干部，1989 年 10 月 7 日初诊。1986 年 6 月胃肠钡餐透视诊断为“浅表性胃炎”，其症见胃脘疼痛，空腹尤甚，每日饮食不慎而复发，伴有烧灼感，手足心热，纳食不香，服用中西药数载未愈。1989 年 4 月胃镜检查见胃底黏膜内有混浊黏液，底体黏膜皱襞轻度充血，色泽以红为主，胃窦部黏膜“红白相间”，以红为主，可见细颗粒增生，轻度血管显露，诊断为“浅表萎缩性胃炎”。现症见身体渐瘦，面色萎黄，倦怠乏力，少气懒言，胃脘疼痛，夜间较重，胃内时有灼热感，手足心热，虽饥而不愿进食，口干咽燥，食管咽下有干涩感，大便干，2～3 日一行，舌红、少津，脉细数。服药 2 个月后，胃肠钡餐透视、胃镜检查未见异常。

【文献来源】《萎缩性胃炎临床辨治举隅》。

（八十六）

【处方】 北沙参 20 克　麦冬 20 克　生地黄 25 克　当归 15 克　枸杞子 25 克　红参 15 克　白茅根 50 克　仙鹤草 30 克　熟地黄 30 克　阿胶（烊化冲服）15 克

【功能】 益肾养肝，润燥清热，益胃生津。

【主治】 气血两虚之胃痛。

【用法】 每日 1 剂，水煎去渣，再煎后分 2 次饭后温服。

【备注】 忌食生冷、油腻之品。

【医案】 赵某，男，41 岁，干部，1981 年 9 月 14 日初诊。胃痛已 4 年，曾于 1 年前在某市人民医院经胃肠透视诊断为“胃大弯部溃疡”。胃痛经常发作，甚则呕吐吞酸，不能进食，致使脘腹经常不舒，大便亦时秘时溏，精神疲惫，多方求医，迄无显著效果，只能对症治疗。然于半年前，食欲逐渐减少，形体消瘦，夜寐不安，五心烦热，口苦咽干，舌光无苔，舌质绛而中有裂纹，两关脉弦细而数，尺脉细弱无力。旋即于 9 月 14 日早进食月饼半个，未及一时许，胃剧痛不得按，呕吐频繁，最后吐出黄绿色胆汁约 20ml，至中午 12 时左右，便下柏油样便约 300ml，其家属请笔者至家诊视：患者颜面苍白，语音怯弱，气息低微，诊其脉象：六脉皆细弱无力，此乃血失气脱，急当回阳救逆。取白参约两许煎汤服下。后 2 时，气息平稳，语言虽低而清晰。此乃气营两虚，津亏燥热，热伤胃之络脉，迫血妄行。除益肾养肝、润燥清热之外，当补气止血，固脱为急务。处方：北沙参 20 克，麦冬 20 克，生地黄 25 克，当归 15 克，枸杞子 25 克，红参 15 克，白茅根 50 克，仙鹤草 30 克，熟地黄 30 克，阿胶（烊化冲服）15 克。浓煎，一日服一剂半，早、中、晚分服之。至 9 月 17 日，症情稳定，精神转佳，大便已转成黄色稀便，能少进流食，胃脘微有隐痛之感，舌苔无、质润、舌中裂纹已无，脉虚无力，两尺尤弱，于前方中去仙鹤草、白茅根、熟地黄，红参改为党参，加陈皮、白术、白芍、神曲、麦芽之味，以健脾和胃，理气止痛。处方：北沙参 20 克，麦冬 20 克，生地黄 25 克，当归 15 克，枸杞子 25 克，党参 20 克，陈皮 15 克，白术 20 克，白芍 15 克，神曲 30 克，炒麦芽 30 克，阿胶（烊化冲服）10 克。以上方随证加减，共服药达 30 余剂，胃痛基本消失，饮食大增，消化正常，二便通利。随访至今，除偶因劳累、饮食不当，胃脘不舒稍有疼痛外，一般状态良好，且一直坚持工作至今。

【文献来源】 《一贯煎治验两则》。

胃、十二指肠溃疡

（一）

【处方】 鸡蛋壳 10 个

【主治】 胃、十二指肠溃疡。

【制法】 洗净晒干，研为细末，分 20 包。

【用法】 饭后服，每服一包。

【文献来源】 《黑龙江验方选编》。

（二）

【处方】 瓦楞子四两　枯矾四两　甘草二两

【主治】 胃、十二指肠溃疡。
【制法】 研末。
【用法】 每服五分，每日3次。
【文献来源】 《黑龙江验方选编》。

（三）

【处方】 制延胡索200克 焙黄蛋壳300克
【主治】 胃、十二指肠溃疡。
【制法】 共研细末。
【用法】 每服2克，每日3次。
【文献来源】 《黑龙江验方选编》。

（四）

【处方】 蜂蜜一斤 小苏打五钱 明矾一两 乌贼骨一两
【主治】 胃、十二指肠溃疡。
【用法】 先将蜂蜜烧开，先加明矾一两，搅匀后再加入苏打粉，再加乌贼骨搅匀，制好后放在凉处，每服3～5克，日服3次。
【文献来源】 《黑龙江验方选编》。

（五）

【处方】 煅瓦楞子十斤 生甘草三斤 莫英三斤 甘松一斤
【主治】 胃、十二指肠溃疡。
【制法】 共研细末。
【用法】 日服3次，每次二钱，饭前服。
【文献来源】 《黑龙江验方选编》。

（六）

【处方】 猪苦胆1个 冰糖二两
【主治】 胃、十二指肠溃疡。
【制法】 阴干为末。
【用法】 每服二钱。
【文献来源】 《黑龙江验方选编》。

（七）

【处方】 胡椒7粒 大枣3个 杏仁5粒
【主治】 胃、十二指肠溃疡。
【制法】 共为末。
【用法】 黄酒送下。
【文献来源】 《黑龙江验方选编》。

（八）

【处方】 蛤蜊粉
【主治】 胃、十二指肠溃疡。
【用法】 每服一二钱。
【文献来源】 《黑龙江验方选编》。

（九）

【处方】 延胡索三钱 高良姜二钱
【主治】 胃、十二指肠溃疡。
【用法】 水煎服。
【文献来源】 《黑龙江验方选编》。

（十）

【处方】 乌贼骨三钱 甘草三钱
【主治】 胃、十二指肠溃疡。
【制法】 共为面。
【用法】 每服一钱，每日3次。
【文献来源】 《黑龙江验方选编》。

（十一）

【处方】 山黄连
【主治】 胃、十二指肠溃疡。
【制法】 作糖浆。
【用法】 每服5～10ml。
【文献来源】 《黑龙江验方选编》。

（十二）

【处方】 石菖蒲、焦白术、苍术各等份
【主治】 胃、十二指肠溃疡。
【制法】 共为面。
【用法】 每服一钱，每日3次。
【文献来源】 《黑龙江验方选编》。

（十三）

【处方】 马铃薯（生用连皮）
【主治】 胃、十二指肠溃疡。

【制法】 把马铃薯放石臼内加开水捣烂绞汁。

【用法】 早、晚各服一杯，不痛时还须继续服用1个月。

【文献来源】 《黑龙江验方选编》。

（十四）

【处方】 甘草

【主治】 胃、十二指肠溃疡。

【制法】 研细粉与适量水蒸熟后，连汤、连粉口服。

【用法】 每次一钱，每日3次，3周为1个疗程。

【备注】 又方用粉甘草一钱八分，饴糖五钱，水煎服。治中虚嘈杂。

【文献来源】 《黑龙江验方选编》。

（十五）

【处方】 甘草二钱 大黄五分

【主治】 胃、十二指肠溃疡。

【制法】 共研成末。

【用法】 每日3次，每服八分。

【文献来源】 《黑龙江验方选编》。

（十六）

【处方】 茶叶、白糖等量

【主治】 胃、十二指肠溃疡。

【制法】 一次可各取四至十两，加水同煮数沸，沉淀去渣，贮于有盖瓶中，经6～12日后，色如陈酒，结面如罗皮，即可服用，如未结面，只要经7～14日，就可服。

【用法】 每日早、晚各一次，每服一匙，蒸热后服。

【文献来源】 《黑龙江验方选编》。

（十七）

【处方】 小白菜 白糖

【主治】 溃疡病出血。

【用法】 小白菜全棵洗净绞汁，每次用20～30ml，加入白糖内服。

【文献来源】 《黑龙江验方选编》。

（十八）

【处方】 薏苡仁五钱 瓜蒌仁三钱 牡丹皮二钱 桃仁三钱

【主治】 胃痛（胃溃疡）、肠痛（阑尾炎）有效。

【用法】 水煎服，每日3次。

【文献来源】 《中医秘方验方第三辑》。

（十九）

【处方】 川楝子四钱 木香二钱 海螵蛸四钱 川黄连三钱 天公乌四钱 厚朴三钱 延胡索四钱 香附五钱 大黄三钱 没药二钱 甘草二钱

【主治】 胃痛（胃溃疡）。

【用法】 三碗水煎剩八分碗，温服。

【备注】 服药后，腹泻痛减，可调方为大黄一钱，川楝子一钱半，木香一钱，海螵蛸四钱，川黄连二钱，天公乌四钱，延胡索四钱，香附五钱，没药二钱继服之。孕妇忌服。

【文献来源】 《中医秘方验方第三辑》。

（二十）

【处方】 鸡内金四钱 枳实二钱 龙胆草三钱 白术三钱 砂仁四钱

【主治】 胃溃疡及十二指肠溃疡。

【用法】 水煎温服。

【文献来源】 《中医秘方验方第三辑》。

（二十一）

【处方】 川楝子六钱 乌贼骨六钱 石决明六钱 当归六钱 白芍三钱 延胡索三钱 瓦楞子三钱 广陈皮三钱 甘草三钱

【主治】 胃溃疡及十二指肠溃疡。

【用法】 三碗水煎剩八分碗，煎2次，分2次服。

【文献来源】 《中医秘方验方第三辑》。

（二十二）

【处方】 儿茶三钱 蒲公英七钱 香附七

钱　川楝子三钱半　生代赭石四钱　石决明六钱

【主治】　胃溃疡。

【用法】　三碗水煎剩八分碗，温服。

【文献来源】　《中医秘方验方第三辑》。

（二十三）

【处方】　炙甘草七分　阿胶三钱半　艾炭三钱　鸡内金四钱　薏苡仁四钱　肉苁蓉二钱　金银花四钱　当归三钱半　龙眼肉四钱　大枣6个

【主治】　胃溃疡。

【用法】　水煎冲服阿胶面，3剂见效，10剂痊愈。

【文献来源】　《中医秘方验方第三辑》。

胃　痈

（一）

【处方】　绿豆（酒炙3次）、黄连（酒炙3次，醋炙1次）、苏栀子（酒炙1次）、生地黄、连翘、猪胆各等份

【主治】　胃痈吐血。

【制法】　共研为细末。

【用法】　黄酒煎服。成人每服二钱，小儿酌减。

【文献来源】　《中医秘方验方第二辑》。

（二）

【处方】　白茅根二两　枇杷叶三两　石斛二两　金银花一两　木香八分　广砂仁五分　葛根八分　莱菔三钱　黄连一钱　白头翁二钱　降香八分　藕节五钱　陈皮二钱　远志五钱

【主治】　胃痈。

【制法】　用大白梨1个，切片，水浸2小时取出，存汁煎药。

【用法】　分2次用，6～7剂可愈。

【文献来源】　《中医秘方验方第二辑》。

（三）

【处方】　老藕节二钱　焦栀子二钱　白茅根一钱五分　阿胶一钱　苦桔四钱　瓜蒌仁二钱　牡丹皮二钱　熟大黄二钱　京知母二钱　黄柏二钱

【主治】　胃痈吐血。

【用法】　四碗水煎剩一碗，分3次服。

【备注】　孕妇忌服。

【文献来源】　《中医秘方验方第二辑》。

腹痛、腹胀

（一）

【处方】　石菖蒲三钱　吴茱萸二钱

【主治】　心腹痛。

【制法】　共为细末，加酒服。

【用法】　每次一钱。

【文献来源】　《中草药验方选编》。

（二）

【处方】　五灵脂三钱　炒蒲黄三钱

【主治】　心腹胸胁瘀血作痛。

【用法】　研细末，醋、水各半碗煮透，连渣服之。

【备注】　又方①五灵脂三钱，炒蒲黄二钱，研细末，醋煮透，加水一杯，连续服。治胸腹疼痛、小腹疝痛及产后一切气痛。②蒲黄、五灵脂各三钱六分（生、炒各半），广木香一钱半，水煎服。治心胃气痛。③蒲黄、五灵脂、卷柏各三钱，共为细末，顿服，黄酒送下，日三服。治胃痛。④蒲黄、五灵脂、白芍各二钱，共研细末，陈酒送下。治胃痛。

【文献来源】　《中草药验方选编》。

（三）

【处方】　马泡蛋（即马勃）7个

【主治】　腹痛。

【用法】　水煎服。

【备注】　马泡蛋味苦下气、利水，功用甚

速，不可轻视。

【文献来源】《中草药验方选编》。

(四)

【处方】盐姜散

【主治】腹痛。

【制法】生姜不拘多少，捣汁并称其重量，再取等量的食盐，放在锅内炒至略呈红色；将汁徐徐加入，至姜汁炒干为度，然后取出研末即成。

【用法】每日 2 次，每服五分至一钱，白开水送下。

【文献来源】《中草药验方选编》。

(五)

【处方】大枣（去核）4 枚　硫黄五分

【主治】腹痛。

【制法】用火烧成炭，研面。

【用法】黄酒送下。

【文献来源】《中草药验方选编》。

(六)

【处方】白芥子

【主治】寒证腹痛。

【制法】微炒为末，蒸饼丸如小豆大。

【用法】每次姜汤吞下 10 丸。

【文献来源】《中草药验方选编》。

(七)

【处方】车身子根（即石菖蒲根）九钱

【主治】寒证腹痛。

【制法】研细末。

【用法】每服三钱，酒送下，每日 3 次。

【文献来源】《中草药验方选编》。

(八)

【处方】吴茱萸一二钱

【主治】寒证腹痛。

【制法】研末。

【用法】嚼食，白开水送下。

【备注】又方①吴茱萸三钱，细辛一钱，水煎服。②吴茱萸（研末）三钱，姜汁冲服。③吴茱萸、荜茇各二钱，研末调白开水服。

【文献来源】《中草药验方选编》。

(九)

【处方】茴香根三钱

【主治】小儿腹痛。

【用法】水煎服。

【文献来源】《中草药验方选编》。

(十)

【处方】茴香根三钱　石菖蒲三钱

【主治】腹胀满。

【用法】水煎服。

【文献来源】《中草药验方选编》。

(十一)

【处方】檀香四钱　藿香二钱　沉香二钱　白豆蔻三钱　苍术三钱　荜茇三钱　麝香三钱　石菖蒲五钱　牙皂三钱　细辛四钱　枯矾一两　明雄黄四钱　白芷一钱半　冰片八分　丁香三钱　火硝四钱半　蟾酥（酒炙）二分　鹅不食草三钱　朱砂二钱

【主治】吐血腹痛，心下难受。

【制法】共研成细末。

【用法】大人二三分，小儿减半，白开水送服。

【备注】忌食凉硬物、韭菜、猪肉。孕妇忌服。

【文献来源】《中医秘方验方第二辑》。

(十二)

【处方】姜黄连二钱　姜半夏一钱五分　块苓一钱五分　广陈皮七分　藿香七分　砂仁七分　朱砂三分

【加减】口渴者加乌梅 3 个，白芍二钱，生姜 3 片；腹胀者加川厚朴三钱。

【主治】发热身痛，呕吐泄泻，心腹绞痛。

【制法】共研成细末。

【用法】每次一钱，白开水送下。

【文献来源】《中医秘方验方第二辑》。

（十三）

【处方】明雄黄五钱　火硝四钱　白芷一钱　枯矾一两　细辛四钱　石菖蒲五钱　丁香三钱　荜茇三钱　茅苍术五钱　冰片八分　麝香三分　鹅不食草三钱　牙皂五钱

【主治】痧证暴死、胸腹积滞、恶心反胃、霍乱、吐泻、气痛、心痛、血痛等。

【制法】共研成细末，兑入麝香、冰片研匀。

【用法】以男左女右点入内眼角，病重者可点 2～3 次；再服二三分，姜汤送下。

【备注】孕妇忌服。

【文献来源】《中医秘方验方第二辑》。

（十四）

【处方】大黄（醋炙 5 次）十两　黑丑五钱　莪术五钱　三棱五钱　鳖甲五钱　芫花二钱　陈皮二钱

【主治】腹痛，面黄肌瘦。

【制法】用陈醋浸一宿后烘干，加乌药一钱，共研为末；蜜丸三钱重。

【用法】每晚服一丸。

【文献来源】《中医秘方验方第二辑》。

（十五）

【处方】生代赭石三两　当归一两　苏子一两　乌附子五钱

【主治】房事后，食生冷，小腹抽疼、肾囊紧缩、大便不通、上焦烦热、两胁胀痛。

【用法】水煎服。外用葱白一斤，炒热熨脐。

【文献来源】《中医秘方验方第二辑》。

（十六）

【处方】干姜四钱　南茴香四钱　白胡椒三钱　硫黄三钱　火硝三钱　黄丹三钱　明矾二钱　麝香一分

【主治】远年近日，寒积腹痛，癥瘕，小腹硬痛。

【制法】将八味药共研成细末，加食盐一捻，小米饭一碗，葱白 1 根。

【用法】用勺炒热，用布包好敷小腹部，冷时以热水袋熨之，约 2 小时取下。

【备注】忌食冷物。

【文献来源】《中医秘方验方第二辑》。

（十七）

【处方】贡檀香二钱　广木香二钱　乳香二钱　大黄二钱　苍术二钱　枳实二钱　通草二钱　冰糖一两

【主治】酒寒，酒中毒，大便不通，腹痛上攻。

【制法】水一两，酒一两煎之。

【用法】食后服之。

【文献来源】《中医秘方验方第二辑》。

（十八）

【处方】江子霜一两　大黄二两　干姜二两

【主治】寒气冷食伤胃，胸腹痞闷，胀饱，消化不良。

【制法】共研成细末，炼蜜为小丸，如大豆粒大。

【用法】姜汤引，成人 8～10 丸，小儿 3～4 丸。

【备注】此方是备急丹。忌食生冷、硬物。

【文献来源】《中医秘方验方第二辑》。

（十九）

【处方】人参三钱　焦白术三钱　茯苓二钱　甘草三钱　山药四钱　莲子肉三钱　砂仁二钱　鸡内金三钱　神曲三钱　陈皮三钱　丁香二钱　木香二钱　炒川黄连二钱　香附三钱

【主治】食后胀满，胸部刺痛，吐酸水。

【用法】以大枣为引，水煎服。

【文献来源】《中医秘方验方第二辑》。

（二十）

【处方】　香附八两　五灵脂八两　三棱四两　莪术四两　黑丑一两　白丑一两　生鸡内金三两　沉香五钱

【主治】　一切积聚，胸腹胀满，食积，气积等症。

【制法】　共研为细末，醋糊为丸，如莱菔子大。

【用法】　每服一钱，白开水送下，食前服。

【文献来源】　《中医秘方验方第二辑》。

（二十一）

【处方】　玄参五钱　生地黄四钱　麦冬三钱　枳壳三钱　陈皮三钱　车前子二钱

【主治】　腹痛有实热拒按者。

【用法】　三碗水煎剩八分碗，早、晚服之。

【文献来源】　《中医秘方验方第三辑》。

（二十二）

【处方】　高良姜三钱　香附三钱

【主治】　风寒腹痛。

【用法】　研面，以姜汤为引。每服二钱，每日 2 次。

【文献来源】　《中医秘方验方第三辑》。

（二十三）

【处方】　五灵脂（生半炒）二钱半　香附（生半炒）二钱半　牵牛子（生半炒）各二钱半

【主治】　胃腹一切积聚。

【制法】　共合一处，碾为细末，醋糊为小丸。

【用法】　每日早、晚 2 次，每次一钱，白开水送下，饭后服之。

【备注】　忌生冷、腥辣、黏硬等物。孕妇忌服。

【文献来源】　《中医秘方验方第三辑》。

（二十四）

【处方】　公丁香三钱　母丁香三钱　老蔻四钱　乌药三钱　大茴香三钱　沉香二钱　小茴香三钱　官桂三钱　川附子二钱　红花二钱　炮姜二钱　人参三钱　茯苓三钱　吴茱萸二钱　甘草二钱

【主治】　肾寒腹痛。

【用法】　用白酒三碗半煎剩八分碗，煎 2 次，分 4 次服，慢火煎药。

【文献来源】　《中医秘方验方第三辑》。

（二十五）

【处方】　乳香三钱　没药三钱　生五灵脂三钱　官桂三钱　盐茴香三钱　茱萸三钱　木香一钱

【主治】　腹痛，小便不利。

【制法】　共为细末。

【用法】　每服二钱。男人用白酒送下，女人用黄酒送下，每日 2 次。

【备注】　孕妇忌服。

【文献来源】　《中医秘方验方第三辑》。

（二十六）

【处方】　代赭石六钱　竹茹四钱　苏子三钱　金银花四钱　郁李仁三钱　竹叶二钱　白归三钱　蜂蜜一两　青皮二钱　木香八分　乳香二钱　降香三钱

【主治】　火郁夹食之腹痛（肠闭塞）。

【用法】　水煎 2 次，温服。

【备注】　呕吐酸水、黏液，舌生白苔，小便黄，大便闭，脉弦数，或滑而有力者用之。孕妇忌服。如果服后不大便，第二剂可加纹军三钱。

【文献来源】　《中医秘方验方第三辑》。

（二十七）

【处方】　牵牛子各五钱　母丁香五钱　红糖五钱

【主治】　腹痛。

【制法】　共为细末。

【用法】　每日早、晚用红糖水冲服，分 5 次服之。

【备注】　孕妇忌服。

【文献来源】　《中医秘方验方第三辑》。

（二十八）

【处方】 猪牙皂角（烧存性）六钱 麝香一分

【主治】 急证心腹绞痛。

【制法】 共为面，分2次用。

【用法】 温开水送下。

【备注】 忌生冷食物；孕妇忌用。

【文献来源】 《中医秘方验方第三辑》。

（二十九）

【处方】 蜈蚣（去头足）1条 全蝎（去钩）五分 生川乌六分 生草乌六分

【主治】 胃中寒郁作痛。

【制法】 以上各味，共粗末，用荞麦面包之，煅存性去荞麦面，为细末。

【用法】 每次服五分，黄酒送下。

【备注】 忌生冷食物；孕妇忌用。

【文献来源】 《中医秘方验方第三辑》。

（三十）

【处方】 潞党参五钱 厚朴五钱 川黄连五钱 茯苓三钱 川椒五钱 川乌一钱 干姜一钱 肉桂八分 附子二钱 大黄三钱 芒硝一钱五分 三棱一钱五分 莪术三钱 豆霜四分 甘草二钱

【主治】 奔豚上攻腹痛。

【制法】 共为面，蜜丸五分重。

【用法】 每服一丸，姜水送下，每日2次。

【备注】 孕妇忌服。

【文献来源】 《中医秘方验方第三辑》。

（三十一）

【处方】 甘草一钱 甘遂一钱

【主治】 绞肠腹痛。

【制法】 共研细末。

【用法】 用热烧酒调敷肚脐上，排气后痛止。

【备注】 忌食生冷、硬黏等物。

【文献来源】 《中医秘方验方第三辑》。

（三十二）

【处方】 大海马（重一两左右）1对 青皮一两 牵牛子一两 槟榔一两 香附一两

【主治】 一切积聚，肚腹有块疼痛。

【制法】 江子10个去皮，泡1日，同青皮泡之，再与江子同炒，炒后去江子。

【用法】 共为粗末，用药布包四包，每日一包，水煎服。

【备注】 孕妇忌服。本方药量是旧称，用时可按新量折合计算。

【文献来源】 《中医秘方验方第三辑》。

（三十三）

【处方】 硫黄一两 古石灰一两 左盘龙（即鸽子屎）五钱

【主治】 积聚癥瘕及妇女经闭等。

【制法】 共为细末，荞麦面为长方形丸，二钱重，在作丸时，用铁丝将药的一端插一孔，干后，再用铁丝插入药丸孔内，置火上烧红为度，取出立即投入醋碗内，浸凉装入瓶内，勿令泄气。

【用法】 服时，将药丸研面，白开水送下。每日2次，早、晚饭前服，初服一钱五分。

【备注】 此药无不良反应，但有臭味，易呕吐多次，服时再用荞麦面作小丸，防止敏感易呕吐现象。

【文献来源】 《中医秘方验方第三辑》。

（三十四）

【处方】 食盐一撮

【主治】 绞肠痧。

【制法】 用食盐一撮，放切菜刀上，烧红淬入水内。

【用法】 趁热饮之最效。

【文献来源】 《中医秘方验方第三辑》。

（三十五）

【处方】 白胡椒四钱 樟丹四钱 白矾四钱 火硝四钱

【主治】　寒性腹痛。
【制法】　共研细末。
【用法】　温水调敷肚脐处。
【备注】　忌寒凉之物。
【文献来源】　《中医秘方验方第三辑》。

（三十六）

【处方】　广木香一钱　炒枳壳一钱　赤茯苓三钱　生白芍三钱　乌药二钱　陈皮二钱　沉香五分　郁金一钱　砂仁一钱半　没药一钱半　灯心草、竹叶为引

【加减】　腹水者加大腹皮二钱，车前子、槟榔片、泽泻各二钱，猪苓三钱；虚弱者加人参二钱；盗汗发热者加地骨皮、牡丹皮各二钱。

【主治】　结核性腹膜炎。腹痛拒按，腹壁板硬，中度腹水，发热盗汗，五心烦热，颧红短气，食欲不振，小便短漓，大便一般，舌苔黄腻，脉细数。

【用法】　水煎服。

【备注】　5例中，3例痊愈，2例有显著改善。

【文献来源】　《中医秘方验方第三辑》。

（三十七）

【处方】　大腹皮二钱　官桂半钱　青皮二钱　桔梗二钱　厚朴二钱　白术二钱　茯苓二钱　莱菔子三钱　苏子二钱

【主治】　胸腹满胀。
【用法】　白酒煎服。
【文献来源】　《中医秘方验方第二辑》。

（三十八）

【处方】　厚朴一钱　广陈皮二钱　甘草一钱　茯苓一钱　干姜五分　紫豆蔻二钱　木香五分　枳壳二钱　槟榔二钱　砂仁二钱　茴香一钱　焦山楂二钱

【主治】　腹痛腹胀。
【用法】　三碗水煎剩八分碗，温服。
【备注】　孕妇忌服忌食腥冷之物。
【文献来源】　《中医秘方验方第二辑》。

（三十九）

【处方】　柴胡三钱　白芍六钱　生黄芩三钱　芒硝（分冲）三钱　蒲公英一两　金银花一两

【加减】　恶心呕吐者加竹茹、代赭石。黄疸者加茵陈、板蓝根。如大便次数多者去芒硝（配合西药治疗）。

【主治】　急性胰腺炎。
【用法】　每日1剂，分2次服。
【备注】　本组共治24例，经3～4日症状消失，痊愈出院。
【文献来源】　《验方秘方选编》。

（四十）

【处方】　生蒲黄　五灵脂　延胡索　香附　木香　白芍　甘草

【主治】　神经性腹痛。

【用法】　每日1剂，水煎去滓，再煎后分2次饭后温服。

【备注】　忌食生冷、油腻之品。

【医案】　袁某，女，16岁，学生，1984年4月5日初诊。自述阵发性腹痛3个月，绕脐痛，痛如刀割绳绞，剧痛难忍，坐立不安，痛无定时。曾多次行钡餐拍片、腹部透视、血紫质、血常规检查等，均未发现异常。诊断为“胃肠神经性腹痛”，查腹部柔软，无压痛点及包块，诊其舌质红、微绛、少苔，脉弦。证属气滞血瘀，经络失畅，气血不调，治以行气活血，酸甘化阴，缓急止痛。投七味止痛饮，水煎服，连服8剂痛止。时服药一次，2剂后疼痛明显缓解。改为日服3次，5剂后疼痛消失。

【文献来源】　《自拟七味止痛饮临床应用举隅》。

肠　痈

（一）

【处方】　金银花二两　连翘三钱　牡丹皮三钱　蒲公英八钱　郁李仁八钱　白头翁

一两　黄芩四钱　乳香三钱　没药三钱　当归五钱　大黄一钱五分　白蜜清一两　黄柏五钱　红花二钱　竹叶三钱　大蜈蚣二钱　刘寄奴三钱

【主治】 肠痈，大便通畅腹痛者。

【用法】 水煎，内服。

【文献来源】 《中医秘方验方第二辑》。

（二）

【处方】 白芍五钱　生地黄四钱　当归六钱　金银花一两　白头翁八钱　竹叶三钱　刘寄奴二钱　石斛四钱　乳香二钱　没药二钱　黄柏四钱　陈皮三钱　甘草二钱

【主治】 肠痈已大部分好转，身体尚虚弱者。

【用法】 水煎服。

【文献来源】 《中医秘方验方第二辑》。

（三）

【处方】 金银花二两　牡丹皮三钱　大黄二钱　郁李仁一两　黄柏四钱　刘寄奴三钱　白头翁一两　乳香三钱　没药三钱　连翘三钱　红花二钱　代赭石五钱　蒲公英八钱　玄参五钱　黄芩四钱　甘草一钱　当归一两

【主治】 肠痈。

【用法】 水煎服。

【文献来源】 《中医秘方验方第二辑》。

（四）

【处方】 生大黄四钱　牡丹皮四钱　生桃仁四钱　冬瓜子四钱　芒硝四钱　薏苡仁六钱　蒲公英一两

【主治】 肠痈。

【用法】 三碗水煎剩八分碗，温服。

【备注】 忌生冷、酸辣、腥、刺激性食物。

【文献来源】 《中医秘方验方第二辑》。

（五）

【处方】 金银花二两　全当归二两　生地榆八钱　麦冬八钱　玄参八钱　薏苡仁三钱　子黄芩一钱　生甘草二钱　明没药二钱

【主治】 肠痈。

【用法】 水煎，日服2次。

【文献来源】 《中医秘方验方第二辑》。

（六）

【外敷药方】 大黄末一两　皂角末五分

【内服药方】 大黄三钱　牡丹皮三钱　薏苡仁二钱　金银花五钱　连翘五钱　甲珠一钱　没药二钱半　白芷二钱　甘草二钱

【主治】 肠痈。

【用法】 外敷方，用烧酒调敷。内服方，水煎，日服2次。

【备注】 外用药中大黄须用锦纹军为佳。内服药在未化脓时用。

【文献来源】 《中医秘方验方第二辑》。

泄　泻

（一）

【处方】 萝卜叶

【主治】 肠炎。

【制法】 放瓦屋上，日晒夜露1个月左右，用时将它收回洗净。

【用法】 每次用一二两，煎水代茶饮。

【备注】 类似方较多，主治腹泻、水泻等，用法尚有①取萝卜叶二钱，晒干研末，白开水调服；②冬季采的萝卜晒干，水煎服。

【文献来源】 《中草药验方选编》。

（二）

【处方】 鲜鱼腥草四两

【主治】 急性肠炎。

【制法】 用冷开水洗净，捣烂。

【用法】 以温开水（可加白糖调味）送服，4小时后见效，每6小时服1剂，连服3剂。

【文献来源】 《中草药验方选编》。

（三）

【处方】 桦树皮烧焦存性

【主治】 腹泻。
【制法】 为细末。
【用法】 每服三钱。
【文献来源】 《中草药验方选编》。

（四）

【处方】 神曲（炒焦成炭）
【主治】 腹泻。
【制法】 研为细末。
【用法】 成人每日三钱，白开水吞服。
【备注】 又方①白曲炒焦研末，每服二钱。治食积腹泻。②酒饼 0.5～1 个，捣碎焙焦，加酒热服。治水泻不止。
【文献来源】 《中草药验方选编》。

（五）

【处方】 高粱灰适量
【主治】 腹泻。
【用法】 包煎，日服 3 次。
【文献来源】 《中草药验方选编》。

（六）

【处方】 灶心土一两
【主治】 腹泻。
【用法】 开水冲，澄清后取水顿服。
【备注】 又方灶心土四两，水煎服，治久泻。
【文献来源】 《中草药验方选编》。

（七）

【处方】 五倍子二钱
【主治】 腹泻。
【制法】 用醋调如膏，摊在布上。
【用法】 盖在肚脐上，候 1 小时，如腹泻止，即去盖药，时间不可过长。
【备注】 本方亦可用于暑日水泻。
【文献来源】 《中草药验方选编》。

（八）

【处方】 陈艾（醋炙）5～6 片 蚯蚓 4～5 条
【主治】 腹泻。
【用法】 共捣烂如泥，用火烙烘。敷脐上，用布盖孔。
【文献来源】 《中草药验方选编》。

（九）

【处方】 炒车前子
【主治】 暴泻不止，小便不通。
【制法】 研末。
【用法】 每日 3 次，每服二钱，米汤调服。
【备注】 又方①炒车前子五钱至一两，水煎服。②鲜车前草（连根带叶）三两，水煎分 3 次服。
【文献来源】 《中草药验方选编》。

（十）

【处方】 黄瓜叶
【主治】 水泻。
【制法】 晒干为末。
【用法】 成人每服二钱，患儿减半，米汤送服。
【备注】 又方①黄瓜叶五分或三钱，为末冷米汤送服。②黄瓜叶一把烧灰，姜汤送服。③鲜黄瓜叶捣汁，米汤调服，每服一碗，每日 3 次。④黄瓜叶切碎，调醋，加鸡蛋煎服。⑤黄瓜根 2 棵，加少许红糖，水煎服。
【文献来源】 《中草药验方选编》。

（十一）

【处方】 地榆五钱
【主治】 水泻。
【用法】 水煎，分 2 次服。
【文献来源】 《中草药验方选编》。

（十二）

【处方】 生姜三钱 陈茶叶三钱
【主治】 水泻。
【用法】 水煎，作 1 次服，连服数次。
【文献来源】 《中草药验方选编》。

（十三）

【处方】 鲜生姜三钱 艾叶 7 片
【主治】 水泻。
【用法】 三碗水煎剩半小碗，温服。
【文献来源】 《中草药验方选编》。

（十四）

【处方】 车前子（炒黑）三钱 干姜二分
【主治】 水泻。
【制法】 共研末和匀。
【用法】 用白糖滚汤调服。
【备注】 又方用车前子一两、黑姜二钱，水煎服。治水泻白色不消化物。
【文献来源】 《中草药验方选编》。

（十五）

【处方】 大黄粉二分 糊米六钱
【主治】 热泻。
【用法】 先服大黄粉，继服糊米粉。
【文献来源】 《中草药验方选编》。

（十六）

【处方】 青蒿草三钱 车前草三钱
【主治】 热泻。
【用法】 两碗水煮取一碗，分 2 次服。
【文献来源】 《中草药验方选编》。

（十七）

【处方】 焙五倍子
【主治】 久泻。
【制法】 研末，面糊为丸，如梧桐子大。
【用法】 每服 5 丸，米饮下，每日 3 次。
【备注】 又方①五倍子研末，白开水或茶水送服三至五分，每日 2 次。②五倍子（醋炒 7 次）研末，每服一钱，每日 2 次，米汤送下。
【文献来源】 《中草药验方选编》。

（十八）

【处方】 柳木炭
【主治】 五更泻。
【制法】 研为细末。
【用法】 每晚睡前用白开水冲服三钱，连服 3 次，不可多服。
【文献来源】 《中草药验方选编》。

（十九）

【处方】 五味子二两 吴茱萸五钱
【主治】 五更泻。
【制法】 吴茱萸泡 7 次，同五味子炒研。
【用法】 每服二钱，早晨米汤送下。
【备注】 此方应用地区很广，五味子、吴茱萸的配制比例多为 4∶1，或 3∶1，或 2∶1，或 1∶1，或 3∶5，均研为细末用。用法有清晨服二钱的，有日服 2～3 次，每服一二钱的。
【文献来源】 《中草药验方选编》。

（二十）

【处方】 车前子（微炒）三钱 灶心土三钱 大枣肉（焙干）三钱
【主治】 五更泻。
【制法】 共研细末。
【用法】 一日量，分 3 次服。
【文献来源】 《中草药验方选编》。

（二十一）

【处方】 枳实七钱 红参一两半 云茯苓六钱 清半夏七钱 陈皮六钱 焦三仙各二钱 川厚朴六钱 广木香三钱 鸡内金七钱 砂仁六钱 干姜三钱 炙甘草三钱 焦白术一两
【主治】 胸闷腹胀，伤食腹泻。
【制法】 共为细末，蜜丸二钱重。
【用法】 日服 2～3 次，每服一丸，白开水送下。
【备注】 忌生冷、硬食物；孕妇忌服。
【文献来源】 《中医秘方验方第三辑》。

（二十二）

【处方】 槐花三钱 侧柏炭三钱 黑荆芥

穗三钱　枳壳三钱　当归三钱　川芎二钱　人参三钱　椿皮四两　石榴皮二钱　地榆炭四钱　乌梅三钱　蜂蜜五两

【主治】　水泻。

【制法】　先将除蜂蜜外的其他药用四碗水煎剩一大碗，再加入蜂蜜五两熬开。

【用法】　煎 2 次，早、晚分服。

【备注】　忌腥辣食物；孕妇忌用。

【文献来源】　《中医秘方验方第三辑》。

（二十三）

【处方】　人参二钱　莲子肉二钱　扁豆二钱　薏苡仁三钱　木瓜三钱　车前子二钱　补骨脂二钱　诃子二钱　肉苁蓉二钱　罂粟壳二钱　砂仁二钱

【主治】　肠鸣水泻。

【用法】　以姜 3 片为引，枣 3 枚水煎服。

【文献来源】　《中医秘方验方第三辑》。

（二十四）

【处方】　滑石六钱　朱砂二钱　甘草三钱　苏叶二钱

【加减】　呕吐者加生姜汁；腹胀者加大黄末少许。

【主治】　伤暑腹泻。

【用法】　每服一二钱，小儿酌减。

【备注】　本方制成散剂。

【文献来源】　《中医秘方验方第三辑》。

（二十五）

【处方】　人参三钱　桃仁四钱　红花四钱　升麻一钱五分

【主治】　五更泻。

【用法】　水煎，每日 2 次服之。

【备注】　忌腥辣食物；孕妇勿服。

【文献来源】　《中医秘方验方第三辑》。

（二十六）

【处方】　白术一两　木香五钱　车前子五钱　猪苓五钱

【主治】　脾虚泄泻。

【制法】　共为细末。

【用法】　每服二钱，白糖调服。

【文献来源】　《中医秘方验方第三辑》。

（二十七）

【处方】　人参一两半　焦白术一两半　云茯苓一两半　山药一两半　莲子肉一两半　陈皮七钱半　焦山楂七钱半　泽泻七钱半　炙甘草七钱半　鸡内金七钱半　砂仁七钱半

【主治】　脾胃虚弱腹泻。面黄肌瘦，腹胀，泄泻。

【制法】　共为细末。

【用法】　小儿每服二分，成人每服二钱。

【备注】　忌生冷、硬食物。

【文献来源】　《中医秘方验方第三辑》。

（二十八）

【处方】　党参五钱　炒白术三钱　茯苓三钱　炙甘草一钱五分　肉桂一钱　川附子五分

【主治】　脾肾虚泻。

【用法】　水煎服，每日早、午、晚饭前服之。

【备注】　忌食生冷、腥辣、黏硬之物。

【文献来源】　《中医秘方验方第三辑》。

（二十九）

【处方】　生龙骨二钱　生牡蛎二钱　白芍二钱　山茱萸二钱　龙眼肉二钱　赤石脂三钱　黄芪二钱　白术二钱　甘草七分　炮干姜一钱　茯苓二钱　泽泻二钱　附子七分

【主治】　久泻。

【用法】　以红枣为引，水煎服。

【备注】　孕妇忌服。

【文献来源】　《中医秘方验方第三辑》。

（三十）

【处方】　诃子（炒透）二钱　肉豆蔻（煨、去油）二钱　焦神曲三钱

【主治】　久泻不止。

【制法】 共为细末，面糊为丸，如元豆粒大。

【用法】 日服3次，每次40粒，白开水送服。

【备注】 初泻者忌用。

【文献来源】 《中医秘方验方第三辑》。

（三十一）

【处方】 白术二钱　车前子五钱　砂仁三钱　蝼蛄七钱

【主治】 泄泻，腰肿。

【制法】 共为细末。

【用法】 分7次服之，白开水送服。

【文献来源】 《中医秘方验方第三辑》。

痢　疾

（一）

【处方】 黄柏二斤　苍术二斤　车前子七斤　蒲公英七斤　马齿苋七斤　白头翁二斤

【主治】 痢疾。

【制法】 水煎浓缩十斤，加糖五斤。

【用法】 每服15～20ml，日3次。

【文献来源】 《中草药验方选编》。

（二）

【处方】 土黄连秧子七斤　蒲公英七斤　车前子七斤　马齿苋七斤

【主治】 痢疾。

【制法】 水煎浓缩七斤，加糖五斤。

【用法】 每服10～15ml，日3次。

【文献来源】 《中草药验方选编》。

（三）

【处方】 三棵针根十斤

【主治】 痢疾。

【制法】 煎熬成膏，加淀粉共成250克。

【用法】 每服2.5克，日3次。

【备注】 另适用于肺炎及各种炎症。

【文献来源】 《中草药验方选编》。

（四）

【处方】 草房上鲜青苔二至四两

【主治】 痢疾。

【用法】 水煎服。

【备注】 已治愈50例，均作细菌培养。

【文献来源】 《中草药验方选编》。

（五）

【处方】 山黄连全草25 000克

【主治】 痢疾。

【制法】 水煎，加苍术粉1000克调成膏，为丸5克重。

【用法】 每服一丸，日3次。

【备注】 适用于痢疾、肠炎、肝炎、肺结核。

【文献来源】 《中草药验方选编》。

（六）

【处方】 白头翁一两　蒲公英三钱　黄柏一两

【主治】 痢疾。

【制法】 共为细末，蜜丸三钱重。

【用法】 每服一丸，日3次。

【文献来源】 《中草药验方选编》。

（七）

【处方】 白头翁十五分　秦皮十五分　地榆十分　白糖适量

【主治】 痢疾。

【制法】 制成糖浆。

【用法】 每服10～15ml，每6小时一次。

【文献来源】 《中草药验方选编》。

（八）

【处方】 蒲公英　淀粉

【主治】 痢疾。

【制法】 蒲公英一斤，加水四斤，煎至两斤时取出蒲公英，浓煎成膏，加入淀粉适量，阴干。

【用法】 每服 1 克，日 3 次。
【文献来源】 《中草药验方选编》。

（九）

【处方】 马齿苋一两
【主治】 痢疾。
【用法】 水煎服。
【文献来源】 《中草药验方选编》。

（十）

【处方】 苦参（炒焦研末）三钱
【主治】 痢疾。
【用法】 一次服，米汤送下。
【文献来源】 《中草药验方选编》。

（十一）

【处方】 罂粟壳三钱 槟榔二钱 乌梅 6 枚
【主治】 痢疾。
【用法】 水煎服。
【文献来源】 《中草药验方选编》。

（十二）

【处方】 黄柏末
【主治】 痢疾。
【用法】 每服三分至一钱。
【文献来源】 《中草药验方选编》。

（十三）

【处方】 马齿苋
【主治】 痢疾。
【用法】 作菜食。
【文献来源】 《中草药验方选编》。

（十四）

【处方】 鲜蒲公英
【主治】 痢疾。
【用法】 捣烂取汁，每服 10～20ml。
【文献来源】 《中草药验方选编》。

（十五）

【处方】 鲜马齿苋适量
【主治】 痢疾。
【用法】 捣烂取汁，每 100ml 加蜂蜜 50ml 顿服。
【文献来源】 《中草药验方选编》。

（十六）

【处方】 明矾三钱 煅白矾二钱
【主治】 痢疾。
【制法】 共为细末。
【用法】 每服一钱，日 3 次。
【文献来源】 《中草药验方选编》。

（十七）

【处方】 石榴皮一两 白糖适量
【主治】 痢疾，无发热，腹痛不甚者。
【制法】 共为细末。
【用法】 每服二钱，日 3 次。
【文献来源】 《中草药验方选编》。

（十八）

【处方】 山楂一两 广木香一钱
【主治】 痢疾。
【制法】 共为细末。
【用法】 每服二钱，日 3 次。
【文献来源】 《中草药验方选编》。

（十九）

【处方】 柞树皮适量
【主治】 痢疾。
【用法】 水煎服。
【文献来源】 《中草药验方选编》。

（二十）

【处方】 白头翁 秦皮 马齿苋
【主治】 痢疾。
【制法】 熬成膏装入胶囊。
【用法】 每服 1～3 粒，日 3 次。

【文献来源】 《中草药验方选编》。

(二十一)

【处方】 用三棵针提取黄连素

【主治】 痢疾。

【用法】 每次20~40毫克，静脉注射用。

【文献来源】 《中草药验方选编》。

(二十二)

【处方】 黄柏

【主治】 痢疾。

【制法】 黄柏煎熬成膏装入胶囊，每粒0.5克。

【用法】 每次1~2粒，日3次口服。

【文献来源】 《中草药验方选编》。

(二十三)

【处方】 鲜大蓟一把

【主治】 痢疾。

【用法】 捣汁加红、白糖水冲服。

【备注】 又方①大蓟研为面，加糖服。②大蓟、小蓟各一两（阴干），水煎服。

【文献来源】 《中草药验方选编》。

(二十四)

【处方】 鱼腥草三两

【主治】 痢疾。

【用法】 洗净捣汁，调蜜糖服。

【文献来源】 《中草药验方选编》。

(二十五)

【处方】 红鸡冠花二两　白鸡冠花二两

【主治】 痢疾。

【用法】 水煎服，每日3次。

【备注】 此方应用地区很广。用量一至五两不等，可水煎服或酒煎服。孕妇忌服。还可将鸡冠花焙干，每服一至四钱，每日2次，糖水或黄酒送服。也有将鸡冠花炒炭和糖拌服者。

【文献来源】 《中草药验方选编》。

(二十六)

【处方】 败酱草

【主治】 痢疾。

【制法】 研为细末。

【用法】 米泔水送服。

【文献来源】 《中草药验方选编》。

(二十七)

【处方】 萹蓄草一两

【主治】 痢疾。

【用法】 水煎，连服2~3次。

【备注】 又方取鲜草三至六两捣烂取汁加酒，分3~4次服。

【文献来源】 《中草药验方选编》。

(二十八)

【处方】 木贼一团　红糖五钱

【主治】 痢疾。

【用法】 水煎服。或取节节草一把，加黄酒数滴，水煎服；亦或取节节草根三棵杵烂捣取汁服。

【文献来源】 《中草药验方选编》。

(二十九)

【处方】 龙胆草一握

【主治】 痢疾。

【用法】 切碎取汁，加冷开水服。

【文献来源】 《中草药验方选编》。

(三十)

【处方】 玉米须根（干的）五钱　车前草（干的）五钱　白糖一两

【主治】 痢疾。

【用法】 水煎服[赤痢再加高粱黍（干的）五钱]。

【文献来源】 《中草药验方选编》。

(三十一)

【处方】 蚕豆（炒黄）二两　百草霜一两

【主治】　痢疾。

【用法】　同炒，以炒至锅起烟为度，加米汤煎服。

【备注】　本方有收敛消炎作用，初起下痢时不用。

【文献来源】　《中草药验方选编》。

（三十二）

【处方】　白胡椒二钱　吴茱萸二钱

【主治】　痢疾。

【制法】　共为细末，和蒸饭一同捣烂制成圈饼两块。

【用法】　两块交替敷在脐上。4 小时后腹中可起雷鸣，7 小时后思饮食。

【备注】　又方，敷脐上，再以大艾炷灸之，治寒痢。

【文献来源】　《中草药验方选编》。

（三十三）

【处方】　吴茱萸末一两　生盐四两

【主治】　痢疾。

【用法】　放在锅内炒热，分两包轮流熨腹部，自上而下，连续熨 5～6 次则腹部舒畅，胀实渐消。

【备注】　本方用于腹胀实者。

【文献来源】　《中草药验方选编》。

（三十四）

【处方】　红糖（炒焦）五钱　胡椒（研细）五分　茶叶（炒焦）一钱

【主治】　痢疾。

【用法】　白开水泡服。

【备注】　本方用于产后痢疾。

【文献来源】　《中草药验方选编》。

（三十五）

【处方】　车前子（微炒）一两

【主治】　痢疾。

【制法】　研为细末。

【用法】　每服二钱，日服 3 次。

【文献来源】　《民间验方》。

（三十六）

【处方】　白头翁五钱

【主治】　阿米巴痢疾及细菌性痢疾。

【用法】　水煎服。

【备注】　又方白头翁合剂。取干净白头翁根一斤半，加水三斤，取一斤半（即 750ml）浸出液，加复方樟脑酊 150ml，加入单糖浆适量，酌加 1/1000 麝香草酚防腐，储藏备用，成人每日 3 次，饭前服 10ml，儿童减半。

【文献来源】　《中草药验方选编》。

（三十七）

【处方】　黑地榆八钱　贯众五钱

【主治】　赤痢。

【用法】　水煎服，以红糖为引。

【文献来源】　《中草药验方选编》。

（三十八）

【处方】　吴茱萸二钱　焦山楂三钱

【主治】　白痢。

【用法】　水煎服。

【文献来源】　《中草药验方选编》。

（三十九）

【处方】　马齿苋三两

【主治】　赤白痢疾。

【用法】　水煎服，赤痢加红糖，白痢加白糖内服，每日 3 次。

【文献来源】　《民间验方》。

（四十）

【处方】　酒大黄四钱　酒当归三钱　酒黄连三钱　川厚朴三钱　木香一钱五分　炙甘草一钱五分

【加减】　赤痢加红花、木通各二钱；白痢加枳壳、滑石各三钱。

【主治】　对赤白痢有特效。

【用法】 水煎服。

【备注】 孕妇忌服。

【文献来源】 《中医秘方验方第二辑》。

（四十一）

【处方】 大黄（酒蒸）二两

【主治】 赤白痢疾。

【制法】 研为细末，蜜丸如元豆大。

【用法】 成人每服三钱，小儿酌减。

【备注】 忌食生冷、油腻之物。

【文献来源】 《中医秘方验方第二辑》。

（四十二）

【处方】 土鳖虫 7 个 苏栀子二钱

【主治】 赤白痢疾。

【制法】 共为细末。

【用法】 用白糖水调，敷于脐上，直至皮肤发青为度。

【文献来源】 《中医秘方验方第三辑》。

（四十三）

【处方】 当归四钱 生地黄二钱 白芍四钱 木香一钱半 槟榔片二钱 枳壳二钱 葛根一钱半 黄芩三钱 川黄连三钱半 白头翁二钱 莱菔子二钱 广陈皮二钱 甘草七分

【加减】 白痢加附子一钱，桂心一钱，去生地黄。

【主治】 赤白痢疾。

【用法】 水煎服。

【备注】 勿食生冷之物；孕妇忌服。

【文献来源】 《中医秘方验方第三辑》。

（四十四）

【处方】 枣树皮一钱 椿皮一钱

【主治】 赤白痢疾。

【制法】 共为细末，分三包。

【用法】 每次一包，日三服，白开水送下。

【文献来源】 《中医秘方验方第三辑》。

（四十五）

【处方】 木香二钱 槟榔片二钱 白芍二钱 黄芩二钱 陈皮二钱 地榆炭二钱 阿胶二钱

【主治】 赤白痢疾。

【用法】 水煎服。

【文献来源】 《中医秘方验方第三辑》。

（四十六）

【处方】 马齿苋四钱 白头翁五钱 黄连三钱 秦皮二钱 茶叶三钱 黄柏二钱

【主治】 赤白痢疾。

【用法】 水煎服。

【文献来源】 《中医秘方验方第三辑》。

（四十七）

【处方】 红鸡冠花五钱 白鸡冠花五钱 红糖二钱 白糖二钱

【主治】 赤白痢疾。

【用法】 水煎，每日早、晚饭前服。

【文献来源】 《中医秘方验方第三辑》。

（四十八）

【处方】 当归一两 白芍一两 木香七分 槟榔片一钱半 车前子二钱 莱菔子一钱 枳壳一钱 甘草七分

【加减】 赤痢重加炒椿皮三钱，地榆炭二钱；白痢重加升麻一钱，炒姜一钱。

【主治】 赤白痢疾。

【用法】 水煎服。

【备注】 忌食生冷、油腻之物。

【文献来源】 《中医秘方验方第三辑》。

（四十九）

【处方】 罂粟壳二钱 木通二钱 甘草二钱 灯心草一钱 竹叶二钱

【主治】 赤白痢疾、水泻。

【用法】 水煎，早、晚饭前服。

【文献来源】 《中医秘方验方第三辑》。

（五十）

【处方】 炒槐花、蛤蜊粉面、棕榈炭、焦栀子、地榆炭、生地黄炭各等份

【主治】 赤白痢疾。

【制法】 共为细末。

【用法】 每服二钱，日 3 次。

【文献来源】 《中医秘方验方第三辑》。

（五十一）

【处方】 当归五钱　白芍五钱　桃仁三钱　红花二钱　黄芩二钱　枳壳二钱　滑石三钱　郁李仁八钱　木香一钱　车前子五钱　莱菔子三钱

【主治】 赤白痢疾。

【用法】 水煎服。

【文献来源】 《中医秘方验方第三辑》。

（五十二）

【处方】 广木香五钱　川黄连八钱　滑石五钱　雄黄五钱　白头翁八钱　白芍八钱

【主治】 赤白痢疾。

【制法】 共为细末，蜜丸二钱重。

【用法】 每服一丸，白开水送下。

【文献来源】 《中医秘方验方第三辑》。

（五十三）

【处方】 当归四钱　白芍六钱　川黄连三钱　木香四钱　车前子二钱　地榆炭三钱　薤白三钱　焦山楂三钱　槟榔片三钱　川厚朴三钱　元黄芩二钱　延胡索二钱　滑石二钱　甘草二钱

【主治】 赤白痢疾。

【用法】 水煎，分 3 次服。

【文献来源】 《中医秘方验方第三辑》。

（五十四）

【处方】 川大黄三钱　滑石三钱　槟榔片二钱　厚朴二钱　酒白芍二钱　黄连二钱　芒硝二钱　木香一钱　当归尾一钱半　茯苓一钱半　木通二钱

【主治】 赤白痢疾。

【用法】 共合一处，三碗水煎至八分碗，每日早、晚饭前服。

【备注】 忌生冷、腥辣、黏硬等食物；孕妇忌服。

【文献来源】 《中医秘方验方第三辑》。

（五十五）

【处方】 人参一钱　红花一钱半　青皮（老弱者减量）一钱　石榴皮一钱　大枣 7 枚　乌梅 3 个　红糖一两　白糖一两

【主治】 赤白痢疾。

【用法】 水煎，每日早、晚饭前服。

【备注】 忌生冷、腥辣食物；孕妇忌服。

【文献来源】 《中医秘方验方第三辑》。

（五十六）

【处方】 黄丹一两　煅白矾一两　炒石榴八钱　蜂蜡一两

【主治】 虚寒久泄，久痢不治。

【制法】 共研细末，黄蜡熔化，为丸如绿豆大。

【用法】 每次 10 丸，空腹服。赤痢者茶水送服，白痢者姜水送服。

【文献来源】 《中医秘方验方第二辑》。

（五十七）

【处方】 干姜一两五钱　川黄连一两五钱　广木香五钱

【主治】 肠鸣腹泻、水泻痢疾及一切寒热泻等症。

【制法】 上述三种药品再加茱萸一钱、水二十五瓦浸一宿后，将茱萸、干姜、木香取出，留川黄连续泡 6 小时后，炒微黄如糊色为度，三味共研成细末，蜜丸重二钱。

【用法】 每日 3 次，每次一丸，重者一丸半。

【备注】 忌食油腻之物。

【文献来源】 《中医秘方验方第二辑》。

（五十八）

【处方】 炒苍术二两 川姜二两 杏仁（去皮）二两 草乌二两 大黄五钱

【主治】 痢疾初起。

【制法】 共研细末。

【用法】 每服一钱五分，赤痢者灯心草汤送下，白痢者姜汤送下，赤白痢相兼者灯心草和姜汤送下，噤口痢者连汤服下。

【备注】 忌食油腻、辛腥之物。

【文献来源】 《中医秘方验方第二辑》。

（五十九）

【处方】 柴胡三钱 枳实三钱 白芍五钱 甘草二钱 槟榔片二钱 莱菔三钱 山楂三钱 姜连一钱 木香一钱 白头翁二钱 大黄三钱 阿胶二钱 石斛三钱 竹叶一钱五 灯心草五分

【加减】 白痢者加黄芩、黄柏各一钱五分；红痢者加川厚朴三钱，砂仁二钱。

【主治】 体热头痛，腹痛下坠，或脱肛、热痢。

【制法】 共研细末。

【用法】 每服一钱，白开水送下，小儿酌减。

【文献来源】 《中医秘方验方第二辑》。

（六十）

【处方】 葛根 川黄连 黄芩 甘草

【加减】 热多者重用葛根；血多者重用黄芩、川黄连；泻多者重用甘草；里急后重者加大黄；腹泻者加白芍。

【主治】 赤痢、疫痢。

【用法】 水煎服。

【备注】 此方系葛根黄芩黄连汤，原方加减，效果更好。

【文献来源】 《中医秘方验方第二辑》。

（六十一）

【处方】 金银花四钱 焦山楂六钱 莱菔子四钱 厚朴四钱 槟榔片三钱 大黄八钱（体弱者用六钱）

【主治】 赤白痢、噤口痢。

【用法】 水煎服。

【文献来源】 《中医秘方验方第二辑》。

（六十二）

【处方】 黄精八钱 生黄芪五钱 乌梅三钱 蜗牛三钱 升麻一钱

【主治】 脱肛、下痢。

【用法】 水煎服。

【文献来源】 《中医秘方验方第二辑》。

（六十三）

【处方】 干姜一两

【主治】 久痢。

【制法】 水泛为丸如梧子大。

【用法】 每日3次，每次一钱半。

【备注】 又方赤石脂一两，炮干姜三钱，水煎服。

【文献来源】 《中草药验方选编》。

（六十四）

【处方】 鸦胆子（打去外壳）

【主治】 休息痢。

【制法】 取鸦胆子仁装入胶囊，或用龙眼肉、豆腐皮、面粉包裹。

【用法】 每次5～10粒，白开水吞服，每日3次。并可另取用20粒，去皮，浸在1%小苏打水内2小时，做保留灌肠。

【文献来源】 《中草药验方选编》。

（六十五）

【处方】 地榆炭三钱 白头翁五钱 黄芩二钱 白芍八钱 牡丹皮三钱 当归八钱 枳壳二钱 连翘二钱 焦山楂四钱 木香一钱

【主治】 休息痢。

【用法】 水煎服。外鸦胆子60个，去皮用糖水吞服。

【备注】 鸦胆子应分 2 次用。

【文献来源】 《中医秘方验方第三辑》。

（六十六）

【处方】 石榴皮二钱 椿皮一两半 蜂蜜（分 2 次用）二两 红花二钱

【主治】 赤痢。

【用法】 水煎服，分 2 次早、晚服。

【备注】 忌生冷、腥辣、硬食物；孕妇忌服。若赤痢日久，腹痛轻微者可用；若赤痢初起腹壁痛甚者酌用。

【文献来源】 《中医秘方验方第三辑》。

（六十七）

【处方】 狗头骨烧灰

【主治】 久痢，便血，脱肛。

【用法】 每服二两，黄酒冲服。

【文献来源】 《中医秘方验方第三辑》。

（六十八）

【处方】 煅白矾、儿茶各等份

【主治】 久痢，脱肛。

【制法】 共为细末。

【用法】 成年人每服一钱，白开水送下。

【文献来源】 《中医秘方验方第三辑》。

（六十九）

【处方】 生川乌一两 炒川乌一两 烧川乌一两

【主治】 腹泻及赤白痢疾。

【制法】 共合一处，碾为细末，醋糊为丸，如元豆大。

【用法】 每日早、晚饭前服，每服 10 丸，白开水送下。

【备注】 忌生冷、腥辣、黏硬等食物。

【文献来源】 《中医秘方验方第三辑》。

（七十）

【处方】 鸦胆子（去壳）40 个 三七面三分

【主治】 休息痢。

【用法】 用龙眼肉裹好吞服，白糖水送下。

【文献来源】 《中医秘方验方第三辑》。

（七十一）

【处方】 狗下额骨（烧存性）、地榆炭、炒贯众、椿根白皮各等份

【主治】 休息痢。

【制法】 共为细末。

【用法】 每服二三钱，白开水送下。

【文献来源】 《中医秘方验方第三辑》。

（七十二）

【处方】 槐花炭二钱 鸦胆子二钱 肉桂二钱

【主治】 虚性下痢脓血。

【制法】 共为细末。

【用法】 成人一钱半，2～5 岁小儿二三分，白开水送下。

【文献来源】 《中医秘方验方第三辑》。

（七十三）

【处方】 干姜一两半 川黄连一两半 木香五钱

【主治】 急、慢性腹泻及痢疾。

【制法】 共为细末，蜜丸二钱重。

【用法】 每日 2 次，白开水送下，每次一丸。

【文献来源】 《中医秘方验方第三辑》。

（七十四）

【处方】 柴胡三钱 黄芩二钱 川黄连一钱半 黄柏二钱 薄荷一钱 杭白芍五钱 当归五钱 白头翁五钱 金银花三钱 连翘二钱 陈皮二钱 枳实二钱 甘草一钱

【主治】 外感发热，恶寒，下痢脓血。

【用法】 水煎服。

【备注】 忌生冷食物。

【文献来源】 《中医秘方验方第三辑》。

（七十五）

【处方】 乌梅 15 个 巴豆 16 个 川椒 48 粒 青皮五钱 广陈皮五钱 丁香五钱 木香五钱

【主治】 食积，胃痛、痢疾初，有神效。

【制法】 共为细末，醋糊为丸，如高粱粒大。

【用法】 每服 6～7 粒，白开水送下。

【文献来源】 《中医秘方验方第三辑》。

（七十六）

【处方】 石膏、寒水石、川贝母、甘草、朱砂、黄连、大黄各等份

【主治】 胃热呕吐，泻痢咳嗽。

【制法】 共为细末。

【用法】 小儿三五分，成人酌量用之。

【备注】 忌辛辣食物。

【文献来源】 《中医秘方验方第三辑》。

（七十七）

【处方】 鸦胆子（去壳）20 粒

【主治】 休息痢，便血。

【制法】 装于胶丸内。

【用法】 日三服，白开水送下。

【文献来源】 《中医秘方验方第三辑》。

（七十八）

【处方】 仙鹤草根二两

【主治】 急、慢性痢疾。

【用法】 水煎服，每日 1 剂，分 3 次服。

【医案】 杨某，男，57 岁，农民。患病已 3 年，每日下痢数次，粪便呈酱油色，诊断为阿米巴痢疾，久治不愈，后改用上方治疗，连用 4 剂痊愈。

【备注】 本组收治 276 例，服药 1～5 剂基本痊愈。忌食油腻、生冷之品。

【文献来源】 《验方秘方选编》。

（七十九）

【处方】 马齿苋（干的）二两或（鲜的）一斤

【主治】 痢疾。

【用法】 水煎服，每日 4 次。

【文献来源】 《验方秘方选编》。

（八十）

【处方】 蒲公英一两 紫花地丁一两 白头翁八钱 黄柏五钱 赤芍三钱

【主治】 痢疾。

【用法】 水煎服，每日 1 剂，日服 2 次。

【文献来源】 《验方秘方选编》。

（八十一）

【处方】 白头翁三钱 秦皮三钱 黄柏三钱 黄芩三钱 白芍二钱 葛根三钱 当归炭二钱 木香一钱

【主治】 急、慢性痢疾。

【用法】 每日 1 剂，分 2 次服。

【备注】 用上方治疗 50 多例，均在服药 3 剂后收到显著效果。

【文献来源】 《验方秘方选编》。

（八十二）

【处方】 苦参一两 焦山楂二两

【主治】 痢疾。

【用法】 水煎服，每日 1 剂，分 3 次服（小儿减量）。

【医案】 董某，男，65 岁，工人。患痢疾，曾用合霉素、呋喃唑酮等无效，每日脓血便数次，痛苦难忍，夜无眠，后用上药，3 剂痊愈。

【文献来源】 《验方秘方选编》。

（八十三）

【处方】 芍药三钱 神曲五钱 鸡内金三钱

【主治】 痢疾。

【用法】 水煎服。若赤痢者加红糖少许，白痢者加白糖少许。

【文献来源】 《验方秘方选编》。

（八十四）

【处方】 黄连一钱 木香一钱 白芍一钱 槟榔一钱 厚朴一钱 枳实一钱

【主治】 肠伤寒。

【制法】 共为末，制成小丸，每包一钱。

【用法】 高热阶段每服二钱，每日 6 次。体温恢复正常后，改为每日 3 次，每次一钱，白开水送下，一般在 2 周后停药。

【文献来源】 《验方秘方选编》。

疟 疾

（一）

【处方】 柴胡一两 清半夏二钱 鳖甲三钱 木香一钱 胡黄连一钱 神曲二钱 青皮二钱 陈皮一钱 生甘草一钱

【主治】 疟疾。

【用法】 三碗水煎剩八分碗，空腹服，二次煎同；外用斑蝥一个贴于鼻梁上。

【备注】 斑蝥是剧毒性药，能引起皮肤炎，贴时应以发疱为度。

【文献来源】 《中医秘方验方第一辑》。

（二）

【处方】 生姜

【主治】 疟疾。

【用法】 捣汁一杯，露一宿，次早冷饮；或生姜三钱炒黑为末，温酒服。

【备注】 又方①生姜五钱至一两，白术一两，水煎服。②生姜、细茶叶各三钱，水煎服。

【文献来源】 《中草药验方选编》。

（三）

【处方】 辣椒子二钱 白矾（小指头大小）一块

【主治】 疟疾。

【制法】 辣椒子炒熟捣碎，加上白矾粉，共和匀。

【用法】 分成两份，于疟发前 1 小时吞服一份。

【文献来源】 《中草药验方选编》。

（四）

【处方】 威灵仙五钱至一两半

【主治】 疟疾。

【用法】 水煎或酒煎服。

【备注】 又方①用威灵仙、青蒿各三钱，水煎服；②用威灵仙、何首乌各五钱，水煎服；③用威灵仙四钱，刘寄奴六钱，干姜五钱，高良姜三钱，仙鹤草六钱，水煎服。

【文献来源】 《中草药验方选编》。

（五）

【处方】 青蒿五至八钱

【主治】 疟疾。

【用法】 捣汁服或水煎服或研细末，白开水送服；或捣烂敷脐，每日 1 次。

【备注】 又方①青蒿五钱，浙贝母三钱，肉桂一钱，共研为末，分 2 次加水冲服。②青蒿六钱，草果一钱半，水煎服。

【文献来源】 《中草药验方选编》。

（六）

【处方】 知母叶三钱 鸡蛋 2 个

【主治】 疟疾。

【用法】 调匀煎服，以发作前服为佳。

【文献来源】 《中草药验方选编》。

（七）

【处方】 苦参根

【主治】 疟疾。

【用法】 打碎用水洗出粉，取其粉晒干，每次一钱，连服 2 日；或焙干研细，醋调和为丸，如黄豆大，每服 7 粒。

【文献来源】 《中草药验方选编》。

（八）

【处方】 鸡胆 1 个

【主治】 疟疾。

【用法】 三日疟临发前 2～3 小时吞胆 1 个，隔 2 日再吞 1 个，连服 3～4 个。

【备注】 又方治恶性疟疾，用鸭胆 1 个，泡于一杯酒中，疟未发前服。

【文献来源】 《中草药验方选编》。

（九）

【处方】 小青蛙 1 只

【主治】 疟疾。

【用法】 焙黄食下；或青蛙骨骼烧存性，每用一钱，白开水吞服。

【备注】 又方用橄榄一个纳入蛙腹，一同炖服。

【文献来源】 《中草药验方选编》。

（十）

【处方】 樟脑、车前子各等份

【主治】 疟疾。

【制法】 将车前子炒焦，研细筛过，得深赭色粉末，再与樟脑细末混合即成。

【用法】 发病前 2 小时，用药棉包药末如蚕豆大小，塞入一个鼻孔内，利用呼吸，将药末吸入。轻者 1 次，重者连用 2～3 次。

【备注】 又方①樟脑四钱，密陀僧三钱，共研放膏药上贴颈后第一脊椎 2 小时。②樟脑、朱砂各等份研匀放膏药上，贴手腕脉搏处。

【文献来源】 《中草药验方选编》。

（十一）

【处方】 柴胡二至八钱

【主治】 疟疾。

【用法】 水煎服。

【备注】 又方①柴胡三钱，黄芩一钱，茶叶二钱，水煎服。②柴胡、黄芩、椿根皮各三钱，水煎服。

【文献来源】 《中草药验方选编》。

（十二）

【处方】 红矾三分 青瓤黑豆（去皮）49 个 雄黄七分

【主治】 疟疾。

【制法】 先将红矾用布包，烧透共研面，面糊为丸 49 粒。

【用法】 每在发作先 1 小时服用，轻者 3 粒，重者 6 粒，白开水送下。

【备注】 忌小米饭 3 日；孕妇忌服。

【文献来源】 《中医秘方验方第三辑》。

（十三）

【处方】 砒霜七分 雄黄七分 黑豆 14 个

【主治】 疟疾。

【制法】 将黑豆用盐水洗去泥捣烂，和砒霜为丸，雄黄为衣。

【用法】 成人每服 3 粒，小儿酌情减量。

【备注】 忌食小米饭、辣物；孕妇忌服。砒霜应用布包，用火适当烧透，用时备注。

【文献来源】 《中医秘方验方第三辑》。

（十四）

【处方】 鲜姜（捣汁）半斤 甘草四两

【主治】 疟疾。

【用法】 水煎服。把姜汁放在甘草水内，一次服用，出汗即愈。

【文献来源】 《中医秘方验方第三辑》。

（十五）

【处方】 密陀僧三钱

【主治】 疟疾。

【制法】 大枣 2 个去核，将密陀僧装入大枣内，用火烧之，以无烟为度，研成细末。

【用法】 分 2 次服。黄酒半斤送下，出汗即愈。

【文献来源】 《中医秘方验方第三辑》。

（十六）

【处方】 明矾面三两 面肥（即面引子）一两

【主治】 间日疟。

【制法】 共研细末制成豆大小丸。

【用法】 于病发前，服 12 粒。

【文献来源】　《中医秘方验方第三辑》。

（十七）

【处方】　贝母六钱　生半夏（炒微黄色）六钱

【主治】　疟疾间日发或三日发。

【制法】　共为细末。

【用法】　每服二三分，发病前 1 小时，将药面用生姜汁 1～2 匙，炖熟后服下，2 次即愈。

【文献来源】　《中医秘方验方第三辑》。

（十八）

【处方】　炙马钱子一两　雄黄一钱　朱砂一钱　甘草一钱

【主治】　各种疟疾。

【制法】　共为细末。

【用法】　每服三分，在发病前 1 小时服之，用时先吃一碗饭，然后将药用开水调服，用黄酒效果更好。

【备注】　忌食生冷；孕妇勿用。

【文献来源】　《中医秘方验方第三辑》。

（十九）

【处方】　柴胡三钱　黄芩三钱　知母三钱　清半夏二钱　常山二钱　甘草一钱　生姜 3 片　大枣三钱　神曲三钱　草果仁一钱

【加减】　脉无力虚弱，胁下有硬块名疟母，加人参三钱，鳖甲（醋炙）三钱；热甚者加生石膏五钱；寒甚者，可焙草果仁（去皮）五分。

【主治】　疟疾。

【用法】　水煎服。

【文献来源】　《中医秘方验方第三辑》。

（二十）

【处方】　大枣（去核）9 个　铅丹一钱

【主治】　疟疾。

【制法】　将铅丹塞入枣内，用文火烤焦。

【用法】　顿服，用凉水送下。

【文献来源】　《中医秘方验方第三辑》。

（二十一）

【处方】　雄黄五分　大蒜一头　乌梅三钱　常山三钱

【主治】　疟疾。

【用法】　以烧酒六盅，共合捣烂服之。

【文献来源】　《中医秘方验方第三辑》。

（二十二）

【处方】　山楂三钱　乌梅三钱　常山三钱　槟榔三钱　当归三钱　川芎三钱　甘草三钱　黑豆 49 粒

【主治】　疟疾。

【用法】　三碗水煎剩八分碗，温服。

【文献来源】　《中医秘方验方第三辑》。

便　秘

（一）

【处方】　旱稻禾杆一握

【主治】　便秘。

【用法】　烧灰水冲，取上层澄清液四两，服之。

【文献来源】　《中草药验方选编》。

（二）

【处方】　陈向日葵秸内瓤子一支

【主治】　便秘。

【制法】　焙灰研末。

【用法】　开水冲服。如大泻不止，复服面糕汤即止。

【文献来源】　《中草药验方选编》。

（三）

【处方】　木香一钱　香附三钱　青皮二钱　陈皮三钱　三棱三钱　莪术三钱　清半夏二钱　丁香二钱　五灵脂三钱　槟榔片二钱　枳实三钱　川厚朴三钱　大黄二钱　酸枣仁二钱

【主治】　胸腹硬痛，大便秘涩，便如羊粪。

【用法】　水煎服。

【文献来源】《中医秘方验方第二辑》。

（四）

【处方】当归一两五钱　桃仁8个　木香一钱　沉香三钱

【主治】大便秘结。

【用法】水煎服2剂。若服药后，小肠部仍感疼痛，消化不良，上腹部膨满，依前方当归、桃仁减半，加白芍八钱，白术三钱，麦芽五钱，服3剂痊愈。

【文献来源】《中医秘方验方第三辑》。

（五）

【处方】皂角、牵牛子各等份

【主治】习惯性便秘。

【制法】共研细末，炼蜜为小丸。

【用法】每次服五至七分，日服1～2次。

【文献来源】《中医秘方验方第三辑》。

（六）

【处方】大黄五钱　甘草三钱　当归一两

【主治】习惯性便秘。

【制法】共研细末，炼蜜为丸二钱重。

【用法】每次服一丸，日服2次，白开水送下。

【文献来源】《中医秘方验方第三辑》。

（七）

【处方】莱菔子散

【主治】顽固性便秘。

【制法】将莱菔子炒黄研粉，装瓶备用。

【用法】每晚口服莱菔子散三钱至一两，连服3日大便自调。

【备注】莱菔子味辛，性平，有消食行滞，降气宽肠，祛痰定喘之效。炒熟后清香健胃，并能增其降气之功，减其耗气之弊。本品饱含油脂，有明显润肠之功。本品是耗气之品，故见效后不得多用。用上法对体弱者、年老者效果较好。用上法治疗20多例均在2～3日内大便自调。

【文献来源】《验方秘方选编》。

胁　痛

（一）

【处方】当归五钱　天花粉四钱　皂角刺三钱　白芥子一钱

【主治】肋间神经痛、肋膜痛。

【用法】水煎服，每日2～3次。

【注意】忌酒；忌食辣物。

【文献来源】《中医秘方验方第三辑》。

（二）

【处方】枳实三钱　川芎三钱　柴胡二钱　半夏一钱半　人参二钱　生白芍三钱　黄芩二钱　瓜蒌三钱　牡蛎三钱　青皮五钱　没药二钱　甘草一钱半　鲜姜一钱

【主治】肋痛（肋膜炎）。

【用法】水煎服。

【注意】忌食辛辣之物。

【文献来源】《中医秘方验方第三辑》。

（三）

【处方】川贝母一两　天花粉一两　清半夏一两　白及一两　知母一两　乳香一两　没药一两　金银花一两　甲珠一两　皂角刺一两　僵蚕一两　五灵脂一两

【主治】肋痛。

【制法】共研细末。

【用法】每服一袋，每日2次或3次。

【文献来源】《中医秘方验方第三辑》。

（四）

【处方】黄连四分　沙参五分　吴茱萸二分　香附三分　麦冬三分　酸枣仁四分　生姜二分　大枣7枚

【主治】肋痛。

【用法】水煎服。

【备注】原方分量可随患者体质强弱加减用之。

【文献来源】《中医秘方验方第三辑》。

（五）

【处方】 薤白一两五钱 冻胡茄二两

【主治】 胸肋痛，结气。

【用法】 水煎，频服之。

【文献来源】 《中医秘方验方第三辑》。

（六）

【处方】 姜黄五钱 青皮五钱 枳壳四钱 瓜蒌仁五钱 桔梗四钱 肉桂一钱 广陈皮一两 槟榔片五钱 木香三钱 大腹皮三钱

【主治】 寒气结胸，两肋窜痛。

【制法】 共为细末。

【用法】 每服二钱，黄酒冲服。

【文献来源】 《中医秘方验方第三辑》。

（七）

【处方】 槟榔 7 个 核桃 7 个 砂仁三钱 枳壳三钱 陈皮三钱 豆蔻三钱 猪肚一具

【主治】 肝郁气滞证者。

【制法】 将药共捣碎装入猪肚内，加入三碗水，用线扎住口。将猪肚放入罐子内，再加上一碗水，扎上罐子口。在锅中加入两瓢水慢火煮之，约 1 小时取出去渣。将猪肚和药水分 3 次空腹用。

【备注】 忌食辣物。

【文献来源】 《中医秘方验方第三辑》。

（八）

【处方】 青皮二钱 延胡索三钱

【主治】 呼吸胁痛。

【制法】 共为细末。

【用法】 每服二钱，早晚饭前服，白开水送下。

【备注】 忌生冷、腥辣、黏硬等食物。

【文献来源】 《中医秘方验方第三辑》。

黄疸

（一）

【处方】 茵陈蒿四钱至一两

【主治】 黄疸（阳黄）。

【用法】 水煎浓汁，每日 2～3 次分服。

【备注】 忌食荤腥。

【文献来源】 《中草药验方选编》。

（二）

【处方】 鲜白茅根二两

【主治】 黄疸（阳黄）。

【用法】 水煎，加冰糖少许服。

【备注】 又方①干茅根一两，鲜茅根二两，水煎服，每日 2 次；②茅草花五钱，冰糖一两，开水炖服。

【文献来源】 《中草药验方选编》。

（三）

【处方】 益母草一两

【主治】 黄疸（阳黄）。

【用法】 煎浓汁，随时饮，可连用 5～6 日。孕妇忌服。

【文献来源】 《中草药验方选编》。

（四）

【处方】 青蒿一两

【主治】 黄疸（阳黄）。

【用法】 青蒿水煎，加入红糖少许，早、晚各服 1 次，每次一大碗，连服 3 日。

【文献来源】 《中草药验方选编》。

（五）

【处方】 柳枝四钱

【主治】 黄疸（阳黄）。

【用法】 水煎服，连服数日。

【备注】 又方用倒垂杨柳枝皮四钱晒干，水煎去渣，红糖为引，服后出汗，每日 1 次，治黄疸无汗，用西河柳的枝适量，浓煎，分 2 次服。

【文献来源】 《中草药验方选编》。

（六）

【处方】 猪胆 1 只

【主治】 黄疸（阳黄）。

【用法】 用温开水适量，冲胆汁1次服。

【备注】 又方①猪胆汁经过消毒，制成面，装入胶囊，每服五厘或一分。②鲜猪胆1个，面粉（炒）六两，将胆汁拌入炒面粉和匀，每服四钱，每日2次。或用鲜猪胆1只，炒米粉适量拌和为丸，每服二钱，另以茵陈五钱，煎汤送下。

【文献来源】 《中草药验方选编》。

（七）

【处方】 天棚草（即瓦松草）

【主治】 黄疸（阳黄）。

【用法】 炒黄为末，每服二钱，白开水送下。

【文献来源】 《中草药验方选编》。

（八）

【处方】 鲜萹蓄2～3握

【主治】 黄疸（阳黄）。

【用法】 捣汁，炖热，每次约服四两。

【备注】 本方亦可治水膨胀。又方黄疸久治无效者，用鲜萹竹（即萹蓄）根二两作煎剂，每日2次，每次服半茶杯。忌酒、面食、豆花、醋。

【文献来源】 《中草药验方选编》。

（九）

【处方】 糯稻杆二两

【主治】 黄疸（阳黄）。

【用法】 水煎顿服。

【备注】 又方大麦杆二两，水煎服。

【文献来源】 《中草药验方选编》。

（十）

【处方】 鲜蒲公英二两 鲜车前草二两

【主治】 黄疸（阳黄）。

【用法】 将上药洗净，待水干捣烂，用布绞取汁，另用温开水冲服明矾末二分，0.5～1小时再服此药汁，每日1剂。

【文献来源】 《中草药验方选编》。

（十一）

【处方】 龙胆草一两 苦参三两

【主治】 黄疸（阳黄）。

【制法】 共研极细末，加牛胆汁适量为丸，如梧桐子大。

【用法】 每服三至五钱，面汤送下。

【文献来源】 《中草药验方选编》。

（十二）

【处方】 猪胆一枚 黄豆适量

【主治】 黄疸（阳黄）。

【用法】 将黄豆炒焦，研成细末，与猪胆汁合匀，再加炼蜜适量为丸，如梧桐子大。

【用法】 日服3次，每服10丸，温开水送下。

【文献来源】 《中草药验方选编》。

（十三）

【处方】 牛胆1只 苦参适量

【主治】 黄疸（阳黄）。

【制法】 苦参为末，注入牛胆内令满，烘干，研细末作蜜丸。

【用法】 每服一钱，每日3次。

【文献来源】 《中草药验方选编》。

（十四）

【处方】 车前草三钱 细茶叶一钱 萹蓄（乌云草）三钱

【主治】 黄疸（阳黄）。

【用法】 水煎服。

【文献来源】 《中草药验方选编》。

（十五）

【处方】 白术三钱 竹茹一钱 枳壳二钱 大腹皮二钱 郁金二钱 龙胆草二钱 茵陈五钱 黄柏一钱 明矾一钱 大黄三钱

【主治】 黄疸。

【用法】 三碗水煎剩八分碗，温服。

【文献来源】 《中医秘方验方第三辑》。

（十六）

【处方】　茵陈蒿八钱　生地黄三钱　薏苡仁五分　木通三钱　泽泻三钱　黄芩三钱　郁金三钱

【加减】　鼻出血者，加老节一钱半；腹胀满者，加莪术二钱；下肢浮肿者，加大戟一钱，甘遂五分。

【主治】　黄疸。

【用法】　水煎服。

【文献来源】　《中医秘方验方第三辑》。

（十七）

【处方】　生石膏二两五钱　茵陈蒿七钱

【主治】　阳黄。

【用法】　水煎服。早、晚饭前徐徐服之，汗出即愈。

【备注】　忌生冷、腥辣等食物。

【文献来源】　《中医秘方验方第三辑》。

（十八）

【处方】　苍耳子三钱　薄荷三钱　茵陈蒿三钱　木通三钱

【主治】　瘟疫、热病、起黄。

【用法】　两碗水煎剩八分碗，温服，烧酒为引。

【文献来源】　《中医秘方验方第三辑》。

（十九）

【处方】　葶苈子五钱

【主治】　黄疸。

【制法】　炒黄色，研细末。

【用法】　每次服二钱，黄酒送下，重者 5 剂即愈。

【文献来源】　《中医秘方验方第三辑》。

（二十）

【处方】　茯苓三钱　茵陈蒿三钱　猪苓二钱　泽泻三钱　黄连二钱　黄芩三钱　山栀子二钱　防己三钱　白术三钱　苍术三钱　陈皮三钱　青皮二钱　枳壳一钱

【主治】　黄疸。

【用法】　三碗水煎剩八分碗，温服，每日早、晚饭前服之。

【备注】　忌生冷、腥辣食物。

【文献来源】　《中医秘方验方第三辑》。

（二十一）

【处方】　公丁香八分　母丁香七分　苦丁香 7 个

【主治】　黄疸。

【制法】　用小黄米半盅，同药微炒，共研细末。

【用法】　吹鼻内，重证流出黄水四斤，轻证流出黄水一斤。

【备注】　忌生冷、腥食物。

【文献来源】　《中医秘方验方第三辑》。

（二十二）

【处方】　生大黄一两三钱　金硫黄一两三钱

【主治】　湿性黄疸。

【制法】　硫黄火煨烧存性，焙干，同生大黄共研细末。

【用法】　每服一钱，日服 3 次，白开水送下。

【文献来源】　《中医秘方验方第三辑》。

（二十三）

【处方】　青蒿三钱　白术三钱　竹茹二钱　枳壳三钱　大腹皮三钱　山栀子二钱　郁金三钱　龙胆草三钱　茵陈一两　黄柏二钱　明矾一钱

【主治】　黄疸。

【用法】　用三碗水煎剩八分碗，早、晚服之。

【文献来源】　《中医秘方验方第三辑》。

（二十四）

【处方】　生牡蛎三钱　鳖甲三钱半　鸡内

金二钱　三棱二钱　醋黄柏二钱　枳壳二钱　醋香附三钱　玄参二钱　盐泽泻二钱　黄芩二钱　怀生地黄三钱　茵陈蒿七钱　广木香一钱　木通二钱　赤芍二钱　赤苓二钱　炒苍术二钱　柴胡二钱

【主治】　黄疸。

【用法】　三大碗水煎剩八分碗，温服。

【备注】　孕妇忌服。

【文献来源】　《中医秘方验方第三辑》。

（二十五）

【处方】　茵陈七钱　苏栀子二钱　山豆根二钱　清半夏二钱　大黄二钱　射干一钱　枳实二钱　黄芩二钱　金银花三钱

【加减】　时疫者加连翘二钱；手足冷者加公丁香一钱半。

【主治】　黄疸。

【用法】　三碗水煎剩八分碗，温服。

【文献来源】　《中医秘方验方第三辑》。

（二十六）

【处方】　延胡索一钱　五灵脂一钱　莪术三钱　香附三钱　郁金三钱　当归三钱　槟榔片三钱　广陈皮三钱　木香七分　草果仁三钱　高良姜二钱　青皮三钱　枳实三钱　乌药三钱

【主治】　黄疸。

【用法】　水煎服。

【文献来源】　《中医秘方验方第三辑》。

（二十七）

【处方】　白术三钱　泽泻三钱　猪苓三钱　茯苓三钱　栀子三钱　茵陈蒿三钱　枳实三钱　黄连二钱　陈皮二钱　青皮三钱　苍术四钱　防己三钱

【主治】　阳黄。

【用法】　水煎服。

【备注】　龙胆草、黄柏等必要时也可加入。此方治湿热不化之黄疸，颇著效验，其分量，斟酌轻重，适宜即可，不可拘泥。

【文献来源】　《中医秘方验方第三辑》。

（二十八）

【处方】　当归二钱　川白芍二钱　生地黄三钱　桃仁二钱　红花二钱　赤木二钱　枳壳二钱　山栀子一钱半　赤芍二钱　牛膝三钱　茵陈蒿八钱　泽泻二钱　赤茯苓三钱　猪苓一钱半　苍术四钱　甘草二钱

【加减】　如便秘者加大黄二钱；面浮微肿，有汗者去苍术，加白术。

【主治】　黄疸（肝炎、溶血性或梗阻性黄疸）。面目身黄，或眼球黄，小便色黄、不利，大便白，心烦，腹满或胀，小儿胎黄。寸口弦长或沉缓或芤大者。

【用法】　三碗水煎剩八分碗，温服。

【备注】　孕妇、身体太虚者忌服。

【文献来源】　《中医秘方验方第三辑》。

（二十九）

【处方】　青黛五分　明矾一钱

【主治】　传染性黄疸型肝炎。

【制法】　共为细末，和匀以胶囊盛装。

【用法】　分 3 次服，取白糖水吞服，服 5 日为 1 个疗程。

【备注】　用本方治疗 30 例，均治愈，轻者一般用 3 个疗程黄疸即消退，重者约 4 个疗程即能获愈，治疗后从未有一例后遗症发现。

【文献来源】　《验方秘方选编》。

（三十）

【处方】　木贼草一两　板蓝根五钱　茵陈蒿五钱

【主治】　急性传染性黄疸型肝炎。

【用法】　上药水煎，浓缩至 100ml，成人每日 2 次，每次 50ml。小儿 5 岁以下每次服 20ml，6～10 岁每次 30ml，11～14 岁每次 40ml，均每日 2 次口服。

【备注】　共治疗 73 例，有效率达 95%。

【文献来源】　《验方秘方选编》。

（三十一）

【处方】　苦丁香一钱　赤小豆面五分　麝

香一分

【主治】 急性黄疸型肝炎。

【制法】 共为细末。

【用法】 熏鼻，流尽黄水而愈。

【文献来源】 《验方秘方选编》。

（三十二）

【处方】 木贼草一两　板蓝根五钱　茵陈蒿五钱

【主治】 急性黄疸型传染性肝炎。

【用法】 将上药水煎，浓缩成 100ml。成人每日 2 次，每次 50ml，小儿减量。

【备注】 本组收治 73 例，经服药 5 日均治愈。

【文献来源】 《验方秘方选编》。

（三十三）

【处方】 糯稻草一两半

【主治】 无黄疸型肝炎及黄疸型肝炎。

【制法】 洗净，切成约一寸长，加水一斤，煎取十两。

【用法】 一日量分 2 次服完。

【文献来源】 《中草药验方选编》。

（三十四）

【处方】 茵陈蒿六钱至一两

【主治】 黄疸型传染性肝炎。

【用法】 每日 1 剂，水煎服。

【备注】 忌脂肪类食物，盐味要淡。又方①如腹中不快，加神曲、麦芽各三钱；小便不利加车前草三钱。②茵陈六两，为末，蜜丸，每丸重一钱，每服一丸，每日 3 次。③茵陈蒿不拘量，烧灰，每服二钱，每日 2 次，甜酒二两烧开冲服。④茵陈蒿三钱，水煎代茶饮，尚有预防传染性肝炎的作用。

【文献来源】 《中草药验方选编》。

（三十五）

【处方】 鲜车前草（连苗和根）

【主治】 黄疸型传染性肝炎。

【用法】 捣烂取自然汁数碗，日夜频频饮服。

【文献来源】 《中草药验方选编》。

（三十六）

【处方】 玉蜀黍须（干者）四五钱　（新鲜者）一两至一两半

【主治】 黄疸型传染性肝炎。

【用法】 水煎服。

【文献来源】 《中草药验方选编》

（三十七）

【处方】 龙胆草一两　牛胆（汁）1 只

【主治】 黄疸型传染性肝炎。

【制法】 龙胆草研末，用牛胆汁调和为丸，如豌豆大。

【用法】 每服一钱，白开水送下，每日 3 次。

【备注】 也有用猪胆汁者，或单用猪胆 1 个取汁，加米醋少许混合，一次顿服，连服 2～3 个，此方一般用于阳黄严重者。

【文献来源】 《中草药验方选编》。

（三十八）

【处方】 青壳鸭蛋 1 个　芒硝一钱

【主治】 黄疸型传染性肝炎。

【制法】 将鸭蛋开一小孔，装入芒硝摇匀，用纸把孔封密，蒸熟。

【用法】 空腹温服，连服数次。

【文献来源】 《中草药验方选编》。

（三十九）

【处方】 古青蒿二钱　茵陈蒿一两　芦根一两半

【主治】 黄疸型传染性肝炎。

【用法】 水煎代茶饮。

【文献来源】 《中草药验方选编》。

（四十）

【处方】 龙胆草一两　苦参一两　牛胆

（汁）1只

【主治】 黄疸型传染性肝炎。

【制法】 将前两味研成细末，以牛胆汁和丸，如梧桐子大。

【用法】 连服3日，每日3次，共分9次服。

【文献来源】 《中草药验方选编》。

（四十一）

【处方】 茵陈蒿20～150克　山栀子5～20克　茜草5～20克　白茅根10～15克　鸡内金6～15克　枳壳6～15克　金银花5～30克　茯苓5～20克

【功能】 清热解毒，利湿退黄，理气化瘀。

【主治】 急性黄疸型肝炎。

【用法】 每日1剂，水煎去渣，分2次饭后温服。

【备注】 服药期间，禁食油腻之品，避免过劳。共治100例，总有效率为90%以上。

【医案】 张某，女，2岁，1983年8月3日初诊。主诉：身黄，目黄，尿黄5日，既往健康。现症：面轻浮，身倦神疲，右胁胀痛，腹胀纳呆，大便时干时溏，肝大右胁下0.5cm，舌苔白腻微黄，中根部厚浊，脉沉滑。肝功能检查：黄疸指数12U/L，碘反应（+），谷丙转氨酶360U/L。中医诊断：阳黄，证偏湿型。治宜阳黄茜草汤加白术、泽泻、益母草为主。服5剂症状减轻，又服28剂症状好转，肝未触及，黄疸消退，肝功能检查正常，谷丙转氨酶降到34U/L。

【文献来源】 《阳黄茜草汤治疗急性黄疸型肝炎100例》。

臌　胀

（一）

【处方】 鲜狼毒一钱

【主治】 臌胀。

【用法】 水煎服，服后半小时即泻下，泻后服米汤。

【备注】 本品有剧毒，使用需慎重。

【文献来源】 《中草药验方选编》。

（二）

【处方】 苦参十五两

【主治】 腹水。

【用法】 用清水4000ml，煎至1000ml，过滤后，再煎浓缩成500ml，分5日服，每日3次，每次30ml，至腹水消退为止。

【备注】 服药时忌盐，愈后仍忌盐30日。又方①苦参十五两，赤小豆五两，先将小豆加水少许，浸至出芽后，晒干研末。苦参加水4000ml，煎至1000ml后，再如前法煎取2次，前后3次所煎药液3000ml，混合文火浓缩为500ml，将赤小豆粉和浓缩液各分为五份，每日混合服一份，服至全消为止。②苦参二斤，黑丑一斤，白丑三斤，以水六斤，煎取浓汁三斤，去渣，再加适量白蜜收成膏。每日3次，每服一两，饭前开水送下，服后作泻，忌食盐。

【文献来源】 《中草药验方选编》。

（三）

【处方】 丁香三钱　瓜蒌仁三钱　海藻三钱　青皮三钱　枳实三钱　槟榔片三钱　高良姜三钱　神曲三钱　木香二钱　泽泻二钱　盔沉六钱　枳壳五钱　薄荷叶一钱

【主治】 气臌。

【制法】 共为细末。

【用法】 每服三钱，白开水送下。

【文献来源】 《中医秘方验方第三辑》。

（四）

【处方】 紫根朴四钱　广橘皮三钱　牡丹皮三钱　麦冬三钱　姜皮三钱　大腹皮三钱　莱菔子三钱　枳实三钱　健曲三钱　麦芽三钱　沉香三钱　车前子三钱　茯苓皮四钱　槟榔四钱　苍术五钱　云茯苓一钱　木香一钱　泽泻一钱半　木通二钱　桑白皮二钱

【主治】 臌证。

【用法】 水煎服，以灯竹为引。

【文献来源】 《中医秘方验方第三辑》。

（五）

【处方】　大黄一两半　蝼蛄 7 个　黄瓜皮一两　血竭一两　琥珀三钱

【主治】　气臌。

【制法】　共为细末。

【用法】　日服 2 次，每次二钱，白开水送下。

【文献来源】　《中医秘方验方第三辑》。

（六）

【处方】　白术三钱　猪苓三钱　大毛三钱　桑白皮三钱　槟榔片二钱　泽泻二钱　葶苈子二钱　牵牛子二钱　肉桂八分　茯苓八钱　竹叶一钱　灯心草五分

【主治】　单腹胀。

【用法】　水煎服。

【备注】　阴虚气弱，便溏腹泻者忌服。

【文献来源】　《中医秘方验方第三辑》。

（七）

【处方】　癞蛤蟆 2 个　紫豆蔻二钱　砂仁二钱

【主治】　单腹膨胀。

【制法】　先将蛤蟆用开水泡开，去净腹内草子、泥土，将紫豆蔻放入一个蛤蟆内，再将砂仁放入另一个蛤蟆内，用黄泥包好放在炭火上 8～9 小时，烧好后去泥，将有紫豆蔻的蛤蟆研为面。

【用法】　晚间一次用黄酒冲服，次晚再将砂仁蛤蟆研为面，一次黄酒冲服。

【备注】　用此方时，需有医师指导，方能用之。但症状危险者要注意。

【文献来源】　《中医秘方验方第三辑》。

（八）

【处方】　龟板一两　白面四两

【主治】　腹大异常胀硬，背满腰平，脐突，面色青暗。

【制法】　将龟板研为细末，合在面粉里作面汤。

【用法】　匀 2 次食用。

【文献来源】　《中医秘方验方第三辑》。

（九）

【处方】　党参三钱　白术三钱　陈皮三钱　香附三钱　云茯苓四钱　山药四钱　泽泻四钱　大腹皮八钱　砂仁五钱　槟榔片二钱　枳壳二钱　甘草一钱五分　生姜二钱

【主治】　臌皮症。

【用法】　水煎温服，日 2 次。

【文献来源】　《中医秘方验方第三辑》。

（十）

【处方】　大黄一钱　牵牛子一钱　郁李仁一钱　芒硝一钱　葶苈子一钱　木香五分　甘遂（面煨黄）七分

【主治】　水肿腹胀如鼓，喘息不得卧。

【制法】　共为细末。

【用法】　成人每服一钱五分。

【备注】　须量病虚实增减，自泻者忌服。服药时应忌盐。

【文献来源】　《中医秘方验方第三辑》。

（十一）

【处方】　甘遂一两　甘草一两

【主治】　水臌肿胀。

【制法】　甘遂为面，水调敷肿处。

【用法】　水煎服，1 日可消。

【备注】　疗效达 80%。

【文献来源】　《中医秘方验方第三辑》。

（十二）

【处方】　甘遂五钱半　荜澄茄四钱　姜皮二钱　茯苓皮二钱

【主治】　水臌。

【制法】　共为细末。

【用法】　将上药分成 20 包，每次服 1 包。

【备注】　此药不能长期连续服用，最多不能连服 6 包，必须隔日再服，且此药需在医生指导下服用。

【文献来源】《中医秘方验方第三辑》。

（十三）

【处方】莱菔子三钱 木通三钱 砂仁三钱 灯心草四钱 苏木二钱

【主治】水气臌症。

【用法】水煎服。

【文献来源】《中医秘方验方第三辑》。

（十四）

【处方】木通一钱 甘遂一钱 木香五分 蝼蛄1个

【主治】水臌、气臌、血臌。

【制法】共为细末。

【用法】每早服1次，每服五至七分。

【文献来源】《中医秘方验方第三辑》。

（十五）

【处方】大黄一两半 血竭三钱 琥珀三钱 蝼蛄8个 黄瓜皮一两

【主治】三种臌症（周身浮肿，腹大青筋如鼓，水臌、气臌、血臌、肝硬化，末期腹水）。

【制法】大黄用瓦烤出烟，黄瓜皮烤干，蝼蛄烤干，合琥珀、血竭共为细末。

【用法】分2次服用，1日服完。黄酒为引（每次半斤），白开水送下。

【备注】30日内不食盐、醋。本方药量是旧称，每次宜服三钱，每日3次比较稳妥。

【文献来源】《中医秘方验方第三辑》。

（十六）

【处方】红花二钱 黑矾（为末）二钱 活鲫鱼（二三两）1条

【主治】腹水肿如鼓。

【制法】将鱼去肠、肚，纳药入腹部缝合，用荞麦面做饼包上，用微火烧透研为末。

【用法】白开水送下，出汗即愈。

【备注】本药宜分2次服。

【文献来源】《中医秘方验方第三辑》。

（十七）

【处方】大黄一钱 牵牛一钱 郁李仁一钱 木香五分 芒硝一钱 葶苈子一钱 甘遂（面煨黄）七分

【主治】水肿，腹胀如鼓，喘息不得卧，二便不利。

【制法】共为细末。

【用法】成年人每次二钱，但须量病虚实增减。

【备注】泄泻者忌服。孕妇忌服。

【文献来源】《中医秘方验方第三辑》。

（十八）

【处方】甘遂一两 大戟一两 芫花一两

【主治】水臌胀，喘息不得卧。

【制法】俱以醋炒，共为细末，枣肉和为小丸，如绿豆大。

【用法】每次40粒，白开水送下，每日1次，壮人2次。

【备注】忌食盐百日。

【文献来源】《中医秘方验方第三辑》。

（十九）

【处方】千金子（去皮油、研面）二两

【主治】水臌胀。

【用法】分作7次内服，黄酒送下。男用柿丁汤引，女用荆芥汤引。

【备注】忌食盐百日。

【文献来源】《中医秘方验方第三辑》。

（二十）

【处方】商陆三钱 泽泻六分

【主治】水臌。

【制法】共为细末，加荞麦面作面条。

【文献来源】《中医秘方验方第三辑》。

（二十一）

【处方】藤黄（研面）

【主治】腹部膨隆、肿胀，小便短少。

【用法】 成人一日极量为二分，日 1 次，重者日 2 次。

【备注】 如泻甚者，温凉水即止。

【文献来源】 《中医秘方验方第三辑》。

（二十二）

【处方】 甘遂二钱 蛤蟆 1 只 地龙（去土）二钱 猪腰（用竹片切开）1 个

【主治】 水臌。

【制法】 将三味药共为细末，装入猪腰内，用线缠好，用泥盆煮三炷香后，将猪腰打开，取出药。不食猪腰，食后汗出。

【用法】 3 日服 2 剂。

【文献来源】 《中医秘方验方第三辑》。

（二十三）

【处方】 青皮三钱 牡丹皮三钱 桑白皮三钱 大腹皮三钱 延胡索三钱 酒黄芪三钱 酒白芍三钱 熟大黄三钱 川厚朴三钱 苏子二钱 甘草二钱 鲜姜四钱 蜂蜜五钱

【加减】 气胀者加木香；胃胀者加砂仁。

【主治】 气、水膨胀症。

【用法】 水煎服。

【文献来源】 《中医秘方验方第三辑》。

（二十四）

【处方】 炙川乌三钱 草乌三钱 荜茇三钱 诃子三钱

【主治】 寒性膨胀腹水，小便不利，脸色苍白者。

【制法】 共研为细末。

【用法】 共分 3 次服之，黄酒送下。

【备注】 忌食盐、酱百日。

【文献来源】 《中医秘方验方第二辑》。

（二十五）

【处方】 甘遂三钱 红豆蔻三钱 瓜蒌三钱 商陆三钱

【主治】 膨胀，水肿。

【制法】 共研为细末。

【用法】 烧酒烫热敷肚脐上。

【文献来源】 《中医秘方验方第二辑》。

（二十六）

【处方】 甘遂（去粗皮）五钱 黑丑六钱 白丑六钱 槟榔五钱 神曲三钱

【主治】 水肿属实者，腹胀如鼓，通身皆肿，单腹胀，便不利溺赤，喘息难卧。

【制法】 用荞麦面包裹，文武火瓦上焙干，研为细末。

【用法】 每服一钱，每日 1 次。

【文献来源】 《中医秘方验方第二辑》。

（二十七）

【处方】 大戟一两 甘遂一两 麻黄一两 乌梅 6 个 芫花一两 细辛八钱 葫芦巴一两 槟榔一两 黑丑一两 汉防己一两 海蛤蚧五钱 橘红八钱 桑白皮一两

【主治】 各种臌胀。

【制法】 以水泛为小丸。

【用法】 每服三钱，赤茯苓煎汤送下。

【备注】 忌食大酱一百日。

【文献来源】 《中医秘方验方第二辑》。

（二十八）

【处方】 大黄五钱 琥珀三钱 蝼蛄 8 个 黄瓜皮四钱

【主治】 水臌肿胀。

【制法】 共研为细末。

【用法】 黄酒冲服，4 次用完。

【备注】 忌食盐百日，开始进食盐前服金银花水 3 日即可。

【文献来源】 《中医秘方验方第二辑》。

（二十九）

【处方】 木贼草（微炒）一两

【主治】 肝硬化，肝脾肿大。

【制法】 研细末。

【用法】 每服三分，每日 2 次，早、晚饭前白开水送下，连服 2 周。

【备注】 此方在民间用治积块，如用量过多，能导致血尿。

【文献来源】 《中草药验方选编》。

(三十)

【处方】 黑丑

【主治】 肝硬化腹水。

【制法】 研末。

【用法】 每服一钱半，每晨空腹服 1 次，也可每日服 2 次（每次一钱），腹水见消后，可改为隔日 1 次，宜配合其他适当方药同用。本方适用于形体尚实者。

【文献来源】 《中草药验方选编》。

(三十一)

【处方】 鲜萹蓄草二三两

【主治】 肝硬化腹水。

【用法】 加水浓煎成一碗，每服一小杯，每日 4～5 次。

【备注】 又方鲜萹竹（即萹蓄）根二两，水煎，每日 2 次，每服半茶杯。

【文献来源】 《中草药验方选编》。

(三十二)

【处方】 黑丑、白丑各等份

【主治】 肝硬化腹水。

【制法】 共研细末。

【用法】 每服一二钱，每日 1 次，白开水送下。

【备注】 孕妇及脾胃虚弱者禁用。

【文献来源】 《中草药验方选编》。

(三十三)

【处方】 白鸡冠花（连根）

【主治】 肝硬化腹水（膨胀）。

【用法】 水煎服。

【文献来源】 《民间验方》。

(三十四)

【处方】 甘遂五钱 牵牛子各六钱 六神曲三钱 槟榔片五钱

【主治】 肝硬化腹水、肾炎。

【制法】 共为细末。

【用法】 每服一钱，空腹白开水送下。

【文献来源】 《中医秘方验方第三辑》。

(三十五)

【处方】 牵牛子各四钱 木香三钱 槟榔片三钱 肉桂二钱 陈皮八钱 枳壳二钱

【主治】 肝硬化腹水、肾炎。

【制法】 共为细末。

【用法】 每服一钱，白开水送下。

【文献来源】 《中医秘方验方第三辑》。

(三十六)

【处方】 沙参四钱 川黄连三钱 吴茱萸二钱 香附四钱 麦冬四钱 酸枣仁三钱 生姜二钱 大枣 5 个

【主治】 胸肋痛，呼吸困难。

【用法】 水煎服。

【备注】 忌食生冷、腥油等食物；孕妇忌用。

【文献来源】 《中医秘方验方第三辑》。

(三十七)

【处方】 血府逐瘀汤冲服郁金面二钱

【主治】 血膨症（肝硬化）。

【用法】 每日 1 剂，水煎服。

【备注】 孕妇忌用。

【文献来源】 《中医秘方验方第三辑》。

(三十八)

【处方】 甘遂（用荞麦面炒）二两 牵牛（去皮、微炒）一两半 五倍子（烘干研末）一两半

【主治】 浮水肿（肝硬化腹水）。

【制法】 共为细末，制丸如梧桐子大。

【用法】 每次服 50 粒，日服 2 次，3 日后速效。

【备注】 忌食盐百日。

【文献来源】 《中医秘方验方第三辑》。

（三十九）

【处方】 甘遂五钱

【主治】 肝硬化腹水。

【制法】 研末。

【用法】 用温水调成糊状，敷在脐部直下三寸处，同时煎服甘草一两，待大便泻水后除去敷药。

【文献来源】 《验方秘方选编》。

肝 积 症

（一）

【处方】 紫花地丁蒲公英合剂

【主治】 肝硬化。

【备注】 依药定量各等分。水煎服，每日2次，早、晚用之即可。

【文献来源】 《中医秘方验方第三辑》。

（二）

【处方】 生牡蛎四分 鳖甲一两 鸡内金三钱 三棱四分 莪术三分 西洋参三分 云茯苓三分 柴胡三分 赤芍三分 枳壳三分 香附四分

【主治】 肝积症（肝硬化）。

【用法】 水煎服。每日2次，早饭前、晚饭后用。

【备注】 体弱者忌服。

【文献来源】 《中医秘方验方第三辑》。

（三）

【处方】 琥珀一两 木瓜一两 黄柏二两 青皮一两 香附三两 黄芩三两 陈皮一两 牵牛子各二两 草果仁一两 熟大黄二两 莪术一两 郁李仁五钱

【主治】 肝积症（肝硬化）。

【制法】 共研细末，蜜丸三钱重。

【用法】 每服一丸，白开水送下。

【文献来源】 《中医秘方验方第三辑》。

（四）

【处方】 砂仁三钱 明矾一钱 牡丹皮三钱 鳖甲三钱 牡蛎三钱 三棱三钱

【主治】 肥气（门静脉性肝硬化）。

【制法】 共研成细末。

【用法】 每服二钱，白开水送下。

【文献来源】 《中医秘方验方第三辑》。

（五）

【处方】 赤芍二钱 白芍二钱 旋覆花二钱 莱菔子二钱 枳实二钱 莪术二钱 白梅花二钱 甘草二钱 蜣螂六钱 大腹皮四钱 冬瓜子六钱 酒黄连一钱 牡丹皮三钱 丹参三钱

【主治】 肝脾肿大。

【用法】 水煎2次，分2次服。

【备注】 孕妇忌服。

【文献来源】 《中医秘方验方第三辑》。

（六）

【处方】 三棱三钱 莪术三钱 红花五钱 穿山甲五钱 陈皮五钱 生大黄一两

【加减】 如体质较虚者，加生黄芪一两；肝炎患者加广郁金一两，山慈菇八钱；有肿块者加炙僵蚕一两，炙地鳖虫八钱。

【主治】 肝脾肿大。

【制法】 共研细末，蜜丸如桐子大。

【用法】 晨、午各服1次，每次一二钱，以大便微利为度。

【备注】 本丸服后，最初4～5日每有腹痛感，但以后则逐渐减弱，泻下如痢疾状，同时食欲增加，体气渐复，癥瘕徐徐消失于无形。一般对脾脏肿大消散最速，多半2～3周内收效，肝肿、腹腔肿块之消散则较徐缓，尚需3～5周始见效。服丸剂量，宜从小量开始，一般成人可先试服一钱，如不泻下者，则逐渐增加用量，以得微利最为适度。倘体气虚弱者，可先服培补剂一段时间，俟正元稍复，继服此丸。体气较虚而不甚者，倘服后利下，略感疲乏不支者，可以每日只服 1 次或隔日服 1 次亦可。

【文献来源】《验方秘方选编》。

（七）

【处方】鳖甲一斤　穿山甲五两　党参二两　丹参二两

【主治】肝脾肿大。

【制法】共为细末。

【用法】每服一钱，日服 3 次，白开水送服。

【文献来源】《验方秘方选编》。

传染性肝炎

（一）

【处方】鲜马齿苋（洗净捣烂）二两　甘草五分

【主治】预防传染性肝炎。

【制法】加水 400ml，煎取 200ml。

【用法】每日早晚分 2 次服，连服 4 日。

【备注】鲜马齿苋加大剂量，水煎服可治传染性肝炎。

【文献来源】《中草药验方选编》。

（二）

【处方】蒲公英四两　甘草二两

【主治】预防传染性肝炎。

【制法】加水 1000ml，煎取药液浓缩至 400ml，加适量水再煎，连同压榨液合并浓缩，收成稠膏二两。

【用法】每服二钱半，白开水冲服，每日早、晚各 1 次。

【文献来源】《中草药验方选编》。

（三）

【处方】三棵针二钱　茵陈五钱

【主治】肝炎。

【用法】水煎，日服 3 次。

【文献来源】《中草药验方选编》。

（四）

【处方】金银花四钱　龙胆草四钱　板蓝根四钱　栀子四钱　甘草二钱　五味子三钱

【主治】肝炎。

【用法】水煎服。

【文献来源】《中草药验方选编》。

（五）

【处方】木贼适量

【主治】肝炎。

【用法】水煎服。

【文献来源】《中草药验方选编》。

（六）

【处方】悬钩子（托盘）四钱

【主治】肝炎。

【用法】水煎服。

【文献来源】《中草药验方选编》

（七）

【处方】大麦叶一两把

【主治】传染性肝炎。

【制法】捣烂挤汁，放白糖饮下。

【用法】每日 2 次，连服数十日。

【文献来源】《中草药验方选编》。

（八）

【处方】杨树枝 30 寸　大枣 20 个（10 岁以下儿童，杨树枝 12 寸，大枣 12 个）

【主治】传染性肝炎。

【制法】加水 300ml，煎至 100ml。

【用法】每日 3 次，连服至肝功能恢复正常为止（注：杨树枝的粗细如成人小指即可）。

【备注】曾试用杨柳枝、大枣来预防传染性肝炎，在六个托儿所、幼儿园内试验，效果良好。用量为治疗量一半。

【文献来源】《中草药验方选编》。

（九）

【处方】新鲜柳枝连叶二至四两

【主治】　慢性肝炎。

【制法】　三碗清水煎剩一碗，1次服。

【用法】　早、晚各服1次。或煎2次，稍加白糖。

【备注】　本药内服也可作为预防和治疗传染性肝炎之用。

【文献来源】　《中草药验方选编》。

（十）

【处方】　青皮二钱　延胡索五钱　丹参五钱

【主治】　肝炎（急慢性肝炎、肝硬化、肝区疼痛）。

【制法】　上药共为细末。

【用法】　每服二钱，早、晚饭前服，白开水送下。

【文献来源】　《验方秘方选编》。

（十一）

【处方】　神曲五钱　麦芽五钱　鸡内金一两　木香三钱　枳壳五钱　党参五钱

【主治】　肝炎、肝硬化腹胀。

【制法】　上药为细末。

【用法】　每日3次，饭前服二钱。

【文献来源】　《验方秘方选编》。

（十二）

【处方】　五味子一两半　当归五钱

【主治】　急性传染性肝炎（转氨酶增高）。

【用法】　日服1剂，水煎服。

【备注】　本方降酶效果满意。

【文献来源】　《验方秘方选编》。

（十三）

【处方】　当归15克　白芍20克　柴胡15克　茯苓25克　生甘草10克　板蓝根25克　败酱草50克

【功能】　疏肝解郁，活血化瘀，清热解毒。

【主治】　乙型肝炎。

【制法】　每日1剂，水煎去渣。煎后分2次饭后温服。

【用法】　每日服2次，每次服适量。

【疗效】　共治30例，有效率为96.7%。

【备注】　忌食生冷、油腻之品。

【文献来源】　《逍遥散加味治疗乙型肝炎30例疗效观察》。

胆　囊　炎

（一）

【处方】　金钱草二至四两　茵陈二两

【主治】　胆囊炎、胆石症。

【用法】　水煎服，每日1剂，日服2次，早、晚饭前服。

【文献来源】　《验方秘方选编》。

（二）

【处方】　威灵仙五钱　茵陈一两

【主治】　胆囊炎。

【用法】　水煎服，每日1剂，日服2次，早、晚饭前服。

【文献来源】　《验方秘方选编》。

（三）

【处方】　茵陈一两　丹参一两　金钱草一两　龙胆草三钱

【加减】　腹痛者加延胡索三钱；胸闷者加柴胡、川厚朴各三钱；恶心者加半夏三钱。

【主治】　急、慢性胆囊炎。

【用法】　水煎服，每日1剂，分2次服。

【备注】　本组收治28例，服药6日，27日痊愈，有效率为98%。

【文献来源】　《验方秘方选编》。

（四）

【处方】　柴胡15克　枳壳20克　茯苓15克　茵陈50克　栀子15克　大黄（后下）15克　郁金20克　延胡索15克　鸡内金20克　金钱草45克　白花蛇舌草30克

【功能】　清热解毒，利湿退黄。

【主治】 胆囊炎。

【用法】 每日 1 剂，水煎去渣，再煎后分 2 次饭后温服。

【备注】 服药期间，禁食油腻，避免过劳。共治 32 例，治愈率为 96%以上。

【文献来源】 《舒胆汤治疗胆囊炎》。

抽　搐

（一）

【处方】 煅石决明四两　朱砂一钱

【主治】 手足抽搐，筋挛作痛。

【制法】 共研细末。

【用法】 每服一钱五分，白开水送下，每日早、晚服之。

【备注】 孕妇忌用。

【文献来源】 《中医秘方验方第一辑》。

（二）

【处方】 鸡血藤三钱　赤芍一钱半　当归二钱　乳香一钱半　没药一钱半　钩藤一钱半　黄芪四钱　桂枝一钱　木瓜一钱　红花一钱半

【主治】 手足抽搐。

【用法】 三碗水煎剩八分碗。1 次服用，二次煎同。

【备注】 孕妇忌服。

【文献来源】 《中医秘方验方第一辑》。

（三）

【处方】 海螺、田螺、鳖甲、鸡爪各等份，苎麻炭一撮

【主治】 手足抽搐如鸡爪风状。

【制法】 共研细末。

【用法】 每次一钱半，黄酒冲服，以苎麻炭一撮为引。

【文献来源】 《中医秘方验方第一辑》。

（四）

【处方】 千年健三钱　地枫皮三钱　木耳三两

【主治】 鸡爪风。

【用法】 用黄酒煎，徐徐饮之。

【文献来源】 《中医秘方验方第一辑》。

（五）

【处方】 制海螺一两　川黄连一钱　朱砂一钱

【主治】 筋肉抽搐如鸡爪风。

【制法】 共为细末。

【用法】 每服一钱，黄酒送下。

【备注】 孕妇忌服。

【文献来源】 《中医秘方验方第一辑》。

（六）

【处方】 木耳五钱　扁豆五钱　木瓜五钱　防风五钱　乳香五钱

【主治】 抽麻筋如鸡爪风。

【用法】 两碗半水煎至八分碗。1 次服用，二次煎同。

【文献来源】 《中医秘方验方第一辑》。

（七）

【处方】 大鲫鱼（去鳞及下水等冲净）10 条

【主治】 手足抽搐。

【制法】 加水煮熟，每次 1 条，其鱼骨积在一处，瓦上焙干为末。

【用法】 每服半两，黄酒冲服。

【文献来源】 《中医秘方验方第一辑》。

（八）

【处方】 海螺（醋炙）一两　桂枝三两　天麻二钱　钩藤三钱　薄荷三钱　牛膝三钱　朱砂一钱

【主治】 抽麻筋。

【制法】 共为细末。

【用法】 每次三钱，黄酒冲服。

【备注】 孕妇忌服。

【文献来源】 《中医秘方验方第一辑》。

（九）

【处方】　麻黄一两　桂枝三钱　焙鱼胶三钱　透骨草三钱　旱三七三钱　红花三钱　焙长黄豆 7 个　大枣 7 个　破簸箕舌（麸片炒）一把

【主治】　鸡爪风、抽麻筋、牙关紧、说话不清。

【用法】　水煎，以黄酒为引，温服。

【备注】　服后因遍身出汗，避风 1 日。

【文献来源】　《中医秘方验方第二辑》。

（十）

【处方】　全当归三钱　川芎二钱　木瓜五钱　防风二钱　乳香一钱　没药一钱　独活三钱　桂枝三钱　钩藤二钱　火麻仁二钱　赤芍二钱　川续断二钱　木耳四两　甘草三钱　金钱蛇二钱

【主治】　妇女抽麻风。

【制法】　共研为细末。

【用法】　每服二钱，黄酒冲服，待出汗。

【文献来源】　《中医秘方验方第二辑》。

（十一）

【处方】　当归五钱　川芎二钱　杜仲三钱　木瓜三钱　牛膝三钱　佛手三钱半　乳香三钱　没药三钱　桂枝三钱　钩藤三钱　千年健二钱　地枫皮二钱　木耳一两

【主治】　抽麻筋。

【用法】　水煎，分 2 次用，黄酒送服。

【文献来源】　《中医秘方验方第二辑》。

（十二）

【处方】　川楝子一两　全蝎（去尾）三钱　火麻仁三钱　双钩藤三钱　桂枝三钱　木耳四两　苍术三钱

【主治】　手足抽搐，面部颤动，眼目跳动，头皮发麻。

【制法】　共研面，蜜为丸。

【用法】　重者两丸，轻者一丸，白开水送下。

【备注】　孕妇忌服。

【文献来源】　《中医秘方验方第二辑》。

（十三）

【处方】　红参三钱　银柴胡三钱　当归三钱　清半夏三钱　杏仁三钱　南星三钱　附子一钱　节菖蒲三钱　神曲三钱　茯苓五钱　郁金三钱　甘草二钱

【主治】　手痫风痰盛，手足抽搐不知人事。

【用法】　水煎。抽搐停止，临睡服之。

【文献来源】　《中医秘方验方第二辑》。

（十四）

【处方】　木耳四两　大珍珠 3 个　全蝎 3 个　牛膝一钱　木瓜一钱　桂枝五分　杜仲一钱半　枳壳二钱　薄荷一钱半　钩藤一钱半

【主治】　四肢麻木，抽风。

【制法】　共研为面。

【用法】　每服三钱，黄酒送下。

【文献来源】　《中医秘方验方第二辑》。

（十五）

【处方】　当归二钱　川芎一钱　木瓜一钱　牛膝一钱　防风一钱半　天麻一钱　薄荷一钱半　杜仲一钱　桂皮一钱半　乳香二钱　没药二钱　木耳二两

【主治】　四肢抽筋。

【制法】　共研为细末。

【用法】　共分六份，黄酒送下，待出汗。

【文献来源】　《中医秘方验方第二辑》。

（十六）

【处方】　木耳八钱　蒺藜二钱　陈皮二钱　川续断三钱　杜仲三钱　牛膝三钱　枳壳一钱　木瓜二钱　桂枝一钱　薄荷一钱半　钩藤二钱　荆芥穗二钱　酒当归二钱

【主治】　麻木抽风、抽筋。

【制法】　共研为细末。

【用法】　每服三钱，白开水送下或姜水送下。

【文献来源】《中医秘方验方第二辑》。

（十七）

【处方】当归三钱 乳香二钱 没药二钱 桂枝二钱 独活三钱 羌活三钱 木耳四两 苎麻根灰四两

【主治】抽麻筋。

【制法】共研为细末。

【用法】每服二钱，黄酒送下。

【文献来源】《中医秘方验方第二辑》。

（十八）

【处方】当归三钱 乳香三钱 没药三钱 木瓜四钱 木香二钱 木耳二钱 榛蘑四两 虎骨四钱 钩藤二钱

【主治】四肢抽搐如鸡爪风（抽麻筋）。

【制法】共研为细末，炼蜜为大丸。

【用法】每次一丸，黄酒送下。

【文献来源】《中医秘方验方第二辑》。

（十九）

【处方】海螵五钱 苍术五钱 木耳一两

【加减】上肢者加桂枝二钱；下肢者加牛膝二钱。

【主治】四肢抽搐。

【制法】共研为细末。

【用法】每服三钱。

【备注】孕妇忌用。

【文献来源】《中医秘方验方第二辑》。

（二十）

【处方】木耳四两 白扁豆三钱

【主治】抽麻筋。

【制法】共研为细末，朱砂为衣，蜜丸二钱重。

【用法】每服一丸或两丸，白开水送下。

【文献来源】《中医秘方验方第二辑》。

（二十一）

【处方】当归三钱 牛膝三钱 木瓜三钱 川芎二钱 乳香三钱 杜仲五钱 木耳二两 炙豆霜二钱 薏苡仁七钱 茯苓三钱

【主治】抽麻筋。

【制法】共研为细末，蜜为丸二两重。

【用法】早、晚服，黄酒送下，每次一丸。

【文献来源】《中医秘方验方第二辑》。

（二十二）

【处方】当归三钱 川芎三钱 杜仲三钱 牛膝三钱 乳香二钱 没药二钱 木瓜三钱 卷柏二钱 木耳四钱

【主治】两手抽筋。

【制法】共为细末。

【用法】每日2次，每次二钱，黄酒送下。

【备注】孕妇忌服。

【文献来源】《中医秘方验方第三辑》。

（二十三）

【处方】石决明一两

【主治】季节性两手抽搦。

【制法】研为细末。

【用法】每服二钱，白开水送下。

【文献来源】《中医秘方验方第三辑》。

（二十四）

【处方】当归四钱 川芎三钱 酒白芍三钱 熟地黄三钱 没药三钱 桂枝三钱 钩藤四钱 木瓜三钱 甘草二钱

【主治】抽麻筋。

【用法】水煎，早、晚服之。

【备注】孕妇忌服。

【文献来源】《中医秘方验方第三辑》。

（二十五）

【处方】木耳一斤 当归三钱 川芎二钱 熟地黄三钱 补骨脂三钱 防风五钱 牛膝三钱 杜仲二钱 云茯苓二钱

【主治】抽筋。

【制法】共为细末，蜜为丸二钱重。

【用法】每服一丸，日服2～3次。

【文献来源】《中医秘方验方第三辑》。

（二十六）

【处方】火麻仁三钱 乳香三钱 没药三钱 牛膝二钱 木耳二两 羌活三钱 木瓜三钱 桂枝二钱 杜仲三钱 当归三钱 川芎二钱

【主治】抽筋。

【制法】共研为细末，炼蜜为丸二钱重。

【用法】每日早、晚各服一丸，黄酒送下。

【备注】勿食生冷、腥物；孕妇忌服。

【文献来源】《中医秘方验方第三辑》。

（二十七）

【处方】薄荷五钱 天麻五钱 海螺四钱 苍术一两 钩藤三钱 麻黄五钱 木耳一两 乳香三钱 没药三钱 木瓜三钱

【主治】抽麻筋。

【制法】共为细末。

【用法】日服 2 次，每次二钱，白开水送下。

【备注】孕妇忌服。

【文献来源】《中医秘方验方第三辑》。

（二十八）

【处方】千年健一钱 地榆二钱 川乌一钱 草乌一钱 加皮一钱 柴胡二钱 木瓜一钱 红花一钱 干漆（炒至无烟）一钱 防风一钱 生甘草一钱 九龙筋（民间称和尚头根子）二钱

【主治】鸡爪风（抽筋）。

【制法】三碗水煎剩八分碗，服之。

【备注】孕妇忌服。

【文献来源】《中医秘方验方第三辑》。

（二十九）

【处方】苍术一两 木耳二两 煅海螺二两 川乌一钱 草乌一钱 牛膝四钱 桂枝三钱

【主治】抽筋。

【用法】共为细末。

【制法】每服二钱，早、晚各服一次，黄酒送下。

【备注】忌生冷食物；孕妇忌服。

【文献来源】《中医秘方验方第三辑》。

（三十）

【处方】木耳四两 乳香二钱 没药二钱 杜仲二钱 当归二钱 川牛膝三钱 木瓜二钱

【主治】抽筋。

【制法】共为细末。

【用法】每服二钱，白开水送下。

【文献来源】《中医秘方验方第三辑》。

（三十一）

【处方】苍术三钱半 木耳三钱 炙牡蛎三钱 炙马钱子一钱半 海螺三钱半 朱砂一钱半

【主治】抽麻筋。

【制法】共为细末。

【用法】每服一钱，白开水送下。

【备注】孕妇忌服。

【文献来源】《中医秘方验方第三辑》。

（三十二）

【处方】木耳二两八钱 白扁豆二钱 当归三钱半

【主治】抽筋。

【制法】共为面，蜜丸二钱重，朱砂为衣。

【用法】每日早、晚各服一丸，黄酒送下。

【文献来源】《中医秘方验方第三辑》。

（三十三）

【处方】炒海螺一两 朱砂五分

【主治】抽麻筋。

【制法】共为细末。

【用法】每服二钱，黄酒送下，取汗即愈。

【文献来源】《中医秘方验方第三辑》。

（三十四）

【处方】杜仲炭三钱 乳香三钱 没药三

钱　当归三钱　潞党参三钱　木耳二两　川牛膝三钱　桂枝五钱　木瓜三钱

【主治】　抽麻筋。

【制法】　共为细末。

【用法】　每服二钱，红糖水送下。

【备注】　孕妇忌服。

【文献来源】　《中医秘方验方第三辑》。

瘛疭震颤

（一）

【处方】　虎骨二钱　乌梢蛇二钱　玉竹三钱　桂枝三钱　金银花三钱　红花三钱　木瓜二钱　天麻三钱　白薇二钱　当归三钱　甘草二钱

【加减】　气虚者加黄芪六七钱。

【主治】　身不自主，精神错乱。

【制法】　将药合一处，水煎取八分碗，去渣再煎。

【用法】　饭前空腹一次服用。

【备注】　忌食腥冷、油腻等物；孕妇忌服。

【文献来源】　《中医秘方验方第三辑》。

（二）

【处方】　天麻三钱　僵蚕三钱　石菖蒲三钱　大熟地三钱　石斛三钱　茯苓三钱　远志三钱　薄荷二钱　巴戟天三钱　肉苁蓉三钱　麦冬三钱　朱砂二钱　牛黄三分

【主治】　心悸肉跳，浑身颤震，舌缩头摇，不能言语。

【制法】　共为细末。

【用法】　成人每服二钱，小儿5个月每服五厘，1周岁每服一分，白开水送下。

【文献来源】　《中医秘方验方第三辑》。

肾　炎

（一）

【处方】　益母草七钱　夏枯草五钱　白茅根一两

【主治】　急性肾炎。

【用法】　水煎，日服2次。

【文献来源】　《黑龙江验方选编》。

（二）

【处方】　鸭跖草一两

【主治】　急性肾炎。

【用法】　水煎，日服2次。

【文献来源】　《黑龙江验方选编》。

（三）

【处方】　白茅根半斤

【主治】　急性肾炎。

【用法】　三碗水煮成一碗，每日2次服完，至少连服5剂。

【文献来源】　《中草药验方选编》。

（四）

【处方】　黑丑末一钱半　白丑末一钱半　白菜八两

【主治】　急性肾炎。

【用法】　以二丑末各一钱半，每日2次，白糖水冲服（患儿酌减）；再以白菜八两炖瘦肉。

【备注】　忌食盐及刺激品。

【文献来源】　《中草药验方选编》。

（五）

【处方】　玉米须一两　白茅根一两

【主治】　急性肾炎。

【用法】　水煎服，连服4～5日症状减轻后，再服4～5日。

【文献来源】　《中草药验方选编》。

（六）

【处方】　干葫芦（不去子）1个

【主治】　急、慢性肾炎。

【制法】　将葫芦烧灰存性与红糖拌匀，为3日量。

【用法】　每日3次，开水送下，连服1个月。

【备注】　又方干葫芦（除去子）切成块，

以水煎煮徐徐饮。成人每日用干葫芦四至八两，重症加倍，患儿酌减。

【文献来源】《中草药验方选编》。

（七）

【处方】蚯蚓粪（清晨于菜畦边拾）

【主治】急、慢性肾炎。

【制法】冲三倍开水搅匀，沉淀后取上清液。

【用法】每日早、晚各服 1 次。

【文献来源】《中草药验方选编》。

（八）

【处方】广东菜（又名野鸡膀子）的根部

【主治】慢性肾炎。

【用法】煎水饮。

【文献来源】《中草药验方选编》。

（九）

【处方】鸡内金（微炒为面）五钱

【主治】慢性肾炎。

【用法】白糖水送服。

【文献来源】《中草药验方选编》。

（十）

【处方】木贼一把

【主治】慢性肾炎。

【用法】水煎服。

【文献来源】《中草药验方选编》。

（十一）

【处方】益母草四两

【主治】慢性肾炎。

【用法】水煎分 4 次服，隔 3 小时服一次，1 日服完，连服 10 日。

【文献来源】《中草药验方选编》。

（十二）

【处方】茯苓一钱五分　牡丹皮一钱五分　泽泻一钱五分　山茱萸二钱　地黄四钱　附子五分　肉桂五分　车前子一钱　牛膝一钱

【处方】慢性肾炎（尿毒症）。

【制法】生绿豆四两，加水一斤，煎缩至四两，滤过。

【用法】分数次口服，每日可服 1～2 剂。

【文献来源】《中医秘方验方第三辑》。

（十三）

【处方】白丑三钱　黑丑三钱　蛤蜊粉三钱　霜打葫芦 1 个

【主治】腹胀胖肿（肾炎）。

【制法】为细末。

【用法】黄酒送下。成人每服二钱。

【备注】孕妇忌服。

【文献来源】《中医秘方验方第三辑》。

（十四）

【处方】紫豆蔻四钱　蝼蛄 10 个　黑丑五钱　白丑五钱　沉香三钱　砂仁三钱　焦槟榔三钱　青木香二钱

【主治】胖肿症（肾炎）。

【制法】共为细末。

【用法】每日 2 次，每次二钱，黄酒冲服。

【文献来源】《中医秘方验方第三辑》。

（十五）

【处方】茯苓皮一两四钱　白术七钱　猪苓二钱　泽泻二钱　木通一钱半　桑白皮二钱　陈皮二钱　大腹皮二钱　广木香五分　大戟二钱　木瓜三钱　砂仁二钱　莪术二钱　通草八钱

【加减】如合并喘满不得卧者加苏子三钱，葶苈子三钱。

【主治】腹胀水肿（肾炎）。

【用法】水煎服。

【文献来源】《中医秘方验方第三辑》。

（十六）

【处方】鲫鱼（半斤许）1 条　白矾五钱

朱砂五钱

【主治】 腹水肿胀水胖（肾炎）。

【制法】 将药装入鱼肚内，用瓦焙干为末。

【用法】 每服五钱，黄酒送下，每日2次，3日见好。

【文献来源】 《中医秘方验方第三辑》。

（十七）

【处方】 甘遂二钱　珍珠二分　青皮二钱

【主治】 水肿（肾炎腹水肿满）。

【制法】 共为细末。

【用法】 成人每次服用一钱或五分，每日2次，大麦汤送下。

【备注】 忌食盐百日。

【文献来源】 《中医秘方验方第三辑》。

（十八）

【处方】 黑丑二两　白丑二两　生姜一钱　大枣一两

【主治】 水肿胀（肾炎）。

【制法】 先炒黑丑、白丑为末，取生姜汁和大枣为丸，如元豆大。

【用法】 每次三钱，每日3次。

【备注】 忌食盐。

【文献来源】 《中医秘方验方第三辑》。

（十九）

【处方】 甘遂三钱　槟榔三钱　黑丑三钱　白丑三钱　玄明粉三钱　木香三钱　皂角一钱

【主治】 胖肿、腹大如鼓。

【制法】 甘遂用面裹煨之，共研为细末。

【用法】 每次一钱半，每日1～2次服之。

【备注】 忌食咸物21日。实性水肿可用，虚性水肿忌服。

【文献来源】 《中医秘方验方第二辑》。

（二十）

【处方】 炙巴豆霜二钱　葶苈子四钱　净连翘三钱　醋芫花四钱　桑白皮三钱　藁本三钱　盐泽泻四钱　甘遂四钱　赤小豆一两　醋大戟四钱

【主治】 胖肿（肾炎）。

【制法】 共研为细末，醋糊为小丸，如绿豆大。

【用法】 每服5～10丸，寒热虚实用之，重证者每日2次，赤苓汤送服。

【备注】 忌食大酱。若服2次无效，可服二十四味流气饮。

【文献来源】 《中医秘方验方第二辑》。

（二十一）

【处方】 土狗（即蝼蛄，瓦焙去足翅）3个　甘遂（老称面煨）二钱

【主治】 突然周身胖肿，肚脐凹陷，小腿与足压之凹陷，尿短，脉沉实。

【制法】 共研为细末。

【用法】 白开水冲服。

【备注】 忌食大盐百日；心脏弱者及孕妇忌用。服药后要长期食用鲫鱼。

【文献来源】 《中医秘方验方第二辑》。

（二十二）

【处方】 刺猬皮（焙黄）一两　商陆三钱　白胡椒一钱　黑丑二钱　白丑二钱　莱菔子二钱　天灵盖（焙黄）少许　焙槟榔7个　甘遂（炒黄）一钱

【主治】 气水胖肿（肾炎）。

【制法】 共研为细末。

【用法】 成人每次服二钱，小儿酌量用之，每日一次，白开水送下。

【备注】 忌食大盐百日。

【文献来源】 《中医秘方验方第二辑》。

（二十三）

【处方】 黄芪35克　枸杞子25克　五味子10克　益母草50克　附子5克　大枣10枚　菟丝子15克

【主治】 顽固性蛋白尿。

【用法】 可连服2周，水煎服。

【文献来源】 《中草药秘方验方选》。

(二十四)

【处方】 黄芪一斤三两 蝼蛄三两 茯苓三两 琥珀三钱

【主治】 慢性肾小球肾炎水肿(肾变期)。

【制法】 上药为细末,炼蜜为丸三钱重。

【用法】 每日服三丸,早、中、晚、饭后各一丸。

【文献来源】 《验方秘方选编》。

(二十五)

【处方】 党参五钱 黄芪一两 丹参一两 当归五钱 益母草五钱

【主治】 慢性肾小球肾炎(血尿)。

【用法】 水煎服,每日 1 剂,早、晚饭前服。

【备注】 本方用于慢性肾炎,长期血尿(肉眼)或镜下血尿,取瘀血不去,新血不得归经之意,临床治疗数十例效果满意。

【文献来源】 《验方秘方选编》。

(二十六)

【处方】 黄芪二两 党参二两 莲子五钱 莲须五钱 牡蛎一两 锁阳五钱 芡实三钱 沙蒺藜三钱 山茱萸五钱

【主治】 慢性肾炎(蛋白尿)。

【用法】 水煎服,每日 1 剂,早、晚饭前服。

【备注】 本方用于慢性肾炎蛋白尿长期不消失者效果良好,有益气摄精固蛋白之功。临床治疗效果满意。

【文献来源】 《验方秘方选编》。

(二十七)

【处方】 益母草一两 桑寄生五钱 甘草二钱

【主治】 肾小球肾炎。

【用法】 水煎服,每日 1 剂,分 2 次服。

【备注】 益母草煎水送服六味丸,据临床观察对慢性肾小球肾炎疗效也很可观。

【文献来源】 《验方秘方选编》。

(二十八)

【处方】 金钱草一两 车前草一两 忍冬藤一两 蒲公英一两 紫花地丁一两 黄柏五钱 刺菜七钱

【主治】 泌尿系感染。

【用法】 每日 1 剂,日服 2 次,早、晚饭前服。

【文献来源】 《验方秘方选编》。

(二十九)

【处方】 白茅根五钱 生地黄四钱 丹参五钱 黄柏三钱 木通三钱 车前子三钱

【主治】 急性尿路感染(湿热淋)。

【用法】 水煎服,每日 1 剂,日服 2 次,早、晚服之。

【备注】 治疗 60 余例,效果显著。

【文献来源】 《验方秘方选编》。

(三十)

【处方】 地肤子五钱 荆芥三钱 苏叶三钱 桑白皮三钱 瞿麦三钱 黄柏三钱 车前子三钱 蝉蜕 10 只

【加减】 病情较重者,地肤子量增大到六钱;有血尿者,再增加瞿麦量;蛋白尿较重者,可加重苏叶、蝉蜕量;尿中白细胞多者,可加连翘;管型多者,可加石膏。

【主治】 急性肾炎。

【用法】 水煎服,每日 1 剂,分 2 次服。

【备注】 本组共收治 79 例,服药 3 剂,治愈 62 例,占 78.5%,好转 16 例,占 20.2%,无效 1 例,占 1.3%,总有效率为 98.7%。

【文献来源】 《验方秘方选编》。

(三十一)

【处方】 金钱草二两 石韦一两 车前草一两

【主治】 泌尿系结石。

【用法】 水煎服,每日 1 剂,早、晚各 1

次，饭前服。

【文献来源】《验方秘方选编》。

（三十二）

【处方】党参30克　白术30克　菟丝子20克　萹蓄30克　瞿麦20克　车前子20克　蒲公英50克　冬瓜皮50克　桂枝20克

【功能】健脾温肾，清热利湿。

【主治】急性肾炎。

【用法】每日1剂，水煎服。

【文献来源】《“肾炎3号”对急性肾炎的疗效》。

淋　证

（一）

【处方】洋铁叶（洗净）一把

【主治】淋证。

【用法】水煎，每次服一大碗。赤淋用红糖，白淋用白糖，重者3剂即愈。

【文献来源】《黑龙江验方选编》。

（二）

【处方】车前全草五钱　石膏二钱　苏叶三钱

【主治】淋证。

【用法】每日1剂，分2次服。

【文献来源】《黑龙江验方选编》。

（三）

【处方】鸡蛋1个　生硫黄（枣核大）一块

【主治】淋证。

【制法】将硫黄放入鸡蛋内，用糠包好，烧熟成黑色。

【用法】黄酒送服。

【文献来源】《黑龙江验方选编》。

（四）

【处方】全蝎3个　大黄三钱

【主治】淋证。

【制法】共为细末，装入红皮鸡蛋内，去清剩黄，火烧存性，连皮共为细末。

【用法】用黄酒冲服。

【文献来源】《黑龙江验方选编》。

（五）

【处方】芫花二钱　鸡蛋1个

【主治】淋证。

【制法】将芫花醋炙为面，再将鸡蛋打一个小孔，蛋清倒出；装入芫花，用微火烧焦，以冒黑烟为度，再为细末。

【用法】1次空腹服下，少饮白酒，服后稍有胃热感。

【文献来源】《黑龙江验方选编》。

（六）

【处方】糯稻根一两

【主治】乳糜尿。

【用法】两碗水煎剩一碗，分2次服。

【文献来源】《黑龙江验方选编》。

（七）

【处方】大黄四钱　人中白四钱

【主治】火淋证。

【制法】共研为细末，猪骨髓油为丸，如梧桐子大。

【用法】每服三钱，空腹服之。

【备注】忌辣物、房事。

【文献来源】《中医秘方验方第二辑》。

（八）

【处方】松罗茶二钱　儿茶一钱　酒大黄三钱　橘红一钱半　甘草一钱半　海沙金一钱半

【主治】久淋。

【制法】共研为细末。

【用法】分2次服之，黄酒送下。

【备注】忌辣物、房事。

【文献来源】《中医秘方验方第二辑》。

（九）

【处方】 芒硝二分 六一散二钱（即滑石六钱 甘草一钱）

【主治】 石淋。

【制法】 共研为细末。

【用法】 1次服之，同方服2次。

【备注】 忌辣物、房事。

【备注】 此方服1个月可有效，但合并消化性溃疡者禁用。

【文献来源】 《中医秘方验方第二辑》。

（十）

【处方】 五加皮不拘多少

【主治】 淋证。

【用法】 用根子切片，再用水洗去泥垢。水煎服。

【备注】 忌辣物、房事。此方经临床应用19年屡验。

【文献来源】 《中医秘方验方第二辑》。

（十一）

【处方】 刘寄奴三钱 海金沙二钱 木通二钱 车前子三钱 香附三钱 甘草二钱 蒲公英一钱 向日葵二钱 红糖三钱

【主治】 淋证。

【用法】 水煎，早、午、晚饭前服3次。

【备注】 忌辣物、房事。

【文献来源】 《中医秘方验方第二辑》。

（十二）

【处方】 车前子四钱 滑石二钱 大黄一钱 生地黄二钱 红花二钱 萹蓄三钱 瞿麦三钱 栀子一钱 黄芩三钱 甘草一钱 竹叶五分 灯心草五分 石韦三钱

【主治】 小便淋涩不利。

【用法】 水煎服，早、晚各1次。

【备注】 勿食辣物。

【文献来源】 《中医秘方验方第三辑》。

（十三）

【处方】 大黄三钱

【主治】 淋证。

【制法】 大黄为面，鸡蛋清1个，调大黄面。

【用法】 以水冲服，1次用。

【文献来源】 《中医秘方验方第三辑》。

（十四）

【处方】 肉桂二钱 山药二钱 山茱萸三钱 茯苓三钱 牡丹皮二钱 锁阳二钱 金樱子二钱 玄参二钱 金银花二钱 茴香一钱五分 泽泻二钱 龙骨三钱 牡蛎三钱 益智仁三钱 焦栀子二钱 熟地黄三钱 甘草二钱

【主治】 淋证。

【用法】 水煎服。

【备注】 依方药推之能治肾虚有热之淋证。

【文献来源】 《中医秘方验方第三辑》。

（十五）

【处方】 茴香二钱 广木香五分 全蝎（去钩）1个 斑蝥（去头、足、翅，糯米炒）1个

【主治】 淋证。

【制法】 共为细末，用鸭蛋1个打孔，装入药面，烧黑焙干，再为末。

【用法】 1次用，黄酒冲服，待出汗。

【文献来源】 《中医秘方验方第三辑》。

（十六）

【处方】 血余炭（烧灰）一撮 琥珀一钱

【主治】 淋证（癃闭有效）。

【制法】 共为细末。

【用法】 灯心草煎汤冲服。

【文献来源】 《中医秘方验方第三辑》。

（十七）

【处方】 大黄一两 煅牡蛎一两

【主治】 淋证。

【制法】 共为细末，蜜丸二钱重，散剂也可。

【用法】 每次一丸，以红糖为引。

【文献来源】 《中医秘方验方第三辑》。

（十八）

【处方】 蜈蚣2条 全蝎6个 滑石一钱

【加减】 有血者加栀子一钱。

【主治】 火淋。

【制法】 共为细末，用鸡蛋清调和之。

【用法】 黄酒冲服，吃后再服下方利尿药。

【备注】 又方猪苓二钱，泽泻二钱，木通二钱，灯心草二钱，竹叶二钱，凤眼草二钱，水煎服。另上方蜈蚣、全蝎，可去头、足。

【文献来源】 《中医秘方验方第三辑》。

（十九）

【处方】 大黄三钱 煅龙骨三钱 煅牡蛎三钱 车前子三钱 刺猬皮（炙存性）五钱

【主治】 五淋。

【制法】 共为细末。

【用法】 每日早、晚各服二钱，白开水送下。

【文献来源】 《中医秘方验方第三辑》。

（二十）

【处方】 琥珀一钱五分 滑石三钱 木通三钱 知母三钱 海金沙三钱 白芍三钱 牛膝二钱 甘草二钱 酒大黄二钱

【主治】 五淋。

【用法】 水煎服。

【文献来源】 《中医秘方验方第三辑》。

（二十一）

【处方】 蒺藜、大黄、人中白、海金沙各等份

【主治】 五淋。

【制法】 共为细末，用猪脊髓油合为丸，二钱重。

【用法】 每日2次，每次两丸。

【文献来源】 《中医秘方验方第三辑》。

（二十二）

【处方】 大黄一两 牛苦胆2只

【主治】 淋证。

【制法】 上药为丸，如绿豆大。

【用法】 每服20粒，不可多服。

【备注】 依方药推之治火淋有效。

【文献来源】 《中医秘方验方第三辑》。

（二十三）

【处方】 红娘子（去头、足、羽、翅）7个 全蝎7个 海金沙三钱 川萆薢三钱 杏仁三钱

【主治】 五淋。

【制法】 红娘子、全蝎米炒焦黄，共为细末。

【用法】 每服一钱，黄酒送下。

【文献来源】 《中医秘方验方第三辑》。

（二十四）

【处方】 煅龙骨三钱 酒大黄三钱 煅牡蛎三钱 车前子三钱 刺猬皮三钱

【主治】 五淋。

【制法】 共为细末。

【用法】 每服二钱，每日2次，早、晚服之。

【文献来源】 《中医秘方验方第三辑》。

（二十五）

【处方】 大黄一钱五分

【主治】 热淋和淋血茎痛。

【制法】 研面，以猪脊髓为丸。

【用法】 每服二钱，白开水送下。

【文献来源】 《中医秘方验方第三辑》。

（二十六）

【处方】 石韦六钱 怀牛膝六钱 三七三钱

【主治】 砂淋（肾石症）。

【制法】 以水一斤四两，煎成六两。

【用法】 早 8 时、晚 6 时服之。

【备注】 忌酒、醋；孕妇忌服。

【文献来源】 《中医秘方验方第三辑》。

（二十七）

【处方】 生地黄八钱 玄参二钱 沙参二钱 滑石二钱 知母二钱 川黄柏一钱 牡丹皮三钱 麦冬三钱 蒲公英二钱 莲子心一钱 莲蕊须二钱 栀子三钱 革薢三钱

【加减】 腿痛者加木香六分，香附一钱；小腹两边胀痛结石多者，加皂丁三钱；身热者加柴胡一钱；梦遗者加龟板六钱，酸枣仁三钱；小便带血者加桃仁一钱；痛甚者加没药二钱。

【主治】 砂淋。

【用法】 水煎服。

【文献来源】 《中医秘方验方第三辑》。

（二十八）

【处方】 革薢五钱 石菖蒲五钱 乌药四钱 青木香二钱

【主治】 淋浊。

【制法】 共为细末。

【用法】 每服二钱；黄酒和盐水送下。

【文献来源】 《中医秘方验方第三辑》。

（二十九）

【处方】 大黄面三钱 法半夏面二钱 斑蝥（去头、足、翅，糯米拌炒微黄）3 个

【主治】 脏淋（小便时痛如针刺，以头抵胸，呻吟不已）。

【制法】 用鸡蛋清为丸，如绿豆大，分 4 次用。

【用法】 每日 1 次，饭前服。

【备注】 服药后，忌饮酒及房事。

【文献来源】 《中医秘方验方第三辑》。

（三十）

【处方】 滑石二钱 甘草二钱 朱砂二钱 大黄面二钱

【主治】 淋证。

【制法】 用熟鸡蛋黄 1 个与上两种药面合一处。

【用法】 白开水送下。

【文献来源】 《中医秘方验方第三辑》。

（三十一）

【处方】 龙骨三钱 牡蛎三钱 大黄四钱 泽泻四钱

【主治】 五淋、白浊及妇女白带。

【制法】 共为细末。

【用法】 每服二钱，白开水送下，日服 2 次。

【文献来源】 《中医秘方验方第三辑》。

（三十二）

【处方】 大黄四钱 蜈蚣 2 条 泽泻一钱

【主治】 淋证。

【制法】 共为细末，为一次量。

【用法】 黄酒送下。

【备注】 服后发汗即愈。

【文献来源】 《中医秘方验方第三辑》。

（三十三）

【处方】 朱砂一钱 琥珀五分 海金沙一钱 人中白二钱 锁阳二钱 龙骨二钱 牡蛎二钱 大黄二钱 甘草一钱

【主治】 五淋、白浊及妇女赤白带下。

【制法】 共为细末。

【用法】 每服一钱，白开水送下。

【文献来源】 《中医秘方验方第三辑》。

（三十四）

【处方】 星星草三钱 竹叶三钱 车前子三钱

【主治】 小便淋白。

【用法】 共合一处，水煎服。

【文献来源】 《中医秘方验方第三辑》。

（三十五）

【处方】 官桂三钱　附子三钱　大黄三钱

【主治】 小便淋白。

【制法】 共为细末。

【用法】 每服一钱半，白开水送下以后，多饮茶水，出汗即愈。

【文献来源】 《中医秘方验方第三辑》。

（三十六）

【处方】 滑石二钱　瞿麦三钱　萹蓄四钱　甘草一钱

【加减】 便秘者加大黄二钱，灯心草二钱。

【主治】 小便肿痛不利。

【用法】 水煎服。每日早、晚饭前服之。

【备注】 忌食生冷、腥辣物。

【文献来源】 《中医秘方验方第三辑》。

（三十七）

【处方】 土茯苓 50 克　苦参 25 克　山慈菇 15 克　山豆根 20 克　蒲公英 50 克　紫花地丁 25 克　紫草 25 克　茜草 15 克　茯苓 25 克　泽泻 15 克

【功能】 清热利湿解毒。

【主治】 淋证。

【用法】 每日 1 剂，水煎去滓，再煎后分 2 次饭后温服。

【备注】 忌食生冷、油腻之品。

【医案】 盛某，女，52 岁。腰痛、尿道涩痛而热、小便频急、小腹胀满拘急，时止时发已 3 年。每因情志不舒而复发，舌质赤红，舌上无苔少津，脉弦细数。尿化验：蛋白（+），红细胞、白细胞满视野，脓细胞 10～15 个/高倍镜。此证为肝郁火旺所致，宜疏肝养阴，清热凉血。投以清淋汤加生地黄、柴胡、乌药，4 剂其证平息，尿化验正常，年余未发。

【文献来源】 《清淋汤的临床应用》。

（三十八）

【处方】 金钱草 75 克　海金沙 50 克　鸡内金 50 克　延胡索 20 克　茯苓 20 克　猪苓 20 克　泽泻 20 克　厚朴 20 克　车前子 20 克　淫羊藿 25 克　巴戟天 25 克　生黄芪 25 克　牛膝 25 克　白茅根 25 克　小蓟 25 克　三七末（冲服）5 克　琥珀末（冲服）5 克

【功能】 清热利湿，通淋排石。

【主治】 石淋。

【用法】 每日 1 剂，水煎去滓，再煎后分 2 次饭后温服。

【备注】 忌食生冷、油腻之品。

【医案】 韩某，男，54 岁，1997 年 5 月 27 日初诊。自诉腰部酸痛半年余，时轻时重，近 10 日加重，来院查治，诊见腰部疼痛如折，腰酸、尿频、尿痛、尿色黄赤，舌苔薄黄，脉沉弦。尿常规查出红细胞（++）。B 超报告双肾结石，右侧可见结石 6 块，其中最大者为 6.2mm×6.5mm，证属本虚标实，湿热下注，灼伤血络，耗动正气。治当清利通淋，鼓舞肾气，化瘀排石，予通淋排石汤加减化裁。经服 21 剂，B 超示右侧结石已排尽，左侧仍可见 4.2mm×4.6mm 结石 1 块，继服 14 剂而痊愈，经随访得知，患者除结石治愈外，头枕部白发已渐转乌。

【文献来源】 《益肾通淋排石汤治疗肾结石 19 例临床报告》。

（三十九）

【处方】 肾疾宁：党参　黄柏　萹蓄　瞿麦　冬瓜皮　白花蛇舌草　柴胡　车前子　蒲公英　生地黄　藕节

【主治】 泌尿系感染。

【用法】 肾疾宁冲剂每次 1 袋，开水冲服，每日 2～3 袋。

【医案】 刘某，男，27 岁，工人。恶寒发热、尿频、尿急、尿痛 3 日。尿色红赤，口干、便秘、全身乏力，即往体健。体检：急性病容，面色潮红，神志清醒，血压正常，体温 38.2℃，肾区叩击痛（–），舌质红，舌苔薄黄，脉滑数。尿常规检查：蛋白（–），脓球（+），红细胞 10～15 个/高倍镜，上皮细胞少许。血常规：白细胞 12.8×10^9/L、中性粒细胞 0.82。中段尿培养：付大肠杆菌生长。西医诊断：急性膀胱炎。中医诊断：淋证（热淋）。治疗：肾疾宁冲剂1袋，开水冲服，每日3次。服药2日体温恢复正常，尿路刺激症状减轻，继服肾疾宁冲剂治疗，临床症状基本消失。尿常规检查3次均正常，尿细菌培养（-）。

【备注】 急性尿路感染22例，获显效10例（45.5%），有效9例（40.9%），无效3例（13.6%），总有效率为86.4%；慢性尿路感染急性发作者48例，获显效20例（41.7%），有效18例（37.5%），无效10例（20.8%），总有效率为79.2%。70例仅于治疗前有26例尿细菌培养阳性，治疗后20例转阴，菌转阴率为76.9%。

【文献来源】 《"肾疾宁"治疗70例泌尿系感染的临床观察》。

（四十）

【处方】 木通10克 车前子20克 萹蓄25克 瞿麦25克 大黄7.5克 滑石25克 白茅根35克 茯苓25克 黄柏15克 山栀子10克 生甘草15克 苍术7.5克

【功能】 清热利湿，利尿通淋。

【主治】 昏迷患者兼尿路感染。

【用法】 文火煎取20ml，每次50ml鼻饲，每日4次。

【医案】 患者，男，70岁，医师，1987年10月12日初诊。该患者于1982年3月以来两次患脑血栓形成，肢体运动功能均丧失，长期卧床。1987年7月21日，无任何诱因出现昏迷，经CT检查，诊为"多发性脑梗死"。给鼻饲维持营养，抗血栓治疗。在治疗过程中，患者出现尿潴留，给予保留导尿。1周后出现高热，肉眼血尿。血常规：白细胞总数18×10^9/L，中性粒细胞0.80，淋巴细胞0.20。尿常规：尿蛋白（++）。治疗10日，血尿如故，体温降至38℃左右。尿常规：尿蛋白（+），红细胞满视野，白细胞满视野。血常规：白细胞总数12×10^9/L，中性粒细胞0.78，淋巴细胞0.22。给予先锋霉素B，又经1个疗程的治疗，体温、血象基本控制在正常范围，而血尿及尿常规检查同前。患者口中臭秽，舌质红赤，苔黄厚腻，脉滑数，此为湿热下注，热伤血络，遂拟以清热利湿之法，投以八正散化裁，处方：木通10克，车前子20克，萹蓄25克，瞿麦25克，大黄7.5克，滑石25克，白茅根35克，茯苓25克，黄柏15克，山栀子10克，生甘草15克，苍术7.5克，文火煎取200ml，每次50ml鼻饲，每日4次。4日后，血尿消失，尿液外观转清。尿常规：尿蛋白（+），白细胞5～20个/高倍镜，红细胞5～10个/高倍镜。10日后，尿液外观澄澈透明，尿常规回报：尿蛋白（-），红细胞0～2个/高倍镜，白细胞0～5个/高倍镜。血常规：白细胞总数7.2×10^9/L，中性粒细胞0.68，淋巴细胞0.32。遂停服中药。

【文献来源】 《八正散鼻饲治愈昏迷病人尿路感染1例》。

水 肿

（一）

【处方】 旱稻根六至八两

【主治】 水肿。

【用法】 洗净，水煎服。

【备注】 又方①取旱稻草约二两烧灰，放瓷钵中，开水冲淋，静待2小时，取上清液同白米粥服。②水稻壳（即粗糠）三至五斤，淘净晒干，炒老黄色，研极细，过筛。每服一至三钱，开水送下。

【文献来源】 《中草药验方选编》。

（二）

【处方】 大豆荚壳和根二两

【主治】 水肿。

【用法】 水煎服，或加红糖五钱。

【文献来源】 《中草药验方选编》。

（三）

【处方】 水烛（煅存性）四两 滑面八两 白糖四两

【主治】 水肿。

【制法】 研细末。

【用法】 开水调服二钱。

【备注】 忌食盐。

【文献来源】 《中草药验方选编》。

（四）

【处方】 萱草根少许

【主治】 水肿、小便不利。

【用法】 水煎服。

【文献来源】 《中草药验方选编》。

（五）

【处方】 浮萍三钱

【主治】 水肿、小便不利。

【用法】 水煎服。

【备注】 又方浮萍晒干，研为细末，每服一钱至一钱半，开水送下，每日 2 次。

【文献来源】 《中草药验方选编》。

（六）

【处方】 蒲公英根（去根上粗皮和叶）一两 老冬瓜皮二两 生姜皮五钱

【主治】 水肿、小便不利。

【用法】 水煎服。忌盐。服 2 剂后如小便利、肿消，再用蒲公英根煮猪肚或老母鸡食，煮时加放白蜡三钱。

【文献来源】 《中草药验方选编》。

（七）

【处方】 老黄瓜皮一两

【主治】 四肢浮肿初期。

【用法】 水煎服。

【备注】 又方老黄瓜皮（干者一两或鲜者二两）、西瓜皮晒干二两（鲜者四两，去瓤留皮一分厚），以上两种用水煎熬一茶杯内服，每剂煎服 2 次。

【文献来源】 《中草药验方选编》。

（八）

【处方】 大豆荚壳一两 葫芦壳一两 芥菜一两

【主治】 虚肿。

【用法】 水煎服。

【文献来源】 《中草药验方选编》。

（九）

【处方】 白菜根一两 赤小豆四两

【主治】 病后水肿。

【用法】 水煎服。

【文献来源】 《中草药验方选编》。

（十）

【处方】 蒲黄三钱 赤小豆二两 黑豆二两 大枣三钱 黄酒四两

【主治】 水肿。

【制法】 上述各药除黄酒外，将其他各药用开水 400ml 煮至豆熟加入黄酒。

【用法】 分早、晚 2 次服完，连服 5 日。

【文献来源】 《黑龙江验方选编》。

（十一）

【处方】 破柳罐 1 个（打水用的，年久为佳）

【主治】 水肿。

【制法】 将柳罐用火烧存性，浸入开水中。

【用法】 饮水频服。

【文献来源】 《黑龙江验方选编》。

（十二）

【处方】 蝼蛄一钱

【主治】 水肿。

【制法】 蝼蛄一钱焙干，研细末，炼蜜为丸一二钱重。

【用法】 每日 3 次，每次一丸。

【文献来源】 《黑龙江验方选编》。

（十三）

【处方】 益母草一两 白茅根半斤或一斤

【主治】 水肿。

【用法】 水煎，每日 1 剂，分 2 次服。

【文献来源】 《黑龙江验方选编》。

（十四）

【处方】 蝼蛄
【主治】 水肿。
【制法】 蝼蛄瓦上烘干为细末。
【用法】 日服2次，每次一钱。
【文献来源】 《黑龙江验方选编》。

（十五）

【处方】 蝼蛄（焙干）1个 大黄一分 石膏五分 巴豆霜一分
【主治】 服后泄泻，水肿即消。
【制法】 共研为细末。
【用法】 成人1次服之，白开水送下。
【备注】 忌食生冷、硬、咸等物。服药后可进食流动食物，不宜过饱。此药不可连服，如未痊愈时，停5~6日再服。
【文献来源】 《中医秘方验方第二辑》。

（十六）

【处方】 大蟾蜍1个 蝼蛄4个 红大戟一钱 蜣螂4个
【主治】 一切腹水、皮水、臌胀等。
【制法】 白酒半斤，白水半斤，与药共加入瓷罐内，盖好罐口，放入锅内煮1小时取出。
【用法】 每日口服3次，每次一酒杯。
【备注】 忌食盐类。
【文献来源】 《中医秘方验方第二辑》。

（十七）

【处方】 酒大黄二钱 红糖二钱 长形南瓜半个 小米五钱
【主治】 水肿。
【制法】 将药品与南瓜同熬成稀粥。
【用法】 1日服尽。
【备注】 忌食咸物。
【文献来源】 《中医秘方验方第二辑》。

（十八）

【处方】 紫豆蔻6个 砂仁6个 公丁香6个 甘遂一钱
【主治】 气水等浮肿，阴囊肿。
【制法】 装于气膨小蟾蜍内，再装入铧瓦里，黄泥糊上，以文武火烘之，待蛤蟆将焦未焦之际取出，入朱砂五分研细末。
【用法】 黄酒冲服，1次用尽。
【备注】 忌食盐类。
【文献来源】 《中医秘方验方第二辑》。

（十九）

【处方】 鳖甲1个 蝼蛄10个 牡蛎（炙黄色）三钱
【主治】 水肿。
【制法】 共研为细末。
【用法】 分2次，用黄酒冲服。
【备注】 忌食大酱。孕妇忌服。
【文献来源】 《中医秘方验方第二辑》。

（二十）

【处方】 大戟三钱 芫花三钱 海藻三钱 川椒三钱 麝香一分
【主治】 水肿。
【制法】 共研为细末。
【用法】 先将麝香放入肚脐内，再用鸡子清和其他药糊肚脐一宿。
【备注】 忌食大酱。
【文献来源】 《中医秘方验方第二辑》。

（二十一）

【处方】 黑丑四钱 白丑四钱 广木香三钱 槟榔五钱 肉桂二钱 陈皮八钱 枳壳二钱
【主治】 水肿。
【制法】 共研为细末。
【用法】 每服一钱五分，早、晚服之。
【备注】 忌食大酱百日。愈后用开酱方。

【文献来源】 《中医秘方验方第二辑》。

（二十二）

【处方】 猪苓七钱 泽泻七钱 白术七钱 茯苓七钱 肉桂七钱 粒盐七钱 鲫鱼一尾 麝香一分

【主治】 水肿（用上二方后过百日用此开盐方）。

【制法】 共研为细末，破鱼肚洗净，将药装鱼肚内，瓦上焙黄色，存性为末，加入麝香。

【用法】 忌食盐百日，病愈后至百日再用此方，每服二钱，姜汤水送下。

【文献来源】 《中医秘方验方第二辑》。

（二十三）

【处方】 甘遂（盐炙黄色）二钱 黑胡椒一钱 槟榔三钱

【主治】 石水、阴邪、胖肿、寒结。

【制法】 共研为细末。

【用法】 2次服之，白水送下。

【备注】 忌食大盐。

【文献来源】 《中医秘方验方第二辑》。

（二十四）

【处方】 蓖麻子仁（每岁1粒，15岁以上体壮者15粒，弱者10粒）。

【主治】 气水肿。

【制法】 以馒头面打糊为小丸，朱砂为衣。

【用法】 冬季引用人参三钱，夏季引用党参三钱，头肿引用藁本三钱，水煎冲丸送下。

【文献来源】 《中医秘方验方第三辑》。

（二十五）

【处方】 槟榔、商陆、茯苓皮、大腹皮、椒目、赤小豆、秦艽、羌活、泽泻、木通各等份

【主治】 阳性水肿。

【制法】 另加姜皮、大枣用水煎服。

【用法】 水煎2次服之。

【备注】 此方经用可奏奇效，其分量可临时斟酌。商陆虽性烈每至二钱时亦无不良反应。

【文献来源】 《中医秘方验方第三辑》。

（二十六）

【处方】 猪苓五钱 赤茯苓五钱 车前子五钱 生姜皮一钱

【主治】 遍身浮肿。

【用法】 水煎服。

【备注】 忌食生、硬食物及盐类。

【文献来源】 《中医秘方验方第三辑》。

（二十七）

【处方】 甘遂三钱 牙皂三钱 陈皮三钱 生大黄三钱 黑丑三钱 槟榔三钱

【主治】 膨胀。

【制法】 共为末，面糊为小丸。

【用法】 每服二钱，黄酒送下。

【备注】 忌碱、硬食物。

【文献来源】 《中医秘方验方第三辑》。

（二十八）

【处方】 神曲六钱 麦芽六钱 山楂六钱 槟榔四钱 使君子10个 巴豆霜六分

【主治】 水肿。

【制法】 以上药味均炒黄色，共为细末。

【用法】 每服二钱，黄酒送下。

【备注】 一百日内不可进食水豆腐。

【文献来源】 《中医秘方验方第三辑》。

（二十九）

【处方】 党参一两 龙骨六钱 甘遂八钱 朱砂四钱 京蟾1对

【主治】 水肿与水臌证。

【制法】 先将京蟾用瓦焙干，烟尽为度后，共为细末。

【用法】 体壮者新秤一钱五分，体弱者酌减，用老醋为引。

【备注】 忌食生冷、辛硬之物；孕妇忌服。先肿四肢而后入腹，日夜不能卧床，腹胀如鼓，肚脐凸出者有特效。

【文献来源】 《中医秘方验方第三辑》。

（三十）

【处方】 麻黄二钱 生石膏二钱 荜澄茄二钱 车前子二钱 苏子二钱 黄瓜子二钱 青皮二钱 桂枝二钱 莱菔子三钱 生姜皮三钱 桑白皮三钱 细辛五分

【主治】 全身浮肿。

【用法】 水煎2次合一处，分2次早、晚服之。

【文献来源】 《中医秘方验方第三辑》。

（三十一）

【处方】 海马三钱 蛤蚧三钱 大戟三钱 芫花三钱 穿山甲三钱

【主治】 水肿。

【用法】 共为细末，糊为丸，如黄豆大，每服7～8丸。

【备注】 忌食盐一百日和辣物。

【文献来源】 《中医秘方验方第三辑》。

（三十二）

【处方】 桑白皮三钱 甘遂三钱 商陆三钱 红公鸡1只 荞麦面一斤

【主治】 水肿，先颜面肿，后腹肿。

【制法】 桑白皮、甘遂、商陆共为细末，以鸡肉、荞麦面合作小饼，约二钱重，温火烧熟随意食之即愈。

【备注】 忌食盐一百日。

【文献来源】 《中医秘方验方第三辑》。

（三十三）

【处方】 炒黄瓜皮二两 炒霜打葫芦二两 老姜皮二钱

【主治】 水肿气胀。

【制法】 上药共为细末，蜂蜜为丸二钱重。

【用法】 每次服一丸，黄酒送下。

【文献来源】 《中医秘方验方第三辑》。

（三十四）

【处方】 麻黄五钱 桂枝五钱 生黄芪一两 防己一两 猪苓三钱 泽泻三钱 车前子三钱 木通三钱 大腹皮四钱 姜皮三钱 王瓜皮三钱 茯苓皮三钱 蝼蛄二钱 薏苡仁五钱（重者加至一两）

【主治】 水肿。

【用法】 以上诸药，用开水冲泡，不可煎服，每次服一茶碗，并冲琥珀面一钱，不消肿时，可再服1剂。

【备注】 十余日内，不可食盐。

【文献来源】 《中医秘方验方第三辑》。

（三十五）

【处方】 黑丑三钱 白丑三钱 木香一钱

【主治】 水肿腹胀，并有痰声。

【制法】 共为细末，分两包。

【用法】 白开水送下，每服一包。

【文献来源】 《中医秘方验方第三辑》。

（三十六）

【处方】 泽泻一钱半 车前子三钱 通草一钱半 茯苓四钱 白术二钱 木通一钱二分 肉桂一钱

【主治】 全身水肿。

【制法】 共合一处，碾为细末，用秋天霜打葫芦一个，开一个小孔，将前药入葫芦内，再装入黄酒一斤，再将口塞上用屉熏干，共为细末。

【用法】 每日早、晚饭前服，白开水送下，每服二钱。

【备注】 忌食生冷、腥辣、硬物。

【文献来源】 《中医秘方验方第三辑》。

（三十七）

【处方】 焦山楂三钱 茯苓五钱 白术五钱 党参八钱 川黄连二钱 肉桂二钱 竹叶二钱 莲子肉二钱 车前子三钱 白芍四钱

【主治】 水肿。

【用法】 水煎服。

【文献来源】 《中医秘方验方第三辑》。

（三十八）

【处方】 防己一两　葶苈子六钱　白术六钱　茯苓皮六钱　姜皮三钱　广陈皮三钱　桑白皮三钱　车前子三钱　茵陈三钱

【加减】 呕吐者加代赭石三钱。

【功能】 强心，利尿，健肾。

【主治】 胖肿。

【用法】 三碗水煎剩八分碗，温服。

【文献来源】 《中医秘方验方第三辑》。

（三十九）

【处方】 甘遂一钱　车前子一钱　蝼蛄（去头、足，焙黄）三钱

【主治】 水肿初期。

【制法】 共为细末。

【用法】 以黄酒为引，送下。

【备注】 体弱者不可服用此药。此药分 2 次服，忌食盐。

【文献来源】 《中医秘方验方第三辑》。

（四十）

【处方】 千金子二钱　酒大黄二两

【主治】 胖肿（肝肾有浮水引起胖肿）。

【制法】 共研细末，以黄酒糊为小丸。

【用法】 每次服 50 粒，每日 2 次。

【备注】 忌食盐百日。

【文献来源】 《中医秘方验方第三辑》。

（四十一）

【处方】 多年的旧麦秸的草帽子 1 个（先将草帽子煮水后去渣）　鲜姜四两（捣烂）　车前子二钱　灯心草一钱　竹叶二钱

【主治】 水肿。

【制法】 共合一处，入草帽水内煎剩多半碗汤为度。

【用法】 晚间服，待出汗，汗后排出小便，重者能排出半桶尿，当时消肿即永不再犯，此方已治愈若干患者。

【文献来源】 《中医秘方验方第三辑》。

（四十二）

【处方】 大腹皮二钱　木香一钱　生姜皮三钱　茯苓八钱　川厚朴二钱　陈皮三钱　五加皮三钱　泽泻二钱　猪苓二钱　木通二钱　青皮三钱　桑白皮三钱　党参三钱　砂仁一钱

【主治】 脾虚水肿。

【用法】 水煎服。

【文献来源】 《中医秘方验方第三辑》。

（四十三）

【处方】 茯苓皮二两　白术一两　大腹皮五钱　木通三钱　猪苓二钱　泽泻二钱　木香一钱　红牙大戟三钱　通草三钱

【主治】 肢体浮肿、腹胀、腹内有水声，喘息不得卧。

【用法】 水煎服。

【文献来源】 《中医秘方验方第三辑》。

（四十四）

【处方】 黑丑三钱　白丑三钱　大黄三钱　大腹皮三钱　生姜皮三钱　桑白皮四钱　陈皮二钱　茯苓皮三钱　杏仁二钱　桃仁三钱　苍术二钱　川厚朴三钱　莪术三钱　皂角一钱

【主治】 胸中停水、停气，周身胖肿，吐水，大便秘结。

【用法】 水煎服。

【文献来源】 《中医秘方验方第三辑》。

（四十五）

【处方】 炒槟榔 7 个　炒红枣 7 个　炒莱菔子七钱　炒麦芽七钱　烧核桃 7 个　优质茶叶四两

【主治】 水气肿胀。

【制法】 共合一处，碾为面。

【用法】 每日早、晚饭前服，黄酒送下。每服二三钱。

【备注】 忌生冷、腥辣、黏硬等食物。

【文献来源】 《中医秘方验方第三辑》。

（四十六）

【处方】 糖瓜蒌一两 大黄（酒浸）二钱 莱菔子四钱 姜半夏三钱 枳壳三钱 黄连三钱 黄芩三钱 川贝母三钱 柴胡三钱 生牡蛎五钱 生姜一钱

【主治】 胸腰积水。

【用法】 水煎服。

【文献来源】 《中医秘方验方第三辑》。

（四十七）

【处方】 甘遂（用荞麦面炒）二两 牵牛子（去皮微炒）一两半

【主治】 水肿腹满，臌胀便少。

【用法】 水煎，日服 2 次。

【文献来源】 《中医秘方验方第三辑》。

（四十八）

【处方】 地黄叶三钱 蝼蛄 7 个 黄酒半斤

【主治】 水肿、气肿、胖肿。

【用法】 酒和药同煎，温冷后随时饮之。

【文献来源】 《中医秘方验方第三辑》。

（四十九）

【处方】 茯苓皮六钱 焦白术六钱 泽泻二钱 猪苓二钱 木通二钱 广木香八分 大腹皮三钱 砂仁二钱 陈皮三钱 生桑白皮二钱 青皮二钱 枳壳二钱 红牙大戟二钱 木瓜四钱 通草二钱

【主治】 四肢、阴囊水肿。

【用法】 水煎服。

【备注】 忌食咸菜及硬物。

【文献来源】 《中医秘方验方第三辑》。

（五十）

【处方】 乳香一钱 没药一钱 木香一钱 沉香一钱 槟榔七钱 琥珀五分 黑丑一钱 白丑一钱 葶苈子一钱

【主治】 气肿、水肿、血肿。腹大胀满、下肢浮肿，咳嗽喘满不得卧，小便不利，但头面及上身浮肿禁用。

【备注】 忌食香油、冬瓜。

【文献来源】 《中医秘方验方第三辑》。

（五十一）

【处方】 醋甘遂粉胶囊。

【功能】 泻水逐饮。

【主治】 慢性肾水肿。

【用法】 每次 2 克，每日 3 次口服。

【备注】 忌食生冷、油腻之品。

【医案】 患者，男，16 岁，于 1991 年患慢性肾病型肾炎住院治疗，好转出院后又因感冒复发，以高度水肿、尿少入院。查体：体温 36.4℃，脉搏 100 次/分，血压 129/90mmHg，体重 58 千克，腹围 102cm，贫血貌，呼吸困难，卧位，心肺听诊正常，腹部高度膨隆，大量腹水，腹部两侧皮肤呈片状发红，肝脾未触及，阴囊肿大，双下肢呈凹陷性水肿。实验室检查：尿常规示蛋白（++++），红细胞 0～1 个/高倍镜，白细胞 3～6 个/高倍镜。血浆总蛋白 31g/L，白蛋白 11g/L，球蛋白 20g/L。B 型超声切面显像腹部可见深径 50cm 液性暗区。诊断：慢性肾病型肾炎，氮质血症。治疗经过：住院后给高营养、低蛋白低盐饮食，控制感染，纠正酸中毒，予激素及大剂量呋塞米治疗，患者曾一度尿量达 1000ml/24 小时左右，继之又出现少尿，腹部仍高度膨隆，强迫体位，腹胀难忍，重度水肿，不能静脉输液给药，即投予醋甘遂粉胶囊，每次 2 克，每日 3 次口服。服药后尿量增多（1800ml/24 小时以上），稀水样便（4～5 次/日），服药 1 周，腹水及双下肢水肿消失，停药后尿量 1500ml/24 小时左右，腹部紫纹达肋缘，腰部达脊柱两侧，测体重 48 千克，腹围 72cm。

【文献来源】 《单味醋甘遂粉治疗慢性肾炎水肿 1 例》。

癃闭

（一）

【处方】 菠菜子五钱

【主治】 尿闭。

【用法】 水煎服。

【文献来源】 《中草药验方选编》。

（二）

【处方】 鲜姜二斤

【主治】 小便不通。

【制法】 将鲜姜捣碎，用白布过滤，取汁。

【用法】 一半内服，以发汗为度，剩下一半外洗。

【备注】 某患者患前列腺炎，小便困难，须留置导尿管，用抗生素2个月未见效，后用鲜姜汁立即见效。

【文献来源】 《黑龙江验方选编》。

（三）

【处方】 赤茯苓15克 竹叶15克

【主治】 小便不通。

【用法】 以黄酒为引，水煎服。

【文献来源】 《黑龙江验方选编》。

（四）

【处方】 竹叶三钱 木通三钱 车前子三钱 猪苓三钱 赤茯苓三钱 泽泻三钱 木瓜四钱 白术五钱 山药五钱

【主治】 小便不通。

【用法】 水煎服。

【文献来源】 《黑龙江验方选编》。

（五）

【处方】 田星星用量不拘多少

【主治】 小便不通。

【用法】 水煎加红糖服之。

【文献来源】 《黑龙江验方选编》。

（六）

【处方】 杏树油子一块

【主治】 小便不通。

【用法】 用水煮过食下。

【文献来源】 《黑龙江验方选编》。

（七）

【处方】 麦杆灰半碗

【主治】 小便不通。

【用法】 冲水一大碗服下。

【文献来源】 《黑龙江验方选编》。

（八）

【处方】 灯心草、木通、竹叶、泽泻、通草、车前子、猪苓、萆薢各等份

【主治】 小便不通。

【用法】 水煎服。

【文献来源】 《黑龙江验方选编》。

（九）

【处方】 人耳垢一小块

【主治】 小便不通。

【用法】 纳入尿道口，立即有效。

【文献来源】 《民间验方》。

（十）

【处方】 甘草梢一钱 向日葵根五钱

【主治】 小便痛而不通。

【用法】 水煎服。

【备注】 又方甘草节、盐各三钱，水煎服。治小便不通。

【文献来源】 《中草药验方选编》。

（十一）

【处方】 地龙二钱 茴香二钱

【主治】 老人癃闭。

【用法】 水煎服，早、晚各服1剂。

【文献来源】 《中草药验方选编》。

（十二）

【处方】 知母一两

【主治】 老人癃闭。

【用法】 水煎，饭前服。

【文献来源】 《中草药验方选编》。

（十三）

【处方】 石菖蒲一两

【主治】 产后小便不通。

【用法】 水煎 1 次，空腹服。

【文献来源】 《中草药验方选编》。

（十四）

【处方】 灯心草六钱

【主治】 小便不利，水肿。

【制法】 用火烧成炭。

【用法】 以红糖为引，1 次服之。

【文献来源】 《黑龙江验方选编》。

（十五）

【处方】 儿茶面一钱 萹蓄三钱

【主治】 小便闭塞不通。

【用法】 用萹蓄煎汤冲儿茶面，一次顿服，1 小时即通，初生儿及小儿酌减。

【备注】 忌食生冷、辣物。

【文献来源】 《中医秘方验方第三辑》。

（十六）

【处方】 木通二钱 滑石五钱 黑丑二钱 白丑二钱 葱白一根 灯心草 10 根

【主治】 小便不通。

【用法】 水煎服，每日早、晚饭前服之。

【备注】 忌生冷、辣食物。

【文献来源】 《中医秘方验方第三辑》。

（十七）

【处方】 蜂蜜一两 元明粉五钱

【主治】 尿结（即癃闭症），点滴不下。

【用法】 将二味拌匀，温开水冲服，一次用；小儿酌减之。

【文献来源】 《中医秘方验方第三辑》。

（十八）

【处方】 当归七钱 川芎二钱 赤参二钱 升麻二钱 柴胡二钱

【主治】 小便闭。

【用法】 水煎服，服药后 30 分钟，尿能利下。

【文献来源】 《中医秘方验方第三辑》。

（十九）

【处方】 瓜蒌一钱半 薤白一钱半 乌药一钱半 陈皮一钱半 桔梗一钱半 冬葵子三钱 车前子三钱 光杏仁三钱 石菖蒲三钱 牛膝二钱 桂枝八分

【主治】 尿潴留。

【用法】 每日 1 剂，水煎早、晚分服。

【备注】 用本方治疗 8 例尿潴留，服药后 1 小时至 2 日内，能自解小便者 7 例，1 例为第 3 日能自解小便。

【文献来源】 《验方秘方选编》。

（二十）

【处方】 知母 15 克 黄柏 15 克 肉桂 10 克 附子 10 克 熟地黄 25 克 山茱萸 15 克 山药 15 克 茯苓 15 克 牡丹皮 15 克 泽泻 15 克 三棱 15 克 莪术 15 克 桃仁 15 克 土鳖虫 5 克 瞿麦 20 克 蒲公英 30 克

【功能】 补肾滋阴助阳，活血清利湿热。

【主治】 前列腺增生。

【用法】 水煎服。

【医案】 患者，男，57 岁，1993 年 12 月 7 日初诊。患者排尿不畅，尿线细，会阴部坠胀，小腹胀，尿余沥，西医诊断为“前列腺增生”，建议其手术治疗，患者不同意，求治于中医。其舌质紫暗，苔薄黄而腻，脉沉滑，辨证属于肾阴阳俱虚，湿热、瘀血内阻，治宜补肾滋阴助阳，活血清利湿热之法。患者连续复诊 8 次，共服上方 60 余剂，诸症消除，小便恢复正常，前列腺检查质见软，体积缩小，从而痊愈。

【文献来源】 《著名老中医张琪治疗前列腺炎及增生举隅》。

遗尿、小便频数

（一）

【处方】 补骨脂（盐水炒）一两　大青盐一两　桑螵蛸三钱　油桂三钱

【主治】 遗尿。

【制法】 共研细末，炼蜜为21丸。

【用法】 每日早、午、晚饭前各服一丸，白开水送下，7日服完。

【备注】 忌食生冷之品。

【文献来源】 《黑龙江验方选编》。

（二）

【处方】 鸡内金

【主治】 遗尿。

【制法】 研为末。

【用法】 每服二钱，白开水送下。

【文献来源】 《黑龙江验方选编》。

（三）

【处方】 石韦100～150克

【主治】 夜尿症。

【用法】 水煎服，每日1剂，分2次温服。

【文献来源】 《中草药秘方验方选》。

（四）

【处方】 鸡肠子一两　龙骨二钱　牡蛎二钱

【主治】 夜尿症。

【制法】 将鸡肠子洗净，焙干为面，与龙骨、牡蛎面合匀。

【用法】 白开水送服。服后可配维生素C 10毫克，异丙嗪25毫克。

【文献来源】 《黑龙江验方选编》。

（五）

【处方】 刺猬皮（焙成焦黑色）1个

【主治】 夜尿症。

【制法】 研为细末。

【用法】 每服三钱，用黄酒冲服，隔日1次，睡前服，取微汗。

【文献来源】 《黑龙江验方选编》。

（六）

【处方】 荆芥二两　益母草二两

【主治】 夜尿症。

【用法】 水煎服。

【文献来源】 《黑龙江验方选编》。

（七）

【处方】 向日葵杆（去皮取心焙炭）

【主治】 夜尿症。

【制法】 研为面。

【用法】 白开水送下，早、晚服之。剂量不限。

【文献来源】 《黑龙江验方选编》。

（八）

【处方】 桑螵蛸、益智仁各等份

【主治】 夜尿症。

【用法】 焙干为末，每服一钱，重者二三钱。

【文献来源】 《黑龙江验方选编》。

（九）

【处方】 猪尿脬1个　小茴香子适量

【主治】 夜尿症。

【制法】 将小茴香子装入尿脬内，吊房檐上风干，将小茴香子取出为面。

【用法】 每服一钱，每日2次。

【文献来源】 《黑龙江验方选编》。

（十）

【处方】 桑螵蛸五钱　益智仁四钱　升麻三钱　白术五钱

【主治】 夜尿症。

【用法】 水煎服。

【文献来源】 《黑龙江验方选编》。

（十一）

【处方】 甘草三钱　凤眼草四钱　车前子

三钱 竹叶三钱 灯心草三钱 南茴香三钱 公猪膀胱1个（不倒尿）

【主治】 遗尿。

【制法】 将药投入公猪膀胱内，阴干后再用瓦焙干，共为细末。

【用法】 以黄酒为引，每服二钱。

【文献来源】 《中医秘方验方第三辑》。

（十二）

【处方】 桑螵蛸三钱 乌药三钱 益智仁三钱

【主治】 遗尿（尿炕）。

【用法】 水煎，温服。

【文献来源】 《中医秘方验方第三辑》。

（十三）

【处方】 盐补骨脂一两 青盐五钱 肉桂三钱 桑螵蛸一两

【主治】 夜间遗尿。

【制法】 共研面，蜜为丸，每丸一钱半重。

【用法】 每日早、午、晚服之，每服一丸，白开水送下。

【文献来源】 《中医秘方验方第三辑》。

（十四）

【处方】 益智仁二钱 萆薢一钱半 龙骨一钱半 山药二钱 鹿角胶一钱半 川续断二钱 甘草一钱半 茴香二钱 川楝子二钱

【主治】 遗尿（尿炕）。

【用法】 水煎，温服。

【文献来源】 《中医秘方验方第三辑》。

（十五）

【处方】 伏龙肝五钱 川黄连五钱

【主治】 遗尿（尿炕）。

【制法】 共为细末。

【用法】 每服一钱，日3次，有特效。

【文献来源】 《中医秘方验方第三辑》。

（十六）

【处方】 白薇六钱

【主治】 夜尿症。

【用法】 水煎服。

【文献来源】 《中医秘方验方第三辑》。

（十七）

【处方】 桑螵蛸五两

【主治】 夜尿症。

【制法】 火焙焦黄色为细末。

【用法】 成人每服一钱，早饭前、晚饭后以热黄酒送下。7岁以下者每服五分，服法同前，服1剂即可痊愈。

【文献来源】 《中医秘方验方第三辑》。

（十八）

【处方】 猪膀胱1个

【主治】 夜尿症或遗尿。

【制法】 男用雄猪的膀胱，女用雌猪的膀胱，不倒尿，然后把南茴香装入膀胱内以满为度，扎住口用火烘干，次用新瓦焙焦，共为细末。

【用法】 每次一小盅，用黄酒送下，日服2次，早、晚服之。

【备注】 忌生冷食物。

【文献来源】 《中医秘方验方第三辑》。

（十九）

【处方】 益智仁七钱 桑螵蛸七钱 云茯苓二钱 泽泻一钱半 熟地黄二钱 山药三钱 山茱萸一钱半 龙骨三钱

【加减】 有寒者加肉桂七分。

【主治】 小便频数。

【用法】 以四碗水煎取一碗，温服。

【备注】 此方兼治消渴，用于老年人加当归二钱，党参三钱半。

【文献来源】 《中医秘方验方第三辑》。

（二十）

【处方】 连翘四钱 泽泻三钱 猪苓三钱

车前子四钱　木通一钱半　通草五分　肉桂一钱半　甘草一钱

【主治】　小便频数。

【用法】　三碗水煎取八分碗。每日早、午、晚服之。

【备注】　忌生冷、腥辣食物。

【文献来源】　《中医秘方验方第三辑》。

（二十一）

【处方】　菟丝子五钱　覆盆子三钱　韭菜籽三钱　金樱子三钱

【主治】　小便频数。

【用法】　水煎服，每日 2 次服之。

【文献来源】　《中医秘方验方第三辑》。

（二十二）

【处方】　蒲公英絮不拘量

【主治】　膀胱炎及尿道炎。

【用法】　水煎，过滤后服。

【备注】　又方金银花、蒲公英各三钱，水煎服。

【文献来源】　《中草药验方选编》。

（二十三）

【处方】　大黑蟋蟀（不拘量）

【主治】　尿道炎。

【制法】　共为细末。

【用法】　每次 0.5 克，日服 3 次。

【文献来源】　《黑龙江验方选编》。

（二十四）

【处方】　木贼草一两

【主治】　尿道炎。

【用法】　水煎出味，冲冰糖一两，露一宿至清晨，空腹服。

【文献来源】　《中草药验方选编》。

（二十五）

【处方】　苦参一两（1 日量）

【主治】　尿道炎。

【用法】　水煎，分 3 次服。

【文献来源】　《中草药验方选编》。

（二十六）

【处方】　马齿苋

【主治】　尿道炎。

【用法】　捶烂取汁，用水冲服。

【备注】　又方马齿苋二两，生甘草二钱，水煎服。

【文献来源】　《中草药验方选编》。

（二十七）

【处方】　糯稻根须半斤

【主治】　尿痛、尿频、尿急。

【用法】　每次一两，以水煎服。

【备注】　某医院研究报道用一至三两水煎服治血尿，疗效很好。

【文献来源】　《中草药验方选编》。

（二十八）

【处方】　车前子三钱　车前叶六钱

【主治】　尿道热痛。

【用法】　水煎液兑猪胆汁半个服下，日服 2 次。

【文献来源】　《民间验方》。

（二十九）

【处方】　桑螵蛸二钱　海螵蛸二钱　生地黄七钱　甘草七钱　乌药一钱半　益智仁三钱　赤茯苓三钱　萆薢三钱五分　焦白术三钱　石菖蒲二钱

【加减】　尿道发痒者加凤眼草一钱五分。

【主治】　尿频数，尿道痛。

【用法】　水煎服。

【备注】　忌腥辣食物。

【文献来源】　《中医秘方验方第三辑》。

（三十）

【处方】　生地黄三钱　黄柏三钱　知母三钱　滑石三钱　通草二钱　五味子二钱　山茱萸二钱　甘草梢五钱

【主治】 小便频数，尿道痛。

【用法】 以三碗水煎取八分碗。每日早、晚饭前服之。

【备注】 忌食腥冷、辛辣之物。

【文献来源】 《中医秘方验方第三辑》。

（三十一）

【处方】 益智仁、乌药各等份

【主治】 遗尿。

【制法】 共研细末。

【用法】 每日2次，每次二钱。

【文献来源】 《验方秘方选编》。

阳痿不举

（一）

【处方】 何首乌一两 白茯苓一两 赤茯神一两 覆盆子一两 菟丝子一两 补骨脂一两 砂山药一两 牛膝一两 天冬肉一两 熟地黄二两

【主治】 阳痿不举（冬季用，夏季不用）。

【制法】 共研末，蜜丸二钱重。

【用法】 每日早、晚饭前各服一丸，白开水送下。

【备注】 忌生、腥辣食物。

【文献来源】 《中医秘方验方第三辑》。

（二）

【处方】 党参七钱 熟地黄七钱 枸杞子七钱 沙苑子七钱 淫羊藿四钱 母丁香二钱 远志四钱 沉香二钱 荔枝核四钱 山茱萸二钱

【主治】 阳痿不举。

【制法】 上十味药，浸优质酒二斤内，置瓷罐内，用猪膀胱皮扎紧罐口，泡3日后，锅内炖煮3小时，取出放冷水内，发出火气，过7日后服之。

【用法】 每日服3次，每次一小酒盅，每盅分30～40口饮下，不可一口急咽之。

【文献来源】 《中医秘方验方第三辑》。

（三）

【处方】 沉香三钱 远志三钱 枸杞子一两 沙苑子一两 母丁香二钱 人参五钱 淫羊藿（羊油炙）六钱 大熟地五钱

【主治】 对阳痿不举、不坚有特效。

【制法】 白酒三斤半，白冰糖一斤，合药放罐内煮15分钟后取出。

【用法】 每日2次或3次，一次服一杯。

【备注】 忌过劳。

【文献来源】 《中医秘方验方第二辑》。

（四）

【处方】 淫羊藿二两 补骨脂一两 烧酒一斤 鹿茸五分 食盐少许

【主治】 阳痿（性神经衰弱）、早泄、遗精。

【用法】 同煎。每日2次，每次服两盅。

【备注】 用上方治疗7例，均收到满意效果。

【文献来源】 《验方秘方选编》。

（五）

【处方】 淫羊藿四两 覆盆子二两 煅龙骨一两 山羊油（已炼成）二两 补骨脂一两

【主治】 阳痿。

【制法】 除龙骨外，用山羊油炒各药。待油尽后加龙骨，共为细末，炼蜜为丸，每丸三钱重。

【用法】 每服1～2丸，早、晚各1次，淡盐水送服。

【文献来源】 《验方秘方选编》。

（六）

【处方】 鹿衔草（温开水洗净）三两 海龙（白酒浸1小时，炭火烤黄）一支 阳起石（白酒煅碎）一两 淫羊霍一两 巴戟天一两 枸杞子一两 补骨脂一两 菟丝子一两 肉苁蓉一两 肉桂一两 砂炒附片二两 韭菜子二两 当归八钱 熟地黄八钱 炮姜六钱

【主治】 性神经衰弱症。

【制法】 上药15味共碾为散剂。

【用法】 每日3次，每次二钱（约一平汤匙），用白开水送服。每剂能服用3周。

【备注】 用上方治疗23例患者，痊愈12例，好转10例，仅1例无效。病程短者疗效较佳，近期效果良好。如配合灸法，效果更佳，选用穴：关元、中极、肾俞、命门等，可用香烟点燃，交替温和灸法，每次需15～30分钟。

【文献来源】 《验方秘方选编》。

遗精、滑精

（一）

【处方】 炙甲珠一两 白矾一两 黄蜡一两半

【主治】 有梦、无梦滑精。

【制法】 上药为面，先将黄蜡化开，再入药面，搅匀，糊为小丸。

【用法】 每服一钱半，白开水送下，每日2次。

【文献来源】 《中医秘方验方第三辑》。

（二）

【处方】 怀山药三钱 枸杞子一两 五味子四钱 净山茱萸四钱 大锁阳四钱 黄柏三钱 知母三钱 老山参三钱 炙元芪五钱 炒莲子肉三钱 海蛤粉三钱 白术三钱 刺猬皮三钱

【主治】 滑精。

【制法】 共研末，蜜为丸，二钱重。

【用法】 每日3次，每服一丸，淡盐水送下。

【文献来源】 《中医秘方验方第三辑》。

（三）

【处方】 煅龙骨一钱 诃子皮五钱 砂仁五钱 朱砂三钱

【主治】 梦遗，滑精。

【制法】 共为细末，糊为小丸，如元豆大。

【用法】 每日早、晚饭前服20丸，黄酒送下。

【备注】 忌生冷、辣食物。

【文献来源】 《中医秘方验方第三辑》。

（四）

【处方】 芡实二两 白术二两 山药二两 熟地黄二两 炒酸枣仁一两 五味子七钱 麦冬七钱 车前子六钱 远志三钱

【主治】 梦遗，滑精。

【制法】 共研细末，炼蜜为小丸。

【用法】 每日早、晚饭前各服三钱，白开水送下。

【备注】 忌生冷、辣食物。

【文献来源】 《中医秘方验方第三辑》。

（五）

【处方】 熟地黄一两 山药一两 牡丹皮七钱 山茱萸一两 芡实一两 金樱子一两 远志一两 建莲子一两 泽泻7个 茯苓七钱 龙骨八钱 牡蛎八钱 乌犀角八钱 甘草五钱

【主治】 梦遗，滑精。

【制法】 共为末，蜜小丸。

【用法】 每服三钱，淡盐水送下。

【文献来源】 《中医秘方验方第三辑》。

（六）

【处方】 龙骨一两 牡蛎一两 金樱子三钱 巴戟天三钱 补骨脂三钱 锁阳二钱 刺猬皮一钱半

【主治】 梦遗，滑精。

【制法】 将刺猬皮焙黄为末。

【用法】 水煎诸药，冲刺猬皮末一钱半服之。

【文献来源】 《中医秘方验方第三辑》。

（七）

【处方】 韭菜子六两（炒黄色为末）

【主治】 夜梦，遗精。

【用法】 每服二钱，黄酒送下，早、晚两服，出汗即愈。

【文献来源】 《中医秘方验方第三辑》。

（八）

【处方】 煅龙骨、煅牡蛎、炒韭籽各等份

【主治】 遗精。

【制法】 共为末。

【用法】 每服二钱，白开水送下。

【文献来源】 《中医秘方验方第三辑》。

（九）

【处方】 焦白术四两 牡蛎四两 苦参（酒浸晒）三两 雄猪腰（洗净煮烂）3个

【主治】 梦遗，滑精。

【制法】 共合一处，捣如泥，为绿豆大丸。

【用法】 每日早、晚各服二钱，白开水送下。

【文献来源】 《中医秘方验方第三辑》。

（十）

【处方】 五倍子一两 粉甘草九钱

【主治】 遗精、白浊。

【制法】 共为细末。

【用法】 每日早、晚各服一钱，白开水送下。

【文献来源】 《中医秘方验方第三辑》。

（十一）

【处方】 人参二钱 黄芪六钱 茯神二钱 远志二钱 木香八分 龙眼肉六钱 当归六钱 酸枣仁二钱 炙甘草八钱 五倍子五钱 生姜3片 红枣2枚

【主治】 滑精。

【用法】 水煎服。轻者2剂，重者4剂或5剂即愈。

【文献来源】 《中医秘方验方第三辑》。

（十二）

【处方】 黄蜡一两半 明白矾一两 甲珠一两

【主治】 对梦遗滑精及不梦而遗，均有特效。

【制法】 共研为细末（黄蜡除外），将黄蜡溶化，滤去渣后，再加入白矾、甲珠面，充分搅拌，将装药器坐入热水盆中，以防凝固，做丸如绿豆大。

【用法】 每日2次，每服二钱，白开水送下。

【文献来源】 《中医秘方验方第二辑》。

（十三）

【处方】 酒当归二钱 熟地黄四钱 山药三钱 蛤蜊粉三钱 锁阳四钱 牡蛎三钱 海金沙二钱 补骨脂三钱 杜仲四钱 知母二钱 人参五钱 茯苓四钱 焦白术三钱 盐黄柏一钱半 盐茴香一钱半 牡蛎三钱 枸杞子三钱 菟丝子三钱 炙黄芪四钱 葛根三钱 海螵蛸四钱 加鱼鳔三钱

【主治】 头晕，自汗，遗精，肾虚滑精。

【制法】 共研为细末，炼蜜做丸。

【用法】 每日早、晚服，每服三四钱。

【备注】 忌食生、冷之物。

【文献来源】 《中医秘方验方第二辑》。

（十四）

【处方】 鱼鳔（蛤蜊粉炒成珠）四两 莲须一两 云茯苓二两 牡丹皮二两 芡实二两 山药四两 山茱萸四两 熟地黄六两 生牡蛎（研末水飞净）三钱

【主治】 遗精（屡试屡效）。

【制法】 共研为细末，炼蜜做小丸。

【用法】 每日早晚服用三四钱，白开水送下。

【文献来源】 《中医秘方验方第二辑》。

（十五）

【处方】 蒺藜子五两 莲须四两 山茱萸二两 川续断二两 覆盆子二两 枸杞子二两 金樱子二两 菟丝子五分 芡实五分 牡蛎五两

【主治】 男子肾虚，早泄，梦遗精稀。

【制法】 共研为细末，炼蜜做小丸。

【用法】 每日早、晚2次，每服三钱，白

开水送下。

【备注】 忌食生冷、辣物。

【文献来源】 《中医秘方验方第二辑》。

（十六）

【处方】 韭菜子一两　煅龙骨三钱　桑螵蛸五钱　核桃一两

【主治】 遗精。

【用法】 水煎服，每日1剂，日服2次。

【文献来源】 《验方秘方选编》。

（十七）

【处方】 刺猬皮1个

【主治】 遗精。

【制法】 瓦上焙干研末。

【用法】 每服五分至一钱，每日2次，黄酒送下。

【文献来源】 《验方秘方选编》。

不孕、不育

（一）

【处方】 补骨脂一两　茺蔚子一两　山茱萸一两　山药二两　五味子一两　川附子一两　覆盆子一两　熟地黄二两　枸杞子一两　车前子一两　泽泻二两　牡丹皮一两　桂心一两　菟丝子一两　紫豆蔻一两

【主治】 肾经虚寒，腰腿疼痛，不生育者。

【制法】 共研为细末，炼蜜做小丸。

【用法】 每日早、晚服7～8丸，淡盐水送下。

【备注】 忌食生冷、辣物。

【文献来源】 《中医秘方验方第二辑》。

（二）

【处方】 硫黄一两　大萝卜一两　浮萍一两

【主治】 男子阳痿，梦遗滑精，腰腿痛，久泻不止，腹痛长鸣，女子不孕。

【制法】 先将硫黄九钱放水内，再加大萝卜和浮萍共一钱煮之，1日间取出硫黄，第2日仍照先次煮法，约到第10日以水清为度。

【用法】 每服三钱，白酒送服。

【备注】 忌食生冷之物。

【文献来源】 《中医秘方验方第二辑》。

郁　证

【处方】 北柴胡10克　白芍20克　枳壳15克　香附15克　陈皮15克　川芎10克　神曲15克　苍术12克　浮小麦50克　夜交藤30克　合欢花15克　郁金15克　木香10克

【用法】 每日1剂，水煎去滓，再煎后分2次饭后温服。

【功能】 疏肝解郁，理气畅中。

【主治】 肝郁气滞之郁证。

【备注】 忌食生冷、油腻之品。

【医案】 患者，男，43岁，2012年9月3日初诊。近1年来因工作压力开始出现焦虑烦躁，易怒，胸胁胀痛，失眠多梦，手足心多汗，嗳气，食后胃脘痞满。舌红、苔薄白，脉弦细。西医诊断：抑郁症。中医诊断：郁证（肝郁气滞）。予上方水煎服。二诊：焦虑烦躁、胸胁胀闷、胃胀嗳气、手足心多汗等症均减，睡眠改善，晨起口苦，常太息，劳累则便溏。舌尖红、苔薄白，脉弦细。前方加白术25克，薄荷10克，焦栀子15克，淡豆豉10克，7剂，水煎服。三诊：焦虑烦躁、胸胁胀痛、手足心多汗等症均缓解，心情平和，睡眠进一步改善，偶多梦，大便基本正常，舌淡红、苔薄白，脉弦细。二诊方去浮小麦、焦栀子、淡豆豉、薄荷，加茯苓15克，14剂，水煎服，巩固疗效。

【文献来源】《栗德林辨证治疗郁证经验》。

血　证

（一）

【处方】 生山药一斤　白及二两

【主治】 咯血。

【制法】 共为细末，每次用水一碗调为稀

糊，煎煮如面汤，加入白糖调匀服下。

【用法】 每日2～3次。

【备注】 忌食辛辣及剧烈运动。

【文献来源】 《黑龙江验方选编》。

（二）

【处方】 大萝卜1个 大黄面三钱

【主治】 咯血。

【制法】 大萝卜去顶、去根，从顶上挖一空洞，将大黄面放入，用文武火焙干，共为细末。

【用法】 每服三钱，黄酒送下。

【文献来源】 《黑龙江验方选编》。

（三）

【处方】 白及不拘多少

【主治】 咯血。

【制法】 为细末。

【用法】 每服二钱。

【文献来源】 《黑龙江验方选编》。

（四）

【处方】 龙爪花叶

【主治】 咯血。

【用法】 龙爪花叶（新鲜的），加入醋白糖搅拌后食之，1次即可止血。

【文献来源】 《黑龙江验方选编》。

（五）

【处方】 生地黄四钱 龙骨三钱 牡蛎三钱

【主治】 咯血。

【制法】 共为细末。

【用法】 每服一钱。

【文献来源】 《黑龙江验方选编》。

（六）

【处方】 蒲黄炭二两

【主治】 咯血。

【用法】 每服三钱，冷开水送服。

【文献来源】 《中草药验方选编》。

（七）

【处方】 明矾八钱 孩儿茶一两

【主治】 咯血。

【制法】 研为末，存放在有色瓶内待用。

【用法】 小量咯血每次一分，每日3次；中等量咯血每次二分，每日4次；大量咯血，每服二分，3～4小时1次，待咯血稍止，即须减量。

【文献来源】 《中草药验方选编》。

（八）

【处方】 血余炭

【主治】 吐血、咯血。

【制法】 研极细末。

【用法】 每服一二钱，白开水调服。

【文献来源】 《中草药验方选编》。

（九）

【处方】 鲜大蓟一斤

【主治】 吐血、咯血。

【制法】 捣烂，用白布包好，榨取药汁（如无鲜者，可用干者一两，研成细末）。

【用法】 加白糖适量，冷开水送服。轻者1剂，重者数剂。

【备注】 孕妇忌用。据各地报道，本品对吐血、衄血、尿血、便血、九窍出血均适用。其用法除上述外有：①大蓟一两，水煎服；②大蓟一握，捣汁加开水调服；③大蓟、小蓟洗净，加水煎1小时后，去渣澄清，再熬成膏，早、午、晚各服1次，白糖水化服。又方治努伤咯血，小蓟花苞10个，水煎顿服，每日3次。

【文献来源】 《中草药验方选编》。

（十）

【处方】 马勃（研末）

【主治】 咯血、吐血。

【用法】 每服一钱，白开水送服。

【文献来源】 《中草药验方选编》。

（十一）

【处方】 煅花蕊石二两一钱 广三七二两一钱 血余炭七钱

【主治】 咳嗽，吐血不止。

【制法】 共为细末。

【用法】 早、晚 2 次分服。

【备注】 孕妇禁用。此方共四两九钱，分 2 次用未免太多，应酌减为每次二三钱。

【文献来源】 《中医秘方验方第一辑》。

（十二）

【处方】 藕节五钱 白茅根三钱 阿胶二钱 沙参二钱 党参四钱 山栀子三钱 白及五钱 川贝母三钱 甘草一钱

【主治】 吐血、咯血、咳嗽气短。

【用法】 三碗水煎剩八分碗，早、晚饭前服，二次煎同。

【备注】 忌烟酒。忌食刺激、硬物。孕妇忌服。

【文献来源】 《中医秘方验方第一辑》。

（十三）

【处方】 银柴胡二钱 党参二钱 枳实二钱 瓜蒌三钱 川贝母二钱 黄芩二钱 杏仁二钱 甘草一钱 前胡二钱

【主治】 咳嗽，胸肋部疼痛、发热面赤、口渴心烦、痰中带少量血，食少胸闷。

【用法】 三碗水煎至八分碗，温服，二次煎同。

【备注】 忌食腥、辣物。

【文献来源】 《中医秘方验方第一辑》。

（十四）

【处方】 生山药一两 川贝面三钱

【加减】 服后胃满闷固者，加服鸡内金面一钱。

【主治】 咯血。

【制法】 用山药面煮粥，送服川贝面。

【用法】 分两份，日服 2 次。

【文献来源】 《中医秘方验方第一辑》。

（十五）

【处方】 生地黄三钱 阿胶三钱 麦冬三钱 当归三钱 桔梗三钱 桑白皮三钱 茜草三钱

【主治】 咳嗽、吐血。

【用法】 水煎服。

【文献来源】 《中医秘方验方第一辑》。

（十六）

【处方】 杏仁一两 川贝母一两 三七四钱 朱砂三钱

【主治】 伤力咳嗽，痰中带血。

【制法】 共研细末。

【用法】 每日早、晚各服二钱，白糖水送下。

【文献来源】 《中医秘方验方第一辑》。

（十七）

【处方】 土鳖虫三钱 血竭二钱 南红花二钱 乳香二钱 没药二钱 大黄二钱 自然铜二钱 骨碎补二钱 硼砂二钱 朱砂二钱

【主治】 伤力咳嗽，吐血。

【制法】 共为细末。

【用法】 每日早、晚饭前服下，每服二钱。

【备注】 忌萝卜、白菜及腥冷食物。

【文献来源】 《中医秘方验方第一辑》。

（十八）

【处方】 白及二钱 川贝母二钱 三七二钱

【主治】 内伤咳嗽，带血。

【制法】 共为细末。

【用法】 每晚服二钱，白开水送下。

【备注】 忌食辛辣之物。

【文献来源】 《中医秘方验方第一辑》。

（十九）

【处方】 生代赭石四钱 清半夏三钱

【主治】 吐血。

【用法】 水煎送服三七粉一钱半，后再服鸦胆子仁 40 个，白开水送下。

【文献来源】 《中医秘方验方第一辑》。

（二十）

【处方】 大黄二钱 川黄连二钱 元黄芩二钱 枳实一钱半 降香一钱半 川牛膝二钱 桃仁二钱 生代赭石四钱 清半夏二钱 牡丹皮二钱 石决明三钱 龙胆草二钱 生地黄三钱 炮姜七分

【主治】 吐血重证。

【用法】 水煎服。

【文献来源】 《中医秘方验方第一辑》。

（二十一）

【处方】 没药一钱 血竭二钱 川续断二钱 乳香二钱 冰片一钱 当归五钱 自然铜一钱 红花三钱 明雄黄一钱 旱三七三钱 麝香一分五厘

【主治】 伤力咳嗽，吐血。

【制法】 共为细末。

【用法】 成年人每服二钱，每日 2 次，白开水送下。老年人及未成年者酌用。

【文献来源】 《中医秘方验方第一辑》。

（二十二）

【处方】 大蓟一两 小蓟一两 侧柏叶一两 茜草一两 白茅根一两 栀子一两 牡丹皮一两 棕榈炭一两 地榆一两 酒大黄三钱

【主治】 咯血。

【制法】 以上除酒大黄外，完全炒成炭，共为细末。

【用法】 白开水送下。每服三钱。

【文献来源】 《中医秘方验方第一辑》。

（二十三）

【处方】 川贝母一两 藕节一两 麦冬一两 沙参一两 知母一两 白茅根一两 胆南星一两 清半夏一两 前胡一两 天冬一两 橘红二两 朱砂三钱 沉香五钱 三七五钱 竹沥四两 甘草五钱

【主治】 内伤怒劳，咳嗽吐血，肺热吐血。

【制法】 共为细末，蜜丸一钱重。

【用法】 每服一丸，白开水送下。

【文献来源】 《中医秘方验方第一辑》。

（二十四）

【处方】 当归一两 桑白皮五钱 藕节五钱 三七一钱

【主治】 劳伤咳嗽，吐血。

【用法】 黄酒煎，分 2～3 次服。

【备注】 忌腥辣食物。

【文献来源】 《中医秘方验方第一辑》。

（二十五）

【处方】 代赭石粉四钱 花蕊石粉二钱 生龙骨粉三钱 生牡蛎粉三钱 党参三钱 天冬二钱 生山药四钱 川贝母一钱半

【主治】 咯血。

【用法】 水煎服。

【文献来源】 《中医秘方验方第一辑》。

（二十六）

【处方】 三七一两二钱 川贝母一两二钱 藕节一两二钱 白及一两二钱

【主治】 咳痰带血。

【制法】 共为细末。

【用法】 每服一钱半，白开水送下。

【备注】 忌食辛辣、腥物。

【文献来源】 《中医秘方验方第一辑》。

（二十七）

【处方】 寿眉茶叶一两 鲜姜一两 蜂蜜一两 白糖一两 猪板油二两 三七粉三钱 川贝母粉三钱

【主治】 伤力咳嗽、胸痛吐血。

【制法】 共炖熟。

【用法】 2 日内服尽。

【文献来源】 《中医秘方验方第一辑》。

（二十八）

【处方】 赤芍一两 犀角一两 牡丹皮一两二钱 生地黄一两八钱 川黄连八钱 麦冬一两二钱 元黄芩一两 元黄柏一两 知母一两二钱 玄参一两半 白茅根一两 旱三七五钱 栀子六钱 天冬一两半 甘草一两 麝香四钱 半夏二钱 冰片四钱 血竭三钱

【主治】 咯血、吐血。

【制法】 共为细末。

【用法】 每次二钱，白开水送下。

【备注】 孕妇忌用。此方适于内伤、劳伤咯血、吐血。

【文献来源】 《中医秘方验方第三辑》。

（二十九）

【处方】 炒黄瓜籽二两 白果二钱 白及一钱 百合一钱 川贝母二钱 三七二钱 杏仁二钱 海浮石一钱

【主治】 咳嗽痰中带血。

【制法】 共为细末。

【用法】 每服二钱，早晚 2 次，每次用鸡蛋 1 个开水冲熟，加糖少许，送服药面。

【文献来源】 《中医秘方验方第三辑》。

（三十）

【处方】 生地黄四两 云茯苓二两 蜂蜜四两 西洋参二钱

【主治】 大咯血，痰带血，吐血。

【制法】 先将生地黄切薄片，温水洗净，用锅炒后再加水二斤，煎至有黏性，滤过去渣，再加热成膏，加入蜂蜜熬至黏稠，将西洋参、云茯苓研细末用树枝搅拌，待冷做成丸剂，每丸二钱重。

【用法】 每日 2～3 次，食后一丸，白开水送下。

【备注】 忌酒。忌辣、鱼等食物。

【文献来源】 《中医秘方验方第三辑》。

（三十一）

【处方】 清半夏三钱 橘红三钱 山栀子三钱 元黄芩三钱 桑白皮三钱 当归尾三钱 白茅根三钱 生地黄五钱 款冬花四钱 犀角一钱半 杏仁五钱 甘草二钱

【主治】 内伤咳嗽，痰中带血。

【用法】 三碗水煎成八分碗，温服。

【文献来源】 《中医秘方验方第三辑》。

（三十二）

【处方】 当归三钱 桔梗三钱 川芎三钱 桑白皮三钱 沙参三钱 金银花三钱 生黄芪三钱 皂角刺五分 人参一钱 白及二钱 茯苓一钱 百合二钱 紫菀二钱 甘草二钱 川贝母二钱 知母二钱

【主治】 咳嗽吐血。

【用法】 三碗水煎成八分碗，温服，每日早、晚饭前服之。

【备注】 忌食生冷、腥辣之物。

【文献来源】 《中医秘方验方第三辑》。

（三十三）

【处方】 人参三钱 川贝母四钱 大枣一两 生铁落三钱 琥珀二钱 朱砂二钱 三七二钱 核桃仁一两 白及八钱 龙眼肉三钱

【主治】 伤力咳嗽，痰中带血。

【制法】 共合一处，去核碾为细末，炼蜜为丸，三钱重。

【用法】 每日早、午、晚各服一丸，白开水送下。

【备注】 生铁落是将铁烧红，用醋炙后脱落掉的碎片。

【文献来源】 《中医秘方验方第三辑》。

（三十四）

【处方】 柴胡二钱 元黄芩二钱 清半夏一钱半 生黄地二钱 甘草一钱半 白芍二钱 玄参二钱 川贝母二钱 白茅根一钱半 粉葛根一钱 当归二钱 潞党参二钱 龙眼肉二钱 柏子仁一钱半 知母一钱

【主治】 咳嗽吐血。

【用法】 水煎，早、晚服之。

【备注】 孕妇忌服。

【文献来源】 《中医秘方验方第三辑》。

（三十五）

【处方】 槐花四钱 白及四钱

【加减】 若身热、发热者加槐花一钱。

【主治】 年过 40，咳嗽，痰中带血丝。

【制法】 共研细末。

【用法】 每日早、晚饭前服之，每次一钱，白开水送下。

【备注】 忌食生冷、腥辣。忌烟酒等。

【文献来源】 《中医秘方验方第三辑》。

（三十六）

【处方】 蛤蚧（火煨焦研面）2 对 川贝母六钱 麦冬五钱 天冬四钱 百部五钱 法半夏四钱 白及六钱 郁金一钱 葶苈子四钱 海浮石三钱

【主治】 肺病吐血。

【制法】 除蛤蚧面外，将以上各药共合一处，用水煎之，煎二分碗。

【用法】 将前所煎药液合一处，同蛤蚧粉分 3 次冲服。

【备注】 此方药量是旧称，用时宜以新量折合用。

【文献来源】 《中医秘方验方第三辑》。

（三十七）

【处方】 三七二钱 川贝母二钱 藕节二钱 白及二钱 京墨二钱

【主治】 初期肺病咯血，痰中带血。

【制法】 共研细末。

【用法】 每日早、晚 2 次，每次一钱，白开水送下。

【备注】 忌食辣物。

【文献来源】 《中医秘方验方第三辑》。

（三十八）

【处方】 白及三两

【主治】 多年咳嗽，肺痿咯血。

【制法】 研细末。

【用法】 每晚临睡时，服二钱，用糯米汤调服。

【文献来源】 《中医秘方验方第三辑》。

（三十九）

【处方】 百合二钱 白及一两 川贝母二钱 百部二钱

【主治】 咳嗽痰血，脉细数。

【用法】 共为细末。每服一钱，以白糖为引。

【文献来源】 《中医秘方验方第三辑》。

（四十）

【处方】 竹茹二钱 枳壳三钱 胆南星二钱 知母三钱 川贝母三钱 白前三钱 藿香二钱 紫苏叶二钱 厚朴二钱 桔梗三钱 瓜蒌仁三钱 杏仁二钱 白果三钱 清半夏三钱 甘草一钱

【主治】 咳嗽吐血。

【用法】 三碗水煎成八分碗，温服。

【备注】 忌食生冷、油腻、腥物。

【文献来源】 《中医秘方验方第三辑》。

（四十一）

【处方】 川贝母一两 硼砂一两 白及一两

【主治】 劳伤咳嗽，吐血，干咳。

【制法】 共研为极细末。

【用法】 每服二钱，日 3 次，白糖水送下。

【文献来源】 《中医秘方验方第三辑》。

（四十二）

【处方】 阿胶三钱 白术二钱 白及二钱 桑白皮三钱 天冬三钱 麦冬三钱 百合二钱 生地黄二钱 玄参三钱 侧柏炭三钱 瓜蒌三钱 五味子三钱 川贝母二钱 甘草二钱

【主治】 劳伤咳嗽，吐血，干呛咳嗽。

【用法】 水煎，早、晚服之。

【文献来源】 《中医秘方验方第三辑》。

（四十三）

【处方】 川贝母三钱 莲子肉三钱 五味子三钱

【主治】 劳伤咳嗽，吐血，干呛咳嗽。

【制法】 共研细末，分 3 次服。

【用法】 每日早、晚饭后用，冲鸡蛋 1 个送下。

【备注】 轻病 3 剂，重病 9 剂即可愈，为有效良方。

【文献来源】 《中医秘方验方第三辑》。

（四十四）

【处方】 桑寄生四钱 三七四钱 桑白皮四钱 川贝母四钱

【主治】 劳伤咳嗽，吐血，干呛咳嗽。

【制法】 共为细末，制蜜丸二钱重。

【用法】 每服一丸。

【文献来源】 《中医秘方验方第三辑》。

（四十五）

【处方】 枳壳二钱 罂粟壳二钱 麻黄二钱 白果二钱 甘草二钱 川黄连二钱 麦冬二钱半 橘红二钱 款冬花二钱 川贝母二钱 石膏三钱 茶叶一钱

【主治】 伤力咳嗽，吐血。

【用法】 水煎服。

【文献来源】 《中医秘方验方第三辑》。

（四十六）

【处方】 玉竹三钱 云母石二钱 桔梗三钱 当归三钱 浙贝母一钱 紫石英三钱 海浮石二钱 白术三钱 蜜炙麻黄三钱 甘草一钱

【主治】 咯血。

【制法】 三碗水煎剩八分碗。

【用法】 温服。

【备注】 忌食辣物。忌酒。

【备注】 此方有蜜炙麻黄三钱，若肺有虚火或午后潮热者，慎用之。

【文献来源】 《中医秘方验方第二辑》。

（四十七）

【处方】 生地黄四钱 红花三钱 牡丹皮二钱 川贝母三钱 瓜蒌三钱 桔梗三钱 藕节四钱 京知母四钱 三七二钱 炒白茅根三钱 牛膝三钱 当归三钱 川芎二钱 白芍三钱 甘草二钱

【主治】 内伤性咳嗽，吐血，胸胁痛，痰中带血，气短，四肢倦怠。

【制法】 三碗水煎剩八分碗，煎 2 次。

【用法】 每日 2 次服之。

【备注】 忌食生冷、辣物。孕妇忌服。

【文献来源】 《中医秘方验方第二辑》。

（四十八）

【处方】 桔梗五钱 藕节八钱 生地黄五钱 白茅根三钱 百部三钱 白前四钱 三七三钱 没药三钱 蛤蚧（炭火烤黄用）1 对

【主治】 肺病日久，咳嗽带血。

【制法】 三碗水煎剩八分碗，煎 2 次。

【用法】 每日 2 次服之。

【备注】 忌食辣物。

【文献来源】 《中医秘方验方第二辑》。

（四十九）

【处方】 麦冬三钱 天冬三钱 知母三钱 瓜蒌三钱 生地黄三钱 玄参五钱 冬瓜仁五钱 莲花蕊三钱 桔梗二钱 枳壳三钱 五爪橘红三钱 桑白皮二钱 龟板一两

【主治】 午后发热，咳痰带血，胸痛气短，心悸失眠，盗汗疲劳，食欲减退，身体枯瘦，颜面苍白，脉细数。

【制法】 四碗水煎剩八分碗，煎 2 次。

【用法】 每日 2 次服之。

【备注】 忌食辣物。

【文献来源】 《中医秘方验方第二辑》。

（五十）

【处方】 麻黄三钱 黄芪三钱 紫苏叶三

钱　海浮石三钱　石膏三钱　瓜蒌三钱　侧柏叶三钱　清半夏三钱　罂粟壳三钱　杏仁三钱　细辛三钱　百合三钱　熟地黄三钱

【主治】　咯血、吐血。

【制法】　共研为细末，炼蜜为丸，二钱重。

【用法】　每日2次，每次一丸。

【备注】　忌食辣物。

【文献来源】　《中医秘方验方第二辑》。

（五十一）

【处方】　炙甘草三钱　炮姜一钱半　五味子一钱半　生桑白皮二钱

【主治】　咳嗽吐血。

【用法】　水煎2次，每日2次服。

【备注】　忌食生冷、辣物之物。此方治寒性吐血尚可，但一般吐血不可用。

【文献来源】　《中医秘方验方第二辑》。

（五十二）

【处方】　旱三七一钱　川贝母二钱　乳香二钱　没药二钱　海浮石一钱　阿胶二钱　清半夏一钱

【主治】　伤力咳嗽，咯血。

【制法】　共研为细末。

【用法】　每次服一钱半，每日2次。

【文献来源】　《中医秘方验方第二辑》。

（五十三）

【处方】　白及七钱　白果七钱　蛤蚧5对　川贝母五钱　乌梅五钱

【主治】　肺伤咳嗽，喘息，咯血。

【制法】　共研为细末，炼蜜为丸二钱重。

【用法】　早晚2次，每次一丸，白开水送下。

【文献来源】　《中医秘方验方第二辑》。

（五十四）

【处方】　款冬花三钱　紫菀二钱　炙百合二钱半　牡丹皮二钱　生地黄三钱　地骨皮二钱　五味子一钱　薏苡仁三钱　沙参二钱　人参二钱　麦冬二钱半　甘草二钱

【主治】　咯血。

【制法】　共研为细末，炼蜜做丸三钱重。

【用法】　早晚2次服之，白开水送下。

【备注】　忌食生冷、辣物。

【文献来源】　《中医秘方验方第二辑》。

（五十五）

【处方】　鱼腥草二两　蒲公英一两　桔梗一两　金银花七钱　瓜蒌三钱　麦冬三钱　浙贝母五钱　防己三钱　薏苡仁三钱　枳壳三钱　石膏四钱

【主治】　肺化脓症。

【用法】　水煎服，每日1剂，早晚各1次。

【备注】　本方用于肺化脓症，特别对于支气管扩张症、肺脓肿，咳痰稠黏而量多，其味腥臭，混有脓血，忽寒忽热者效果尤显。

【文献来源】　《验方秘方选编》。

（五十六）

【处方】　新鲜刺菜一斤

【主治】　大咯血。

【用法】　捣烂取汁，加白糖适量，炖热加冷开水冲服。

【文献来源】　《验方秘方选编》。

衄　血

（一）

【处方】　血余炭二钱四分　人乳汁两酒盅

【主治】　口鼻衄血，大口吐血。

【用法】　将乳汁冲血余炭1次服下。

【备注】　心脏性水肿，咯血禁用。

【文献来源】　《中医秘方验方第一辑》。

（二）

【处方】　血余炭一钱　冰片少许

【主治】　衄血不止。

【制法】　共研为极细末。

【用法】　吹鼻孔内，每日3～4次，多少均可，血止为度。

【文献来源】 《中医秘方验方第三辑》。

（三）

【处方】 山栀子三钱　生地黄三钱　天冬三钱　麦冬三钱　桔梗三钱　丹参三钱

【主治】 衄血。

【用法】 三碗水煎成八分碗，煎 2 次，分 2 次用。

【文献来源】 《中医秘方验方第三辑》。

（四）

【处方】 广郁金四钱　明雄黄二分

【主治】 衄血。

【制法】 共研细末。

【用法】 白开水冲，1 次服下。

【备注】 忌食辛辣、肉类。

【文献来源】 《中医秘方验方第三辑》。

（五）

【处方】 玄参三两　生地黄一两　麦冬一两

【主治】 衄血。

【用法】 水煎服。

【备注】 如出血过多不能止时，可以细麻绳两头拴上砖头或贴物等，压在患者脖子上，其血即止。服前药有良效。

【文献来源】 《中医秘方验方第三辑》。

（六）

【处方】 生地黄二两　白茅根二两

【主治】 衄血。

【用法】 水煎服。

【文献来源】 《中医秘方验方第三辑》。

（七）

【处方】 栀子三钱　生地黄三钱　天冬三钱　麦冬三钱　桔梗三钱　紫草三钱

【主治】 衄血（有特效）。

【用法】 三碗水煎成八分碗，煎 2 次，分 2 次用。

【文献来源】 《中医秘方验方第三辑》。

（八）

【处方】 青苔　青盐

【主治】 鼻衄血不止。

【用法】 青苔取生于房顶上或背阴处和石阶上者，用粗白布包，青苔及小量青盐，蘸新凉水敷在患者头顶部，坐在椅子上，伸双足，入温水中，片刻即愈。

【文献来源】 《中医秘方验方第三辑》。

（九）

【处方】 白扁豆二钱半　明矾一钱

【主治】 衄血（热病）。

【制法】 共为粗末。

【用法】 水煎服。

【文献来源】 《中医秘方验方第三辑》。

（十）

【处方】 焦栀子三钱　黄柏二钱　黄芩三钱

【主治】 衄血不止。

【用法】 水煎服。

【备注】 忌食辣物。

【文献来源】 《中医秘方验方第二辑》。

（十一）

【处方】 杭白芍二钱　麦冬二钱　黄芩一钱半　藕节炭三钱　荆芥穗一钱半　当归三钱　生地黄炭三钱　川贝母二钱　广三七一钱　云茯苓二钱　甘草一钱半　杜仲炭三钱

【主治】 鼻衄，日久不愈。

【用法】 三碗水煎剩八分碗，温服。1 剂不止，可连服。

【备注】 忌食辣物。

【文献来源】 《中医秘方验方第二辑》。

（十二）

【处方】 槐花不拘多少　六味地黄丸

【主治】 舌衄血。舌忽然出血如涌泉或紫或黑。

【用法】 以槐花煎汤为引，送服六味地黄丸，每服一丸，每日 3 次。

【文献来源】 《中医秘方验方第三辑》。

吐　　血

（一）

【处方】 百草霜

【主治】 吐血。

【用法】 每服三钱，米汤调下。

【文献来源】 《黑龙江验方选编》。

（二）

【处方】 三七二钱　白矾四分

【主治】 吐血。

【制法】 共为细末。

【用法】 顿服。

【文献来源】 《黑龙江验方选编》。

（三）

【处方】 栀子二钱　大黄二钱

【主治】 吐血。

【制法】 共为细末。

【用法】 每服一钱，每日 2 次。

【文献来源】 《黑龙江验方选编》。

（四）

【处方】 花蕊石一两　三七三钱

【主治】 吐血。

【制法】 共研成细末。

【用法】 用水冲服，每服一钱半。

【文献来源】 《黑龙江验方选编》。

（五）

【处方】 熟地黄一两　高丽参三钱　三七三钱

【主治】 吐血。

【用法】 水煎服。

【文献来源】 《黑龙江验方选编》。

（六）

【处方】 龙葵叶及茎

【主治】 吐血。

【制法】 在七八月间采全株，阴干为末。

【用法】 每服五钱，用白糖水送下。

【文献来源】 《黑龙江验方选编》。

（七）

【处方】 大萝卜 1 个　川大黄三钱

【主治】 吐血。

【制法】 把大萝卜去顶、去根，从顶部挖一个洞，把煅后的川大黄放入洞内，然后一起焙干，研成细末。

【用法】 用黄酒送下，每服三钱。

【文献来源】 《黑龙江验方选编》。

（八）

【处方】 地榆一两

【主治】 吐血。

【用法】 水煎，分 4 次凉服。

【备注】 本方亦治胃出血。又方治咯血用地榆、甘草各四钱，水煎至 200ml，分 2 次服。

【文献来源】 《中草药验方选编》。

（九）

【处方】 干柳树根二两

【主治】 吐血。

【用法】 水煎，冲冰糖内服。

【文献来源】 《民间验方》。

（十）

【处方】 向日葵蒂盘一个

【主治】 胃出血。

【用法】 水煎服。

【文献来源】 《中草药验方选编》。

（十一）

【处方】 刺猬皮一两

【主治】 胃出血。

【制法】 烧灰存性，研细末。

【用法】 每服一钱半，开水送服。

【文献来源】 《中草药验方选编》。

（十二）

【处方】 花蕊石分量不拘

【主治】 吐血、衄血、咯血、大便下血。

【制法】 火煅、醋淬，研细末水飞。

【用法】 每服二钱，白开水送下。

【备注】 忌食腥、辛等物。

【文献来源】 《中医秘方验方第三辑》。

（十三）

【处方】 麝香五厘 朱砂六分 红胭脂炭一张

【主治】 吐血、衄血、经血不止。

【制法】 共研细末。

【用法】 以黄酒、童便为引送下。

【文献来源】 《中医秘方验方第三辑》。

（十四）

【处方】 当归五钱 桃仁五钱 红花五钱 枳壳二钱 赤芍三钱 大黄三钱 柴胡三钱 生地黄五钱 川芎三钱 桔梗二钱 牛膝五钱 甘草二钱

【主治】 吐血、衄血。

【用法】 水煎服。

【备注】 孕妇忌服。

【文献来源】 《中医秘方验方第三辑》。

（十五）

【处方】 熟地黄一两 小蓟一两 人参一两 蒲黄炭一两 当归一两 川芎一两 乌梅一两

【主治】 吐血、衄血、咯血。

【制法】 上七味，共合一处，研为细末。

【用法】 每次二钱，白开水送下。

【备注】 忌食生冷、腥辣等物。

【文献来源】 《中医秘方验方第三辑》。

（十六）

【处方】 大蓟（带根）三两 铁树叶（焙干研末）一两

【主治】 伤力吐血。

【制法】 用药一盅，白糖两盅，黄酒三盅。

【用法】 三味合用，每早冲服 1 次。2 周即可痊愈。

【备注】 本方制法，大蓟和铁树叶宜同煎，分 3～4 次服。

【文献来源】 《中医秘方验方第三辑》。

（十七）

【处方】 三七二钱 白及二钱 川贝母二钱

【主治】 吐血。

【制法】 共研为细末。

【用法】 分 3 次服。

【文献来源】 《中医秘方验方第三辑》。

（十八）

【处方】 黑栀子二钱 玄参三钱 生地黄二钱 麦冬三钱 天冬二钱 藕节三钱 白茅根三钱 知母二钱 桔梗二钱 甘草二钱

【主治】 吐血、胸腔发热。

【用法】 水煎服。

【文献来源】 《中医秘方验方第三辑》。

（十九）

【处方】 丁香一两 桂子一两 川贝母三钱 琥珀三钱 三七一两 片砂仁一钱 血余一把

【主治】 伤力吐血。

【制法】 上药共为粗面，用瓦盆一个，将血余铺盆底，再将药面撒在血余上，盆上用纸封固，用铁片盖盆口上，盆下用炭火烧之，以三炷香时为度，候冷取出共为细末。

【用法】 每服一钱，白开水送下。

【备注】 孕妇忌服。

【文献来源】 《中医秘方验方第三辑》。

（二十）

【处方】 大味藜四钱 冰糖半斤 红糖一钱

【主治】 大口吐血。

【用法】 水煎服。

【文献来源】 《中医秘方验方第三辑》。

（二十一）

【处方】 生地黄三钱 百合三钱 桑白皮三钱 杏仁三钱 黄芩三钱 天花粉三钱 竹茹三钱 甘草三钱

【主治】 大口吐血。

【用法】 三碗水煎成八分碗，温服。

【文献来源】 《中医秘方验方第三辑》。

（二十二）

【处方】 白及一两

【主治】 吐血不止。

【制法】 研细末。

【用法】 每服二钱，黄酒送下，日服 2 次。

【备注】 忌食生冷、辣物。

【文献来源】 《中医秘方验方第三辑》。

（二十三）

【处方】 生地黄一两 当归一两 川芎二钱 玄参三钱 三七三钱 黄芩三钱 甘草一钱 荆芥穗炭一钱

【主治】 吐血，心热，胸痛。

【制法】 共为细末。

【用法】 每日早、晚服，每次二钱。老年人及儿童酌减，黄酒少许，白开水送下。

【备注】 忌食生冷、腥辣等物。

【文献来源】 《中医秘方验方第三辑》。

（二十四）

【处方】 人参二钱 生地黄一两 麦冬八钱 炙甘草四钱 黑芝麻三钱 阿胶二钱 五味子一钱 大枣 3 枚 鲜姜一钱 白烧酒半两

【主治】 大口吐血或呕血。

【用法】 共合一处水煎，每日早、晚饭前服之。

【备注】 忌食生冷、腥辣之物。

【文献来源】 《中医秘方验方第三辑》。

（二十五）

【处方】 苏栀子三钱 藕节二钱 天冬二钱 血余炭一钱 生地黄二钱 川黄柏二钱 甘草二钱

【主治】 吐血。

【用法】 三碗水煎剩八分碗，空腹服。

【文献来源】 《中医秘方验方第三辑》。

（二十六）

【处方】 生地黄二钱 藕节五钱 茜草根一钱半 柿饼 2 个

【主治】 伤力吐血。

【用法】 用一大碗水煎两沸后，代茶水常饮。

【文献来源】 《中医秘方验方第三辑》。

（二十七）

【处方】 川贝粉面三钱 三七粉三钱 全须参粉三钱 五味子一两 真胶一两 大生地黄一斤 白糖一斤

【主治】 伤力吐血。

【制法】 先将生地黄切片用水泡透，同五味子熬至五味子化皮剩子为度，过滤去渣后，再熬至汁浓厚，然后入诸药拌匀加糖。

【用法】 每日服 2 次，每次饭后服一小酒盅。

【备注】 忌食凉、辣之物。

【文献来源】 《中医秘方验方第三辑》。

（二十八）

【处方】 川芎二钱 白术二钱 天花粉二钱 甘草二钱 桑白皮三钱 竹茹炭三钱 当归三钱 白茅根三钱 白芍四钱

【主治】 女人吐血，内伤性肺、肝有热，咳嗽、吐血均可用。

【用法】 三碗水煎成八分碗，温服。

【文献来源】 《中医秘方验方第三辑》。

（二十九）

【处方】 乳香六钱　没药六钱　雄黄六钱　朱砂六钱　血竭六钱　蟾酥六钱　麝香一分

【主治】 用力过猛吐血，胸中疼痛，咳嗽，胁痛等症。

【制法】 共为细末，用头生男孩子乳汁为丸，如豆大。

【用法】 每服 7 丸，每日 2 次，白开水送下。

【文献来源】 《中医秘方验方第三辑》。

（三十）

【处方】 白当归三钱　滴乳香三钱半　明没药三钱半　血竭花三钱半　土鳖虫三钱半　大黄二钱半　焦栀子二钱　红花饼二钱　旱三七三钱　儿茶二钱　黄瓜籽半碗　青黑豆一碗

【主治】 伤力吐血。

【制法】 共研为细末，炼蜜做丸二钱重。

【用法】 每日两丸，分早、晚服之，白开水送下。

【备注】 忌食生冷、酸辣之物。

【文献来源】 《中医秘方验方第二辑》。

（三十一）

【处方】 犀角二钱　生地黄三钱　赤芍三钱　金银花三钱　藕节四钱　白茅根三钱　黄连二钱　天冬三钱　山栀子三钱　藏红花一钱半　琥珀二钱　白当归三钱　沙参二钱　莲子肉三钱

【主治】 吐血，发热，心悸不安。

【制法】 共研为细末，炼蜜为小丸。

【用法】 每日 2 次，每次一二钱，白开水送下。

【备注】 忌食生冷、辣物。

【文献来源】 《中医秘方验方第二辑》。

（三十二）

【处方】 大味藜四两　花茶五钱　红糖一两半

【主治】 吐血。

【用法】 三碗水煎剩八分碗，温服。

【备注】 忌食辣物。忌酒。

【文献来源】 《中医秘方验方第二辑》。

（三十三）

【处方】 川大黄二钱　桂枝（去皮）二钱　炙血余炭二钱　三七二钱　生代赭石三钱

【主治】 吐血、衄血（无论因寒因热者）。

【制法】 共研为细末。

【用法】 每服一钱、一钱半或二钱，酌量加减，白开水送下。

【文献来源】 《中医秘方验方第二辑》。

（三十四）

【处方】 鲜梨（去核留皮）1 个　鲜藕（去蒂）一斤　大枣（去核）10 枚　鲜荷叶（去带，春冬时干的亦可）1 张　柿饼（去蒂）1 个　鲜白茅根（去心）一两

【主治】 吐血、咯血、痰中带血。

【制法】 水煎。

【用法】 代茶饮之。

【文献来源】 《中医秘方验方第二辑》。

（三十五）

【处方】 酸浆 7 个　柿蒂 7 个　藕节 7 个　甘草七大片

【主治】 吐血（无论量多量少都有效）。

【用法】 两碗水煎剩一碗，温服。

【备注】 忌食腥辣物。

【文献来源】 《中医秘方验方第二辑》。

（三十六）

【处方】 生地黄一两　熟地黄一两　黑荆芥穗二钱　旱三七二钱

【主治】 吐血。

【制法】 共研为细末。

【用法】 分 3 次服之，用黄酒或白开水送下。

【备注】 忌食辣物。

【文献来源】 《中医秘方验方第二辑》。

（三十七）

【处方】 白及三钱 海浮石三钱 旱三七二钱 黄瓜籽三钱 川贝母三钱

【主治】 吐血。

【制法】 共研为细末。

【用法】 每服五分，每日 2 次，早、晚饭前服，白糖水送下。

【文献来源】 《中医秘方验方第二辑》。

（三十八）

【处方】 犀角一钱 生地黄二两 白芍炭五钱 牡丹皮三钱 石斛二钱 大蓟四钱 小蓟四钱 侧柏炭二钱 白茅根二钱 黄芩三钱 川大黄八钱 焦栀子二钱

【主治】 大口吐血，不思饮食，大便秘结。

【用法】 三大碗水煎，分 3 次服。

【备注】 忌食辣物。体格虚弱者，川大黄可用四钱。

【文献来源】 《中医秘方验方第二辑》。

（三十九）

【处方】 血余炭二两

【主治】 胃出血。

【制法】 研为面。

【用法】 每服一钱，日 3 次。

【文献来源】 《中草药秘方验方选》。

尿 血

（一）

【处方】 车前草一束

【主治】 血淋。

【用法】 捣烂取汁，空腹服。

【文献来源】 《中草药验方选编》。

（二）

【处方】 血余炭

【主治】 血淋。

【制法】 放在瓦上烧灰存性。

【用法】 每服一匙，开水冲服。

【备注】 同类方治疗血淋较多，用一至三钱研末，空腹温酒冲下；或藕汁调服；或以水和醋冲服，或用藕节捣烂，加酒冲服；或共研末，青盐水冲服。

【文献来源】 《中草药验方选编》。

（三）

【处方】 白鸡冠花

【主治】 血淋。

【制法】 烧灰存性。

【用法】 米汤调服三钱。

【备注】 又方鸡冠花五钱，水煎服。

【文献来源】 《中草药验方选编》。

（四）

【处方】 生小茴香根二两

【主治】 血淋。

【制法】 洗净切片，用白酒酌量煎煮。

【用法】 分早、晚 2 次服。轻者 2 剂，重者服 2～4 剂。

【备注】 用于男性尤佳。忌进食茶及腥物。

【文献来源】 《中草药验方选编》。

（五）

【处方】 大蓟五钱 小蓟五钱

【主治】 尿血。

【用法】 水煎服。

【文献来源】 《黑龙江验方选编》。

（六）

【处方】 鲜大蓟一二两

【主治】 尿血。

【用法】 加水捣烂，拧汁内服。

【文献来源】 《黑龙江验方选编》。

（七）

【处方】 棉花籽四钱 侧柏叶四钱

【主治】 尿血。

【制法】 炒成炭，研为细末。

【用法】 成人每服三钱，日服 2 次，黄酒送服。

【文献来源】 《黑龙江验方选编》。

（八）

【处方】 生地黄一两　地榆炭三钱

【主治】 尿血。

【用法】 水煎服。

【文献来源】 《黑龙江验方选编》。

（九）

【处方】 柿子 3 个　陈米适量

【主治】 尿血。

【用法】 把柿子烧成炭，陈米煎汤调服。

【文献来源】 《黑龙江验方选编》。

（十）

【处方】 小蓟根二钱　车前草八分

【主治】 尿血。

【用法】 水煎服。

【文献来源】 《黑龙江验方选编》。

（十一）

【处方】 大蓟五钱　小蓟五钱

【主治】 尿血。

【用法】 水煎服。

【备注】 又方①用鲜小蓟一两半至一斤，水煎服。②大蓟根或小蓟根捣烂绞汁半碗顿服。③大蓟炭一两，小蓟炭一两，水煎服。

【文献来源】 《中草药验方选编》。

（十二）

【处方】 鸡蛋壳　瞿麦

【主治】 尿血。

【制法】 共研末。

【用法】 空腹用黄酒冲下。

【文献来源】 《中草药验方选编》。

（十三）

【处方】 瞿麦二钱　赤芍二钱　车前草二钱　白茅根二钱　赤茯苓二钱　桑白皮二钱　石韦二钱　生地黄二钱　阿胶二钱　滑石二钱　黄芩二钱　甘草二钱　血余炭二钱

【主治】 尿血。

【制法】 共研为细末。

【用法】 每日早、晚饭前服一钱五分，白开水送下。

【备注】 忌食生冷、腥辣之物。

【文献来源】 《中医秘方验方第三辑》。

（十四）

【处方】 生地黄四钱　大蓟二钱　小蓟二钱　滑石三钱　山栀子二钱　红花二钱　桃仁三钱　槐花三钱　郁金二钱　盐黄柏三钱　赤茯苓二钱　黄芩三钱半　牡蛎一钱半　炙鱼鳔二钱

【主治】 尿血，有块。

【用法】 三大碗水煎剩八分碗，作 2 次温服。

【备注】 服 2～3 剂时尿血无块，可加丝瓜炭三钱，灯心草炭一钱，黑马尾灰三钱，地榆炭二钱，黑侧柏叶三钱，也可少加破血之药。忌食冷、辣物；忌房事。

【文献来源】 《中医秘方验方第二辑》。

（十五）

【处方】 石韦子三钱　怀牛膝三钱

【主治】 尿血，不论血色紫淡，是否有块均可。

【用法】 一碗水煎之，每日 3 次温服。

【备注】 孕妇禁用。

【文献来源】 《中医秘方验方第二辑》。

（十六）

【处方】 莲子肉四两

【主治】 尿血。

【用法】 三大碗水煎剩八分碗，煎 2 次，温服2次。

【备注】 忌食辣物。

【文献来源】 《中医秘方验方第二辑》。

（十七）

【处方】 犀角一钱半 通草二钱 枳壳三钱 泽泻三钱 黄芩三钱 熟地黄八钱 瞿麦三钱 萹蓄三钱 木通二钱 大蓟二钱 小蓟二钱 牡蛎二钱

【主治】 血淋。

【用法】 三碗水煎剩八分碗，煎2次，内服。

【备注】 病重加丝瓜炭三钱，黑马尾灰三钱。忌食辣物。

【文献来源】 《中医秘方验方第二辑》。

便 血

（一）

【处方】 新鲜蚯蚓7条

【主治】 便血。

【制法】 蚯蚓用水洗净捣烂，加白糖少许。

【用法】 白开水送下。

【文献来源】 《黑龙江验方选编》。

（二）

【处方】 大黄五钱

【主治】 便血。

【制法】 研面炒黑。

【用法】 水煎服。

【备注】 又方大黄三钱，甘草一钱，水煎服。治便血，或大便热闭、干咳者。

【文献来源】 《中草药验方选编》。

（三）

【处方】 甘草一斤 青盐四两

【主治】 便血。

【制法】 将甘草研末，滚水冲入青盐，调和为丸，如桐子大。

【用法】 早、晚服之。

【备注】 又方甘草五钱，水煎频服。治小儿便血。

【文献来源】 《中草药验方选编》。

（四）

【处方】 瓦松三钱

【主治】 便血。

【制法】 烧炭存性。

【用法】 开水吞服。

【文献来源】 《中草药验方选编》。

（五）

【处方】 马兰二两

【主治】 便血。

【用法】 水煎服。

【文献来源】 《中草药验方选编》。

（六）

【处方】 五倍子一钱

【主治】 便血。

【制法】 研末。

【用法】 艾叶煎汤调服。

【备注】 五倍子对下利出血有效。又方五倍子二两，研末蜜丸，早、晚各吞服二钱。

【文献来源】 《中草药验方选编》。

（七）

【处方】 地榆炭二两

【主治】 肠风下血。

【用法】 水煎，服2次。

【备注】 又方①地榆炭为末，每服二三钱，每日2次。治大便下血。②生地榆半斤，研为细末，早、晚用米汤冲服，每服三钱。③地榆一两，水煎灌肠用。

【文献来源】 《中草药验方选编》。

（八）

【处方】 鸡冠花一团 艾叶（炒黑）四钱

【主治】 大便下血。

【用法】 水煎，加酒、醋各半服。

【文献来源】《中草药验方选编》。

（九）

【处方】椿皮炭四两　熟蜜四两　蜜炙黄芪三钱　人参二钱　升麻一钱

【主治】大便下血。

【用法】水煎，每日早、晚饭前服，病愈为止。

【备注】忌食生冷、油腻、硬辣等物。

【文献来源】《中医秘方验方第三辑》。

（十）

【处方】生地黄七钱半　地榆炭七钱半

【主治】大便下血。

【用法】水煎，每日早、晚饭前服之，病愈为止。

【备注】忌食生冷、腥辣之物。

【文献来源】《中医秘方验方第三辑》。

（十一）

【处方】人参三钱　炒椿皮一两　大枣（去核）20 枚　青仁黑豆（打碎）45 粒

【主治】大便下血，气虚者。

【用法】三碗水煎剩八分碗，每日早、晚饭前服之。

【备注】忌食生冷、腥辣、面食等物。

【文献来源】《中医秘方验方第三辑》。

（十二）

【处方】荆芥穗炭二钱　地榆炭二钱　三七炭一钱　炒椿皮七钱　炒槐花二钱

【主治】大便下血。

【制法】将三七炭研面，其余药水煎。

【用法】分 3 次，汤药冲服三七面。

【备注】忌食鱼类；孕妇忌服。

【文献来源】《中医秘方验方第三辑》。

（十三）

【处方】炒椿皮三钱　炒槐花三钱　贯众炭三钱　黄连三钱　地榆炭三钱　石榴皮三钱

【主治】大便下血。

【用法】三碗水煎剩八分碗，每日晚饭前服。

【备注】忌食生冷、腥辣、黏硬等物；孕妇忌服。

【文献来源】《中医秘方验方第三辑》。

（十四）

【处方】棕榈炭一两　地榆炭一两　侧柏叶一两　槐花一两　姜炭一两

【主治】大便下血。

【制法】共研为细末。

【用法】每服二钱，日服 3 次，白开水冲服。

【备注】孕妇忌服。

【文献来源】《中医秘方验方第三辑》。

（十五）

【处方】炒椿皮四钱　升麻一钱　生黄芪一两　生桂花三钱　防风三钱

【主治】对肠风下血及年久脱肛有特效。

【用法】三碗水煎剩八分碗，内服。

【备注】肠风下血加炒地榆炭三钱亦可。

【文献来源】《中医秘方验方第二辑》。

（十六）

【处方】椿根皮二两半　黄连一钱　当归尾一钱　槟榔片钱半　桂花一钱　广木香七分　红花七分　枳壳五分

【主治】肠风下血。

【用法】水煎服。

【备注】忌食辛辣、腥、油腻之物。

【文献来源】《中医秘方验方第二辑》。

（十七）

【处方】炒椿皮四两　生槐角三钱　生蜂蜜四两

【主治】大便走血，经久不愈者用之有特效。

【用法】四碗水煎至八分碗，分 2 次内服。

【备注】孕妇忌服。

【文献来源】《中医秘方验方第二辑》。

（十八）

【处方】椿根皮二两　甘草二两

【主治】大便下血。

【用法】三碗水煎剩八分碗，内服。

【文献来源】《中医秘方验方第二辑》。

（十九）

【处方】白芍一两　川黄连三钱　大黄五钱　肉桂三钱　广木香三钱　广砂仁二钱　槟榔三钱　炙大黄二钱

【主治】大肠走血。

【用法】水煎服。

【文献来源】《中医秘方验方第二辑》。

（二十）

【处方】三七炭一钱　荆芥穗炭三钱　椿皮炭五钱　生地黄炭三钱　白术三钱　升麻二钱　川芎一钱　槐花二钱

【主治】肠风下血。

【用法】水煎服。

【文献来源】《中医秘方验方第二辑》。

（二十一）

【处方】红参一两　蜜炙椿皮五钱　地榆炭五钱　大枣每岁 1 枚

【主治】便血。

【用法】水煎服。

【文献来源】《中医秘方验方第二辑》。

（二十二）

【处方】生地黄五钱　白芍五钱　酒黄芩三钱　炒槐花三钱　柏叶炭三钱　旱莲草二两　酒黄柏三钱　木贼炭三钱　贯众炭三钱　炒木耳四钱　伏龙肝为引

【主治】大便下血。

【用法】水煎服。

【文献来源】《中医秘方验方第二辑》。

（二十三）

【处方】地榆炭三钱　地生炭三钱　当归五钱

【主治】大便下血。

【用法】水煎服。

【文献来源】《中医秘方验方第二辑》。

（二十四）

【处方】椿白皮四两　乌梅 19 个　莲子肉四钱　泽兰叶三钱　苍术四钱　红枣 19 枚　青黑豆 50 粒

【主治】便血。

【用法】水煎，食前服。

【文献来源】《中医秘方验方第二辑》。

（二十五）

【处方】滑石三两　甘草五钱　朱砂一钱半

【主治】大小便下血，对赤白痢疾也有效。

【制法】上药共研为末。将鸦胆子用温水淘两遍后，用热湿毛巾将鸦胆子包上，2 小时后，将鸦胆子去皮壳，要内中仁，择用整的不要破的，选出子仁放在碗内，口含温水喷子仁上，用益元散洒在子仁上，再扣上一碗，用手频摇震荡，将益元散挂到子仁上，成外衣，再微喷温水，再洒益元散如前，摇动碗，如斯者 2 次，伴成衣，晒干装瓶内。

【用法】成人 16 岁以上，每日早晨空腹服 21 粒，晚睡时服 21 粒，白糖水送下，整粒吞咽。16 岁以下者，每岁 1 粒，服法同前。

【备注】忌食鱼、肉、腥冷之物。

【文献来源】《中医秘方验方第二辑》。

（二十六）

【处方】地榆炭四钱　生地四钱　炒杏仁三钱　椿白皮捣末二两

【主治】大便出血，先粪后血。

【用法】水煎温服，早、晚各 1 次。

【文献来源】《中医秘方验方第二辑》。

（二十七）

【处方】 椿白皮五钱 松罗茶四钱 红花二钱 酒黄芩二钱 粉甘草二钱 灯心草、竹叶为引

【主治】 大便下血。

【用法】 水煎服。

【文献来源】 《中医秘方验方第二辑》。

（二十八）

【处方】 蜈蚣（去头、足）3条

【主治】 肠风便血。

【制法】 将蜈蚣用瓦焙焦，逐条研成细末。用鸡蛋3个，每个将顶打一小孔，放入1条蜈蚣末，用纸封好，放火内烧熟，食之。

【用法】 每日1个，连服3日即愈。

【备注】 忌食生冷、腥辣等物。忌烟酒。

【文献来源】 《中医秘方验方第二辑》。

（二十九）

【处方】 椿皮（老称）四两

【主治】 肠风下血。

【制法】 三碗水煎剩一碗，再加梨汁（甜梨一斤，取自然汁），白糖一两。

【用法】 分2次早、晚饭前服。

【备注】 忌食腥冷、辣物。

【文献来源】 《中医秘方验方第二辑》。

（三十）

【处方】 炙黄芪五钱 白术三钱 党参四钱 艾叶炭三钱 柴胡四钱 当归身四钱 广陈皮三钱 槐花三钱 槟榔二钱 枳壳二钱 川厚朴三钱 香附三钱 地榆三钱

【主治】 大肠走血。

【用法】 水煎服。

【备注】 对痔疮便血者无效。

【文献来源】 《中医秘方验方第二辑》。

（三十一）

【处方】 炙椿白皮二两 炙诃子二两 三七五钱 醋炙牡蛎二两

【主治】 大便走血。

【制法】 共研为细末。

【用法】 每服三分，白开水送下。

【文献来源】 《中医秘方验方第二辑》。

（三十二）

【处方】 椿根皮一两 乌梅三钱

【主治】 便血。

【用法】 水煎服，每日1剂，日服2次，早、晚饭前服。

【文献来源】 《验方秘方选编》。

内伤出血

（一）

【处方】 龙眼肉

【主治】 内伤出血。

【制法】 去掉外面黑皮研成细末。

【用法】 每服二钱，日2次。

【备注】 亦治外伤出血。

【文献来源】 《黑龙江验方选编》。

（二）

【处方】 槐米一两 白及一两

【主治】 内伤出血。

【制法】 共研细末。

【用法】 用水冲服，每次一钱。

【文献来源】 《黑龙江验方选编》。

（三）

【处方】 炒黄瓜子一两 三七二钱 白及三钱 川贝母三钱

【主治】 内伤吐血（支气管扩张）。

【制法】 共为细末。

【用法】 每服二钱，白开水送下。

【备注】 外感咳嗽、吐血忌用。

【文献来源】 《中医秘方验方第三辑》。

紫　　癜

（一）

【处方】 金银花 25 克　白芍 25 克　槐花 20 克　地榆炭 20 克　甘草 15 克　黄连 15 克　白头翁 15 克

【主治】 过敏性紫癜。

【用法】 水煎取汁，每日 1 剂，分 2 次温服。

【文献来源】 《中草药秘方验方选》。

（二）

【处方】 牛骨髓粉三钱　红枣 20 枚　花生米内皮（为末）三钱

【主治】 紫癜（血小板减少性紫癜）。

【制法】 红枣煮熟内服，以煮枣水送牛骨髓粉、花生米内皮末。

【用法】 上药量为 1 日量，每日 2 次，每日 1 剂。

【文献来源】 《验方秘方选编》。

（三）

【处方 1】 血小板减少性紫癜：人参一钱　阿胶三钱　血余炭三钱　当归三钱　小蓟炭三钱　白茱根三钱　鹿角胶三钱　炙甘草二钱　炒杭白芍三钱　熟地黄三钱　炙黄芪五钱

【处方 2】 过敏性紫癜：人参五分　赤芍三钱　生白术二钱　甘草二钱　阿胶三钱　丹参三钱　当归三钱　大蓟三钱　小蓟三钱　木香二钱　茯苓三钱　蝉蜕三钱

【主治】 紫斑（过敏性紫癜，血小板减少性紫癜）。

【用法】 水煎服，每日 1 剂，分 2 次服（小儿减量）。

【医案】 张某，男，58 岁。过敏性紫癜，服药 10 剂基本痊愈。

【文献来源】 《验方秘方选编》。

贫　　血

（一）

【处方】 地榆（干、全草）二两

【主治】 贫血。

【用法】 水煎服，每日 1 剂，分 2 次服。

【文献来源】 《黑龙江验方选编》。

（二）

【处方】 甲鱼血（取颈部血）凑足 100ml

【主治】 贫血。

【用法】 趁热服下，每周 2～3 次。

【文献来源】 《黑龙江验方选编》。

（三）

【处方】 人参一两　黄芪三两　山茱萸一两　枸杞子一两半　何首乌三两　当归一两　熟地黄一两半　补骨脂八钱　白术二两　麦冬一两　女贞子一两　巴戟天一两半　龙眼肉一两　紫河车（焙干）二两　乌梅炭一两　阿胶一两　鱼鳔一两　猪骨髓半斤　牛骨髓十斤

【主治】 再生障碍性贫血。

【制法】 上药共为细末，以骨髓捣合为丸，每丸三钱重。

【用法】 每日 3 次，每次一丸。

【文献来源】 《验方秘方选编》。

颗粒性白细胞减少症

（一）

【处方】 桂枝三钱　甘草一钱　人参一钱　白芍六钱

【主治】 颗粒性白细胞减少症。

【用法】 水煎服。

【备注】 人参可用党参代替。

【文献来源】 《黑龙江验方选编》。

（二）

【处方】 金银花五钱 柴胡三钱 天冬三钱 麦冬三钱 龙胆草四钱 生地黄四钱 天花粉三钱 知母三钱 地骨皮三钱 白蔹四钱 甘草三钱 女贞子三钱 延胡索三钱

【加减】 有热时加大青叶三钱，连翘三钱，鳖甲四钱。

【主治】 颗粒性白细胞减少症。

【用法】 水煎服。

【文献来源】 《黑龙江验方选编》。

（三）

【处方】 当归一两 黄柏一两 龙胆草一两 山栀子一两 黄芩一两 青黛五钱 芦荟五钱 大黄五钱 木香三钱

【主治】 白血病。

【制法】 将上药共研细末，炼蜜为丸三钱重。

【用法】 每日服3～4丸。如患者能耐受，则逐渐增加到每日6～9丸。

【备注】 不良反应：腹痛、腹泻（每日2～4次）。对慢性粒细胞性白血病有效，多数患者需连服药17～30日方显疗效。

【文献来源】 《验方秘方选编》。

（四）

【处方】 当归七钱 黄芪七钱 龟板胶五钱 鹿角胶五钱 三棱三钱 莪术三钱 蜂蜜一两 河车粉一钱

【主治】 慢性粒细胞性白血病。

【用法】 水煎冲服河车粉，每日2次，每次服三钱。

【文献来源】 《验方秘方选编》。

白细胞减少

（一）

【处方】 党参五钱 黄芪五钱 白术五钱 白芍五钱 白扁豆一两 大枣一两 鸡血藤一两 淫羊藿一两 茯神三钱 炙甘草二钱 熟地黄八钱 木香二钱

【主治】 白细胞减少。

【用法】 水煎服，每日1剂，分2次服。

【备注】 阴虚火旺者，加阿胶五钱，鹿角胶三钱，龟板八钱。用于放疗及化疗过程中白细胞下降者，一般服药1周后白细胞回升。

【文献来源】 《验方秘方选编》。

（二）

【处方】 补骨脂

【主治】 白细胞减少症。

【制法】 将补骨脂微炒研末，炼蜜为丸，每丸二钱重。

【用法】 每服1～3丸，每日3次，盐开水送下，或将其粉一钱盐开水冲服，每4周为1个疗程。如效果不显著，停药10日再开始第二个疗程。

【备注】 本组收治19例患者，平均白细胞低于4×10^9/L，经用药1个月，白细胞普遍上升到（6～8）$\times10^9$/L，头昏、畏寒、食欲不振等症均消失。

【医案】 刘某，男，42岁，教师。主诉：周身乏力二月余。饮食减少，容易疲劳，头昏目眩，畏寒，素有口腔小溃烂点，咽部疼痛红肿，以往一贯体健，查体无特殊阳性体征发现。血常规：白细胞2.9×10^9/L，中性粒细胞0.66，淋巴细胞0.34，血红蛋白130g/L。诊断：特发性白细胞减少症，经维生素B_4，维生素B_6、鲨肝醇、核苷酸等多种方法治疗无效，改用补骨脂丸经1个疗程痊愈出院。

【文献来源】 《验方秘方选编》。

（三）

【处方】 牛黄 麝香 蟾酥 雄黄 珍珠 冰片

【功能】 清热解毒，消肿散结，止痛。

【主治】 急性白血病。

【用法】 六神丸，每日180粒，分3～4次口服。

【备注】　共治 6 例，治愈率为 50%。忌食生冷、油腻之品。

【医案】　刘某，男，28 岁，患者在外地诊断为 AML 于 1986 年 9 月住院。体检：体温 37.7℃，脉搏 86 次/分；中度贫血貌。实验室检查：血红蛋白 68g/L，白细胞 0.7×10^9/L，血小板 16×10^9/L。髓细胞检查报告：原始粒细胞 75%，早幼粒细胞 2%，中幼红细胞 1%，晚幼红细胞 1.5%，淋巴细胞 20.5%。全片未查到巨核细胞。过氧化酶染色呈阳性反应。诊断为 AML。住院后给予六神丸每日 180 粒口服、抗感染、支持疗法等，于 1987 年 1 月 24 日经骨髓细胞检查为 AML 完全缓解。

【备注】　患者服用六神丸出现恶心、呕吐或胃区不适等症状，可用止吐、解痉等药物及针刺内关、中脘等穴配合治疗。应用六神丸治疗缓解后，仍要继续服药维持治疗，突然停药或骤然减量病情会复发。

【文献来源】　《单用六神丸治疗成人急性白血病》。

（四）

【处方】　枸杞子 30 克　何首乌 30 克　菟丝子 30 克　杜仲 30 克　黄芪 50 克　鸡血藤 50 克　鹿角胶（冲服）20 克　河车粉（冲服）20 克　太子参 25 克　补骨脂 25 克　巴戟天 25 克　冬虫夏草 10 克　黑木耳 30 克　当归 30 克

【功能】　补肾健骨，益气养血，滋阴填髓。

【主治】　化疗中骨髓抑制。

【制法】　将紫河车粉装入胶囊按次分服，以文火煎沸其他药，每次 30 分钟，共 3 次，合一处，共约 300ml。

【用法】　每次 100ml，每日 3 次。

【备注】　共治 33 例，总有效率达到 90.9%。忌食生冷、油腻之品。

【医案】　宫某，男，45 岁，农民，1987 年 5 月 20 日初诊。有胃病史 15 年，经胃肠钡餐造影诊为“胃小弯溃疡”，行胃大部切除术，术中发现幽门断端有 5cm×3cm 大小溃疡，病检为“胃黏液癌”，并有大网膜淋巴结转移。术后体质较弱，体重由 81 千克降至 60 千克，白细胞降至 3.0×10^9/L，血红蛋白 70g/L，血小板 80×10^9/L，来我科治疗。症见面色微黄，口苦咽干，心慌气短，失眠多梦，腰膝酸软，舌质淡、体胖，脉沉细无力。此因脾肾两亏，气血生化无源，相火不旺，元气亦微，此虚弱之体不耐化疗，故宜健骨生髓，双补气血，拟健骨复血汤原方 10 剂。2 周后，饮食、睡眠较好，全身自觉症状好转，后以原方改为丸药 10 剂，久服之，体重由 60 千克增至 75 千克。

【文献来源】　《健骨复血汤治疗化疗中骨髓抑制疗效观察》。

营养不良

（一）

【处方】　黄芪六钱　生白术二钱　炙甘草一钱　山茱萸一钱半　牛膝三钱　当归三钱　萆薢三钱　生薏苡仁一钱半　桑寄生三钱　金毛狗脊二钱　柏子仁三钱

【主治】　营养不良。

【用法】　水煎服。

【文献来源】　《中医秘方验方第三辑》。

（二）

【处方】　黄芪二钱　生白术三钱　甘草一钱　山茱萸一钱半　牛膝三钱　当归三钱　萆薢三钱　生薏苡仁四钱　金毛狗脊二钱　桑寄生三钱　川续断三钱

【主治】　营养不良。

【用法】　水煎服。

【文献来源】　《中医秘方验方第三辑》。

（三）

【处方】　熟地黄三钱　生白术二钱　甘草八分　山茱萸一钱半　牛膝三钱　当归三钱　萆薢三钱　金毛狗脊二钱　川续断三钱　桑寄生三钱　柏子仁三钱　黄芪四钱

【主治】　营养不良。

【用法】 水煎服。
【文献来源】 《中医秘方验方第三辑》。

发　热

【处方】 胡萝卜叶不拘多少
【主治】 无名热。
【用法】 水煎代茶饮。
【文献来源】 《黑龙江验方选编》。

自汗、盗汗

（一）

【处方】 玉米茎芯（白色柔软物质）不拘量
【主治】 盗汗。
【用法】 水煎服。
【备注】 亦治产后虚汗。
【文献来源】 《中草药验方选编》。

（二）

【处方】 向日葵茎心
【主治】 产后虚汗。
【用法】 水煎服。
【文献来源】 《中草药验方选编》。

（三）

【处方】 马齿苋一两
【主治】 产后虚汗。
【用法】 水煎服。
【文献来源】 《中草药验方选编》。

（四）

【处方】 红花三钱
【主治】 产后虚汗。
【用法】 水煎服。
【文献来源】 《中草药验方选编》。

（五）

【处方】 五味子三钱　桑叶子三钱
【主治】 自汗，盗汗，心悸。
【用法】 水煎服，每次服半茶杯。
【文献来源】 《中医秘方验方第三辑》。

（六）

【处方】 当归一两　生黄芪一两　五味子三钱　山茱萸四钱　麦冬三钱　党参五钱　霜枫叶五钱　生酸枣仁五钱

【主治】 阴虚盗汗。

【用法】 水煎服。

【备注】 疗效达 79%。此方是旧量，宜按新量折合用。

【文献来源】 《中医秘方验方第三辑》。

（七）

【处方】 桂枝 15 克　白芍 20 克　甘草 10 克　附子 10 克　煅龙骨 20 克　煅牡蛎 20 克　麻黄根 15 克　党参 15 克　黄芪 50 克　五味子 15 克　生姜 10 克　红枣 5 枚

【功能】 调和营卫，温阳益气，固表敛汗。

【主治】 阳虚自汗。

【用法】 水煎服。

【医案】 患者，男，23 岁，1980 年 5 月 6 日初诊。主诉：自汗 1 年余。尤其在精神紧张时汗出不止，伴有头眩、夜寐不安、多梦健忘等。西医诊为“自主神经功能紊乱”，曾用中西药治疗 20 日不效，求张老诊治。患者就诊时汗出不止，头面如洗，遍身衣湿，头晕乏力，精神倦怠，四肢厥冷，舌淡、苔白滑，脉沉。辨证属卫阳不足，表虚不固。服上方 8 剂。1980 年 5 月 14 日二诊：自汗明显减少，头晕减轻，全身较前有力，但仍手足厥冷。已见成效，继服前方，附子增为 15 克。1980 年 6 月 4 日三诊：连服上方 20 剂，附子逐渐增量，最后增至 25 克，汗出已止，手足转温，睡眠好转，余症悉除。嘱继用原方 10 剂后，停药观察。1 年后随访已不自汗，诸症皆除。

【文献来源】 《张琪教授验案二则》。

脱　发

【处方】 当归一两　红参二钱　白术三钱

云茯苓三钱 黄芪一两 何首乌五钱

【主治】 脱发。

【用法】 水煎服，每服一茶杯，每日2次。

【文献来源】 《中医秘方验方第三辑》。

消渴

（一）

【处方】 糯稻草

【主治】 消渴。

【制法】 取糯稻草剪去两端，留中节烧灰存性。

【用法】 每日取八分，白开水冲服，连服半个月。

【文献来源】 《中草药验方选编》。

（二）

【处方】 柳白皮（即柳树粗根皮内之白皮）

【主治】 消渴。

【用法】 每日四两，煎汤常服。

【文献来源】 《中草药验方选编》。

（三）

【处方】 生地黄一两 地骨皮六钱 麦冬五钱 五味子三钱

【主治】 消渴。

【用法】 水煎服。

【文献来源】 《中医秘方验方第二辑》。

（四）

【处方】 生地黄四钱 甘草四钱 当归尾三钱 炒白芍三钱 地龙三钱 菊花四钱 玄参三钱 吴茱萸一钱 青连翘四钱

【主治】 消渴。

【用法】 水煎服。

【文献来源】 《中医秘方验方第二辑》。

（五）

【处方】 生黄芪二两 熟地黄一两 天花粉一两 黄连二钱 五味子五钱

【主治】 消渴。

【用法】 每日1剂，分2次服。

【备注】 在服药期间适当控制饮食，控制进食大米等主食，适当进食黄豆粉，用玉米须煎水代茶饮。本方特点是可以持久地巩固降糖疗效。本组收治15例，服药30～40剂基本痊愈。

【文献来源】 《验方秘方选编》。

（六）

【处方】 五倍子、肉苁蓉、山茱萸、五味子各等份

【主治】 消渴。

【制法】 共研为末，蜜丸，每丸三钱重。

【用法】 每日服3次，每次一丸。

【备注】 用上方，治疗5例，服药1周后均收到显著效果。

【文献来源】 《验方秘方选编》。

（七）

【处方1】 松树二层皮二两

【处方2】 山药一两 熟地黄一两 党参五钱 五味子一钱五分 五倍子一钱

【主治】 消渴。

【用法】 处方1：松树二层皮（老大松树为佳）二两加猪骨炖后服之，每日1剂。处方2：水煎服，每日1剂。

【文献来源】 《验方秘方选编》。

高脂血症

（一）

【处方】 草决明一两 山楂一两 何首乌一两

【主治】 胆固醇增高。

【用法】 水煎服，日服2次，每日1剂，早、晚饭前服。

【文献来源】 《验方秘方选编》。

（二）

【处方】 生何首乌五钱 菊花三钱 熟地

黄五钱 麦冬五钱 夜交藤五钱 鸡冠花三钱 沙参五钱 玄参五钱 合欢皮五钱 白芍三钱

【主治】 胆固醇增高。

【用法】 每日1剂，分2次服。

【备注】 本组收治12例高胆固醇血症，经用药10剂后胆固醇下降，经1年观察疗效稳定。

【文献来源】 《验方秘方选编》。

甲状腺功能亢进症

【处方】 合欢花三钱 夏枯草三钱 生龙骨五钱 生牡蛎五钱

【主治】 甲状腺功能亢进症。

【用法】 水煎服，每日1剂，日服2次，早、晚服之。

【文献来源】 《验方秘方选编》。

瘿 病

（一）

【处方】 胡桐泪三钱 昆布五钱 金银花四钱 黑阳参三钱 萱草根三钱 连翘三钱 山白芍花三钱 海浮石三钱 海带五钱 海藻五钱 桔梗三钱 乳香三钱 没药三钱 射干三钱

【主治】 甲状腺肿大。

【用法】 三碗水煎剩八分碗，食远服，二次煎同。

【文献来源】 《中医秘方验方第一辑》。

（二）

【处方】 昆布二钱 海带二钱 海藻二钱 川楝子二钱 橘核二钱 荔枝核二钱

【主治】 甲状腺肿大。

【用法】 水煎服。

【备注】 不可与甘草同日服。

【文献来源】 《中医秘方验方第三辑》。

（三）

【处方】 海藻七钱 青木香七分 桔梗七分 远志七分 浙贝母七分 青皮七分 蛤蜊粉七分 柴胡七分 白芍七分 苍术七分 夏枯草二钱 玄参二钱

【加减】 有硬核者，加三棱、莪术、僵蚕各七分。

【主治】 甲状腺肿大。

【用法】 共为细末。每次白开水送下。

【备注】 此药每日可服2～3次，每次服一二钱，忌与甘草同日服用。

【文献来源】 《中医秘方验方第三辑》。

（四）

【处方】 海藻二钱半 海带二钱半 海螵蛸二两 昆布二两半 海螺二两 川芎三钱 广木香三钱

【主治】 甲状腺肿大。

【制法】 共研细末，红糖为丸，三钱重。

【用法】 每服一丸，每日3次，白开水送下。

【备注】 勿与甘草同日服。

【文献来源】 《中医秘方验方第三辑》。

（五）

【处方】 青皮二钱 枳壳三钱 陈皮四钱 柴胡三钱 海带三钱 昆布三钱 海藻三钱 桔梗三钱

【主治】 甲状腺肿大。

【用法】 五小碗水煎，每日3次，轻者3剂、重者5剂即愈。

【备注】 海带、海藻反甘草，勿同日服。

【文献来源】 《中医秘方验方第三辑》。

（六）

【处方】 海藻二两 海带二两 海粉二两 海螵蛸二两 昆布二两 白芷一两 木香三钱 血竭三钱 蜈蚣三条 白芍一两 麝香一分

【主治】 甲状腺肿大。

【制法】 上药除麝香外共为细末，再兑麝香，研极细末。

【用法】 每日早、晚各服二钱，黄酒送下。

【备注】　忌食生冷之物。忌生气。孕妇忌服。勿与甘草同日服。

【文献来源】　《中医秘方验方第三辑》。

(七)

【处方】　山慈菇三钱　海藻三钱　海浮石四钱半　浙贝母二钱　天花粉三钱

【主治】　甲状腺肿大。

【用法】　水煎服，每日2次。

【备注】　本药不宜与甘草同日服。

【文献来源】　《中医秘方验方第三辑》。

(八)

【处方】　山楂二钱　茯苓二钱　枳壳三钱　三棱三钱　莪术三钱　昆布三钱　海藻三钱　海螺三钱　海螵蛸三钱　海带三钱

【主治】　甲状腺肿大。

【制法】　共研末，蜜丸二钱重。

【用法】　每服一丸，每日2次，白开水送下。

【备注】　此药不宜与甘草同日服用。

【文献来源】　《中医秘方验方第三辑》。

(九)

【处方】　海藻、木香、桔梗、远志、青皮、蛤蜊粉、柴胡、白芍、苍术、夏枯草、玄参各等份

【加减】　有硬核者，加三棱、僵蚕各一钱。

【主治】　甲状腺肿大。

【制法】　共为细末。

【用法】　每服二三钱，每日2次，早、晚各1次（此方有特效）。

【文献来源】　《中医秘方验方第三辑》。

(十)

【处方】　海螵蛸四两　海藻四两　槟榔20个　核桃（连皮轧）15个　红糖一斤

【主治】　甲状腺肿大。

【制法】　共研为面，用红糖溶化为丸，三钱重。

【用法】　每服一丸，早、晚饭后服。

【文献来源】　《中医秘方验方第二辑》。

克　山　病

(一)

【处方】　卤碱

【主治】　克山病。

【用法】　把卤碱加水调成20%溶液，再加白糖适量煎开。每日3次，每次6～10ml。

【备注】　亦治大骨节、气管炎、神经官能症。

【文献来源】　《黑龙江验方选编》。

(二)

【处方】　瞿麦三钱　皂荚一钱

【主治】　克山病。

【用法】　水煎服。

【备注】　主治痨型克山病。

【文献来源】　《黑龙江验方选编》。

(三)

【处方】　吴茱萸二钱五分　人参一钱五分　大枣五枚　生姜3片

【主治】　四肢厥冷，心难受，吐黄水。

【用法】　一碗水煎至半碗，温服之。

【文献来源】　《中医秘方验方第一辑》。

(四)

【处方】　人参四钱　附子四钱　干姜二钱　白术二钱　朱砂三钱　麦冬三钱　桃仁一钱　红花一钱　甘草钱半

【主治】　心难受，吐黄水，四肢厥冷。

【制法】　共研细末。

【用法】　每服一钱半，白开水送下。

【备注】　孕妇忌用。

【文献来源】　《中医秘方验方第一辑》。

(五)

【处方】　樟脑三钱　薄荷水二分　甘草一钱

【主治】 心难受，吐黄水，四肢厥冷。

【制法】 共为细末。

【用法】 分 3 次服，白开水送下。

【备注】 樟脑三钱分 3 次用。

【文献来源】 《中医秘方验方第一辑》。

（六）

【处方】 香豆豉四钱 半夏三钱 生姜三钱 前胡三钱 桂心三钱 红参五钱 甘草三钱

【主治】 克山病，气厥呕哕不得息，顷刻致死者。

【用法】 水煎温服，每半小时可服一次，在服药前可先服烫开白酒一盅为引，加针刺十宣穴，手足末梢见血大度。

【备注】 勿使患者受冷，令其在温室中或多着被服围盖方好。

【文献来源】 《中医秘方验方第三辑》。

（七）

【处方】 山慈菇二两 朱砂五钱 雄黄五钱 红大戟二两 千金霜二两 苏合油一两 冰片三钱 麝香三分 文蛤二两

【主治】 克山病。

【制法】 共为细末，糯米糊锭，每锭一钱重。

【用法】 每日早晨服一锭，白开水送下。

【文献来源】 《中医秘方验方第三辑》。

（八）

【处方】 消炎油少许 紫皮蒜三头 白糖二两

【主治】 克山病。吐黄水，心难受，四肢厥逆。

【制法】 消炎油少许，放在肛门内。再用紫皮蒜三头和白糖二两，放在碗里用白酒二两烧之。

【用法】 每次饮三盅，或两盅，多饮几次即愈。

【文献来源】 《中医秘方验方第三辑》。

（九）

【处方】 明矾五钱 贯众一两

【主治】 克山病。

【制法】 上药装入纱布口袋内，放入水缸清水中，浮游使其沉淀，滤过。

【备注】 能解除毒疫，尤其对潜在克山病更有效。

【文献来源】 《中医秘方验方第三辑》。

（十）

【处方】 贯众二钱 枳实二钱 藿香一钱半 木香八分 香菇一钱 皂荚一钱半 细辛七分 茯苓二钱 桃仁三钱 红花三钱 香附三钱 川厚朴三钱 公丁香二钱 肉桂三钱 甘草二钱 砂仁二钱 九节菖蒲二钱 麝香（研细末另包另服）三厘

【主治】 克山病。吐黄水，心难受，手脚凉，脉微小。

【用法】 水煎服（麝香单用白开水冲服）。

【文献来源】 《中医秘方验方第三辑》。

（十一）

【处方】 延胡索八钱 砂仁五钱 明矾五钱 木香三钱 五灵脂一两 郁金三钱 明雄黄面三钱

【主治】 克山病。

【制法】 上药除明雄黄外共为细末，用神曲面糊为丸，如萝卜籽大，明雄黄为衣。

【用法】 每服 20 丸。

【文献来源】 《中医秘方验方第三辑》。

（十二）

【处方】 牛黄一钱 麝香一钱 雄黄三钱 硝石一钱 硼砂二钱 冰片一钱 珍珠一钱 赤金箔 20 张

【主治】 克山病。

【制法】 共研细末。

【用法】 每服三分，白开水送下。

【文献来源】 《中医秘方验方第三辑》。

（十三）

【处方】　犀角三钱　天花粉三两　牡丹皮三两　薄荷三两　地骨皮三两　栀子三两　玄参三两　细辛三钱

【主治】　克山病。

【用法】　水煎服。

【备注】　此方为五人用量。服后再用温水搅香油一两，用光滑瓷器蘸油，在患者身上由上而下、从轻渐重地刮之，见有红点、红筋时，前后心以新针挑破，再以温水和荞麦面搓前后心，出微汗，3～4 小时后，可以饮粥。

【文献来源】　《中医秘方验方第三辑》。

（十四）

【处方】　蟾酥一钱　天麻四钱　雄黄四钱　朱砂四钱　麻黄四钱　茅苍术三钱　麝香三分　丁香一钱　熟大黄六钱　甘草三钱

【主治】　克山病。

【制法】　上药除朱砂外共为面，糯米糊为丸，如芥子大，朱砂为衣。

【用法】　每服 7 丸。

【文献来源】　《中医秘方验方第三辑》。

（十五）

【处方】　苏合香油

【主治】　克山病。

【用法】　发病 2～3 小时内，在尺泽、委中、十宣等穴速放毒血，随即服苏合香油 2～4 克。

【文献来源】　《中医秘方验方第三辑》。

（十六）

【处方】　犀角五钱　玳瑁五钱　牛黄二钱　朱砂三钱　琥珀二钱　麝香五分　雄黄二钱　冰片一钱　赤金箔 50 张　银箔 50 张

【主治】　克山病。

【制法】　上药除银箔外共为细末，用安息香一两合水炖化，和药为丸，一钱重，银箔为衣，蜡皮封。

【文献来源】　《中医秘方验方第三辑》。

（十七）

【处方】　全参三钱　茯苓三钱　麦冬三钱　白扁豆五钱　枳壳四钱　香附三钱　广砂仁三钱　白术三钱　清半夏三钱　当归三钱　神曲三钱　高良姜三钱　紫河车（焙干）一具

【主治】　克山病。

【制法】　共研细末，蜜丸二钱重。

【用法】　每服一丸，白开水送下。

【文献来源】　《中医秘方验方第三辑》。

（十八）

【处方】　蝉蛛一钱　朱砂八分

【主治】　克山病。

【制法】　研为细末。

【用法】　每次服二厘，白开水送下。

【备注】　忌生冷食物；孕妇忌服。

【文献来源】　《中医秘方验方第三辑》。

（十九）

【处方】　三七三分　木香五分　郁金三分　砂仁三分　炙马钱子四分　桂心三分　血竭二分　延胡索三分

【主治】　克山病。

【制法】　共为细末，分作三服。

【用法】　初服与次服间隔半小时，第三次隔 3 小时，鲜姜、蜂蜜为引，白开水送下。

【备注】　忌食生冷之物；孕妇忌服。

【文献来源】　《中医秘方验方第三辑》。

（二十）

【处方】　生南星三钱　生半夏三钱　白芷三钱　皂荚三钱　细辛三钱　藏花三钱　大片砂三钱　麝香三分　硝石二钱　冰片一钱

【加减】　夏季加牛黄一分；冬季加苏合丸一丸。

【主治】　克山病。吐黄水，心难受。

【制法】　共为细末。

【用法】　每服一钱，以姜、枣为引，水煎服。

【备注】 孕妇忌服。

【文献来源】 《中医秘方验方第三辑》。

（二十一）

【处方】 朱砂二两　雄黄一两　灯心草灰一两　人中白八钱　明矾五钱　青黛五钱　冰片四钱　麻黄四钱　皂荚三钱　麝香三钱　全酥一钱半　硼砂三钱　硝石一钱半　金箔 100 张　牛黄二钱　上珍珠三钱

【主治】 克山病。

【制法】 以上共研为细末，蜜丸，如黄豆粒大。

【用法】 重病者 4 粒，用阴阳水送下。

【文献来源】 《中医秘方验方第二辑》。

（二十二）

【处方】 栀子 14 枚　淡豆豉三钱　甘草二钱

【主治】 克山病。吐黄水，心难受。

【用法】 水煎服，以生姜为引。

【备注】 忌用于手足厥逆者。因克山病四肢不厥逆者很少，稍显阴性者即不可用。

【文献来源】 《中医秘方验方第二辑》。

（二十三）

【处方】 朱砂五钱　麝香五分　雄黄一两　枯矾一两　细辛五钱　皂荚五钱　荜茇三钱　冰片五分　硝石四钱　白芷二钱　公丁香三钱　苍术五钱　石菖蒲五钱　樟脑精三钱

【主治】 克山病。

【制法】 共研为细末。

【用法】 每次二分，白开水送下。

【备注】 无效者可翻肛门口，有泡刺破，用紫皮蒜与烟袋油捣后擦肛门即愈。牙关紧闭者可用一分，姜水送下。

【文献来源】 《中医秘方验方第二辑》。

大骨节病

（一）

【处方】 凤凰衣二两　五加皮三钱　金樱子三钱　桑寄生三钱

【主治】 大骨节病。

【制法】 共为细末。

【用法】 每服二钱，黄酒送下。

【文献来源】 《中医秘方验方第一辑》。

（二）

【处方】 血竭二钱　三七一钱　乳香三钱　红花四钱　桃仁五钱　赤芍五钱　赤木二钱　牛膝二钱　杜仲二钱

【主治】 大骨节病。

【制法】 共为细末，蜜丸二钱重。

【用法】 每日早、晚各服一丸，白开水送下。

【备注】 长期服药治疗有效。

【文献来源】 《中医秘方验方第三辑》。

（三）

【处方】 当归二钱　川芎三钱　青风藤三钱　海风藤三钱　地榆三钱　牛膝三钱　甲珠二钱　没药三钱　乳香三钱　地龙二钱

【加减】 如肘痛者加桂枝二钱。

【主治】 大骨节病。

【制法】 用烧酒两碗和水煎服；并用血竭五分，麝香五厘共研细末，烧酒送下。

【用法】 连服 3 日后，周身及四肢有麻感有效。

【备注】 忌生冷、腥辣、黏硬、油腻等食物；孕妇忌服。

【文献来源】 《中医秘方验方第三辑》。

（四）

【处方】 川羌活三钱　独活三钱　防风三钱　牛膝三钱　木瓜三钱　陈皮二钱　乳香二钱　没药二钱　桔梗二钱　红花二钱　炙马钱子五分　麻黄一钱半　甘草一钱半　甘松一钱半　地榆一钱半　千年健一钱半

【主治】 大骨节病。

【制法】 黄酒为引，水煎成八分碗。

【用法】 每日早、晚饭前服，服后待出汗（汗出 1 次为止）。

【备注】　忌食生冷之物；孕妇忌服。

【文献来源】　《中医秘方验方第三辑》。

（五）

【处方】　川乌六钱　草乌六钱　全蝎八钱　黄芪一两六钱　当归二两　桂枝一两二钱　乳香六钱　没药六钱　麻黄四钱

【主治】　大骨节病。

【制法】　合蜜为丸，每丸三钱重。

【用法】　每日早、晚各服一丸。

【文献来源】　《验方秘方选编》。

虫　　证

（一）

【处方】　榧子三四两

【主治】　钩虫病。

【用法】　水煎服，服用到卵消失时止。

【备注】　成人每次宜服五至七钱。

【文献来源】　《中医秘方验方第三辑》。

（二）

【处方】　白头翁一两

【主治】　蛲虫病。

【用法】　水煎服，每日 1 剂，连服 3 剂。

【文献来源】　《中草药验方选编》。

（三）

【处方】　马齿苋（新鲜）二两

【主治】　蛲虫病。

【用法】　水煎连渣服（空腹时服效更妙）。

【文献来源】　《中草药验方选编》。

（四）

【处方】　黑丑三钱　白丑三钱　槟榔五钱

【主治】　蛲虫病。

【制法】　共研末装胶囊（一共分 8 个）。

【用法】　每次吞服 1～2 个，早、晚各 1 次，以效为度，不必服完。如无胶囊，可稍加白糖使患儿喜服。又方牵牛子捣末，每服一钱，空腹热汤调服。

【文献来源】　《中草药验方选编》。

（五）

【处方】　生大黄二钱　炒黑丑二钱　炒白丑二钱　煨雷丸三钱　炒槟榔五钱　人参二钱

【主治】　蛲虫病。腹胃窜痛，吐沫、消瘦，小儿肛门痒痛，出现蛲虫。

【制法】　共为细末。

【用法】　每服二钱，小儿酌减用之，白开水冲服。

【备注】　孕妇忌服。

【文献来源】　《中医秘方验方第三辑》。

（六）

【处方】　南瓜子仁八钱至一两六钱

【主治】　绦虫病。

【用法】　捣烂和白糖水同服，服药前一日勿食油腻食物，服后 1～2 小时，再服泻下剂（如蓖麻油等）。

【备注】　又方用生南瓜子 200 粒，晒干，生食或炒熟食，如不排虫，可连食 2～3 日。南瓜子用量最多有用至五两者。

【文献来源】　《中草药验方选编》。

（七）

【处方】　黑丑二钱　白丑二钱　木香钱半　榧子五钱　槟榔一两　大黄三钱　雷丸三钱

【主治】　对绦虫有特效（有钩、无钩均可）。

【用法】　水煎服，分 2 次内服。

【文献来源】　《中医秘方验方第二辑》。

（八）

【处方】　槟榔三两　使君子三钱　大黄三钱五分　雷丸三钱

【主治】　绦虫病。

【用法】　水煎服，每日早、晚饭前服之。

【备注】 孕妇忌服。

【文献来源】 《中医秘方验方第三辑》。

（九）

【处方】 雷丸一钱半　石榴皮二钱　槟榔一两三钱

【主治】 绦虫病。

【制法】 三碗水煎成八分碗，连煎2次，合一起。

【用法】 分2次服之。

【文献来源】 《中医秘方验方第三辑》。

（十）

【处方】 槟榔一两

【主治】 绦虫病。

【用法】 水煎服，每日早、晚饭前服之。

【备注】 忌生冷、腥辣、黏硬、油腻等食物。

【文献来源】 《中医秘方验方第三辑》。

（十一）

【处方】 石榴皮三钱　槟榔三钱

【主治】 绦虫病。

【制法】 为细末。

【用法】 服药前一日晚禁食，次日早晨空腹服二钱，用白糖为引，白开水送下。

【备注】 忌生冷、腥辣、黏硬、油腻等食物。

【文献来源】 《中医秘方验方第三辑》。

（十二）

【处方】 木香二钱　槟榔六钱　黑丑四钱　白丑四钱　苦楝皮二钱　青皮一钱半　延胡索二钱　香附二钱　神曲一钱半

【主治】 绦虫病。

【用法】 水煎成八分碗，早、晚饭前服之。

【备注】 孕妇忌服。

【文献来源】 《中医秘方验方第三辑》。

（十三）

【处方】 苦楝皮三钱　酸石榴皮四钱　苏子三钱　黑丑四钱　白丑四钱　槟榔一两

【主治】 绦虫病（蛔虫病也可）。经常胃痛，饮食减少，瘦弱。

【用法】 三碗水煎剩一碗，1次服之。

【备注】 服后不到1小时，虫体即可由大便排出，体弱者亦可服。

【文献来源】 《中医秘方验方第三辑》。

（十四）

【处方】 槟榔七钱　大黄三钱　黑丑三钱　白丑三钱　木香七分

【主治】 绦虫病。

【用法】 水煎服。

【备注】 服药后3～4小时，即腹泻，虫即排出，量剂按年龄、体格随时加减用之。

【文献来源】 《中医秘方验方第三辑》。

（十五）

【处方】 去皮南瓜子（微炒）五两　槟榔一两　使君子一两　雷丸三钱　榧子三钱　苦楝皮三钱　枳壳三钱

【主治】 绦虫病。

【用法】 空腹先服五两南瓜子。30分钟后再一次口服另外六味药的水煎液（50～100ml）。令患者坐在装有大半罐37℃温水的罐上。10～20分钟虫体徐徐往下深入温水内，直到整个虫体全部排出为止。令虫体自行排出，勿用手牵拉。

【备注】 本组收治27例，有效率达到100%。笔者用上方治疗18例，收到100%疗效。

【文献来源】 《验方秘方选编》。

（十六）

【处方】 槟榔一两　苦楝皮五钱　使君子五钱　枳壳二钱　广木香三钱

【主治】 胆道蛔虫症。

【用法】 水煎服，分2次服之。

【文献来源】 《黑龙江验方选编》。

（十七）

【处方】 乌梅10枚

【加减】 便秘者加大黄（后下）三钱。

【主治】 胆道蛔虫症。

【用法】 水煎服。

【备注】 如发现胆道蛔虫已死，可用下方：柴胡三钱，茵陈、牡蛎各五钱，栀子、木香、枳壳、郁金各三钱，枯矾一钱。

【文献来源】 《验方秘方选编》。

（十八）

【处方】 苦楝二两半 陈皮二两半

【主治】 肠道蛔虫症。

【用法】 水煎连服2日，小儿酌减。煎成50～70ml早晨空腹服，无效时可次日再服1次。

【文献来源】 《验方秘方选编》。

（十九）

【处方】 白矾二斤 瓦楞子一斤二两 雷丸二两 甘草二两

【主治】 囊虫病。

【制法】 共为细末，制成水丸。

【用法】 每日3次，每次三钱。

【文献来源】 《黑龙江验方选编》。

（二十）

【处方】 瓜蒌仁三钱 黄连三钱 雷丸三两 大腹皮一两 白芥子四两 水蛭三两 茯苓四两 僵蚕四两 羌活三钱 牛膝一两 大黄一两 五灵脂十六两 橘红二两

【主治】 囊虫病。

【制法】 醋三斤半，煮沸五灵脂10分钟后，滤过其清液，将其余药物研末，以五灵脂煮沸液和丸，加适量蜜为丸，每丸三钱重。

【用法】 每服一丸，每日3次。

【文献来源】 《黑龙江验方选编》。

（二十一）

【处方】 用患者手指粗一绺裤生线麻（采集时间为春季，生长五寸高左右收集。干品比鲜品要多一点） 鸡蛋4个

【主治】 脑囊虫病。

【制法】 将线麻入铝锅中加水三大碗煎至一碗去麻，再下鸡蛋煎开后服。

【用法】 每日1剂，连服4周。

【备注】 忌一切玉米、大米等食物制品。

【文献来源】 《中草药秘方验方选》。

（二十二）

【处方】 珠矾丸辅助以驱虫剂

【主治】 囊虫病。

【用法】 成人每次服五至七分。

【文献来源】 《中医秘方验方第三辑》。

（二十三）

【处方】 鹤虱二两 使君子一两半 党参二两 槟榔四两 山药一两 雷丸二两 黄芪二两

【主治】 囊虫病。

【制法】 研末为丸。

【用法】 每日早、晚各服二钱。

【备注】 同时用硫黄一两，白鲜皮一两，川椒五钱，水煎熏洗，驱虫后用香砂六君子汤调补脾胃。

【文献来源】 《验方秘方选编》。

（二十四）

【处方】 干漆（切成豆粒大，炒成米黄色）五钱 黄连三钱 薏苡仁三钱 槟榔一两 雷丸三两 牛膝三两 水蛭（捣成小块，炒成褐黑色）三两 白僵蚕四两 白芥子四两 茯苓四两 大黄一两 羌活三钱 橘红二两 五灵脂（单包）六两

【主治】 脑囊虫病。

【制法】 除五灵脂外，共研为细末。取醋三斤半，将五灵脂煮沸10分钟取其醋汁。以醋

汁加蜜适量，将细末糊为丸，每丸二钱重。

【用法】 每次一丸，每日3次，连服6～9个月（以囊虫消失为准），如服药时出现不良反应立即停药。

【备注】 忌人参。本组治疗21例（其中包括癫痫型、脑瘤型、脑膜炎型、精神障碍型），痊愈10例，显效10例（这10例因疗程短，仍在治疗中，但已取得比较显著的疗效，如结节大部或部分消失，自觉症状明显改善，癫痫发作减少，颅压下降等），无效1例。

【文献来源】 《验方秘方选编》。

（二十五）

【处方】 百部草七钱

【主治】 八脚虫（阴虱）。

【用法】 水煎洗之。

【文献来源】 《中医秘方验方第三辑》。

（二十六）

【处方】 槟榔一钱　黑丑二钱　白丑二钱　苦楝皮六钱　雷丸六钱　大黄六钱　使君子仁六钱

【主治】 虫积腹痛。

【制法】 共为细末。

【用法】 每日早晨空腹服二钱，红糖水送下，小儿酌情减量服之。

【备注】 忌生冷、腥辣、黏硬食物；孕妇忌服。

【文献来源】 《中医秘方验方第三辑》。

（二十七）

【处方】 雷丸二钱　巴豆霜六钱　丁香二钱　木香一钱半　乳香一钱半　沉香一钱半　三棱一钱半　莪术一钱半　葶苈子一钱半　全蝎一钱半　僵蚕二钱　槟榔三钱　广陈皮二钱　皂角（焙存性）二钱

【主治】 虫积胃痛、腹痛。

【制法】 共为细末，枣肉为丸，如黄豆大，赤金为衣。

【用法】 成人每次服10粒，白开水送下。

【文献来源】 《中医秘方验方第三辑》。

（二十八）

【处方】 青皮三钱　陈皮三钱　三棱二钱　莪术二钱　香附三钱　益智仁三钱　川芎二钱　官桂二钱　桔梗二钱　大黄四钱　槟榔四钱　甘草一钱

【主治】 虫积腹痛。

【制法】 共合一处，水泡露一宿，煎之。

【用法】 每日早、晚饭前服之。

【备注】 忌生冷、油腻、辣、硬等食物；孕妇忌服。

【文献来源】 《中医秘方验方第三辑》。

（二十九）

【处方】 炒酸枣仁三钱　乌梅三钱

【主治】 虫积腹痛。

【用法】 水煎温服。

【备注】 忌食甜、黏等物。

【文献来源】 《中医秘方验方第二辑》。

温　热　病

（一）

【处方】 竹茹八钱　生石膏八钱　代赭石八钱　麦冬五钱　清半夏二钱　桔梗三钱　牡丹皮三钱　陈皮三钱　焦栀子二钱　龙胆草三钱　甘草二钱

【主治】 温热病。呕吐头疼，口渴，舌苔微黄，脉沉数。

【用法】 水煎服。

【备注】 孕妇忌服。

【文献来源】 《中医秘方验方第三辑》。

（二）

【处方】 生南星三钱　生半夏三钱　白芷三钱　皂角三钱　细辛一钱　麝香三分　藏红花二钱　片砂仁三钱　火硝二钱　冰片一钱

【加减】 夏季加牛黄一分；冬季加苏合丸一丸，生姜、大葱煎水送下。

【主治】 温病。
【制法】 共研细末。
【用法】 每次二钱，每日 2 次，白开水送下。
【备注】 孕妇忌服。
【文献来源】 《中医秘方验方第三辑》。

（三）

【处方】 僵蚕二钱 神曲二钱 金银花三钱 生地黄三钱 木通二钱 元黄芩二钱 黄连二钱 黄柏二钱 车前子二钱 桔梗三钱 玄参五钱 麦冬二钱
【主治】 温病初得，头痛身热，四肢酸痛。
【用法】 黄酒一盅，白蜜一两，水煎服。
【文献来源】 《中医秘方验方第三辑》。

（四）

【处方】 炙麻黄一两 川贝母三钱 麦冬六钱 寒水石六钱 甘草二钱 冰片一钱 朱砂二钱 麝香二钱
【主治】 感冒咳嗽，吐泻腹痛，头痛晕迷。
【制法】 共研细末。
【用法】 每服一分五厘，每日 2 次，白开水送下。成年人每服三分，小儿每服一分五厘，外用车前子二钱，煎水饮之。出汗即愈。
【文献来源】 《中医秘方验方第三辑》。

（五）

【处方】 皂角二钱五分 细辛二钱 木香二钱 白芷二钱 陈皮二钱 桔梗二钱 贯众二钱 龟板二钱 薄荷二钱 防风二钱 甘草二钱 枯矾二钱 朱砂二钱五分
【主治】 温病、时疫流行，感冒，吐泻，霍乱等。
【制法】 将皂角去皮，用火煨，合前药共研细末，水丸朱砂为衣。
【用法】 每服二钱，早、晚白开水送服。
【备注】 孕妇忌服。
【文献来源】 《中医秘方验方第三辑》。

（六）

【处方】 川黄连三钱 元黄芩三钱 连翘三钱 白芍三钱 川羌活三钱 防风二钱 葛根四钱 桔梗三钱 柴胡三钱 当归三钱 川芎二钱 金银花三钱 甘草二钱
【主治】 大头瘟。头顶肿大，重则起疱流黄水。
【用法】 水煎服。
【文献来源】 《中医秘方验方第三辑》。

（七）

【处方】 酒黄芩五钱 酒黄连五钱 牛蒡子二钱 玄参二钱 甘草二钱 桔梗二钱 柴胡二钱 板蓝根一钱 马勃二钱 僵蚕七分 薄荷一钱 升麻七分 连翘三钱 陈皮二钱
【加减】 气虚者加人参一钱；便秘者加大黄二钱。
【主治】 春、夏、秋温病，咽喉及头面肿痛。
【用法】 水煎服，早、晚饭前服之。
【备注】 勿食生冷、腥辣物。
【文献来源】 《中医秘方验方第三辑》。

（八）

【处方】 陈皮五钱 竹茹五钱 柿蒂 7 个 生姜五钱
【主治】 湿温病呃逆。
【用法】 水煎服，每日早、晚饭前服之。
【备注】 勿食生冷、腥辣之物。
【文献来源】 《中医秘方验方第三辑》。

（九）

【处方】 僵蚕二钱 蝉蜕二钱 六神曲二钱 生地黄二钱 木通一钱五分 黄芩一钱 黄柏一钱 车前子一钱五分 焦栀子一钱 黄连一钱 桔梗一钱 牡丹皮一钱 知母一钱
【主治】 温病，大热，便秘。
【用法】 水煎服。
【备注】 勿食生冷、腥辣之物。

【文献来源】《中医秘方验方第三辑》。

（十）

【处方】朴硝二钱　大黄二钱　甘草二钱　元黄芩二钱　黄连二钱　黄柏二钱　僵蚕二钱　蝉蜕一钱五分　枳实二钱　生地黄五钱　牡丹皮二钱

【主治】温病，便燥，口渴。

【用法】黄酒一盅，白蜜八钱，水煎服。

【文献来源】《中医秘方验方第三辑》。

（十一）

【处方】荆芥二钱　僵蚕二钱　元黄芩二钱　生石膏八钱　天花粉二钱　神曲二钱　橘红二钱　玄参五钱　苦参二钱　蝉蜕二钱　薄荷二钱　茯苓三钱　牡丹皮二钱　黄连一钱

【主治】温病，头痛，壮热。

【用法】黄酒一盅，白蜜八钱，水煎服。

【备注】孕妇忌服。

【文献来源】《中医秘方验方第三辑》。

（十二）

【处方】牡蛎六钱　鳖甲二钱　白芍六钱　沙参三钱五分　麦冬三钱五分　五味子七分　山茱萸七钱　知母二钱　牡丹皮一钱五分

【主治】温热病，汗下后，热不退。心烦神昏，便溏，脉数无力。

【用法】水煎服。

【文献来源】《中医秘方验方第三辑》。

（十三）

【处方】柴胡二钱　元黄芩二钱　麦冬二钱　玄参五钱　大黄二钱　芒硝二钱　生地黄五钱　赤芍三钱　黄柏二钱　知母二钱　竹叶二钱

【主治】温病汗后不解，邪在半表半里。头痛，口苦，耳聋，心烦，便秘，小便黄，寒热往来，脉弦数。

【用法】水煎服。

【文献来源】《中医秘方验方第三辑》。

骨　梗

【处方】威灵仙一两

【主治】骨梗（鱼骨、鹅骨、鸡骨、猪骨等）。

【用法】加水两碗煎成一碗，于 30 分钟慢慢咽完。每日 1～2 剂。

【备注】梗于食管者第一日服 1～2 剂，次日 X 线复查如有异物，再服 2 剂，在密切观察下，一般服 1～4 剂，个别人服 8 剂。本组收治 117 例，服药后骨梗消失者 104 例，有效率为 88.9%，无效 13 例，占 11.1%。如并发感染者可用抗生素治疗。

【文献来源】《验方秘方选编》。

失血过多

【处方】丹参二钱　钩藤三钱　白术二钱　当归二钱　子芩二钱　川芎二钱　熟地黄二钱　白茅根一两　甘草二钱　酒白芍二钱

【主治】失血过多，不省人事，牙关紧闭。

【制法】水煎服。

【备注】如系厥逆，尚可酌加桂枝、附子。

【文献来源】《中医秘方验方第二辑》。

中　暑

（一）

【处方】鲜马齿苋一二两

【主治】中暑。

【用法】水煎服。

【文献来源】《中草药验方选编》。

（二）

【处方】食盐一两　生姜五钱

【主治】中暑。

【用法】同炒，以水一碗煎服。

【文献来源】《中草药验方选编》。

（三）

【处方】鱼腥草（全株）二两

【主治】中暑腹痛。

【用法】　洗净，另加红糖少许，开水泡服。
【文献来源】　《中草药验方选编》。

（四）

【处方】　青蒿三钱　薄荷一钱
【主治】　中暑发热。
【用法】　水煎温服。
【文献来源】　《中草药验方选编》。

（五）

【处方】　蒲公英一两　马齿苋一两　红糖少许
【主治】　中暑发热。
【用法】　水煎半小时微冷服。
【文献来源】　《中草药验方选编》。

中　毒

（一）

【处方】　粉甘草（生用）二两　绿豆二两
【主治】　中毒。
【用法】　水煎服。
【文献来源】　《中草药验方选编》。

（二）

【处方】　咸菜卤
【主治】　煤气中毒、昏晕、恶心跌倒。
【用法】　将患者急移于风凉处，灌服数匙，如无咸菜卤可用新汲井水灌。
【备注】　咸菜卤须陈久如清水者方有效。又方将白菜切碎，拧出水灌服。
【文献来源】　《中草药验方选编》。

（三）

【处方】　绿豆白
【主治】　食物中毒。
【用法】　煎水，频服之即效。
【文献来源】　《民间验方》。

（四）

【处方】　秧根（即早、晚稻根）
【主治】　蕈类中毒。
【用法】　洗净，水煎服。
【文献来源】　《中草药验方选编》。

（五）

【处方】　猪骨（烧灰）适量
【主治】　食诸果中毒。
【用法】　冷开水冲服或水煎服。
【文献来源】　《中草药验方选编》。

（六）

【处方】　甘草八两　滑石粉二两　黄豆适量
【主治】　农药中毒（乙基对硫磷和硫化磷酸中毒）。
【用法】　煎取甘草液，将滑石冲入甘草液内，再将黄豆加水捣成浆加入待澄清后，取水一次服。
【备注】　如无黄豆时，急用前两味，频频冷服。
【文献来源】　《中草药验方选编》。

（七）

【处方】　防风一两　甘草一两
【主治】　六氯环已烷中毒。
【用法】　水煎服。
【文献来源】　《中草药验方选编》。

（八）

【处方】　防风一两（中毒重者，须用三四两）
【主治】　红矾、白砒中毒。
【用法】　研末，冷水调服或水煎冷后灌服。
【备注】　此方各地应用较广，在发现较早时，有的先用（鸡）毛羽探咽，使之吐出胃中毒物；有的先用 1∶1000 的高锰酸钾溶液催吐后，再冷服上药解毒。又方①防风四两，甘草一二两，水煎冷服，以吐尽砒霜为度。亦可先用鸡蛋清十几个饮下，或先服熟猪油一二两，然后服本方。②防风一两、生石膏二两，研细混匀，分 3 次用冷水冲服。③防风四两，硼砂五两，研末，开水冲，冷服。④防风，大黄各一两，水煎三四碗频服。

【文献来源】 《中草药验方选编》。

（九）

【处方】 小蓟草根（鲜者用半斤）

【主治】 红矾、白砒中毒。

【用法】 捣汁灌下。

（十）

【处方】 车前草（全株）三两

【主治】 红矾、白砒中毒。

【用法】 捣汁同鸡蛋清调服。

【备注】 又方车前草二两，水煎服。

【文献来源】 《中草药验方选编》。

（十一）

【处方】 鱼腥草根半斤

【主治】 阿托品过量中毒。

【用法】 捣烂，水煎，过滤，调红糖服。

【文献来源】 《中草药验方选编》。

（十二）

【处方】 生甘草二两

【主治】 服奎宁或米帕林过量中毒。

【用法】 两碗水煎至半碗，1 次顿服。

【备注】 又方甘草四两，煎好后，1/2 内服，1/2 外洗，如无效，甘草可加量至半斤或一斤。治由药物引起的皮肤过敏。

【文献来源】 《中草药验方选编》。

（十三）

【处方】 生防风二至四两

【主治】 皮肤接触药物（如六六六粉、DDT 粉、巴比通、铅粉、藤黄、磷等）引起过敏。

【制法】 切细，用冷开水一杯加入捣烂，再加冷水两大碗，混匀稍澄清。

【用法】 以此水洗皮肤。防风可用到四两以上，新鲜者尤佳。

【备注】 切勿用热水或煎煮，否则无效。

【文献来源】 《中草药验方选编》。

第二节 外科疾病

疮 疡

（一）

【处方】 蜂房一两　蛇蜕三钱

【主治】 砍头疮。

【制法】 共为细末。

【用法】 取适量外用。

【文献来源】 《验方秘方选编》。

（二）

【处方】 活蟾蜍 1 只

【主治】 手足疔疮。

【制法】 将其头用刀切断，取其头套入患指（趾）上。

【用法】 连套 1～3 次，每次一指，隔日 1 次。

【医案】 沙某，男，34 岁。大拇指痒麻，周围红肿疼痛，经打针、服药无效，后用蟾蜍头套入 2 次即愈。

【文献来源】 《验方秘方选编》。

（三）

【处方】 蒲公英 25 克　当归 15 克　紫花地丁 25 克　小蓟 25 克　玄参 25 克　苦参 10 克　金银花 20 克　野菊花 15 克

【主治】 各种肿毒。

【用法】 将各药煎熬浓缩为小丸，分 3 次服。

【备注】 治疗 30 余例，治愈率 70%以上。

【文献来源】 《中草药秘方验方选》。

（四）

【处方】 金银花 25 克　连翘 15 克　蒲公英 50 克　紫花地丁 15 克　防风 15 克　荆芥 15 克　麻黄 15 克　乌药 15 克　甘草 15 克　桂枝 15 克

【主治】 疔毒走黄。

【用法】 以黄酒为引，水煎服，出汗即安。

【备注】 共治10余例，均有效。

【文献来源】 《中草药秘方验方选》。

（五）

【处方】 当归15克 蜈蚣5克

【主治】 无名肿毒。

【制法】 将蜈蚣用纸包，置微火烧焦存性为度。

【用法】 将两药放入碗内用开水浸泡10分钟左右，去渣服药液之后盖被发汗。

【备注】 治100例，治愈率80%以上。

【文献来源】 《中草药秘方验方选》。

（六）

【处方】 革薢15克 当归15克 牡丹皮10克 牛膝10克 防己20克 木瓜20克 薏苡仁25克 秦艽15克 金银花50克 夏枯草20克

【主治】 下肢红肿（流火、丹毒）。

【用法】 水煎服。

【文献来源】 《中草药秘方验方选》。

（七）

【处方】 雄黄（适量为细末）

【主治】 手指生蛇头疮（红肿未溃）。

【用法】 将药装进能放进手指头大的瓶内，把患指伸进药瓶内浸泡，待患指发出热气时见消肿后拔出患指，洗净即可。

【备注】 治疗5例，均治愈。

【文献来源】 《中草药秘方验方选》。

（八）

【处方】 蒲公英1500克 元黄柏250克

【主治】 疮痈。

【制法】 将蒲公英煎成300ml药液，加黄柏面，晒干为细末。

【用法】 成人每服5克，每日3次，白开水送服。

【疗效】 治疗100余例，治愈率95%以上。

【文献来源】 《中草药秘方验方选》。

皮肤病

（一）

【处方】 桑螵蛸（蛹未出更好）不拘多少 金霉素粉适量

【主治】 带状疱疹。

【制法】 桑螵蛸放文火上烧焦研成细末，加金霉素粉，加香油适量调匀。

【用法】 用羽毛涂患处，每日3～4次，一般1～2日即愈。

【文献来源】 《验方秘方选编》。

（二）

【处方】 桑螵蛸适量 板蓝根适量

【主治】 带状疱疹。

【制法】 桑螵蛸、板蓝根放文火上烧焦，研成细末，加香油适量，调匀备用。

【用法】 用羽毛涂患处，每日3～4次。

【备注】 本组收治30例，经上治法治疗一般2～3日即愈。

【文献来源】 《验方秘方选编》。

（三）

【处方】 桑螵蛸适量

【主治】 带状疱疹。

【制法】 桑螵蛸放文火上烧焦，研成细末，加香油适量，调匀备用。

【用法】 用羽毛涂患处，每日3～4次，一般1～2日即愈。

【医案】 葛某，男，21岁。右侧腰部出现不规则小红斑，红斑上有透明小水泡密集成群，排列成蛇串样。局部灼热剧痛伴发热、全身不适，经用上方2日痊愈。

【备注】 本组治疗40例，有效率达100%。

【文献来源】 《验方秘方选编》。

（四）

【处方】 生地黄一两 麦冬五钱 玄参五

钱　荆芥三钱　黄连一钱　天花粉三钱　升麻二钱　白芷一钱　甘草二钱

【主治】　红斑狼疮。

【用法】　水煎服，每日 1 剂，分 2 次服。

【备注】　服 10～20 剂即愈。

【文献来源】　《验方秘方选编》。

（五）

【处方】　煅牡蛎一两　钩藤一两　醋鳖甲五钱　昆布五钱　海藻五钱　丹参五钱　木瓜三钱　丝瓜络三钱　延胡索三钱

【主治】　局灶性硬皮病。

【用法】　水煎服，隔 2～3 日服 1 剂。

【备注】　用本方治疗 17 例，其中，局灶性硬皮病 14 例，硬皮病伴颜面偏侧萎缩症 2 例，肢端硬皮病伴掌跖角化症 1 例，病程最长者 35 年，最短者 3 个月，收效时间短者 14 日，长者 3 个月左右，7 例治愈（皮损绝大部分消失，肤色基本正常），6 例明显进步（皮损消失 70%以上，肤色大部分复常），4 例进步（皮损消失 50%以上，肤色部分正常），显效率为 70%。

【文献来源】　《验方秘方选编》。

（六）

【处方】　全苗鲜马齿苋二斤　白酒一斤

【主治】　皮肤溃疡。

【制法】　上药加水 500ml，同煮至 400ml 为度。

【用法】　成人每日早、晚各食熟马齿苋约二两，食后饮药汁 50ml，小儿酌减。服完 1 剂不愈者，可另用鲜马齿苋半斤（或视溃口大小而定），洗净泥土，放臼中捣烂，装于纱布袋内，用手压匀如饼状盖于患处，一日一换，如遇小儿不能内服可单用外敷，亦能奏效。

【备注】　临床体会：该药外敷比内服疗效尤为迅速、可靠。

【文献来源】　《验方秘方选编》。

（七）

【处方】　生地黄二两　当归五钱

【主治】　手癣。

【用法】　水煎服，每日 1 剂，分 2 次服，也可以用药液浸泡患处。

【备注】　本组收治 25 例，有效 24 例。

【文献来源】　《验方秘方选编》。

（八）

【处方】　金银花一两　炒薏苡仁一两　生黄芪八钱　连翘五钱　云茯苓五钱　汉防己四钱　猪苓四钱　泽泻四钱　桂枝三钱　甘草一钱

【加减】　如在下肢者，加川牛膝、川木瓜；发痒者，加蛇床子、僵蚕；腹胀者，加大腹皮；如气不虚，减黄芪。

【主治】　剥脱性皮炎。

【备注】　此方治剥脱性皮炎，症见全身皮疹潮红浮肿，瘙痒难忍，渗流黄水，并有糜乱脱皮现象，一般 6～15 剂可愈，不再复发。

【文献来源】　《验方秘方选编》。

（九）

【处方】　白鲜皮三钱　赤芍三钱　赤茯苓三钱　炒僵蚕三钱　金银花三钱　连翘三钱　蛇床子三钱　鲜生地黄三钱　牡丹皮一钱半　防风一钱半　白芷一钱半　生甘草一钱　生黄芪五钱

【主治】　过敏性皮炎。

【备注】　除寄生虫病、血循环障碍、神经性皮炎无效外，一般服用 1～2 剂即能使症状消失。

【文献来源】　《验方秘方选编》。

（十）

【处方】　白矾一两　皂矾一两　儿茶五钱　侧柏叶二两

【主治】　鹅掌风。

【制法】　上药加水五碗煮沸数分钟，备用。

【用法】　用前先用桐油擦患处，再用纸捻浸透桐油，点燃纸捻，熏患处约 10 分钟，然后将上述药液倒入桶内，把患手伸入桶内，用布紧盖桶口勿使走气，利用热气熏患手，待药液微冷后，再将患手浸入药液中20～30分钟。

【备注】 另可予内服药：生地黄四钱，熟地黄四钱，白蒺藜三钱，知母三钱，黄柏三钱，枸杞子三钱，菟丝子三钱，独活二钱，土茯苓三钱，白鲜皮三钱，当归三钱。用上法治疗后，煎汤内服。每日1剂，连服4～5剂。患手应严禁与水接触10日，忌食鱼腥、葱、蒜、韭菜。忌酒类等。

【文献来源】 《验方秘方选编》。

（十一）

【处方】 白鲜皮一两　草薢一两　生薏苡仁一两　牡丹皮三钱　苦参三钱　蝉蜕三钱　甘草二钱

【主治】 荨麻疹、神经性皮炎、慢性湿疹。

【制法】 以温水浸泡2小时后煎煮。

【用法】 每日1剂，分2次服。外用白鲜皮酊，每日外擦3次。

【备注】 本组收治55例，经用药3～5日基本痊愈。

【文献来源】 《验方秘方选编》。

（十二）

【处方】 何首乌六钱　黑芝麻四钱　赤芍四钱　白芍四钱　合欢皮四钱　红花三钱　远志三钱　夏枯草四钱　当归四钱　沙苑子四钱　生地黄四钱　熟地黄四钱　丹参四钱　龙胆草四钱

【主治】 白癜风。

【用法】 每日1剂，水煎分2次服，3个月为1个疗程。

【备注】 经70例临床观察效果可靠，有效率可达74.2%。可配合补骨脂酊每日外擦2次治疗（补骨脂酊制法：补骨脂一斤，浸于75%乙醇内，1周后过滤即得）。

【文献来源】 《验方秘方选编》。

（十三）

【处方】 硫黄三钱　雄黄三钱

【主治】 干湿疥。

【用法】 共为细末，用猪油一两共捣如泥，用青布包裹火烤擦之。

【备注】 本组收治5人，用上方2次痊愈。

【文献来源】 《验方秘方选编》。

（十四）

【处方】 白鲜皮、铜绿各等份

【主治】 黄水疮。

【制法】 共碾细末。

【文献来源】 《中草药秘方验方选》。

（十五）

【处方】 五倍子50克　明矾35克　黄连15克　银朱15克　儿茶15克　冰片5克

【功能】 解毒，利湿，消炎，去腐，收敛。

【主治】 湿疹流水久不愈、黄水疮。

【制法】 将五倍子捣碎去垢与白矾混捣一起放入锅内焙，至明矾半枯半生时取出与其余四味药共为细末。

【文献来源】 《中草药秘方验方选》。

（十六）

【处方】 马莲草200克　鲜马莲草根适量

【主治】 阴囊红肿疼痛。

【用法】 用四碗水煎马莲草内服；马莲根水煎液洗阴囊。

【文献来源】 《中草药秘方验方选》。

（十七）

【处方】 胆矾、枯矾、滑石粉各等份

【主治】 脚气（溃烂者胆矾减半）。

【制法】 共研细末。

【用法】 外用。

【文献来源】 《中草药秘方验方选》。

（十八）

【处方】 白氏扶正祛风汤：黄芪　肉桂　桂枝　熟地黄　白蒺藜　当归　白芍　人参　甘草

【主治】 瘾疹。

【用法】 水煎服。

【医案】 王某，男，36 岁，干部，1998 年 2 月 23 日初诊。主诉：周身起风团样皮疹，瘙痒色红，反复发作近 10 年。病史：病发 10 年，反复发作。初起无明显诱因，突然全身起红色疙瘩，瘙痒，每年春秋两季复发为甚。现周身皮肤发痒，红色风团不退，伴食少纳呆，倦怠乏力，腰酸，下部寒凉感。查体：神志清楚，体质消瘦。见躯干、四肢散在红色扁平风团，大小、形态各一，边界清楚，搔抓后则融合成片。舌质淡，苔薄白，脉沉细无力。辨证：素体虚弱，气血不足，气虚卫外不固，风邪乘虚侵袭，闭塞腠理，导致营卫失和而形成本病。中医诊断：瘾疹（气血两虚型）。西医诊断：慢性荨麻疹。治则：益气固表，调和营卫。处方：白氏扶正祛风汤加减。生黄芪 25 克，肉桂 5 克，桂枝 15 克，白芍 15 克，熟地黄 15 克，白蒺藜 20 克，红人参（先煎）15 克，甘草 15 克，神曲 10 克。水煎服，每日 1 剂。1998 年 3 月 20 日复诊：瘙痒明显减轻，皮疹大部分消退，食纳有增，肾囊仍有寒凉感，继前方加小茴香 10 克，又投 6 剂，药后诸症递减，继服 6 剂，以资巩固疗效。随访 2 年未见复发。

【文献来源】 《名老中医白郡符治疗瘾疹经验介绍》。

（十九）

【处方】 金银花　野菊花　蒲公英　紫花地丁　生地黄　牡丹皮　黄芩　赤芍　黄连　生山栀子　连翘　黄柏　知母　桔梗　水牛角　牛蒡子　天花粉　生甘草

【功能】 清热泻火，清营凉血，解毒散结。

【主治】 红丝疔（急性淋巴管炎）。

【用法】 水煎服，每日 1 剂（重者 2 剂），每日 3～6 次。

【备注】 孕妇慎用，儿童遵医嘱。服药期间忌烟酒。忌食生冷、油腻、辛辣食物。

（二十）

【处方】 人参荆芥散：人参 5 克　荆芥穗 5 克　熟地黄 5 克　柴胡 5 克　枳壳 5 克　炒酸枣仁 5 克　炙鳖甲 5 克　羚羊角 5 克　白术 5 克　防风 3 克　川芎 3 克　当归 3 克　肉桂 3 克　炙甘草 3 克　生姜 3 片

【主治】 女性慢性荨麻疹。

【用法】 每日 1 剂，水煎，早、晚分服。

【备注】 孕妇慎用。服药期间忌烟酒。忌生冷、辛辣食物。服药后避风 1 小时。

淋　证

（一）

【处方】 大黄五钱　甘草五钱　人中白三钱　滑石三钱

【主治】 梅毒性淋证。

【制法】 共为细末，炼蜜为丸二钱重。

【用法】 每日早、晚饭前服一丸，白开水送下。

【备注】 勿食生冷、腥辣之物。

【文献来源】 《中医秘方验方第三辑》。

（二）

【处方】 熟地黄三钱　生地黄三钱　知母二钱　元黄柏二钱　茯苓三钱　海金沙二钱　萹蓄二钱　泽泻三钱　木通二钱　大黄二钱　甘草二钱　猪苓二钱　车前子三钱　灯心草五分　竹叶二钱

【主治】 淋证。

【用法】 水煎服，每日早、午、晚服之。

【备注】 勿食生冷、腥辣之物。

【文献来源】 《中医秘方验方第三辑》。

（三）

【处方】 海金沙三钱　琥珀二钱　锁阳三钱　龙骨三钱　牡蛎三钱　人中白三钱　朱砂二钱

【主治】 男子淋证，女子赤白带下之症。

【制法】 共为细末。

【用法】 每服二钱，白开水送下。

【备注】 忌食辛辣之物。

【文献来源】 《中医秘方验方第三辑》。

乳 腺 炎

（一）

【处方】 瓜蒌40克 蒲公英40克 柴胡7.5克 赤芍15克 陈皮5克

【功能】 清热解毒，疏肝理气。

【主治】 乳房肿痛。

【用法】 水煎服，每日1剂，早、晚各服1次。

【备注】 治疗20余例，治愈率为80%。

【文献来源】 《中草药秘方验方选》。

（二）

【处方】 辣椒油

【主治】 痈疽。

【制法】 将辣椒油熬开。

【用法】 趁热用筷头拈药点疮上。

【备注】 治愈50例。

【文献来源】 《中草药秘方验方选》。

乳腺增生

【处方】 自拟乳癖1号：柴胡15克 白芍10克 川楝子10克 丹参20克 白术20克 路路通15克 王不留行15克 生姜10克 鹿角霜25克 甘草10克

【加减】 伴有乳腺纤维瘤者加夏枯草20克；肿块较硬，痛轻者加山慈菇20克，半枝莲50克；男性均加用巴戟天20克，补骨脂30克。

【功能】 疏肝理气，开郁散结。

【主治】 乳腺增生。

【用法】 每日1剂，水煎服，每日2次。

【备注】 月经不调者，不用调经，月经后1周开始用药，至下次行经停药。

【疗效】 本组68例中治愈32例，显效23例，好转7例，无效6例，总有效率为91.2%。

【文献来源】 《自拟乳癖1号治疗乳腺增生病76例临床观察》。

痔

（一）

【处方】 硫黄 大枣

【主治】 痔疮，内外痔均可。

【制法】 把硫黄、大枣蒸20分钟后，去除硫黄取大枣。

【用法】 每次服2～3枚，每日3次。

【文献来源】 《中草药秘方验方选》。

（二）

【处方】 无花果

【主治】 痔疮。

【制法】 鲜无花果10枚，放入砂锅（或铝锅）内，加水2000ml，文火煎煮，沸后仍煎30分钟，至药液约1500ml，然后倒入干净盆内，捞起熟果盛于碗里备用。

【用法】 上药为1日量，分2次，用脱脂棉蘸药液洗敷患处，每次20分钟，同时食煮熟之无花果5枚。一般连用3～4剂见效。

【医注】 忌食生冷、油腻之品。

【医案】 陈某，男，48岁。患血栓外痔已2年，经多方治疗未愈，于1980年8月19日就诊，改用本法治疗3日痊愈，经追访3年未见复发。

【文献来源】 《无花果治疗痔疮》。

肛 裂

【处方】 冰片二钱 煅龙骨粉二钱 朱砂二钱半 煅甘石二两 煅石膏四两五钱 凡士林十二两 麻油适量

【主治】 肛裂。

【制法】 先取冰片及少许煅甘石研细末，再入煅龙骨粉、朱砂及余下的煅甘石，混合掺入煅石膏，拌匀后倾倒凡士林内充分搅拌，最后加适量麻油调成软膏。

【用法】 肛门局部用红汞消毒后，根据肛裂大小，用探针挑生肌膏涂满肛裂面，然后用干棉球覆盖表面，借探针把部分干棉球推入肛内，最后用纱布盖于肛门口，胶布固定。外用药后

12 小时内暂不大便，次日排便后用高锰酸钾水坐浴，复查疮面再换药。

【备注】 用本法治疗肛裂 74 例，效果满意。一般上药 3～5 次，肛裂多完全愈合，且无任何不适反应。

【文献来源】 《验方秘方选编》。

脱 肛

（一）

【处方】 升麻四钱 党参五钱 肉苁蓉四钱 地龙四钱

【主治】 脱肛。

【用法】 水煎服，每日 1 剂，分 2 次服。

【医案】 邓某，女，50 岁。患者脱肛已 2 年多，致不能参加劳动，经中西药多方治疗未效，改服上方 5 剂痊愈，2 年来未见复发。

【备注】 用上方治疗 3 例，服药 4 剂后均痊愈。

【文献来源】 《验方秘方选编》。

（二）

【处方】 诃子二两

【主治】 脱肛。

【制法】 用火煨，研细末备用。

【用法】 每服一钱，每日 2 次，饭后开水冲服。

【医案】 包某，男，63 岁。患脱肛已 20 余年，经各种疗法无效，用上法 7 日痊愈。

【文献来源】 《验方秘方选编》。

（三）

【处方】 蜗牛（焙干）

【主治】 脱肛。

【用法】 研为细末，成人每服一钱，小儿二至五分，每日 3 次。

【文献来源】 《民间验方》。

（四）

【处方】 鳖头 10 个

【主治】 新旧脱肛。

【制法】 焙黄研细末，分为 14 包。

【用法】 黄酒或白开水送服，每日一包。

【备注】 忌食生冷之物。

【文献来源】 《中医秘方验方第三辑》。

（五）

【处方】 升麻二钱五分 麻黄二钱五分

【主治】 新旧脱肛。

【用法】 水煎服，取汗。

【备注】 时间过久者，可隔日连服 2～3 剂；孕妇忌服。

【文献来源】 《中医秘方验方第三辑》。

（六）

【处方】 狗骨头

【主治】 脱肛。

【制法】 焙黄为细末。

【用法】 成人每服二钱，小儿酌减。外用糊于患处亦可。

【文献来源】 《中草药秘方验方选》。

周围血管疾病

（一）

【处方】 人发（洗净焙炭）三钱 枯矾三钱 冰片五分

【主治】 脚气。

【用法】 共研面，敷于患处。

【文献来源】 《民间验方》。

（二）

【处方 1】 毛冬青五两 猪骨适量

【处方 2】 毛冬青三两

【主治】 血栓闭塞性脉管炎。

【用法】 处方 1：水煎 2～3 小时后服用。处方 2：毛冬青煎水浸泡患肢，每日 1～2 次。

【备注】 可用于初期及中期患者。

【文献来源】 《验方秘方选编》。

（三）

【处方】 党参三钱 黄芪三钱 白芍三钱 白术三钱 菟丝子三钱 鹿角霜三钱 桑螵蛸三钱 巴戟天四钱 炙甘草三钱 鸡血藤四钱 桂枝一钱

【主治】 肢端动脉痉挛病（雷诺病）。

【用法】 水煎服，每日 1 剂，每日 2 次。

【文献来源】 《验方秘方选编》。

（四）

【处方】 当归五钱 川芎二钱 桃仁二钱 乳香一钱 没药二钱 桂枝二钱 鸡血藤五钱 甘草一钱

【主治】 肢端动脉痉挛病（雷诺病）。

【用法】 水煎服，每日 1 剂，每日 2 次。

【文献来源】 《验方秘方选编》。

（五）

【处方】 玄参三钱 赤芍三钱 当归五钱 桂枝三钱 川芎三钱 附子八分

【主治】 肢端动脉痉挛病（雷诺病）。

【用法】 水煎服。并给予地黄丸，每日 3 次，每次一丸。

【文献来源】 《验方秘方选编》。

（六）

【处方】 当归 30 克 玄参 20 克 金银花 50 克 穿山甲 15 克 藕节 25 克 防己 20 克 桃仁 15 克 乳香 15 克 牛膝 30 克 甘草 10 克

【加减】 寒热错杂者加桂枝、柴胡；肿胀重者加土茯苓、通草；热重者加紫花地丁。

【功能】 清热利湿，解毒活血。

【主治】 结节性脉管炎。

【备注】 共 15 例，痊愈 9 例，显效 5 例，无效 1 例。

【医案】 徐某，男，36 岁，教员。患风湿痹证十几年，红结节溃破，反复发作 5 年。近年来在外院一直按“结节性红斑”诊治，运用中药加激素、抗炎等治疗无效。经做病理检查：“鳞状上皮分化好，皮下血管壁增厚，管腔闭塞，内皮增生有凝固性坏死，血栓形成，管周围纤维细胞增生，外围以类上皮细胞及淋巴球浸润”。除外结节性红斑，诊断为“结节性脉管炎”，多方治疗不效，于 1970 年 3 月 15 日来我院要求给予中药治疗。来诊时，两小腿肌肉酸痛，肢体微热，步履艰难，跛行。时冷时热，口舌干，喜冷饮。尿黄赤且痛，大便略干。双小腿伸侧、足跖部散在较多大小不等、小圆形、暗紫色结节，高出皮肤表面，按之痛甚，周围痒痛，伴结节溃破流黄水，足趾苍白发凉，足背动脉搏动减弱。两目红赤，舌质赤，苔黄白，脉弦略数，体温 36.9℃，血沉 60mm/h，其他查体正常。证属湿毒瘀阻，寒热错杂。治宜清热利湿，解毒活血为主。处方：当归 30 克，玄参 25 克，金银花 50 克，牛膝 30 克，穿山甲 5 克，桂枝 15 克，藕节 25 克，防己 20 克，乳香 15 克，桃仁 15 克，野菊花 20 克，甘草 10 克。服药 3 剂后，自觉肢体肿胀，结节渐消，时有麻木。上方加木瓜 20 个，服 9 剂后结节见少，溃破面已不流水，寒热已退，足转温，上方桂枝量减至 5 克，加皂刺 15 克，继服药 20 剂诸症消失，未再复发。

【文献来源】 《结节性脉管炎的治疗》。

（七）

【处方】 桂枝 柴胡 姜黄 当归 白芍 丹参 鸡血藤 钩藤 王不留行 玄参 甘草

【加减】 桂枝之量可随寒温而增减，如血虚寒胜，其量可用 40～50 克（一般可用 15～25 克），去丹参加黄芪以益气助血行，当归用量 20 克左右。偏瘀者王不留行量可增至 50 克左右，一般为 25 克左右。温热者桂枝量减至 10 克左右，加蒲公英 50 克，通草 25 克，皂刺 15 克。其他药物用量为 15～20 克。

【功能】 温经散寒，活络通脉。

【主治】 雷诺病。

【用法】 水煎服。

【医案】 李某，女，32 岁，1977 年 5 月 21 日来诊。患者于 1977 年 2 月份因着凉发现两手小指及无名指尖发凉、苍白，继而紫绀、潮红、酸胀麻痛，浸入温水后缓解，每日发作2～3次，渐至加重，半个月后除拇指外其他四指受累，发作频繁，进而指端持续性青紫，时达指掌，针刺样疼痛，在他院多次药物熏洗并经中西药综合治疗不见好转，于5月21日来诊。查体：两手四指呈对称性紫绀、冰凉、指端瘀肿，舌苔白、质暗紫，脉弦，其他查体未见异常。证属寒凝血瘀，治宜温经散寒，活血化瘀，处方：桂枝25克，柴胡15克，姜黄20克，当归15克，丹参20克，赤芍15克，王不留行50克，鸡血藤50克，钩藤20克，玄参15克，甘草10克，水煎服。服药6剂后次指、无名指见温。9剂，中指亦见温，麻痛好转。继服30剂手指温度及皮肤颜色恢复正常，疼痛消失，遇凉或其他诱因未再发作。

【文献来源】《以温经活络法治疗雷诺氏病》。

（八）

【处方】生黄芪　黄柏　苍术　猪苓　川牛膝　土茯苓　大腹皮　王不留行　路路通　甘草　炒白术　萆薢等（由黑龙江中医药大学附属第二医院制剂室制成水丸，每袋8克）

【功能】清热利湿，活血化瘀，通络消肿。

【主治】肢体肿胀。

【用法】每次1袋，每日3次，口服。

【备注】孕妇慎用，儿童遵医嘱。服药期间忌烟酒。忌食生冷、油腻、辛辣食物。

【医案】杜某，男，70岁，退休。自述双下肢肿胀疼痛半年，加重2个月，晨轻暮重，诊断为“双下肢静脉功能不全”。辨证属湿阻血瘀，予萆薢消肿丸8克，每日3次口服。1周后肿胀、疼痛减轻，继服1周，症状明显缓解。

胆石症

（一）

【处方】茵陈四两　龙胆草三钱　郁金三两　木香三两　枳壳三两

【主治】胆石症。

【制法】共为细末，加鲜猪胆汁或牛胆汁一斤（先将胆汁熬浓至半斤）拌入药面中，加适量蜂蜜为丸，每丸三钱重。

【用法】早、晚各服一丸，1个月为1个疗程，停药1周后再进行第二个疗程，第二疗程后，如症状消失或放射线摄片结石阴影消失者即为痊愈。

【文献来源】《验方秘方选编》。

（二）

【处方】生蒲黄　五灵脂　延胡索　香附　木香　白芍　甘草

【功能】疏利肝胆，清热祛湿。

【主治】胆绞痛。

【用法】每日1剂，水煎去滓，再煎后分2次饭后温服。

【备注】忌食生冷、油腻之品。

【医案】李某，女，42岁，农民，于1986年11月14日凌晨2时就诊。主诉：右上腹部绞痛，其痛甚剧，如刀割、锥刺状，3小时不缓解。查体：发热，体温38.6℃，心肺无异常，右上腹部肌紧张，压痛明显，无反跳痛。初步印诊胆结石，继发胆囊炎、胆绞痛。立即肌内注射哌替啶50毫克加阿托品1毫克，其痛缓解。6小时后疼痛复发，症与前同，查B型超声为胆囊结石合并胆囊炎。复诊患者形体消瘦，颜面晦黄，口苦咽干，五心烦热，倦怠乏力，舌质红绛，苔黄腻，脉弦细数。证属肝气郁结，湿热内蕴。治宜疏利肝胆，清热祛湿。处方：七味止痛饮加青皮、枳实、柴胡、龙胆草、茯苓等。水煎服，每2小时服药1次，2剂后疼痛明显缓解。改为日服3次，5剂后疼痛消失。

【文献来源】《自拟七味止痛饮临床应用举隅》。

肠痛

（一）

【处方】蒲公英一两半　紫花地丁一两　黄柏五钱　木香三钱　川楝子二钱　赤芍五钱　大黄二钱

【主治】　急性阑尾炎。

【用法】　水煎服，每日 3 次。

【备注】　本方对单纯性急性阑尾炎效果好，对化脓性阑尾炎效果满意，笔者将之用于临床，一般连服 3 剂，疼痛减轻，7 剂即可热退痛止，且本方药物多为地产，药源充足，适用于推广应用。

【文献来源】　《验方秘方选编》。

（二）

【处方】　青皮二钱　陈皮二钱　枳壳三钱　连翘三钱　金银花五钱　乳香二钱　蒲公英一两　甘草二钱

【主治】　急性阑尾炎。

【用法】　水煎服，每日 3 次。

【文献来源】　《验方秘方选编》。

（三）

【处方】　大黄一钱五分　牡丹皮二钱　乳香三钱　全当归四钱　黄柏四钱　金银花一两　红花二钱　郁李仁五钱　白头翁一两　连翘五钱　蒲公英八钱　蜈蚣（去足，煨）2 条　竹叶二钱

【加减】　呕吐重者加竹茹、代赭石各六钱，生石膏一两；膨胀者加青皮二钱，去当归；头痛，身痛，恶寒者加柴胡二钱；便溏者大黄可减量用五分至一钱；便燥者将方内大黄改用二钱，加蜂蜜五至八钱；腹膜肿者，将方内金银花增加至二两。

【主治】　肠痈（阑尾炎）。

【制法】　水煎三遍，第一遍用三大碗水，煎成药汁八分碗，第二遍用两大碗水，煎成药汁八分碗，第三遍用一大碗水，煎成药汁八分碗，将三遍药汁混合一处，稍沉淀 5～8 分钟去渣。

【用法】　分 3 次服，每隔 6 小时服 1 次，饭前服，服后安静卧睡，过 3 小时后，方可进食稀粥。

【备注】　忌辛腥食物。孕妇及胃溃疡、心脏病、结核病者，不宜用此方。

【文献来源】　《中医秘方验方第三辑》。

（四）

【处方】　牡丹皮五钱　生地黄四钱　生白芍一两　金银花一两　乳香三钱　没药三钱　川黄连五钱　紫花地丁三钱　蒲公英一两　天花粉四钱　滑石四钱　甘草二钱

【加减】　便秘者去黄连，加大黄三钱。

【主治】　肠痈（阑尾炎）初期。

【用法】　水煎服。

【备注】　孕妇忌服。

【文献来源】　《中医秘方验方第三辑》。

（五）

【处方】　金银花一两　生薏苡仁五钱　生桃仁二钱　冬瓜仁八钱　鸡血藤二钱　蒲公英五钱　瓜蒌仁二钱　牡丹皮二钱　浙贝母三钱　大黄二钱　没药二钱　滑石三钱　元明粉一钱

【主治】　肠痈（阑尾炎）。

【用法】　水煎成八分碗，早、晚分服之。

【备注】　孕妇忌服。

【文献来源】　《中医秘方验方第三辑》。

（六）

【处方】　乳香二钱　蒲公英二钱　金银花二钱　枳壳二钱　青皮二钱　陈皮二钱　甘草二钱　大黄二钱

【主治】　肠痈（阑尾炎）。

【用法】　水煎成八分碗，早、晚分服之。

【备注】　孕妇忌服。

【文献来源】　《中医秘方验方第三辑》。

（七）

【处方】　没药二钱　乳香二钱　延胡索三钱　五灵脂三钱　大黄二钱　川厚朴二钱　槟榔片二钱　广木香一钱　芒硝一钱五分　生蒲黄一钱五分　枳壳二钱　当归三钱　牡丹皮二钱　桃仁二钱

【主治】　肠痈（阑尾炎）。

【用法】　水煎服，早、晚温服。

【备注】　孕妇忌服。

【文献来源】《中医秘方验方第三辑》。

(八)

【处方】大黄三钱五分　牡丹皮三钱五分　桃仁五钱五分　芥子二钱　薏苡仁六钱　芒硝(分2次用)二钱　金银花五钱　玄参四钱　连翘三钱五分

【主治】肠痈(阑尾炎)及内脏各种痈肿疼痛(包括子宫等)。

【用法】水煎服，芒硝分2次冲，食前服，下痢数次，早、晚连续服用，以腹部按之不痛为度。

【备注】忌鱼类、肉类、硬冷食物；孕妇忌服。

【文献来源】《中医秘方验方第三辑》。

(九)

【处方】黄芩一两五钱　白芷一两五钱　当归一两五钱　肉桂一两五钱　大黄一两五钱　生地黄一两五钱　赤芍四两　蓖麻油二斤　黄丹一斤　甘汞一钱五分

【主治】慢性肠痈(盲肠炎)。

【制法】先将群药用蓖麻油熬焦去渣后，入黄丹，滴水成珠搅匀，待稍凉，入甘汞搅匀，制成小丸，滑石为衣。

【用法】每服一钱，白开水送下，以利下为有效。

【备注】孕妇忌服。用本药时宜斟酌患者病情，宜慎重。

【文献来源】《中医秘方验方第三辑》。

(十)

【处方】蒲公英三钱　乳香二钱　连翘三钱　陈皮二钱　青皮二钱　枳壳二钱　大黄一钱　金银花三钱

【主治】慢性肠痈(盲肠炎)。

【用法】水煎服。

【文献来源】《中医秘方验方第三辑》。

(十一)

【处方】郁李仁五钱　牡丹皮二钱　红藤七钱　皂丁二钱　薏苡仁七钱　冬瓜仁五钱　桃仁二钱　金银花三钱　石菖蒲三钱　蒲公英三钱　紫花地丁二钱

【主治】肠痈(阑尾炎)。

【用法】水煎服。

【备注】妊娠期忌服。

【文献来源】《中医秘方验方第三辑》。

(十二)

【处方】枳实二钱　大黄二钱　黄连一钱五分　黄芩二钱　木香一钱　槟榔二钱　神曲二钱　茯苓二钱　泽泻一钱五分　白术一钱五分

【主治】肠痈(阑尾炎)。

【用法】水煎服。

【备注】本方除对肠痈(阑尾炎)有效外，对一切积滞性腹痛，如肠梗阻等，均有卓效。方中用药、剂量，因病制宜，因虚因实，因秘因泻，酌予增减，活法变通。

【文献来源】《中医秘方验方第三辑》。

(十三)

【处方】金银花三两　当归二两　地榆一两　麦冬一两　薏苡仁五钱　甘草三钱　黄芩二钱

【主治】肠痈(阑尾炎)初期。呕吐，阑尾部压痛，腹泻，小便时尿呈深红色。

【用法】用三大碗水煎之，早、午、晚饭前服之。

【文献来源】《中医秘方验方第三辑》。

(十四)

【处方】大黄一两　皂角五钱

【主治】肠痈(阑尾炎)。

【制法】共为细末。

【用法】每服四分，白开水送下。

【文献来源】《中医秘方验方第三辑》。

(十五)

【处方】人参一两　金银花二两　山药一

两　甘草三钱　薏苡仁二两　白术一两　山羊血一两

【主治】　肠痈（阑尾炎）后期。腹剧痛，右足不能伸动，便出脓血。

【制法】　共为细末。

【用法】　每次服二三钱，空腹白开水送下。

【文献来源】　《中医秘方验方第三辑》。

（十六）

【处方】　牡丹皮五钱　生地黄四钱　生白芍一两　金银花一两　乳香三钱　没药三钱　黄连三钱　紫花地丁三钱　蒲公英一两　天花粉四钱　滑石四钱　甘草二钱

【加减】　便秘者减黄连，加大黄。

【主治】　肠痈（阑尾炎）。小腹部右侧压痛，右腿伸缩不便，有时呕吐。

【用法】　水煎服（1剂痛止，3剂痊愈）。

【医案】　赵某，于1957年6月患肠痈症，服此方1剂，腹痛减轻，安睡5小时，连服3剂痊愈。

【文献来源】　《中医秘方验方第三辑》。

（十七）

【处方】　蒲黄、五灵脂各等份

【主治】　肠痈（阑尾炎）。

【制法】　共为细末。

【用法】　每服一钱，以醋为引，每日3次，继服后药如下：大黄二钱，牡丹皮二钱，桃仁二钱，川楝子二钱，白芍二钱，当归二钱，甘草一钱，冬瓜子一钱，水煎服，每日2次。

【备注】　孕妇忌服。

【文献来源】　《中医秘方验方第三辑》。

（十八）

【处方】　大黄二钱　金银花二钱　桃仁三钱　蒲公英五钱　天花粉三钱　连翘三钱　牡丹皮三钱　石膏三钱　黄芩一钱五分　紫花地丁二钱　甘草一钱五分　芒硝（各包）三钱

【主治】　盲肠炎。

【用法】　水煎服，每6小时1次，芒硝另冲。

【备注】　孕妇忌服。

【文献来源】　《中草药秘方验方选》。

（十九）

【处方】　郁李仁20克　牡丹皮20克　鸡血藤35克　皂角刺15克　薏苡仁75克　冬瓜仁100克　桃仁15克　金银花75克　紫花地丁50克　蒲公英50克

【主治】　阑尾炎。

【制法】　水煎服。

【备注】　忌食辛辣之物。

【文献来源】　《中草药秘方验方选》。

肠梗阻

（一）

【处方】　鲜萝卜二斤　芒硝二两

【主治】　急性肠梗阻。

【用法】　水煎200ml。成人可日服2～3剂。

【备注】　本方适用于无明显脱水患者，如粘连性肠梗阻、蛔虫团性肠梗阻、早期肠扭转及肠套叠、动力性肠梗阻、手术后麻痹性肠梗阻等。因本方药源充足，适用于推广应用。

【文献来源】　《验方秘方选编》。

（二）

【处方】　生豆油

【主治】　急性肠梗阻。

【制法】　加温到20℃。

【用法】　成人用200～300ml，1次服，小儿酌减。

【备注】　此方有软便润肠作用，对病情较轻，体质较弱的蛔虫团性梗阻、粘连性肠梗阻及早期小儿肠套叠等效果较好。

【文献来源】　《验方秘方选编》。

（三）

【处方】　甘遂末三分

【主治】　单纯性肠梗阻（蛔虫性、粘连性等）。

【用法】 1次口服。

【医案】 张某，女，62岁。腹痛腹胀，伴呕吐无大便，无排气2日入院，检查见肠型，但腹尚软，无反跳痛，可听见过水声，X线片见阶梯状液平面，诊为“粘连性肠梗阻”，经服甘遂末两包，第二日排便、排气，腹痛、腹胀消失痊愈，出院。

【备注】 本组收治50例，均在服药2～3剂后痊愈出院。甘遂味苦，性寒，是猛烈的逐水药，能通便泻痰水，可以破除腹部郁滞结块。临床观察发现，甘遂有增强肠蠕动作用，从而达到通里攻下目的。

【文献来源】 《验方秘方选编》。

阴　　寒

（一）

【处方】 三七四钱　沉香一钱　紫豆蔻一钱　麝香一分五厘　琥珀七分

【主治】 阴寒腹痛。

【制法】 共研细末。

【用法】 一般每服一续或八分，极量每服一续五分，姜水送下。

【备注】 孕妇忌服。

【文献来源】 《中医秘方验方第三辑》。

（二）

【处方】 防风一两　石菖蒲一两　高良姜四钱　盐茴香一两半　朱砂二钱　冰片二钱　蝎虫一两

【主治】 阴寒症，小便不利，四肢厥逆（急、慢性阴寒症）。

【制法】 共为细末，炼蜜为丸一钱重。

【用法】 成人每服两丸，小儿一丸，黄酒送下。

【文献来源】 《中医秘方验方第三辑》。

（三）

【处方】 白术四钱　胡椒一两　枳实三钱　人参三钱　朱砂二钱　干姜三钱　川附子三钱　炙甘草三钱

【主治】 阴寒腹痛。

【制法】 共为细末，蜜丸一钱重。

【用法】 每次一丸，重者两丸，白开水送下。

【备注】 孕妇忌服。

【文献来源】 《中医秘方验方第三辑》。

（四）

【处方】 血余炭三钱　人参三钱　萹蓄三钱　甘草三钱　醋一碗

【主治】 小腹寒痛下坠。

【用法】 水煎沸9次，后饮之。

【文献来源】 《中医秘方验方第三辑》。

疝　　证

（一）

【处方】 橘核三钱　荔枝核三钱　葫芦巴三钱　茴香三钱　黑丑二钱　白丑二钱　川附子二钱　广木香二钱　青皮二钱　茯苓二钱　炙甘草二钱（旧秤）

【主治】 阴囊肿大，一侧偏坠，牵引腹股作痛。

【制法】 共为细末，蜜丸二钱重。

【用法】 每服一丸，早、晚2次，白开水送下。

【备注】 忌食生冷之物。

【文献来源】 《中医秘方验方第一辑》。

（二）

【处方】 苍术二钱　盐黄柏二钱　香附二钱　青皮二钱　益智仁二钱　茴香三钱　延胡索三钱　山楂三钱　桃仁二钱　川附子二钱　炙甘草一钱

【主治】 小腹下坠，下腹引痛。

【用法】 三碗水煎成八分碗，温服，每日2次。

【文献来源】 《中医秘方验方第一辑》。

（三）

【处方】　木香一钱　甲珠二钱　全蝎一钱　茴香三钱

【主治】　寒疝，睾丸肿痛。

【用法】　水煎服。

【文献来源】　《中医秘方验方第一辑》。

（四）

【处方】　川楝子四钱　广木香一钱　云茯苓三钱　泽泻二钱　茴香二钱　木通一钱　橘核三钱　荔枝核三钱　官桂五分　甘草五钱

【主治】　寒疝，睾丸肿大、疼痛，小腹痛。

【用法】　三碗水煎成八分碗，早、晚饭前服之。

【文献来源】　《中医秘方验方第一辑》。

（五）

【处方】　山楂核（炒黑捣碎）七钱　茴香三钱五分　荔枝核三钱五分

【主治】　疝气，睾丸肿大坠痛。

【用法】　两碗水煎成一碗，空腹服。

【文献来源】　《中医秘方验方第一辑》。

（六）

【处方】　川楝子七钱　延胡索三钱五分捣碎

【主治】　疝气，睾丸疼痛。

【用法】　黄酒三两、水一碗，煎至八分碗，食前服下。

【备注】　服药后 3 小时内，不可进食寒凉之品及卧凉处。

【文献来源】　《中医秘方验方第一辑》。

（七）

【处方】　沉香一钱半　桔梗一钱半　川楝子二钱　南茴香二钱　吴茱萸二钱　川芎二钱　广陈皮二钱　枳壳二钱　山楂三钱　荔枝核三钱　桂枝四钱　广木香五分

【主治】　疝气偏坠。

【用法】　以黄酒为引，水煎服。

【文献来源】　《中医秘方验方第三辑》。

（八）

【处方】　当归三钱　乌药三钱　枸杞子三钱　茯苓三钱　茴香二钱　肉桂一钱半　沉香一钱半

【加减】　如果肝肾虚寒攻肋痛，加山茱萸肉三钱，炒桃仁二钱，细辛五分。

【主治】　少腹疼痛及疝气痛。

【用法】　水煎服，早、晚饭前服之。

【备注】　忌生冷、腥辣、硬等食物。

【文献来源】　《中医秘方验方第三辑》。

（九）

【处方】　肉桂二钱　川楝子二钱　南茴香二钱　橘核二钱　山楂核二钱　荔枝核二钱

【主治】　寒疝。

【用法】　三碗水煎剩八分碗，温服之。

【文献来源】　《中医秘方验方第三辑》。

（十）

【处方】　立马追二钱

【主治】　疝证。

【制法】　研为面。

【用法】　以黄酒为引，1 次服下，小儿酌减。

【文献来源】　《中医秘方验方第三辑》。

（十一）

【处方】　瓜蒌 1 个　防己三钱　广木香一钱　乳香一钱　葫芦巴一钱　荔枝核二钱　橘核二钱　川楝子二钱　茴香二钱

【主治】　疝气偏坠。

【制法】　共为细末。

【用法】　每服二钱，黄酒送下。

【文献来源】　《中医秘方验方第三辑》。

（十二）

【处方】　甘遂（炙研干面）二钱　茴香二钱

【主治】 睾丸肿大偏坠。

【制法】 共研细末。

【用法】 每次二钱，黄酒送下。

【文献来源】 《中医秘方验方第三辑》。

（十三）

【处方】 茯苓三钱 猪苓三钱 泽泻三钱 桂枝三钱 广陈皮三钱 清半夏三钱 木通三钱 槟榔三钱 车前子三钱 桃仁二钱 白术二钱 茴香五钱 川楝子六钱 木香一钱

【加减】 若不痛发木者，重用桃仁；痛甚者重用茴香、川楝子。

【主治】 疝气，睾丸疼肿。

【用法】 水煎服。

【文献来源】 《中医秘方验方第三辑》。

（十四）

【处方】 老丝瓜（连蒂）1个

【主治】 小腹疝痛兼阴囊水肿。

【制法】 烧灰研细末。

【用法】 每服三盅，黄酒送下。

【备注】 忌食生冷、腥物。

【文献来源】 《中医秘方验方第三辑》。

（十五）

【处方】 小茴香七钱 车前子七钱

【主治】 疝气，睾丸肿大。

【制法】 将小茴香用盐水炒，再用黄酒七两煎至三两为度。

【用法】 服3～5剂即愈。

【文献来源】 《中医秘方验方第三辑》。

（十六）

【处方】 干姜三钱 盐茴香三钱 川楝子三钱 川贝母三钱 甘草一钱 川黄连一钱 秦艽一钱 升麻一钱 青盐一钱 知母二钱 官桂二钱 苏栀子二钱 延胡索二钱 姜黄二钱 蝉蜕二钱

【主治】 睾丸肿大偏坠。

【用法】 引用黄酒、葱白，水煎服，待出汗。

【文献来源】 《中医秘方验方第三辑》。

（十七）

【处方】 川楝子二钱 全蝎（去尾、去钩）二钱 红花二钱 茴香二钱 当归一两 大黄三钱

【主治】 疝气偏坠腹痛。

【用法】 水煎服。

【文献来源】 《中医秘方验方第三辑》。

（十八）

【处方】 地骨皮四两

【主治】 小肠疝气，阴囊肿大，偏坠引痛。

【用法】 煎水熏洗，日洗3次。

【文献来源】 《中医秘方验方第三辑》。

（十九）

【处方】 川楝子五分 茴香五分 荔枝核一两 橘核一两

【主治】 小肠疝气，阴囊肿大，偏坠引痛。

【制法】 共为细末。

【用法】 每次一分，空腹服，白开水送下。

【文献来源】 《中医秘方验方第三辑》。

（二十）

【处方】 川楝子五分 吴茱萸三钱 茴香四分 全蝎二钱 泽泻二钱 猪苓二钱 鹿鞭二钱 车前子二钱 枸杞子二钱 肉苁蓉二钱 淫羊藿二钱

【主治】 小肠疝气，阴囊肿大，偏坠引痛。

【制法】 共为细末，外用猪卵子7个焙干，混合一起为面。

【用法】 每次服七八分。

【文献来源】 《中医秘方验方第三辑》。

（二十一）

【处方】 家核桃1个 蜈蚣1条

【主治】 小肠疝气，阴囊肿大，偏坠引痛。

【用法】 蜈蚣去头、足，放于家核桃内，

用火煅成黑色，然后为面。6个月以内小儿分12次服用。1周岁小儿分10次服用。每日早、午、晚各服1次，白开水送下。

【备注】 忌食腥物。

【文献来源】 《中医秘方验方第三辑》。

（二十二）

【处方】 丝瓜五钱 盐黄柏五钱 南花四钱 枸杞子四钱 葫芦巴四钱 菟丝子四钱 补骨纸四钱 吴茱萸三钱 霜打茄子一钱 凤凰衣一钱

【主治】 小肠疝气。

【制法】 诸药共研细末。

【用法】 1～3岁服五分，3～5岁服一钱，成人用三钱。白开水送下。

【文献来源】 《中医秘方验方第三辑》。

（二十三）

【处方】 家核桃皮3个 全蝎（去尾）1个

【主治】 睾丸肿痛。

【制法】 将全蝎放于家核桃皮内，用火烧干为面。

【用法】 黄酒送下，汗出即愈。

【文献来源】 《中医秘方验方第三辑》。

（二十四）

【处方】 荔枝核二钱 橘核二钱 茴香二钱 山楂核二钱 官桂二钱 吴茱萸二钱 槐角三钱 黑丑三钱 川附子三钱 车前子一钱半

【主治】 睾丸肿大牵引腹痛。

【用法】 以黄酒为引，水煎服，早、晚饭前服下。

【文献来源】 《中医秘方验方第三辑》。

（二十五）

【处方】 猪苓二钱 木通二钱 炒葫芦巴子二钱 赤茯苓二钱 海藻二钱 竹叶二钱 竹茹二钱 巴戟天（去心）二钱 炒黑丑二钱 肉桂二钱

【主治】 睾丸寒湿性肿痛。

【用法】 水煎服，每日早、晚饭前服之。

【备注】 忌食生冷、腥辣等物。

【文献来源】 《中医秘方验方第三辑》。

（二十六）

【处方】 龙胆草二钱 山栀子二钱 车前子二钱 生地黄二钱 归尾二钱 柴胡二钱 元黄芩三钱 冬葵子三钱 泽泻一钱半 木通一钱半

【主治】 睾丸肿痛。

【用法】 水煎服。

【备注】 忌食生冷之物。

【文献来源】 《中医秘方验方第三辑》。

（二十七）

【处方】 荔枝核三钱 牡丹皮三钱 茴香三钱 焦山楂三钱 泽泻三钱 山茱萸三钱 橘核二钱 川楝子二钱 当归二钱 木香一钱 葫芦巴四钱

【主治】 睾丸肿痛。

【用法】 水煎服。

【文献来源】 《中医秘方验方第三辑》。

（二十八）

【处方】 土茯苓一两 白鲜皮二钱 金银花二钱 茯苓二钱 当归二钱 薏苡仁三钱 车前子三钱 皂角子八分 防风一钱半 木通一钱半 木瓜一钱半 甘草一钱

【主治】 睾丸肿痛（急性睾丸炎）。

【用法】 水煎服。

【文献来源】 《中医秘方验方第三辑》。

（二十九）

【处方】 炒茴香、甲珠、广木香、炒全蝎（去尾）各等份

【主治】 睾丸肿痛。

【制法】 共为细末。

【用法】 每服二钱，黄酒冲服。

【文献来源】《中医秘方验方第三辑》。

（三十）

【处方】荔枝核7粒
【主治】睾丸肿痛。
【制法】用火烤后研细末。
【用法】白开水送下。
【文献来源】《中医秘方验方第三辑》。

（三十一）

【处方】小茴香、青皮、荔枝核各等份
【主治】睾丸肿大。
【制法】共研细末，微火炒黄。
【用法】每服二钱，黄酒送服。
【文献来源】《中医秘方验方第三辑》。

（三十二）

【处方】全蝎（去尾）二钱 木香二钱 甲珠二钱 茴香二钱
【主治】睾丸肿大。
【制法】共为细末。
【用法】每服一钱，黄酒送下，小孩酌减。
【文献来源】《中医秘方验方第三辑》。

（三十三）

【处方】川楝子三钱 荔枝核（去皮）三钱 小茴香三钱 木香三钱 大茴香三钱 乳香三钱
【主治】睾丸肿大。
【制法】共为细末，炼蜜为丸三钱重。
【用法】每服一丸，白开水送下，每日3次。
【文献来源】《中医秘方验方第三辑》。

（三十四）

【处方】家核桃3个 大蜈蚣3条
【主治】淋毒性睾丸炎。
【制法】将核桃仁取出后，蜈蚣入内，用线丝缠住，用火煅存性，研为三包，重者三包即愈。
【文献来源】《中医秘方验方第三辑》。

（三十五）

【处方】川楝子三钱 白芍二钱 橘红二钱 荔枝核三钱 南茴香二钱 枳壳三钱 延胡索一钱半 车前子二钱 沉香二钱 乌药二钱 陈皮一钱
【主治】睾丸肿大。
【用法】水煎服。
【文献来源】《中医秘方验方第三辑》。

（三十六）

【处方】当归一钱 炒白芍一钱 泽泻五分 木通五分 川芎一钱 生地黄一钱 柴胡一钱 金银花三钱 蒲公英二钱 天花粉一钱 龙胆草五分 栀子一钱
【主治】睾丸痛。
【用法】水煎，分2次服。
【文献来源】《中医秘方验方第三辑》。

（三十七）

【处方】人参二钱 附子二钱 盐茴香四钱 没药三钱 川楝子四钱 木香一钱 金樱子四钱 全蝎二钱 补骨脂三钱 吴茱萸二钱 延胡索三钱 葫芦巴二钱 甘草三钱 枸杞子四钱
【主治】寒疝（攻少腹睾丸痛），脉沉迟。
【用法】以黄酒为引，水煎服。
【文献来源】《中医秘方验方第三辑》。

（三十八）

【处方】茴香二钱 车前子二钱半 郁金一钱半 酸枣仁一钱半 竹叶二钱 熟地黄二钱 山栀子二钱
【主治】疝气睾丸肿大。
【用法】黄酒一盅，另用猪鞭3个，猪膀胱3个，共入药内水煎服。
【备注】忌食生冷之物。
【文献来源】《中医秘方验方第三辑》。

（三十九）

【处方】川楝子（用巴豆霜炒，炒后去豆

霜不用）三钱四分　吴茱萸（用醋、酒炒）三钱四分　小茴香（用盐炒）二钱　香附子（用童便炒）三钱四分　橘核二钱　乌药二钱

【主治】　因气、因寒之疝气痛。

【制法】　以上共研细末，用大葱粘末为丸，如绿豆大。

【用法】　大人每次 30 丸，1～7 岁每服 1 丸，白开水送下。

【文献来源】　《中医秘方验方第三辑》。

（四十）

【处方】　泽泻一钱半　广陈皮一钱半　赤茯苓一钱半　牡丹皮五分　吴茱萸七分　茅苍术七分　山楂五分　苏叶五分　桔梗五分

【主治】　睾丸肿痛。

【用法】　姜水煎服。

【文献来源】　《中医秘方验方第二辑》。

（四十一）

【处方】　荔枝核五钱　橘核四钱　青风藤五钱　茴香三钱　川楝子五钱　青木香四钱　砂仁二钱　槟榔片四钱　香附四钱　延胡索三钱　吴茱萸二钱　山楂四钱　葫芦巴二钱　云茯苓三钱　肉桂二钱　附子三钱

【主治】　睾丸肿痛。

【用法】　黄酒半斤，同煎，分 2 次服之。

【文献来源】　《中医秘方验方第二辑》。

（四十二）

【处方】　防风二钱　荔枝核三钱　海带二钱　元黄柏二钱　川黄连四钱　萹蓄二钱　瞿麦二钱　猪苓一钱　小茴香五分　木香一钱　枳壳二钱　灯心草五分　竹叶一钱

【主治】　火疝，即热性睾丸肿痛。

【用法】　水煎服，每日 2 次。

【文献来源】　《中医秘方验方第二辑》。

（四十三）

【处方】　延胡索三钱　蒲公英三钱　五灵脂三钱

【主治】　男孩小肠疝气偏坠。

【用法】　每日 2 次，黄酒一半、水一半冲服之。儿童酌量用之。

【文献来源】　《中医秘方验方第二辑》。

（四十四）

【处方】　金铃子三两　吴茱萸三两　茴香三两　肉桂三两

【主治】　疝气。

【制法】　共研为细末。

【用法】　每服二钱，煎汤忌服。

【文献来源】　《中医秘方验方第二辑》。

（四十五）

【处方】　川楝子四钱　盐茴香四钱　吴茱萸三钱　荔枝核四钱　酒黄柏四钱　补骨脂四钱　橘核四钱　生甘草三钱　广木香三钱　广陈皮三钱　杜仲三钱　巴戟天四钱　山栀子三钱　桂心一钱半

【主治】　疝气偏坠，睾丸肿大。

【用法】　黄酒半斤、水三碗煎服。

【备注】　身热第一次可加三四钱。

【文献来源】　《中医秘方验方第二辑》。

（四十六）

【处方】　炒枳壳二钱　广木香二钱　当归三钱　川芎一钱半　香附三钱　炙甘草二钱　煅牡蛎二钱　饴糖三钱

【主治】　寒疝、肿痛、坠甚及腹痛。

【用法】　除饴糖外，水煎服。饴糖用药汤冲服，药渣敷睾丸上，待出汗。

【文献来源】　《中医秘方验方第二辑》。

（四十七）

【处方】　南茴香六钱　吴茱萸二钱　附子一钱　川楝子一钱半　广木香一钱半　补骨脂二钱　女贞子一钱半　八角茴香二钱

【主治】　睾丸冰冷，不肿、不痛、不麻。

【制法】　共研为细末。

【用法】　每服一钱，白开水送下。

【文献来源】《中医秘方验方第二辑》。

（四十八）

【处方】人参三钱　半夏三钱　柴胡三钱　黄芩三钱　甘草三钱　石膏三钱　红枣（去核）7个　生姜7片

【主治】偏坠，即小肠疝气，睾丸肿痛。

【用法】水煎温服，服后待出汗。

【文献来源】《中医秘方验方第二辑》。

（四十九）

【处方】金银花五钱　连翘五钱　浙贝母四钱　柴胡三钱　黄芩三钱　人参二钱　石膏四钱　云茯苓三钱　甘草一钱　陈皮三钱

【主治】睾丸肿大疼痛，潮红灼热，小便赤。

【用法】水煎服。

【文献来源】《中医秘方验方第二辑》。

（五十）

【处方】当归尾二钱　赤芍二钱　香附末二钱　广木香五分　乌药一钱　茴香三钱　川楝子一钱五分　荔枝核一钱五分　防风五分　龙胆草一钱　葫芦巴一钱　车前子二钱　肉桂五分　川椒二钱　甘草一钱　大葱须三钱

【主治】睾丸偏单坠。

【制法】三茶盅水煎至一茶盅。

【用法】早、晚饭前温服，身见汗。

【备注】忌食生冷之物。

【文献来源】《中医秘方验方第二辑》。

（五十一）

【处方】向日葵杆1棵

【主治】小肠疝气。

【制法】去硬皮、去瓤，煎汤一碗，加红糖一捻冲服。

【用法】每日早、晚各服1次。

【文献来源】《民间验方》。

（五十二）

【处方】防风二钱　荔枝核三钱　海带二钱　元黄柏二钱　川黄连四钱　萹蓄二钱　瞿麦二钱　猪苓一钱　小茴香五分　木香一钱　枳壳二钱　灯心草五分　竹叶一钱

【主治】火疝，即热性睾丸肿痛。

【用法】水煎服，每日2次。

【文献来源】《中医秘方验方第二辑》。

（五十三）

【处方】延胡索三钱　蒲公英三钱　五灵脂三钱

【主治】男孩小肠疝气偏坠。

【用法】每日2次，黄酒一半，水一半冲服之。儿童酌量用之。

【文献来源】《中医秘方验方第二辑》。

（五十四）

【处方】金铃子三两　茱萸三两　茴香三两　肉桂三两

【主治】疝气。

【制法】共研为细末。

【用法】每服二钱，煎汤忌服。

【文献来源】《中医秘方验方第二辑》。

（五十五）

【处方】葫芦巴一两　茴香五钱　川楝子二钱　荔枝核二钱

【主治】小儿寒疝症。

【制法】共研极细末。

【用法】每服一至五分，10岁以上者可服一钱。

【文献来源】《中医秘方验方第一辑》。

冻　伤

【处方】10%胡椒乙醇溶液

【主治】冻伤（二至三度）。

【用法】先用药水擦患处，后将水泡渗出

液排出，再用冻伤药水浸湿纱布温敷，绷带包扎，每日在纱布上滴加药水 2～3 次，每日或隔日换 1 次敷料，直至痊愈。

【备注】 本组收治 14 例，均在 2～8 日内痊愈。

【文献来源】 《验方秘方选编》。

外　伤

（一）

【处方】 曲麻菜花上的白毛

【主治】 外伤出血不止。

【制法】 秋天的曲麻菜花上的白毛，取下包好。

【用法】 外伤出血时，马上按在伤口上，立即止血。

【文献来源】 《民间验方》。

（二）

【处方】 人发（焙干）

【主治】 止血。

【制法】 研细末焙好。

【用法】 外敷伤口上，同时内服一钱，立即止血。

【文献来源】 《民间验方》。

（三）

【处方】 海螵蛸 50 克　白及 50 克

【主治】 外伤出血，胃出血。

【制法】 共为细末。

【用法】 外伤时外敷患处；胃出血时内服，每次 5 克，每日 3 次。

【备注】 治疗 80 余例，治愈率为 95%以上。

【文献来源】 《中草药秘方验方选》。

（四）

【处方】 松香 20 克　煅石膏 20 克　枯矾 10 克　海螵蛸 15 克　生龙骨 15 克　黄丹 10 克

【功能】 止血，生肌，止痛。

【主治】 外伤出血。

【制法】 共为细末。

【用法】 敷患处。

【备注】 治疗 160 例，治愈率为 95%。

【文献来源】 《中草药秘方验方选》。

（五）

【处方】 乳香 60 克　没药 60 克　血竭 60 克　轻粉 100 克　红粉 100 克　冰片 10 克　羊血 10 克　胆南星 40 克　白芷 40 克

【功能】 清热解毒，排脓生肌。

【主治】 外伤感染。

【制法】 全部药物共研为细末。

【用法】 先将伤口周围擦拭干净，常规消毒，清除坏死组织，取适当大小的纱布，先将少量的凡士林软膏摊在纱布上，然后再撒一层红药粉，敷于伤处，隔日换药。

【疗效】 共治 50 例，有效率为 96%。

【备注】 忌食生冷、油腻之品。抗生素的运用是治疗伤科感染的主要方法之一，但具有毒副作用较大、部分药品价较高，且细菌对其产生抗药性等缺点。“红药粉”临床应用证明有清热解毒之功，有较强的抗菌作用。本方法是将部分中药有效成分直接用于感染创面，可以烙脓长肉，使脓液由稀转稠，由恶臭转淡薄，为肉芽组织的生长创造较好条件，生肌作用好，组织自然修复很理想，愈合后的创面，结痂脱落后，瘢痕形成薄而弹性好，基底无粘连，皮肤颜色基本正常。接近关节附近伤口愈合后的创面，结痂脱落后，均未发生关节挛缩现象，用此药治疗创面简单易行，药源充足，无毒副作用，不易产生耐药性，不增加患者痛苦，其疗程与常用西药治疗相比明显缩短，针对不适合清创缝合的患者疗效更好。

【文献来源】 《中药“红药粉”治疗外伤感染》。

烧　伤

（一）

【处方】 面碱

【主治】 烫火伤。

【制法】 研面备存。

【用法】 遇有烫伤，敷于患处，不起泡、不化脓，消肿止痛。

【文献来源】 《民间验方》。

（二）

【处方】 牙膏

【主治】 烫伤。

【用法】 遇烫伤立即用牙膏外敷，效果如神，特别适用于旅行中。

【文献来源】 《民间验方》。

（三）

【处方】 鸡蛋2个 墨汁50克

【主治】 烫伤、烧伤。

【制法】 混合均匀。

【用法】 外敷患处，立即止痛，不留后遗症。

【备注】 治疗35例，治愈率为90%以上。

【文献来源】 《中草药秘方验方选》。

（四）

【处方】 白酒50ml 面碱150克

【功能】 防腐，杀菌，镇痛。

【主治】 烫伤。

【制法】 面碱为面，将酒烫热，把面碱溶于酒中。

【用法】 用脱脂棉蘸药液涂患处，5分钟后再涂。

【备注】 烫伤后及时涂药则不起泡，如已起泡则不宜使用。治疗70余例，治愈率为90%。

【文献来源】 《中草药秘方验方选》。

（五）

【处方】 寒水石50克 黄连15克 冰片2.5克

【主治】 烧伤。

【制法】 将上药研细末和香油调合成糊状。

【用法】 外敷患处。

【备注】 忌食葱、蒜、辣物。

【文献来源】 《中草药秘方验方选》。

（六）

【处方】 大黄15克 紫草15克 薄荷15克 元黄柏15克 石膏50克

【主治】 一切烫伤、烧伤。

【制法】 石膏研末，将六两豆油和以上药材一起，用铁锅坐在炉上慢火煎至无沫，将药渣取出，放黄柏75克。

【用法】 敷患处，每日2～3次。

【备注】 治40多例，有效率为100%。

【文献来源】 《中草药秘方验方选》。

（七）

【处方】 紫草一两 当归一两 地榆一两 冰片五钱 甘草二钱 凡士林二两 豆油一斤

【主治】 烧伤。

【制法】 先将紫草、当归、地榆、甘草共研细，置于豆油或麻油中，加热约100℃，放入冰片和凡士林，边研边搅即成。再将制好之药膏分别制成药膏纱布块或线条，高压消毒后备用。

【用法】 除大力抢救休克、抗生素控制感染等全身治疗外，处理创面应严格要求无菌环境和操作，行创面消毒冲洗，引流水泡或切除焦痂等处理后，将药膏纱布块或条平铺于创面上，然后包扎。一般6～7日换药1次，感染者2～3日换药1次。

【备注】 本方适用于中小面积烧伤。

【文献来源】 《验方秘方选编》。

（八）

【处方】 生石膏一两 地榆炭五钱 明乳香三钱 獾油三两 鸡蛋清一两

【主治】 烫伤。

【制法】 先将前三味药研细末过筛，再与后两味一同调匀，用时将药涂敷患处，如烫伤在10日以内每日涂敷3次。10日后可每日涂敷2次。隔1～2日可将患处陈药用温开水冲洗干净，再另行敷药。

【备注】 用本方治疗14例烫伤患者，均收到良好效果。

【文献来源】《验方秘方选编》。

（九）

【处方】 生石灰适量 香油适量

【主治】 烫伤。

【制法】 水泛生石灰澄清后，用其上清液一杯，加入香油一杯搅成蛋白状。

【用法】 敷患处，每日2次。

【文献来源】《验方秘方选编》。

（十）

【处方】 滑石一两 白矾三钱

【主治】 烧伤、烫伤。

【制法】 共为细末，鸡蛋清调和。

【用法】 敷患处。

【备注】 本组收治40例，经1～2次治疗均痊愈。

【文献来源】《验方秘方选编》。

狂犬病

（一）

【处方】 斑蝥（去头、足、糯米裹炒）7个 去米加大黄三钱 滑石三钱 射干一分

【主治】 疯犬咬伤（狂犬病）。

【制法】 共为细末。

【用法】 分3次服之，黄酒送下。

【备注】 麝香另研成药。

【文献来源】《中医秘方验方第一辑》。

（二）

【处方】 茯苓片三钱 枳壳三钱 柴胡三钱 桔梗三钱 前胡三钱 独活三钱 川芎三钱 川羌活三钱 薄荷三钱 防风三钱 荆芥三钱 竹叶三钱 甘草三钱 生地榆一两

【主治】 疯犬咬伤（未疯前用之有特效）。

【用法】 三碗水煎成八分碗，连服3次，1日服完，接连服3～4剂。

【备注】 忌食生冷、辛辣等物。

【文献来源】《中医秘方验方第二辑》。

（三）

【处方】 细辛一钱 白芷半钱 天麻三钱 蜈蚣1条 皂角1个 全蝎7个

【主治】 疯犬咬伤。

【制法】 共研为细末。

【用法】 分2次服，以酒为引。

【备注】 轻证者用本方有效。

【文献来源】《中医秘方验方第二辑》。

（四）

【处方】 琥珀二钱 雄黄五钱 滑石粉五钱 斑蝥（去头、足）7个

【主治】 狂犬病。

【制法】 共研为细末。

【用法】 每服二钱。

【备注】 咬过1日增加斑蝥1个。忌麻地。

【文献来源】《中医秘方验方第二辑》。

（五）

【处方】 生甘草三钱 桃仁（去皮尖）7个 苏土虫（炒，去足）7枚

【主治】 疯犬咬伤。

【制法】 研散，加白蜜三钱，用黄酒一碗煎剩八分碗。

【用法】 连药渣1次服之。

【备注】 服药后备粪桶一个，大便必下恶物，如臭猪肝之类，小便如苏木汁，至大小便无恶物为度，以防残留余毒，服药后忌房事数日。

【文献来源】《中医秘方验方第二辑》。

（六）

【处方】 益母草一钱 斑蝥3个 桃仁三钱 土鳖虫三钱 大黄三钱

【主治】 狂犬病。

【制法】 共研细末，用蜂蜜一两调匀。

【用法】 黄酒冲服，必须见汗。壮者一次服之，弱者2次服之，小儿酌多次服之。

【文献来源】《中医秘方验方第二辑》。

（七）

【处方】 斑蝥 7 个 青风藤二钱 甘草二钱

【主治】 狂犬病（发作、未发作均有效）。

【制法】 共研为细末。

【用法】 黄酒一两，将药末一次送下，儿童酌情减服。

【备注】 孕妇忌服。

【文献来源】 《中医秘方验方第二辑》。

（八）

【处方】 当归尾三钱 土茯苓三钱 金银花三钱 车前子三钱 蝉蜕三钱 连翘三钱 木通钱半 大黄四钱 甘草二钱 斑蝥肚五分 红娘虫五分

【主治】 狂犬咬伤。

【用法】 水煎服。

【备注】 发疯过 7 日无效。

【文献来源】 《中医秘方验方第二辑》。

破 伤 风

（一）

【处方】 槐米

【功能】 活血散风，清热解毒，凉血止血。

【主治】 外伤感染后引起的高热、惊厥、抽搐等。

【用法】 以红糖（15～25 克）为引，水煎服。

【备注】 几年来治疗 12 例，男性成人 3 例，女性成人 3 例，小儿 6 例，未见其他合并症，有效率可达 95%以上。

【医案】 沈某，男，42 岁，1972 年 10 月 12 日初诊。该患者于 1972 年 9 月 15 日被电击伤手足两处。曾到某镇医院治疗 25 日，症状未见好转，出现抽搐，到县医院就诊，诊断为“破伤风（后期）”，后转送市医院治疗。10 月 12 日晚 8 时前来就诊。体温 40.5℃，脉搏 130 次/分以上，神志昏迷，面色青紫，多汗，牙关紧闭，颈强（+），角弓反张，四肢与肌肉痉挛性抽搐，心跳增快，心音低弱，肺底可闻及湿啰音。肝脾未触及，伤口紫黑色，周围发硬，其他从略。诊断：外伤感染（破伤风）。处置：槐米 3 克，红糖为引，水煎服，20 分钟后发透汗，次日晨一切症状消失，即愈。

张某，男，38 岁， 1971 年 7 月 1 日初诊。该患者因打架头部受伤，在县医院治疗 20 日因未愈自己要求出院，出院后 8 日到卫生所就诊。查体：体温 38.5℃，脉紧，舌硬，口角发紧，下颌肌不灵活，肌肉阵发性痉挛，四肢发木，行走不稳，表情痛苦，其他未查。诊断：外伤后感染（破伤风）。处理：用上述药方 1 剂，即愈。

【备注】 槐树产于山东、河南、河北、江苏、安徽等地，家槐树开花结角，在这些地区，劳动人民有时手脚皮肤创伤就用树枝、树叶煎水洗以祛风，流传民间，洗过即不发破伤风。1949 年 10 月，吴某的脚部被炸伤，8 日后来就诊，查体：脚部伤口黑紫色，流脓血，面部青紫色，牙关紧闭，昏迷不醒，头颈、四肢强直，阵发性抽搐，多汗，体温 41℃，脉搏 140 次/分，根据伤口与症状分析，诊为破伤风，予槐米 50 克，红糖 15 克，水煎服下，观察 15 分钟，该患者发汗，20 小时后体温下降，并能自语、四肢能活动，按外科要求处置伤口，月余该患者即愈。

【文献来源】 《中草药秘方验方选》。

（二）

【处方】 定风散 0.5 克 白芷 15 克 胆南星 15 克 天麻 15 克 川芎 15 克 防风 15 克 天竹黄 15 克 钩藤少用为引

【主治】 用于脐风和破伤风初期。如有抽搐可用撮风散（注）加减。

【制法】 共为细末。

【用法】 成人每服 1.5～3 克。小儿酌减。

【医案】 1978 年 8 月，某患者在医院治疗无效后用此方而愈。

【备注】 撮风散：全蝎（去头、足）1 个，蜈蚣（去头、足）1 个，僵蚕 1 个，射干 0.5 克为面。

【文献来源】　《中草药秘方验方选》。

（三）

【处方】　羌活三钱　当归三钱　防风三钱　清半夏三钱　甘草二钱　全蝎一钱　苏木二钱　川乌一钱半　秦艽三钱　苍术二钱半　白芷三钱　天麻二钱　没药二钱半　五加皮三钱　西红花三钱

【主治】　破伤风。

【用法】　水煎服，用黄酒、童便引服。

【文献来源】　《中医秘方验方第二辑》。

（四）

【处方】　赤芍五钱　连翘二钱　当归三钱　僵蚕三钱　天麻二钱半　清半夏三钱　酒白芍三钱　桂枝三钱　西红花三钱　乳香二钱半　没药三钱　槟榔三钱　川羌活三钱　甘草一钱

【主治】　破伤风。

【用法】　水煎服，用黄酒、童便引服。

【文献来源】　《中医秘方验方第二辑》。

（五）

【处方】　大蜈蚣（微焙）2 条　鱼膘二钱　滑石（烫热）二钱　防风一钱　南星一钱

【加减】　头痛热甚，用羚羊角煎水送服之；头皮肿甚用蝉蜕一钱，僵蚕一钱煎水冲服；渴甚用生石膏五钱煎水冲服；手瘛疭用全蝎 5 个煎水送下。

【主治】　破伤风。

【制法】　共研为细末。

【用法】　分 2 次服之，用黄酒烫热冲服，待出微汗，不可过汗。如 10～15 岁，可分 4 次服；＜10 岁，减量服之，不可多服。如服 2 次后心内安稳，不必再多服，免伤元气。

【备注】　生石膏初次服不可用。

【文献来源】　《中医秘方验方第二辑》。

（六）

【处方】　南星三钱　天麻二钱　半夏三钱　薄荷三钱　蝉蜕三钱　赤芍二钱　桔梗三钱　乳香三钱　没药三钱　钩藤三钱　附子三钱　川羌活三钱　独活三钱　荆芥三钱　天花粉二钱

【主治】　破伤风（方名愈风散）。

【用法】　水煎，以黄酒为引，服后发汗而愈。

【文献来源】　《中医秘方验方第二辑》。

（七）

【处方】　蜈蚣 1 条　全蝎 7 个　白芷三钱　白术三钱　天麻三钱　牙皂三钱　川乌三钱

【主治】　破伤风。

【制法】　共研为细末。

【用法】　每服重量等于两个小麦粒。

【备注】　急性发作时有效，不可过量。

【文献来源】　《中医秘方验方第二辑》。

（八）

【处方】　蝉蜕（生的或烘干研均可）一两　天麻二钱　制南星二钱　炙全蝎 7 个　僵蚕 7 条

【主治】　破伤风。

【用法】　上共为细末，服前先用温黄酒二两冲服朱砂五分，然后服此药，服药后手足心及心窝部出汗者预后多佳。12 岁以上儿童用成人量二钱，小儿酌减为 1/4～1/2 量，病重者每日再加服烘干研细的蝉蜕 3 次，每次半两。

【备注】　一般在服后 0.5～3 日内抽搐即减轻或停止，牙关紧闭亦同时缓解。用本方治疗 65 例中，死亡 11 例，其中 4 例因不能服中药及 3 例在治疗后 12 小时内死亡，如不予统计，则修正死亡率为 6.2%，平均住院日为 17 日。最少服 2 剂，最多服 32 剂，平均 14 剂。

【文献来源】　《验方秘方选编》。

（九）

【处方】　防风 15 克　荆芥 15 克　麻黄 10 克　焦山栀子 15 克　白芍 15 克　连翘 15 克　川芎 15 克　当归 15 克　白芷 15 克　桔梗 15 克　钩藤 15 克　葛根 20 克　薄荷 10 克　僵蚕 15 克

全蝎尾 10 克　蝉衣 15 克　甘草 15 克

【功能】 祛风定痉。

【主治】 先兆破伤风。

【用法】 每日 1 剂，水煎去渣，再煎后分 2 次饭后温服。

【备注】 忌食生冷、油腻之品。

【医案】 患者，沙某，男，年三十许，1975 年 8 月初诊。该患者自云于 20 日前曾罹疮疡，疮口时流湿污之黑水，疮口四周干燥泛起白痂，疮面虽肿起不甚，但牙关紧急、头痛、恶寒发热、烦躁不安、两臂疼痛麻木、四肢微有抽搐震颤感、项背强急、表情板滞、舌质红、苔黄腻、脉弦数有力。延医调治罔效，而邀余诊治。余据证分析：本病乃属破伤风先兆，拟祛风定痉法治之，投以防风通圣散加全蝎尾，处方：防风 15 克，荆芥 15 克，麻黄 10 克，焦山栀子 15 克，白芍 15 克，连翘 15 克，川芎 15 克，当归 15 克，白芷 15 克，桔梗 15 克，钩藤 15 克，葛根 20 克，薄荷 10 克，僵蚕 15 克，全蝎尾 10 克，蝉衣 15 克，甘草 15 克。水煎服。服药 2 剂后，牙关紧急、四肢抽搐及项背强急诸症大减，效不更方，继服前方 3 剂调治，诸恙悉平，追访 10 年，未曾复发。

【文献来源】 《先兆破伤风治验》。

第三节　骨伤科疾病

痹　　证

（一）

【处方】 鲜苍耳草四钱

【主治】 风湿麻木疼痛，病期较久者。

【用法】 水煎服。

【文献来源】 《中草药验方选编》。

（二）

【处方】 威灵仙三钱

【主治】 四肢神经痛。

【用法】 水煎服。

【文献来源】 《中草药验方选编》。

（三）

【处方】 秦艽三钱　木瓜三钱　羌活一钱半　白鲜皮二钱　防己三钱　木通三钱　藁本一钱半　苍术三钱　天花粉三钱　金银花三钱　连翘三钱　黄芩三钱　生地黄三钱　黄柏二钱　龙胆草三钱

【加减】 患处红肿、刺痛，昼轻夜重，可加红花、牡丹皮。

【主治】 风湿痹证。

【用法】 四碗水煎剩八分碗，煎 2 次温服之。

【备注】 忌食生冷之物。

【文献来源】 《中医秘方验方第二辑》。

（四）

【处方】 当归三钱　秦艽三钱　牛膝三钱　生地黄三钱　川芎二钱　金银花四钱　元黄柏二钱　乳香二钱　没药二钱　五加皮三钱　苍术三钱　炙甘草二钱　威灵仙一钱半

【加减】 若气虚者加人参二钱；血瘀者加红花二钱，桃仁二钱。

【主治】 风湿性关节痛，腰腿痛，上下窜痛。

【用法】 三碗水煎剩八分碗，食后温服之。

【文献来源】 《中医秘方验方第二辑》。

（五）

【处方】 桂枝三钱　杭白芍三钱　京知母四钱　防风三钱　麻黄三钱　白术四钱　川附子三钱　甘草二钱　生姜五钱　薏苡仁三钱　红花二钱

【主治】 风湿性关节炎及痛风性关节炎（历节风等）。

【用法】 四碗水煎剩一碗半，分 2 次服之。

【备注】 孕妇忌服。

【文献来源】 《中医秘方验方第二辑》。

（六）

【处方】 白花蛇二钱　乌梢蛇一钱半　千

年健一钱半 川羌活一钱半 天麻一钱半 僵蚕一钱半 全蝎一钱半 钩藤一钱半 川牛膝一钱半 独活一钱半 麻黄一钱半 桂枝一钱半 川乌一钱 草乌一钱

【主治】 痛风与历节风，周身疼痛，偏历，骨节痛如虎咬。

【用法】 黄酒一半，水一半煎服之。

【文献来源】 《中医秘方验方第二辑》。

（七）

【处方】 川羌活一钱半 秦艽二钱 红花一钱半 乳香二钱 木香二钱 牛膝二钱 独活二钱 桑枝二钱 桂枝二钱 海风藤二钱 防己二钱 没药二钱

【主治】 痛风，周身关节肿痛，游走不定，久治不愈。

【用法】 水煎服。

【备注】 孕妇忌用。

【文献来源】 《中医秘方验方第一辑》。

（八）

【处方】 马钱子 25 克 当归 25 克 乳香 25 克 没药 25 克 丹参 25 克

【主治】 风湿性关节炎。

【制法】 将马钱子去毛油炸，与余药共碾为细末。

【用法】 每服 4 克，每日 2 次。

【备注】 忌食生冷之物。

【文献来源】 《中草药秘方验方选》。

（九）

【处方】 元蘑 250 克 木耳 150 克 牛膝 25 克 木瓜 15 克 千年健 15 克 地枫皮 15 克 骨碎补 15 克 地龙 15 克 穿山龙 25 克 炙马钱子 7.5 克

【主治】 风湿性关节炎。

【制法】 共碾为细末。

【用法】 每服 15 克，每日 3 次，黄酒为引。

【备注】 孕妇及高血压患者忌用。

【文献来源】 《中草药秘方验方选》。

（十）

【处方】 僵蚕 60 克 牛膝 60 克 甘草 60 克 苍术 60 克 麻黄 60 克 乳香 60 克 没药 60 克 全蝎 60 克 生马钱子 500 克

【主治】 风湿性关节炎。

【制法】 将乳香、没药放在泥瓦上焙干，以不起沫为度；牛膝、甘草、麻黄、苍术、全蝎、僵蚕用砂锅炒黄。马钱子放绿豆水中煮，以绿豆开花为度，取出剥去皮、晒干，合上药，碾细末，密贮备用。

【用法】 成人每次服 1.5～2 克，每晚睡前用温黄酒二两送下。

【备注】 服药期间忌食腥、生冷之品；忌茶；禁用冷水洗澡；有其他病者或患破伤风未愈者禁用。

【文献来源】 《中草药秘方验方选》。

（十一）

【处方】 石斛一两四钱 川羌活七钱 川附子二钱

【主治】 风湿关节疼痛。

【用法】 水煎分 3 次服之。

【文献来源】 《中医秘方验方第三辑》。

（十二）

【处方】 ①热型用黄柏、苍术、天南星汤治疗；②寒型用独活寄生汤，体格强壮者，用加减五积散；③风湿型用羌活胜湿汤

【主治】 风湿性关节炎。

【用法】 水煎服。

【文献来源】 《中医秘方验方第三辑》。

（十三）

【处方】 蜈蚣（去头、足）1 条 家核桃 1 个

【主治】 痹证，肩臂手足关节痛，严重者不能举动。

【制法】 将核桃打开去仁，装入蜈蚣后合上，以黄泥包好，火烧黄黑色，去黄泥，研细末，

为一包。

【用法】 每次服一包，以黄酒为引冲服，出透汗，痛即止。

【医案】 患者午睡后偶然患手痛，次日痛及全臂，剧痛，不能转侧举动，皮肤本色，不肿，服此药当时痛减大半，连服之剂痊愈。

【文献来源】 《中医秘方验方第三辑》。

（十四）

【处方】 乳香三钱 没药三钱 炙川乌二钱 炙草乌二钱 虎骨三钱 千年健片二钱 地榆二钱 二活各四钱 二地各四钱 枸杞子三钱 狗脊一钱五分 川续断二钱 骨碎补一钱 土鳖虫三钱 白花蛇三钱 贯众三钱 防风二钱 杜仲二钱 牛膝二钱 血竭五钱 红花三钱 广陈皮四钱 蜈蚣（去头、足）3条 木瓜二钱 全蝎（去钩）二钱 桂枝二钱 蜂蜡三钱 生黄芪三钱 川芎二钱 炙马钱子二两

【主治】 痹证，关节痛。

【制法】 共研细末，蜜丸一钱重。

【用法】 每日早、晚服一丸，白开水送下。

【备注】 忌腥、冷食物。

【文献来源】 《中医秘方验方第三辑》。

（十五）

【处方】 大秦艽四钱 木瓜四钱 防己四钱 木通三钱 川羌活二钱 生地黄三钱 牛膝三钱 五加皮二钱 盐黄柏二钱 红花二钱 桂枝二钱 地骨皮三钱 龟板三钱 天花粉三钱 黄芩三钱 龙胆草四钱 防风二钱

【加减】 皮痹，皮麻、痛、痒，加生黄芪三钱，倍桂枝二钱。脉痹，血不畅行，关节红肿，加姜皮二钱，倍金银花二钱。肌痹，麻木不知痛痒，加葛根、白芷各二钱。筋痹，筋骨关节痛，屈而不伸，加羚羊角一钱，续断三钱。骨痹，骨重酸痛不举，加虎骨二钱，狗脊三钱。有寒者加附子、干姜各二两，减黄芩、盐黄柏、生地黄；有热者加石膏二两，雄黄二钱，减桂枝。

【主治】 痹证，关节痛。

【用法】 水煎服。

【文献来源】 《中医秘方验方第三辑》。

（十六）

【处方】 薏苡仁二两 茯苓一两 苍术五钱 元黄柏五钱 川羌活一钱五分 防风二钱 炙川乌二钱

【主治】 风湿痹证，手足麻木不仁。

【用法】 水煎服。

【备注】 孕妇忌服。

【文献来源】 《中医秘方验方第三辑》。

（十七）

【处方】 党参三钱 白术一钱五分 云茯苓一钱 甘草一钱 炙川乌五分 麻黄二钱 槲寄生二钱 防风二钱 木通一钱五分 海风藤二钱 五加皮五钱 延胡索二钱

【主治】 风痹证。

【用法】 水煎服，服后待出汗。

【文献来源】 《中医秘方验方第三辑》。

（十八）

【处方】 苍术四两 川羌活五钱 防风五钱 炙川乌五钱 炙草乌五钱 何首乌五钱 川芎五钱 全蝎（去钩）五钱 甘草五钱 麻黄五钱 荆芥五钱 细辛五钱 石斛五钱 当归五钱 天麻五钱 雄黄五钱

【主治】 风寒湿痹，周身关节游走疼痛。

【制法】 共研细末，炼蜜为丸，二钱重。

【用法】 每服一丸，黄酒送下。

【备注】 忌食生冷、腥物。孕妇忌服。

【文献来源】 《中医秘方验方第三辑》。

（十九）

【处方】 当归尾三钱 川续断三钱 茯苓三钱 槲寄生三钱 防己三钱 赤芍三钱 木瓜三钱 牛膝三钱 薏苡仁三钱 木通一钱 防风二钱 黑豆四钱 威灵仙三钱 延胡索二钱 没药二钱

【主治】 风湿痹证（关节炎）。

【用法】 水煎服。

【备注】 孕妇忌服。

【文献来源】 《中医秘方验方第三辑》。

（二十）

【处方】 威灵仙一两 萆薢一两 木通四钱 红花三钱

【主治】 痹证（风湿性关节炎）。

【用法】 水煎服。

【文献来源】 《中医秘方验方第三辑》。

（二十一）

【处方】 广木香二钱 香艾叶二钱 防风二钱 木瓜二钱 川椒二钱 竹茹二钱 大秦艽二钱 透骨草二钱 穿山甲二钱 乳香二钱 没药二钱 千年健二钱 地榆二钱 川羌活二钱 苍术二钱 防己二钱 当归尾二钱 刘寄奴二钱 乌梅二钱 甘草二钱

【主治】 慢性关节痛。

【制法】 共为细末。

【用法】 每服二钱，白开水送下。

【文献来源】 《中医秘方验方第三辑》。

（二十二）

【处方】 生川乌三钱 生草乌三钱 西红花三钱 乌梅三钱 白酒二斤 白糖二斤

【主治】 历节风（风湿性关节炎）。

【制法】 用白布缝成小口袋，装入前四味药，缝好，装小坛内，严封坛口，锅内炖 30 分钟取出备用。

【用法】 每日早、晚各饮两小酒盅；重者 2 剂，轻者 1 剂即愈。

【文献来源】 《中医秘方验方第三辑》。

（二十三）

【处方】 木通三钱

【主治】 历节风（周身关节痛）。

【用法】 用长流水煎之。每日早、晚饭前服之。

【备注】 忌生冷、腥辣食物。

【文献来源】 《中医秘方验方第三辑》。

（二十四）

【处方】 槐角五钱 黑芝麻五钱 茶叶五钱 核桃五钱

【主治】 风湿性筋骨痛。

【用法】 水煎，晚饭前服之。

【备注】 忌生冷、腥辣食物。

【文献来源】 《中医秘方验方第三辑》。

（二十五）

【处方】 地榆三钱 天麻二钱 羌活二钱 生姜片三钱 川芎二钱 白芷三钱 千年健四钱 杜仲四钱 海风藤二钱 当归三钱 川乌二钱 三七二钱 虎骨二钱 独活三钱 乳香二钱 没药二钱 甘草二钱 木瓜五钱 桂枝二钱 红花三钱

【主治】 风湿性关节痛。

【制法】 共为细末。

【用法】 每服二钱，每日 2 次，黄酒送下。

【文献来源】 《中医秘方验方第三辑》。

（二十六）

【处方】 炙马钱子二钱 当归三钱 苍术三钱 炙川乌二钱 两头尖二钱 地榆三钱 川羌活二钱 独活二钱 炮穿山甲三钱 乳香二钱 没药二钱 千年健二钱 牛膝二钱 杜仲二钱 大秦艽二钱 麻黄三钱

【主治】 风湿性关节痛。

【制法】 共为细末，蜜丸二钱重。

【用法】 每次服一丸，白开水送下。

【文献来源】 《中医秘方验方第三辑》。

（二十七）

【处方】 麻黄四两 炙马钱子二两 木瓜三钱 川牛膝三钱 杜仲三钱 乳香三钱 没药三钱 羌活三钱 独活三钱 千年健四钱 地榆四钱 防风三钱 申姜三钱 狗脊三钱 川乌三钱 萆薢三钱 大秦艽三钱 寄生三钱 川续断三钱 甘草三钱

【主治】 风湿性关节疼痛，腰腿痛。

【制法】 共为细末，炼蜜为丸二钱重。

【用法】 每日早、晚各服一丸，白开水送下。

【备注】 忌食生冷；孕妇忌服。

【文献来源】 《中医秘方验方第三辑》。

（二十八）

【处方】 当归二钱 丹参四钱 乳香二钱 没药二钱 金银花七钱 连翘四钱 白芷三钱 牛膝三钱 生黄芪一两半 全蝎二钱 甘草二钱 薏苡仁六钱 天花粉三钱

【加减】 如脉沉弦不数，局部无肿热，可减金银花、连翘，加附子三钱，桂枝二钱。如病在上肢可倍桂枝；如病在下肢倍牛膝；如病在腰部加申姜、杜仲、川续断。

【主治】 历节痛风（风湿性关节炎）。单纯关节疼痛，或局部肿热，脉弦数有力或紧。

【用法】 三碗水煎成八分碗，温服。

【备注】 孕妇及心脏病者、脾肺虚损者忌用。

【文献来源】 《中医秘方验方第三辑》。

（二十九）

【处方】 防己三钱 木瓜三钱 麻黄三钱 桂枝三钱

【主治】 风湿痹证。

【用法】 水煎服，黄酒为引。

【备注】 忌食腥冷之物；孕妇忌服。

【文献来源】 《中医秘方验方第三辑》。

（三十）

【处方】 白术一两

【主治】 伤湿身痛。

【用法】 一碗半水煎成八分碗，早、晚饭前服，或用酒煎更有效。

【文献来源】 《中医秘方验方第三辑》。

（三十一）

【处方】 炮穿山甲三钱 僵蚕三钱 炙马钱子五分

【加减】 如痛在上加川芎三钱；在下加牛膝三钱；在上肢加桂枝三钱。

【主治】 痹证。

【用法】 水煎，分 5 次服之。

【文献来源】 《中医秘方验方第三辑》。

（三十二）

【处方】 盔沉香三钱 肉苁蓉三钱

【主治】 风气游走，全身麻痹。

【用法】 水煎服。

【文献来源】 《中医秘方验方第三辑》。

（三十三）

【处方】 防风 25 克 生地黄 20 克 白术 25 克 红参 10 克 桂枝 35 克 附子 9 克 白芍 25 克 羌活 20 克 当归 25 克 川芎 40 克 甘草 15 克 伸筋草 25 克 牛膝 25 克 杜仲 30 克 姜黄 25 克

【主治】 痹证。

【用法】 水煎，早、晚饭后分服。

【医案】 患者，男，25 岁，2011 年 4 月 3 日初诊。主诉：双膝关节肿痛 4 年。4 年前外伤后出现双膝关节疼痛，肿大，活动受限，甚则不能站立，曾诊为“滑膜炎，关节积液”，经住院治疗后好转，但仍有反复，发作时疼痛，行走不便，影响正常生活，阴雨天亦加重。查体：双膝关节红肿，压痛，屈伸不利，舌质红紫、苔薄白，脉沉滑。中医辨为痹证。服用上方 7 剂。二诊：双膝疼痛减轻，关节仍肿大，前方加苍术 20 克，防己 20 克，附子改为 12 克，14 剂，水煎服，早、晚饭后分服。三诊：偶有疼痛，活动较前灵活，加寄生 25 克，川续断 25 克，共服 90 剂，未再发作。

【文献来源】 《郭文勤教授治疑难杂症验案》。

（三十四）

【处方 1】 痹一方：独活 15 克 秦艽 15 克 防风 15 克 川芎 15 克 当归 20 克 熟地黄 20 克 白芍 20 克 桂枝 15 克 党参 20 克

生黄芪 30 克 牛膝 15 克

【主治】 治肝肾亏虚，气血不足，外为风寒湿邪侵袭而成之痹证。

【处方 2】 痹二方：秦艽 15 克 生石膏 40 克 羌活 10 克 独活 10 克 黄芩 10 克 生地黄 20 克 当归 15 克 川芎 15 克 赤芍 15 克 白芷 15 克 苍术 15 克

【主治】 痹证属风寒湿痹挟有里热证者。

【处方 3】 痹三方：川牛膝 15 克 地龙 15 克 羌活 15 克 秦艽 15 克 香附 15 克 当归 15 克 川芎 10 克 苍术 15 克 黄柏 15 克 五灵脂 15 克 红花 15 克 黄芪 20 克 桃仁 15 克

【主治】 适用于痹证日久，用祛风寒湿诸药不效者。

【处方 4】 痹四方：穿山龙 50 克 地龙 50 克 雷公藤 50 克 薏苡仁 50 克 苍术 15 克 黄柏 15 克 知母 15 克 白芍 40 克 牛膝 50 克 萆薢 20 克 茯苓 20 克 甘草 10 克

【功能】 清热利湿，舒筋活络。

【主治】 凡属湿热伤筋者，用之皆有卓效。适用于痹证日久，用祛风寒湿诸药不效者。

【处方 5】 痹五方：炙川乌 15 克 麻黄 15 克 赤芍 20 克 桂枝 20 克 黄芪 20 克 干姜 10 克 白术 20 克 茯苓 20 克 甘草 10 克

【主治】 痹证寒湿偏盛者。

【处方 6】 痹六方：苍术 15 克 黄柏 15 克 桂枝 15 克 威灵仙 10 克 防己 15 克 南星 15 克 桃仁 15 克 红花 15 克 龙胆草 10 克 羌活 10 克 白芷 10 克 川芎 10 克

【功能】 疏风燥湿，化痰清热，活血逐瘀，上、中、下通治。

【主治】 治痛风、类风湿关节炎，关节肿痛，发热等常用此方。

【处方 7】 痹七方：蕲蛇 20 克 当归 20 克 蜈蚣 2 条 全蝎 5 克 苏土虫 5 克 穿山甲 7.5 克 淫羊藿 15 克 熟地黄 25 克 白芍 25 克 秦艽 15 克

【主治】 类风湿关节炎。

【处方 8】 痹八方：生石膏 50 克 金银花 50 克 防己 20 克 萆薢 20 克 秦艽 15 克 薏苡仁 30 克 桂枝 30 克 黄柏 30 克 苍术 30 克 木通 30 克

【主治】 热痹，适用于急性风湿性关节炎。

【处方 9】 痹九方：当归 15 克 猪苓 15 克 苍术 15 克 苦参 15 克 茵陈 15 克 赤芍 15 克 知母 10 克 羌活 10 克 防风 10 克 泽泻 10 克 黄芩 10 克 甘草 10 克

【主治】 风湿热相搏，肢节烦痛或全身痛，风湿结节硬痛红肿，或红斑刺痒，尿黄，舌苔白腻，脉浮滑者。

【处方 10】 痹十方：黄芪 75 克 白芍 20 克 甘草 10 克 生姜 10 克 大枣 5 枚 牛膝 15 克 桃仁 15 克 红花 15 克 桂枝 15 克

【主治】 上下肢或手足麻木、酸软疼痛，笨重无力，或手脚麻木乏力蚁走感，脉缓或弱，全身乏力，气短等卫气不足之证。

【文献来源】 《张琪治痹十法》。

（三十五）

【处方】 茵陈蒿 20 克 茯苓 20 克 泽泻 15 克 苦参 15 克 生薏苡仁 25 克 秦艽 15 克 焦白术 15 克 苍术 10 克 羌活 15 克 柴胡 15 克 车前子 15 克 炙甘草 15 克

【主治】 风湿热痹。

【医案】 景某，女，46 岁。素常患口腔糜烂，外阴溃疡，患风湿性关节炎数年，近因连日阴雨潮湿，四肢关节及腰膝胀痛加重，尤以晨起为著，微恶风寒，身无热，白带量多，大便微溏，已闭经年余。舌质略红，苔白腻，脉沉弦略数。诊断为风湿热痹。服上方 7 剂，水煎，早、晚分服。二诊：诸症明显好转，但肩痛略重，上方加姜黄 15 克，7 剂。

【文献来源】 《国医大师段富津教授治疗热痹验案举隅》。

（三十六）

【处方】 黄芪 30 克 人参 15 克 丹参 25 克 当归 15 克 川芎 15 克 郁金 15 克 生山楂 15 克 赤芍 15 克 红花 15 克 甘草 15 克

【功能】 益气活血。

【主治】 气虚血瘀之胸痹。

【医案】 李某，女，46岁。左侧胸痛1年余，遇劳加重，日轻夜重，每于夜半胸痛难忍，不能入睡，周身乏力，呼吸气短，舌暗淡，苔薄白，脉沉无力。西医诊断为冠心病心绞痛。心电图：V_4、V_5、V_6 ST-T下降。以上方加三七面6克，分2次冲服，以增活血止痛之力。服6剂，胸痛大减，诸症明显好转，继服上方加桂枝15克，生姜为引。三诊：又进6剂，心电图明显改善，诸症亦安。

【文献来源】《国医大师段富津教授治疗热痹验案举隅》。

（三十七）

【处方】 人参15克　黄芪30克　麦冬20克　生地黄20克　五味子15克　炙甘草15克

【功能】 益气养阴。

【主治】 气阴两虚之胸痹。

【医案】 于某，女，65岁。患冠心病2年，现胸部隐隐作痛，气短乏力，心悸，口干，手足心热，舌质淡红，脉虚数无力。心电图：ST-T下降。证属气阴两虚，服上方12剂，脉转缓，但仍无力，胸痛减，心悸少，口干除。又进6剂，诸症悉减，原方出入又服10余剂而获痊愈。

【文献来源】《国医大师段富津教授治疗热痹验案举隅》。

（三十八）

【处方】 人参15克　黄芪35克　山茱萸15克　枸杞子15克　川芎15克　当归15克　柏子仁20克　五味子15克　茯苓20克　远志10克　炒酸枣仁20克　炙甘草20克

【功能】 益气养血。

【主治】 气血两虚之胸痹。

【医案】 王某，男，57岁。左胸部隐痛，气短乏力，心悸，头晕，面色少华，眠差，舌淡苔薄，脉缓弱无力。心电图：ST-T下降，心率56次/分，西医诊为冠心病。证属气血两虚。服上方12剂，诸症明显减轻，脉转有力，略有弦滑之象，上方加枳壳15克，又服6剂，各症基本消失，心电图恢复正常，心率达72次/分左右。继服上方6剂，以巩固疗效。

【文献来源】《国医大师段富津教授治疗热痹验案举隅》。

（三十九）

【处方】 人参20克　附子15克　黄芪30克　桂枝15克　炙甘草20克　薤白15克　石菖蒲15克　五味子15克　山茱萸15克　红花15克　当归15克　川芎15克

【功能】 益气温阳活血。

【主治】 胸痹，心阳不足兼有血瘀者。

【医案】 王某，男，56岁。患冠心病多年，常胸痛，痛如针刺，心悸，乏力，气短，胸痛作则冷汗自出，四末不温，舌体胖嫩有瘀斑，脉沉迟无力。心率46次/分。服上方8剂后，诸症明显好转。至秋季，自诉夏季较好，近日又时而胸痛，舌体仍胖嫩有瘀斑，脉沉无力。继投上方12剂，诸症均明显好转，心率已达70次/分以上。上方加茯苓20克，鹿角胶10克（分2次烊化）。又进6剂而诸症均安。随访2年再未复发。

【文献来源】《国医大师段富津教授治疗热痹验案举隅》。

（四十）

【处方】 人参15克　黄芪30克　桂枝15克　生地黄25克　麦冬15克　当归15克　川芎15克　丹参20克　炙甘草25克　石菖蒲15克　五味子15克　远志10克　酸枣仁15克　柏子仁15克

【功能】 益气温阳，滋阴养血。

【主治】 阳气虚弱，阴血不足之胸痹。

【医案】 徐某，女，63岁。患冠心病多年。现胸中闷痛，反复发作，遇劳尤甚。常心悸，眩晕，失眠多梦，气短乏力，自汗心烦，口干而渴，畏寒喜暖，手足不温，舌淡苔少，脉沉弱无力。证属气、血、阴、阳俱虚。治以上方，服18剂后，胸闷轻，胸痛减，眠卧正常，心不烦，口不渴。上方去石菖蒲、远志、酸枣仁，加附子10

克。又服 12 剂，诸症皆大减，脉较有力，上方出入又服 20 余剂而获痊愈，随访 3 年未复发。

【文献来源】《段富津教授治胸痹经验（一）》。

（四十一）

【处方】穿山龙 20 克　地龙 15 克　生龙骨（先煎）15 克　生牡蛎（先煎）15g　秦艽 15 克　桂枝 12 克　防风 10 克　川羌活 12 克　威灵仙 20 克　乌梢蛇 15 克　木通 12 克　鹿衔草 10 克　金雀根 30 克　制川乌（先煎）12 克　茯苓 20 克　雷公藤（先煎）12 克　鸡血藤 20 克　生晒参 12 克　牛膝 20 克　路路通 15 克　木瓜 20 克

【功能】祛风散寒除湿，散寒止痛。

【主治】风寒湿阻之痹证。

【用法】每日 1 剂，水煎去滓，再煎后分 2 次饭后温服。

【备注】忌食生冷、油腻之品。

【医案】马某，女，58 岁，2013 年 8 月 15 日初诊。既往类风湿关节炎病史 20 余年，近 1 周加重。现两肘膝以下小关节均疼痛呈针刺样，手指关节变形，肩及腰背亦痛，遇寒加重，查血沉、C 反应蛋白均升高，舌暗红、苔薄白，脉沉细。三诊后，周身基本不痛，关节变形同前，舌脉同前，血沉、C 反应蛋白基本正常，继服前方 14 剂以巩固疗效。

【文献来源】《栗德林治疗类风湿关节炎的临床经验》。

痿　证

（一）

【处方】熟地黄七钱　石膏三钱半　麦冬三钱　牛膝三钱　犀角二钱　龟板三钱　枸杞子二钱　川续断二钱　申姜二钱　狗脊三钱　盐黄柏三钱　虎骨三钱

【主治】下肢痿痹不仁。

【制法】共为细末，炼蜜为丸二钱重。

【用法】每次一丸，早、晚饭前服之。

【文献来源】《中医秘方验方第三辑》。

（二）

【处方】全当归三钱五分　龙胆草三钱五分　透骨草四钱　全蝎（去钩）5 个　蛇蜕三钱五分　蝉蜕三钱五分　酸枣仁三钱　怀牛膝三钱　麻黄三钱五分　甘草三钱　青茶二钱　南葡萄三钱五分

【主治】痿证。

【用法】水煎服。

【备注】孕妇忌服。

【文献来源】《中医秘方验方第三辑》。

（三）

【处方】熟地黄三两　天麻一两　当归一两　川芎一两　牛膝一两　木瓜一两　川续断一两　川羌活一两　独活一两　杜仲一两　白术一两　云茯苓一两　细辛一两　大秦艽一两　防风一两半　枸杞果一两半　芡实一两半　党参五钱　薏苡仁二两　寄生二两　肉桂一两　附子一两　榛蘑一斤

【主治】痿证。

【制法】共研细末，饴糖为丸三钱重。

【用法】第一次每服两丸，服过 2～3 次后，每服一丸半，以后每日服 2 次，每次服一丸，黄酒送下，初服应出汗一次。

【文献来源】《中医秘方验方第三辑》。

（四）

【处方】补骨脂二钱　川牛膝二钱　杜仲二钱　狗脊（去毛）二钱

【主治】痿证多年，不能起床。

【用法】水煎服。

【备注】孕妇忌服。

【文献来源】《中医秘方验方第三辑》。

腰　腿　痛

（一）

【处方】当归一两　牛膝一两　黄柏四钱

茯苓一两　酒白芍一两　杜仲一两　知母四钱　赤参五钱　肉苁蓉八钱　巴戟肉一两　菟丝子一两　熟地黄一两　白术一两　乳香五钱　补骨脂一两　枸杞子一两　萆薢一两　鹿茸五钱　五加皮八钱　紫荆皮一两　仙茅一两　小茴香五钱　木瓜八分

【主治】 妇人腰腿疼痛，不能伸屈者。

【制法】 共研为细末，炼蜜作小丸。

【用法】 每服 80 丸，淡盐汤送下，早、晚分服之。

【备注】 虚弱性腰腿痛也可以用本方治疗。

【文献来源】 《中医秘方验方第二辑》。

（二）

【处方】 黄芪三钱　酒当归二钱　苍术四钱　陈皮五钱　藁本三钱　酒黄柏二钱　柴胡三钱　蜜炙升麻一钱　酒知母一钱　五味子二钱　甘草二钱　枸杞子三钱　熟地黄二钱　秦艽三钱　五加皮三钱　枳壳三钱　泽泻二钱

【主治】 对两腿麻木沉重，腿膝无力有效。

【用法】 水煎温服。

【备注】 忌食生冷之物。

【文献来源】 《中医秘方验方第二辑》。

（三）

【处方】 炙马钱子四两　麻黄四两　桂枝三两　木香三两　杜仲三两　川羌活三两　独活三两　牛膝三两　千年健三两　防风三两　地榆三两　没药三两　乳香三两　自然铜（烧红醋溅）三两

【主治】 风湿腰腿疼痛。

【制法】 共研为细末，炼蜜为丸三钱重。

【用法】 每服一丸，白开水送下。

【备注】 忌食生冷之物。

【文献来源】 《中医秘方验方第二辑》。

（四）

【处方】 血鹿茸片五钱　川芎四钱　五加皮四钱　陈皮三钱　赤参五钱　白术四钱　枳壳四钱　熟地黄四钱　当归二钱　虎骨一两　萆薢四钱　川续断四钱　白茅根四钱　酒白芍四钱　防已四钱　杜仲四钱　沉香三钱　木瓜四钱　元黄柏三钱　杜仲四钱　牛膝三钱　乳香三钱　紫荆皮三钱　炙龟板三钱　红花四钱　独活三钱　薏苡仁一两　天麻三钱　川秦艽四钱　麝香五分

【主治】 身体虚弱，腰腿疼痛，不能屈伸者。

【制法】 共研为细末，炼蜜为小丸。

【用法】 每服 80 丸，淡盐汤送下，姜水亦可。

【文献来源】 《中医秘方验方第二辑》。

（五）

【处方】 当归四钱　补骨脂二钱　酒白芍三钱　杜仲三钱　川芎二钱　川续断三钱　熟地黄三钱　巴戟天三钱　寄生三钱　老鹳草四钱　桂枝一钱半　茯苓三钱　防风二钱

【主治】 妇女经血不调，腰腿痛，不能屈伸，风寒湿痒。

【用法】 三碗水煎剩八分碗服之，最好用黄酒为引。

【文献来源】 《中医秘方验方第二辑》。

（六）

【处方】 生黄芪半斤　远志三两　牛膝三两　石斛四两　金银花四两

【主治】 对鹤膝风有特效。

【用法】 十碗水煎剩一大碗，温服，取汗避风。

【文献来源】 《中医秘方验方第二辑》。

（七）

【处方】 当归五钱　川芎五钱　桂枝五钱　牛膝五钱　木瓜五钱　杜仲炭五钱　元蘑一斤

【主治】 风寒湿腰腿痛。

【制法】 共研为细末，炼蜜为丸二钱重。

【用法】 每日 3 次，每服一丸，黄酒或白水送下。

【文献来源】 《中医秘方验方第二辑》。

（八）

【处方】　川乌三钱　草乌三钱　川牛膝三钱　木瓜三钱　红花三钱　桂枝三钱　粉甘草三钱　冰糖六钱　白酒三斤　手甲（男用男指甲，女用女指甲，一个人的10个手甲）

【主治】　风寒腰腿疼痛。

【用法】　用坛子浸，早、晚饮之，每次1～2盅。

【备注】　孕妇忌服。

【文献来源】　《中医秘方验方第一辑》。

（九）

【处方】　乳香五钱　没药五钱　麻黄五钱　马钱子（炙透）五钱

【主治】　风寒腰腿痛。

【制法】　共为细末。

【用法】　每服一钱半，每日早、晚用白开水调服。

【备注】　此方是成方九分散。孕妇忌用。

【文献来源】　《中医秘方验方第一辑》。

（十）

【处方】　当归五钱　生地黄三钱　大秦艽三钱　牛膝三钱　肉桂二钱　杜仲五钱　防风二钱　云茯苓三钱　川芎二钱　甘草二钱

【主治】　腰腿痛，筋骨痛。

【制法】　共为细末。

【用法】　每服二钱，早、晚饭前服之，黄酒送下。

【备注】　孕妇忌服。

【文献来源】　《中医秘方验方第一辑》。

（十一）

【处方】　麻黄二钱　炙马钱子二钱　当归二钱　苍术二钱　两头尖二钱　川乌二钱　地枫皮二钱　川羌活二钱　独活二钱　没药二钱　乳香二钱　千年健二钱　炮穿山甲二钱　草乌二钱

【主治】　筋骨麻木，腰腿疼痛，口眼㖞斜，风湿凝结，气血不通。

【制法】　共为细末，炼蜜为丸二钱重。

【用法】　每服一丸，黄酒送下。

【备注】　孕妇忌服。

【文献来源】　《中医秘方验方第一辑》。

（十二）

【处方】　生川乌五钱　生草乌五钱　明天麻五钱　生附子五钱　当归五钱

【主治】　腰痛，不能转动者。

【制法】　共为细末，蜜丸二钱重。

【用法】　每次一丸。

【备注】　方中药性剧烈的生草乌、生川乌、生附子均有毒性，宜慎用。忌酒。孕妇忌服。

【文献来源】　《中医秘方验方第一辑》。

（十三）

【处方】　威灵仙三钱

【主治】　腰酸痛。

【用法】　水煎服。

【备注】　又方威灵仙、杜仲各三钱，水煎服。

【文献来源】　《中草药验方选编》。

（十四）

【处方】　威灵仙五钱　炒金铃子一两　川乌一两　八角茴香一两

【主治】　一切腰痛。

【制法】　共为细末，糊为丸，如梧桐子大。

【用法】　大人每服50丸，黄酒送下，淡盐汤送服亦可。

【文献来源】　《中医秘方验方第三辑》。

（十五）

【处方】　香附三钱　杜仲三钱　补骨脂三钱　牛膝三钱　大青盐一钱五分

【主治】　腰痛。

【制法】　共合一处，用公猪腰子1对，去净白膜，共同煎药服之。

【用法】　每晚服药后，连饮热烧酒，出汗

即愈。

【备注】 忌食生冷、辣物。

【文献来源】 《中医秘方验方第三辑》。

（十六）

【处方】 大料三钱 小茴香三钱 全蝎一钱 杜仲炭二钱 土鳖虫三钱

【主治】 闪腰，腰痛。

【制法】 共研为细末。

【用法】 以黄酒为引，一次服下，煎汤亦可。

【备注】 本方剂量过重，应分 3 次用，全蝎去钩。

【文献来源】 《中医秘方验方第三辑》。

（十七）

【处方】 杜仲炭五钱 葫芦巴（用黑芝麻一两炒后去芝麻）三钱 小茴香三钱 胡桃肉三钱

【主治】 肾虚腰痛。

【制法】 上四味药，共研细末，用核桃肉，捣为小丸。

【用法】 每日早、晚饭前服，每服 30～50 丸，食盐兑烧酒送下。

【备注】 忌食生冷、腥辣之物。

【文献来源】 《中医秘方验方第三辑》。

（十八）

【处方】 猪腰 1 对 杜仲面三钱 食盐五钱

【主治】 肾虚腰痛。

【用法】 用锅蒸熟，黄酒送下。

【备注】 忌食生冷之物。

【文献来源】 《中医秘方验方第三辑》。

（十九）

【处方】 川附子二钱 杜仲三钱 川续断三钱 牛膝四钱 木瓜三钱 青皮三钱 山药八钱 山茱萸五钱 赤芍三钱 干姜二钱 黄芪一两 党参八钱

【主治】 腰腿痛。

【用法】 水煎服。

【文献来源】 《中医秘方验方第三辑》。

（二十）

【处方】 当归五钱 炙川乌二钱 炙草乌二钱 海风藤三钱 青风藤三钱 白酒一斤 白糖半斤

【主治】 风湿腰腿痛，年久不愈，四肢麻木。

【用法】 共合一处，熬之后，每日饮 3 次，每次 1～2 盅。

【文献来源】 《中医秘方验方第三辑》。

（二十一）

【处方】 桃仁二钱 红花二钱 川羌活二钱 黄芪八钱 当归五钱 白芍五钱 大秦艽二钱 防己二钱 僵蚕二钱 川芎二钱 苍术四钱 地龙三钱 生姜三钱

【主治】 髋关节痛。

【用法】 水煎服。

【备注】 孕妇忌服。

【文献来源】 《中医秘方验方第三辑》。

（二十二）

【处方】 肉桂二钱 川附子二钱 牛膝二钱 地榆三钱 生黄芪四钱 防己二钱 大秦艽三钱 寄生三钱 当归身三钱 白芍二钱 甘草一钱

【主治】 腿部麻痛。

【用法】 水煎，每日早、晚分服之。

【文献来源】 《中医秘方验方第三辑》。

（二十三）

【处方】 红花四钱 地龙五钱 血竭四钱 土鳖虫七钱 防风五钱 地榆四钱 乳香七钱 没药七钱 杜仲五钱 牛膝一两 申姜五钱 五加皮四钱 千年健四钱 大腹皮四钱 川羌活四钱 川续断四钱 陈皮一两 炮姜四钱 桂枝四钱 三七三钱 炙马钱草三钱 木耳

二两

【主治】 风湿腿痛，血瘀瘫痪。

【制法】 共研细末，蜜丸二钱重。

【用法】 每服一丸，白开水送下。

【备注】 此方煎汤服也可，每剂煎成后分6～7次服之。本方治大骨节病亦有特效。孕妇忌服。

【文献来源】 《中医秘方验方第三辑》。

（二十四）

【处方】 当归三钱五分 川芎二钱 防风三钱五分 寄生三钱五分 地龙三钱五分 僵蚕三钱 大秦艽三钱五分 川羌活二钱 牛膝二钱 香附二钱 钩藤三钱 生黄芪一两四钱 红花三钱 乳香三钱 没药三钱

【加减】 有虚热者，加麦冬七钱，真胶七钱。

【主治】 风湿瘀热，腿膝疼。

【用法】 水煎服。

【备注】 孕妇忌服。

【文献来源】 《中医秘方验方第三辑》。

（二十五）

【处方】 威灵仙五两 炙川乌二两 五灵脂四两

【主治】 四肢关节痛，瘫痪等症。

【制法】 共研细末，蜜丸二钱重。

【用法】 每服一丸，黄酒送下。

【备注】 忌饮茶水。

【文献来源】 《中医秘方验方第三辑》。

（二十六）

【处方】 猪腰1对 补骨脂（为面）三钱

【主治】 腰痛。

【制法】 将猪腰切开，去白膜，将补骨脂装入，用草纸蘸湿包裹烧热。

【用法】 食猪腰饮汤，黄酒送下。

【文献来源】 《中医秘方验方第三辑》。

（二十七）

【处方】 猪腰1对 杜仲二钱

【主治】 腰痛。

【用法】 以上两味，水煎去浮油，每日早、晚饭前服之。

【文献来源】 《中医秘方验方第三辑》。

（二十八）

【处方】 西当归一两 川芎三钱 牛膝三钱 杜仲四钱 木瓜四钱 桂枝三钱 乳香二钱 没药二钱 熟地黄一两 木耳二两

【主治】 腰腿痛，四肢拘挛。

【制法】 共为细末，蜜丸二钱重。

【用法】 每服一丸，每日2～3次，黄酒送下。

【备注】 忌生冷食物。

【文献来源】 《中医秘方验方第三辑》。

（二十九）

【处方】 吴茱萸三钱 山茱萸三钱 山药二钱 苍术二钱 生龙骨二钱 人参二钱 韭子五钱 茯苓三钱 炮干姜三钱 鹿茸五分

【主治】 睾丸发凉，出潮湿冷汗，腰腿疼痛。

【用法】 水煎服，每日2次。

【文献来源】 《中医秘方验方第三辑》。

（三十）

【处方】 炙马钱子三两五钱 麻黄三两五钱 木瓜三钱 杜仲三钱 牛膝三钱 乳香三钱 没药三钱 桂枝三钱 川羌活三钱 独活三钱 千年健三钱 地榆三钱 炙自然铜三钱 防风三钱 甘草二钱

【主治】 风湿症，腰腿痛，常年不愈。

【制法】 共为细末，蜜丸二钱重。

【用法】 每晚服一丸，黄酒或白开水送下。

【文献来源】 《中医秘方验方第三辑》。

（三十一）

【处方】 地龙五钱 防风五钱 荆芥五钱 透骨草五钱 红糖一捻 茶叶一捻 生姜3片 谷草节7个 葱白（带根）7个 胡椒每岁1粒

【主治】 风寒腰腿痛。

【用法】 水煎服。

【备注】 盖被出透汗即愈。忌食鱼类。

【文献来源】 《中医秘方验方第三辑》。

（三十二）

【处方】 乌梅 3 个 桃树枝 1 个 生姜 3 片 大葱 7 根 茶叶二钱 喜蛛（焙干）7 个

【主治】 腿痛。

【用法】 水煎服，待出汗。

【备注】 忌房事。

【文献来源】 《中医秘方验方第三辑》。

（三十三）

【处方】 炙马钱子（去毛以甘草水泡之，香油炸紫色）一两 炮穿山甲五钱 僵蚕二钱五分

【主治】 一切慢性腰腿疼痛。

【制法】 共为细末。

【用法】 每服三分五厘；不可多用，黄酒送下。

【文献来源】 《中医秘方验方第三辑》。

（三十四）

【处方】 当归一两 川芎五钱 熟地黄一两 独活一两 防风一两 寄生一两 牛膝一两 杜仲一两 天麻一两 党参一两 木瓜一两 川羌活一两 川续断一两 榛蘑一斤

【主治】 腰腿痛。

【制法】 共为细末，蜜为丸三钱重。

【用法】 每服一丸；女人用红花为引，男人用黄酒为引。

【文献来源】 《中医秘方验方第三辑》。

（三十五）

【处方】 血见愁少许

【主治】 腿痛。

【用法】 水煎服。

【文献来源】 《中医秘方验方第三辑》。

（三十六）

【处方】 炙马钱子二钱 炮穿山甲二钱 全蝎（去钩，炙）二钱 荆芥二钱 防风二钱 杜仲炭二钱 桂枝二钱 木瓜二钱 独活一钱五分 川续断二钱 虎骨三钱 朱砂二钱 千年健二钱 地榆二钱

【主治】 腿痛。

【制法】 共为细末。

【用法】 每服二钱，黄酒送下。

【备注】 忌食生冷之物。忌食鱼类。孕妇忌服。

【文献来源】 《中医秘方验方第三辑》。

（三十七）

【处方】 全归三钱 大秦艽二钱 熟地黄三钱 川续断二钱 寄生三钱 牛膝二钱 杜仲炭三钱 党参五钱 肉桂二钱 虎骨二钱 红花一钱半

【主治】 腿痛。

【用法】 水煎服。

【备注】 孕妇忌服。

【文献来源】 《中医秘方验方第三辑》。

（三十八）

【处方】 肉桂二钱 泽泻二钱 牡丹皮二钱 苍术三钱 枸杞子四钱 山茱萸四钱 石斛三钱 附子一钱五分 赤茯苓三钱 熟地黄三钱 牛膝三钱 车前子二钱 或加草果三钱 芡实三钱 厚朴二钱

【主治】 腰痛，寒水内蓄，胀满。

【用法】 水煎服。

【备注】 孕妇忌服。

【文献来源】 《中医秘方验方第三辑》。

（三十九）

【处方】 酒当归五钱 生地黄五钱 茯苓三钱 萆薢三钱 补骨脂五钱 盐杜仲五钱 牛膝三钱 川续断三钱 大秦艽三钱 木瓜三钱 独活二钱 狗脊三钱 苍术三钱 草乌二钱 延胡索三钱 乳香二钱 威灵仙三钱 加皮三钱 龟板三钱 没药二钱

【主治】 骨节疼痛。

【用法】　水煎3次，早、晚各温服八分碗。

【备注】　孕妇忌服。根据本方剂量每煎一次应作2次服用。

【文献来源】　《中医秘方验方第三辑》。

（四十）

【处方】　炙马钱子四两　麻黄四两　桂枝三钱　木瓜三钱　乳香三钱　没药三钱　杜仲三钱　怀牛膝三钱　千年健三钱　地榆三钱　甘草三钱　炙自然铜三钱　羌活三钱　独活三钱　防风三钱

【主治】　筋骨麻木或疼痛。

【制法】　共为面，蜜丸二钱重。

【用法】　每服一丸，每日2次，白开水送下。

【备注】　孕妇忌服。

【文献来源】　《中医秘方验方第三辑》。

（四十一）

【处方】　炙马钱子一钱　附子一钱　肉桂一钱　小茴香一钱　炙川乌一钱　炙草乌一钱　牛膝一钱　麻黄一钱

【主治】　风寒性腿痛。

【制法】　共为细末，蜜丸二钱重。

【用法】　黄酒送下，日服2次。

【备注】　孕妇忌服。

【文献来源】　《中医秘方验方第三辑》。

（四十二）

【处方】　当归一两　川芎五钱　白芍五钱　乌梅2个　五加皮五钱　炙川乌七钱半　炙草乌七钱半　红花二钱　杜仲五钱　海风藤七钱半　烧酒五斤　红糖五斤

【主治】　风湿性腰腿痛。

【制法】　药装白布袋中，浸酒内，置锅内炖约1小时。

【用法】　每日2次，每次饮一盅。

【文献来源】　《中医秘方验方第三辑》。

（四十三）

【处方】　当归三钱　川芎三钱　川牛膝三钱　千年健三钱　地榆三钱　透骨草四钱　川续断三钱　肉桂二钱　乳香三钱　没药三钱　桃仁三钱　红花三钱　桂枝三钱　土鳖虫三钱　杜仲三钱

【主治】　腰腿痛。

【用法】　水煎服，早、晚各服1次。

【备注】　孕妇忌服。

【文献来源】　《中医秘方验方第三辑》。

（四十四）

【处方】　土鳖虫为细末

【主治】　腰痛。

【制法】　上药焙黄以酥为度，研为细末。

【用法】　白开水（黄酒更佳）送服，每晚1次，每次3个（大者为宜）。

【备注】　本方治疗外伤性或肾虚性腰痛疗效显著，有疏通之功，但对骨折或腰椎间盘突出引起的腰痛则无效。孕妇忌服。

【文献来源】　《验方秘方选编》。

脚膝肿痛

（一）

【处方】　薏苡仁四两　丝瓜（去皮）1条

【主治】　鹤膝风。

【制法】　以薏苡仁煎水去渣煎丝瓜。

【用法】　分3次服之。如局部红肿可用薏苡仁一钱，加蜂蜜捣烂敷之。

【备注】　忌食生冷、辣物。

【文献来源】　《中医秘方验方第三辑》。

（二）

【处方】　鱼鳔四两

【主治】　鹤膝风。

【制法】　用香油炸后轧成面。

【用法】　每次二两，用黄酒二两冲服。

【备注】　服此面药，如发现局部疼痛时，即失药效，改服人参养荣汤至痊愈为止。

【文献来源】　《中医秘方验方第三辑》。

肩背痛

（一）

【处方】 当归三钱 千年健三钱 地榆三钱 防己三钱 木瓜三钱 贯众三钱 炙草乌二钱 虎骨三钱 炙川乌二钱 牛膝三钱 肉桂二钱 甘草三钱

【主治】 臂、背痛。

【用法】 水煎服。

【备注】 孕妇忌服。

【文献来源】 《中医秘方验方第三辑》。

（二）

【处方】 羌活二钱 川芎二钱 蚕沙三钱 桂枝三钱 乳香三钱 没药三钱 五灵脂三钱 地龙二钱 炙川乌一钱 炙草乌一钱 全蝎（去尾）一钱 僵蚕二钱 威灵仙二钱 枳壳三钱 陈皮二钱

【主治】 肩背疼。

【用法】 水煎，每日早、晚饭前服之。

【备注】 忌生冷、腥辣食物。孕妇忌服。

【文献来源】 《中医秘方验方第三辑》。

（三）

【处方】 炒地龙 500 克 制马钱子 350 克 红花350克 汉防己150克 醋炒乳香150克 醋炒没药 150 克 制骨碎补 150 克 五加皮 150 克

【功能】 行气活血，祛风散寒。

【主治】 肩关节周围炎。

【制法】 马钱子用砂烫至外表呈棕黄色并鼓起，去毛屑；骨碎补用砂烫去毛。将上药粉碎成末，混匀，装入胶囊，每粒含 0.15 克。

【用法】 成人每次口服 5 丸，日服 3 次，温水送服，每 15 日为 1 个疗程，休息 5 日，再行第二个疗程。

【备注】 忌食生冷、油腻之品。

【医案】 周某，女，62 岁，1983 年 5 月 9 日初诊。右肩疼痛，活动受限 3 个月，夜间痛重怕冷，生活不能自理。检查：右肩部肌肉萎缩，肩峰下压痛，肩外展 45°，内收 20°，后伸 10°，上举 60°。X 线摄片：肩关节显影正常。诊为“右肩关节周围炎”。给予伸筋丹每次 5 丸，日服 3 次。8 日后疼痛明显减轻，服药 1 个疗程疼痛基本消失，功能活动大有好转，休息 5 日，行第二个疗程，并嘱患者注意加强肩关节功能锻炼。随访 3 年，功能正常，未再复发。

【文献来源】 《“伸筋丹”治疗肩关节周围炎》。

驼背

【处方】 片匣砂一钱 广三七一两 钟乳石五钱

【主治】 驼背。

【制法】 共为细末。

【用法】 大人分 3 次服，小儿酌减。

【备注】 避免用量过多，一次只可服一钱，每日 2～3 次。孕妇忌用。

【文献来源】 《中医秘方验方第一辑》。

跟骨骨质增生

【处方】 自拟骨刺方：人参 5 克 云茯苓 15 克 熟地黄 15 克 砂仁 15 克 川续断 20 克 白芍 15 克 山茱萸 15 克 川牛膝 15 克 杜仲 15 克 肉桂 5 克 附子 5～10 克 鹿茸 1～3 克 枳壳 10 克 陈皮 10 克

【功能】 温补肾阳，壮肾强骨。

【主治】 跟骨骨质增生。

【用法】 水煎，每日 1 剂，分 2 次口服。

【文献来源】 《补肾壮阳佐以活血化瘀治疗跟骨骨质增生的临床体会》。

跌打损伤

（一）

【处方】 土鳖虫 150 克 自然铜 125 克 乳香 150 克 没药 150 克 三七 25 克 儿茶 75 克 红花 150 克 血竭 50 克 龙骨 150 克 苏木 50

克 草薢 50 克 申姜 100 克 黄瓜籽 250 克 冰片 150 克

【功能】 舒筋活血接骨。

【主治】 骨折。

【制法】 先将黄瓜籽炒焦，再将乳香、没药、儿茶略炒，将所有药物研面。

【用法】 每服一钱，日服 3 次，以黄酒为引。

【备注】 共治 20 例，治愈率为 90%。

【文献来源】 《中草药秘方验方选》。

（二）

【处方】 接骨木（马尿烧）、鸡眼草（卡不齐）、空心柳（用上半节）、穿山龙各等份

【功能】 活血散瘀，止痛。

【主治】 骨折。

【制法】 药用散剂、丸剂、水煎均可。

【用法】 散剂，每次服 10 克；丸剂，每次服 15 克；煎剂，上药各 20 克为 1 剂，水煎服。

【备注】 共治 30 例，有效率为 100%。

【文献来源】 《中草药秘方验方选》。

（三）

【处方】 崇宁重宝（古钱）2 个 黄瓜籽 100 克

【主治】 骨折。

【制法】 古钱用醋煅 50 余次研细末，黄瓜籽研末混合分 60 份装胶囊备用。

【用法】 每次 2 粒，每日 3 次。

【备注】 忌腥、豆、蛋、鱼、凉食。

【文献来源】 《中草药秘方验方选》。

（四）

【处方】 当归 15 克 赤芍 15 克 红花 15 克 桃仁 15 克 牡丹皮 15 克 川续断 15 克 秦艽 15 克 石斛 15 克 大黄 15 克 金银花 15 克 桂枝 15 克 牛膝 15 克 骨碎补 15 克 山龙 15 克 地龙 15 克 乳香 15 克 没药 15 克 枳壳 15 克

【主治】 筋骨损伤。

【制法】 水煎服。

【备注】 忌食腥冷之物。

【文献来源】 《中草药秘方验方选》。

（五）

【处方】 选择细润洁白瓷具或破碎瓷片（瓷质越细白越好）

【主治】 骨折。

【制法】 将瓷具或瓷片去净颜色、杂物，打成细粒，再以研槽碾成极细末，用细筛筛过后，放锅内炒使红灼，炒后，即以上等白酒淬湿。如此，每炒热即浸淬一次，反复 7 次。然后加川白醋（瓷粉与川白醋比例为 4∶1，如瓷粉四两，则加白醋一两）在锅内拌匀后取出，再研成细末，用细筛筛过，收瓷瓶内储存备用。

【用法】 成人每日用上述制瓷粉五分和麝香二分，三七三分，血竭二分调匀，用行气破瘀引经的汤药送服。引经药：头部骨折用羌活、藁本各一钱（饭后服）；胸肋骨折用川芎三钱，柴胡二钱，白芥子一钱半；上肢骨折用桂枝尖一钱半，五加皮三钱（饭后服）；腰脊骨折用杜仲三钱，补骨脂二钱；下肢骨折用牛膝三钱，陈木瓜三钱（空腹服）。行气破瘀药如当归尾、生地黄、赤芍、土鳖虫、血竭、续断、莪术、三棱、骨碎补、田三七、红花、桃仁等随证加减，孕妇忌服。

【备注】 服用此方，其骨折的愈合期一般较未服此药者缩短 50%。此外，骨质坚硬的程度，前者亦较后者为佳。以股骨颈骨折治疗为例，未服此药患者需 2 个月治愈，而服此药者只需 1 个月。

【文献来源】 《验方秘方选编》。

（六）

【处方】 木香半钱 郁金三钱

【主治】 扭挫伤。

【用法】 水煎服，每日 1 剂，分 2 次服。小儿减量。

【备注】 本组收治 10 余例患者，均在服药 1～4 剂后痊愈。

【文献来源】《验方秘方选编》。

（七）

【处方】桃仁 100 克　栀子 100 克　土鳖虫 50 克

【功能】活血化瘀止痛。

【主治】扭伤。

【制法】焙干混在一起，研成细末，即成“扭伤散”，储瓶备用。用时将“扭伤散”放于瓷碗内，倒入适量的 70%乙醇溶液（或白酒），调成糊状。

【用法】将扭伤部位清洗干净，而后涂敷“扭伤散”厚约 2mm，以敷满患处为度，盖上油光纸，再用 5～6 层纱布覆盖包扎。开始每日换药 3～4 次，以后每日换药 1～2 次，直至痊愈。

【备注】忌食生冷、油腻之品。

【医案】患者，男，38 岁，干部。于 3 日前夜间下楼梯时不慎踏空，而致右踝内翻位扭伤，当时右足肿胀、疼痛，不能单足着地站立。检查：右外踝前下方及足背红肿、压痛、皮肤青紫，内翻位时疼痛剧烈，踝关节活动受限。X 线检查：未见骨折。诊断：右足外踝关节急性扭伤。治疗：按上法给予涂敷“扭伤散”7 日治愈。

【文献来源】《“扭伤散”治疗急性踝骨关节扭伤》。

（八）

【处方】制乳香　制没药　土鳖虫　血竭　制马钱子　制半夏　自然铜

【功能】接骨止痛，活血，化瘀，消肿。

【主治】骨折、骨软组织损伤。

【制法】经炮制，研末装瓶，密封备用。

【用法】每日 0.1 克，黄酒送服。

【备注】孕妇禁用。服药期间忌生冷食物、凉水。

【医案】王某，男，56 岁。右股骨干 1/3 处骨折 32 个月，曾做过钢板内固定术，植骨手术 3 次，骨折不愈合，膝关节强直。服用陈氏骨圣金丹 0.1 克，每日 2 次，黄酒送服。2 周后患者肌力提高，拍 X 线片，植骨可见骨小梁通过，骨折端大量骨痂形成；继续服药，4 周后拍 X 线片，见骨折处内外骨痂全部形成；6 周后拍 X 线片，骨折端与植骨全部被内外骨痂包裹，骨折线消失，可扶楼梯扶手上、下五楼，膝关节强直明显改善。5 个月后随访见患者上、下楼梯自如，膝关节强直恢复 90°。

股骨头坏死

【处方】川乌　草乌　乳香　没药　威灵仙　白芍　透骨草　黄柏　牛膝　芫花　紫荠皮　海桐皮　五加皮

【功能】活血化瘀，温通血脉。

【主治】股骨头坏死。

【制法】上药为细末蜜酒调膏外贴，也可装布袋水煎热敷患处或用远红外线在药袋上加热进行透入。

【用法】每日 10 次，每次 30 分钟。

【文献来源】跨世纪科技成果与优秀论文。

强直性脊柱炎

【处方】狗脊 25 克　鹿角霜 25 克　威灵仙 15 克　牛膝 15 克　淫羊藿 25 克　没药 15 克　土鳖虫 15 克

【功能】温肾助阳，通痹止痛。

【主治】强直性脊柱炎。

【用法】每日 1 剂，水煎去渣，再煎后分 2 次饭后温服。

【备注】忌食生冷、油腻之品。共治 21 例，治愈率为 96.6%。

【医案】王某，男，27 岁。3 年前因着凉而出现腰髋疼痛，全身无发热，局部无红肿，曾按湿病治疗，不见好转。而体力日渐下降，体重减轻，腰髋活动受限。同时伴有下腹部不适，无腹泻及尿痛，经门诊检查，X 线拍片示骶髋关节融合，腰椎韧带钙化，呈轻度竹节样改变。建议住院治疗。中医辨证：据其腰脊及髋关节疼痛，有尻以代踵，脊以代头表现，疼痛部位固定，无红肿。痛则遇寒加重，脉沉，苔白，按骨痹之肾虚寒凝、脉络痹阻论治。投自拟温肾通痹方：狗脊25克，鹿角霜25克，威灵仙15克，牛膝15克，淫羊藿50克，没药15克，土鳖虫15克，在服汤剂时加制马钱子粉0.5克冲服。连续治疗1个月，上述症状好转。但小腹部不适明显并尿赤不畅，查尿常规：蛋白（+）、红细胞1～5个/高倍镜、白细胞5～10个/高倍镜。经泌尿科会诊诊断：强直性脊柱炎，并发前列腺炎。中医辨证仍认为寒湿瘀阻，肾经虚寒，拟原方加通络祛湿之品，加王不留行15克，川楝子15克，土茯苓50克，又服2周症状明显好转而出院。

【文献来源】 《温肾通痹法治疗强直性脊柱炎21例临床报告》。

第四节 妇产科疾病

月 经 病

（一）

【处方】 黄芩三钱 牡丹皮二钱 香附三钱

【主治】 经行先期（气郁化火）。

【用法】 水煎服。

【文献来源】 《验方秘方选编》。

（二）

【处方】 蒲黄一两 五灵脂一两 当归五钱 延胡索五钱

【主治】 痛经（血瘀型）。

【制法】 共为细末。

【用法】 每次一钱，日服2次，经前服之，每次经期服4～5剂即可。

【文献来源】 《验方秘方选编》。

（三）

【处方】 白头翁二两 地榆炭一两

【主治】 功能性子宫出血。

【用法】 水浓煎，加白糖一两，分2次服完。

【医案】 王某，女，40岁，1974年5月患功能性子宫出血，出血量达1000～1500ml，卧床不起，服上方2剂痊愈。

【备注】 用上方治疗功能性子宫出血58例，效果良好。

【文献来源】 《验方秘方选编》。

（四）

【处方】 干胎盘一两 海螵蛸七钱 茜草三钱 棕榈炭三钱 五倍子三钱

【主治】 功能性子宫出血。

【制法】 共为细末。

【用法】 每次一钱，日服2次。

【文献来源】 《验方秘方选编》。

（五）

【处方】 黄芪二两 木耳二两 干姜五钱

【主治】 崩漏（月经淋漓不断）。

【制法】 共为细末。

【用法】 每次二钱，日服2次。

【文献来源】 《验方秘方选编》。

（六）

【处方】 益母草

【主治】 瘀血积块腹痛。

【制法】 用童便泡之，九蒸九晒研为细末，炼蜜为丸，二钱重。

【用法】 每日早、晚饭前各服一丸，黄酒送下。

【备注】 每用二两益母草加童便一碗至一碗半，后每次蒸晒加童便半碗。孕妇忌服。

【文献来源】 《中医秘方验方第一辑》。

（七）

【处方】 红芸豆半斤

【主治】 妇女经血淋漓不断。

【制法】 煎水加红糖三两。

【用法】 日服1次，以愈为度。

【文献来源】 《民间验方》。

（八）

【处方】 人发（洗净）

【主治】 血崩不止。

【制法】 烧成炭，研为细末。

【用法】 每服一钱，日服2次。

【文献来源】 《民间验方》。

（九）

【处方】 桃仁五分 粉丹皮二钱 赤芍一钱五分 延胡索二钱 川芎一钱五分 五灵脂二钱 红花一钱五分 枳壳一钱五分 甘草一钱五分 当归二钱 乌药二钱 香附二钱

【主治】 瘀血作痛腹泻。

【用法】 三碗水煎成八分碗，每日早、晚饭前温服之。

【备注】 此即《医林改错》之膈下逐瘀汤。孕妇忌服。忌食生冷、硬、油腻等物。

【文献来源】 《中医秘方验方第一辑》。

（十）

【处方】 红花四钱 木通四钱 车前子四钱 凌凌香二两 胡萝卜籽二两

【主治】 妇人经闭腹泻，完谷不化，腹痛肠鸣，大便泻水。

【用法】 三碗水煎剩一碗服之。

【文献来源】 《中医秘方验方第一辑》。

（十一）

【处方】 当归五钱 黄芪八钱 地榆炭五钱 红花炭三钱 艾炭三钱

【主治】 经血卒然大下。

【制法】 先用铁器烧红，放在高粱醋中，使其蒸气熏患者鼻，后用童便为引送服汤药。

【用法】 水三碗，童便一茶杯，煎成八分碗。早、晚饭前各服一次。

【备注】 如无蒸气，可再烧铁气淬醋熏之，熏2～3次即可。

【文献来源】 《中医秘方验方第一辑》。

（十二）

【处方】 生地榆一两五钱

【主治】 崩漏下血。

【用法】 水煎服。

【备注】 若以醋煎之，即是《医宗金鉴》之地榆醋煎方。忌刺激性食物。

【文献来源】 《中医秘方验方第一辑》。

（十三）

【处方】 党参三钱五分 贡阿胶二钱 炙黄芪二钱五分 当归二钱五分 生龙骨二钱五分 山茱萸三钱五分 牡蛎二钱五分 酒白芍二钱五分 炮姜五分 川芎一钱 艾炭一钱 炙甘草二钱

【主治】 血崩经年不愈者。

【用法】 三碗水煎剩八分碗，每日早、晚饭前服。

【备注】 忌食辣物。

【文献来源】 《中医秘方验方第一辑》。

（十四）

【处方】 荆芥炭二钱 生地黄炭二钱 山楂炭二钱 杜仲炭二钱 蒲黄炭二钱 桃仁二钱 制香附二钱 鸡冠花二钱 西当归二钱 制黄芪三钱 酒白芍二钱 炙甘草二钱 地榆炭二钱

【主治】 崩漏日久，少腹胀痛，血下成紫黑块者。

【用法】 三碗半水煎成八分碗，温服。

【备注】 忌食鱼类。

【文献来源】 《中医秘方验方第一辑》。

（十五）

【处方】 木耳四两

【主治】 血崩。

【用法】 将木耳煮熟，加红糖二两，拌一顿吃完。血渐止，再吃二两即愈。

【备注】 分4次服。

【文献来源】 《中医秘方验方第一辑》。

（十六）

【处方】 红参二钱 地龙七钱 朱砂一钱五分

【主治】 日久下血者。

【制法】 共为细末。

【用法】 每日3次，每服二钱，黄酒送服。

【备注】 应有眩晕，身热，气短，心悸等症。忌生冷、刺激食物。

【文献来源】 《中医秘方验方第一辑》。

（十七）

【处方】 乌药15克 砂仁15克 木香5克 延胡索15克 香附20克 枳壳10克 陈皮10克 茯苓10克 肉桂10克 甘草5克

【功能】 理气开郁。

【主治】 痛经。

【用法】 水煎服，每日1剂，分2次温服。

【文献来源】 《中草药秘方验方选》。

（十八）

【处方】 三棱15克 莪术10克 当归15克 熟地黄10克 赤芍15克 延胡索15克 香附15克 刘寄奴15克 牡丹皮10克 肉桂10克 炮姜10克 炙甘草5克

【功能】 行瘀止痛。

【主治】 痛经。

【用法】 水煎服，每日1剂，分2次温服。

【文献来源】 《中草药秘方验方选》。

（十九）

【处方】 柳树条炭15克 朱砂10克 黄连炭10克 三七炭10克

【主治】 子宫功能性出血。

【制法】 共为细末。

【用法】 每次服5克，每日3次。

【备注】 治愈10余例患者。

【文献来源】 《中草药秘方验方选》。

（二十）

【处方】 生地榆50克 生天冬（带皮用为佳）50克

【功能】 凉血止血。

【主治】 子宫功能性出血。

【用法】 水煎服，每日1剂，分3次服，3日为1个疗程。

【文献来源】 《中草药秘方验方选》。

（二十一）

【处方】 阿胶25克 茜草50克 侧柏叶炭25克 茯苓25克 生地黄50克 血余炭25克

【功能】 凉血止血。

【主治】 子宫功能性出血。

【制法】 共研细末。

【用法】 每次服15克，每日3次。

【文献来源】 《中草药秘方验方选》。

（二十二）

【处方】 黄芪100克 党参25克 当归15克 川芎10克 白芍15克 乌药15克 首乌25克 川续断20克 艾炭25克 莲房炭50克 甘草10克 阿胶15克 益母草25克 白术15克

【功能】 补气养血，引血归源。

【主治】 崩漏。

【用法】 每日1剂，煎3次，分3次服。

【备注】 治愈40余例患者。

【文献来源】 《中草药秘方验方选》。

（二十三）

【处方】 延胡索三钱 当归三钱 赤芍一钱五分 白芍一钱五分 五灵脂三钱 没药三钱 莪术一钱 香附三钱 蒲黄三钱 乳香三钱 炮姜五分 生地黄一钱五分 熟地黄一钱五分 红花一钱

【加减】 血多者用黑蒲黄二钱、生地黄炭二钱、红花一钱酌量用之。

【主治】 月经不调，按痛剧烈、牵引腰痛者。

【用法】 水煎，食前服。

【文献来源】 《中医秘方验方第二辑》。

（二十四）

【处方】 当归五钱 丹参五钱 乳香五钱

牛膝三钱 没药五钱 川楝子三钱 红花三钱 益母草四钱

【主治】 妇女痛经，产后儿枕痛。

【制法】 共研为细末，朱砂为衣，蜜为丸三钱重。

【用法】 每服一丸，黄酒、童便送下。

【文献来源】 《中医秘方验方第二辑》。

（二十五）

【处方】 白参二钱 麦冬五钱 五味子三钱 酒当归三钱 杭白芍三钱 生地黄三钱 龟板三钱 女贞子三钱 薏苡仁三钱 橘红三钱 牡丹皮三钱 莲子一钱 蜜百合三钱 甘草二钱 炒酸枣仁三钱 蜜桑白皮三钱 川贝母二钱 阿胶二钱 地骨皮三钱（旧秤）

【主治】 虚痨，贫血症，经闭，咳嗽，发热，潮热，盗汗。

【用法】 三碗水煎剩八分碗，温服。

【备注】 忌食腥冷、辣物。孕妇忌用。

【文献来源】 《中医秘方验方第二辑》。

（二十六）

【处方】 当归一两 川芎七钱 酒白芍八钱 香附八钱 延胡索八钱 人参四钱 乌药七钱 茴香五钱 砂仁五钱 肉桂三钱 茯苓一两 白术一两 川牛膝七钱 枳壳八钱 炙黄芪一两 炙甘草五钱 鹿胎膏五钱 炒吴茱萸三钱

【主治】 月经不调，赤白带下，月经痛，不孕症。

【制法】 共为细末，鹿胎膏用黄酒化开，混入药面，蜜为丸，每丸二钱重。

【用法】 每日3次，每次一丸，食前服。

【备注】 忌食生冷、酸辣物。孕妇忌服。

【文献来源】 《中医秘方验方第二辑》。

（二十七）

【处方】 当归二钱 川芎一钱四分 熟地黄二钱 杜仲一钱四分 川续断二钱 山药二钱 香附二钱 延胡索二钱 五灵脂一钱四分 小茴香一钱 肉桂一钱 木香一钱 乌药一钱四分 砂仁一钱四分 甘草一钱 白芍一钱四分

【加减】 经期提前，上方去小茴香、肉桂，加黄连二钱、栀子二钱；白带多者，加苍术一钱，车前子一钱，倍山药；经期两肋、乳房胀痛，加苏子一钱半，白芥子一钱，青皮一钱，柴胡一钱。

【主治】 不孕症，经行腰腹疼痛，经血成块，血色不正。

【用法】 月经期可用，经尽止服，如每月行经3～4日，用药2剂。见经来时腰腹不痛，即能受孕。

【文献来源】 《中医秘方验方第二辑》。

（二十八）

【处方】 赤芍三钱 干漆三钱 桃仁三钱 当归尾三钱 血竭三钱 木通五钱 三棱三钱 莪术三钱 水红花子三钱 红娘虫7个 斑蝥12个 大黄一两

【主治】 经血不通、胃胀、白带多。

【制法】 共研为细末。

【用法】 黄酒送服，每次服二钱。

【文献来源】 《中医秘方验方第二辑》。

（二十九）

【处方】 当归三钱 川芎三钱 杭白芍七钱 海螵蛸一钱半 地榆炭四钱 鹿角霜三钱 香附四钱 丹参三钱 延胡索三钱 生黄芪五钱 泽泻三钱 萆薢三钱 赤芍三钱

【主治】 经血淋漓不断，赤白带下，腹胀痛，小便疼痛。

【用法】 水煎，食前服。

【文献来源】 《中医秘方验方第二辑》。

（三十）

【处方】 桃仁三钱 红花三钱 三棱三钱 莪术三钱 陈皮三钱 香附三钱 槟榔片三钱 大黄一两 甘草三钱 干漆一两 枳实三钱 当归三钱

【主治】 血脉不行、产后经闭、白带浊物。

【用法】 灯心草煎水，三碗水煎剩八分碗，早、晚饭前服。

【文献来源】 《中医秘方验方第二辑》。

（三十一）

【处方】 全莲房3个 患者头发一绺

【主治】 妇女崩漏不止。

【制法】 用新瓦焙存性，研为面。

【用法】 用黄酒送下，分2次服。

【文献来源】 《中医秘方验方第二辑》。

（三十二）

【处方】 棕榈炭一两 杜仲炭一两五钱 地榆炭一两 荆芥穗炭五钱 吉仁皮炭五钱

【主治】 妇女崩漏不止。

【制法】 共为细末。

【用法】 每次服二钱，童便为引冲服。

【文献来源】 《中医秘方验方第二辑》。

（三十三）

【处方】 炙黄芪一两 赤参三钱 当归四钱 川芎三钱 阿胶二钱 黑栀子三钱 黑艾三钱 知母三钱 黑侧柏叶三钱 黑荆芥穗三钱 炙甘草一钱 白术三钱 生地黄炭四钱 麦冬三钱 地榆炭三钱

【主治】 妇女流血过多，头晕心烦，干呕，昏厥少气。

【用法】 水煎，分2次服。

【文献来源】 《中医秘方验方第二辑》。

（三十四）

【处方】 生黄芪八钱 人参五钱 酒当归五钱 白芍六钱 煅牡蛎三钱 茴香三钱 海螵蛸三钱 柴胡三钱 棕榈炭三钱 炒白术一两

【加减】 寒者加附子三钱；热者加生地黄五钱。

【主治】 经血不止，老年人经血断而复来不止。

【用法】 水煎服。重者3剂，轻者2剂即愈。

【文献来源】 《中医秘方验方第二辑》。

（三十五）

【处方】 党参五钱 白术六钱 茯苓三钱 甘草一钱五分 当归五钱 川芎二钱 酒白芍二钱 熟地黄五钱 香附四钱五分 黑荆芥二钱 黑艾二钱 阿胶四钱

【主治】 妇女月经淋漓不断。

【用法】 三碗水煎至一碗，分作2日服。

【文献来源】 《中医秘方验方第二辑》。

（三十六）

【处方】 人参四钱 炙黄芪一钱 白术四钱 陈皮一钱五分 当归四钱 甘草二钱 升麻六分 柴胡五分 黑艾二钱 黑荆芥三钱 阿胶三钱

【主治】 妇女血崩。

【用法】 五碗水煎至一碗服，重者一次服之，轻者分2次服。

【文献来源】 《中医秘方验方第二辑》。

（三十七）

【处方】 酒当归三钱 川芎二钱 益母草二钱 盐茴香三钱 炮姜三钱 延胡索三钱 五灵脂三钱 没药二钱 炒蒲黄二钱 肉桂二钱 赤芍三钱（旧秤）

【主治】 妇女血崩、血漏、经血不调、多年不孕（属寒实性者）。

【用法】 四碗水煎剩一碗半，分2次温服。

【备注】 忌食生冷之物。

【文献来源】 《中医秘方验方第二辑》。

（三十八）

【处方】 鲜小蓟二两 红花一钱

【主治】 经漏。

【用法】 水煎，每日2次服之。

【文献来源】 《中医秘方验方第二辑》。

（三十九）

【处方】 红粘谷一把 京墨一两

【主治】 血崩。

【制法】 红粘谷熬水冲京墨。

【用法】 1次服。

【备注】 以红粘谷熬水冲京墨，应将京墨研碎为宜，否则不易溶化。

【文献来源】 《中医秘方验方第二辑》。

（四十）

【处方】 千里奔（驴蹄子）（灰）三钱 血余炭三钱 百草霜三钱 地榆炭四钱

【加减】 有热者加黄芩二钱。

【主治】 崩漏，大便失血。

【制法】 共为细末。

【用法】 每次服三钱，黄酒送服。

【备注】 此方治崩漏，对无瘀热者有效。

【文献来源】 《中医秘方验方第二辑》。

（四十一）

【处方】 血见愁五钱 生地黄炭三钱

【主治】 经血不止。

【用法】 水煎服。

【文献来源】 《中医秘方验方第二辑》。

（四十二）

【处方】 酒炒当归五钱 川芎二钱 酒白芍二钱 熟地黄二钱 棕榈炭三钱 艾炭一钱五分 香附二钱 焦白术二钱 人参二钱 砂仁一钱五分 泽泻一钱五分 黑蒲黄二钱

【主治】 妇女经血不止，崩症。

【用法】 水煎，食前服，每日2次。

【文献来源】 《中医秘方验方第二辑》。

（四十三）

【处方】 酒当归三钱 川芎一钱五分 酒白芍二钱 生地黄二钱 焦炭二钱 黑蒲黄二钱 香附二钱 焦白术二钱 党参二钱 枳壳二钱 砂仁二钱 酸枣仁二钱 甘草二钱 焦栀子一钱五分

【主治】 妇女经血长期不断。

【用法】 水煎，饭前服。

【文献来源】 《中医秘方验方第二辑》。

（四十四）

【处方】 炒当归尾三钱 川芎二钱 酒白芍三钱 黑马尾（灰）三钱 黑侧柏叶六钱 地榆炭四钱 棕榈炭三钱 丝瓜炭三钱 莲房炭三钱 三七二钱 黑蒲黄二钱 炒五灵脂二钱 杜仲（灰）五钱 川续断三钱 生地黄炭二钱

【主治】 经血崩症。

【用法】 水煎、温服，以大枣为引。

【文献来源】 《中医秘方验方第二辑》。

（四十五）

【处方】 人参一两 麦冬一两

【主治】 血崩，脉微数。

【用法】 水煎，温服。

【文献来源】 《中医秘方验方第二辑》。

（四十六）

【处方】 酒当归三钱 川芎二钱 酒白芍二钱 熟地黄三钱 焦白术二钱 炙黄芪二钱 甘草五分 茯神二钱 远志二钱 酸枣仁二钱 木香五分 龙眼肉三钱 三七三钱 炒侧柏叶四钱 炒地榆三钱 棕榈炭三钱 黑马尾（焙灰存性）三钱 杜仲炭四钱

【主治】 经血不止。

【制法】 水煎，温服。

【用法】 姜3片、枣10个，同煎服。

【文献来源】 《中医秘方验方第二辑》。

（四十七）

【处方】 当归四钱 川芎三钱 桂心五分 延胡索三钱 百草霜四钱 血竭花四钱 鲤鱼鳞一两 京墨三钱

【主治】 血崩，血漏，昏迷，不省人事。

【制法】 共为细末，炒黑。

【用法】 每服三钱，每日2次，白开水送下。

【文献来源】《中医秘方验方第二辑》。

（四十八）

【处方】苍术 20 克　郁金 10 克　天麻 15 克　天冬 10 克　龙骨 20 克　牡蛎 20 克　丹参 20 克　杜仲 20 克　鸡血藤 20 克　石斛 15 克　延胡索 15 克　生甘草 10 克

【功能】解郁安神，行气止痛。

【主治】气滞血瘀型痛经。

【用法】每日 1 剂，水煎去滓，再煎后分 2 次饭后温服。

【备注】忌食生冷、油腻之品。

【医案】张某，女，45 岁，2011 年 11 月 30 日初诊。主诉：小腹疼痛 3 年余，周期性加重。该患者平素恚怒，烦躁。2003 年因子宫内膜异位症，小腹疼痛难忍，于某大医院行子宫全切术，术后复发。平时腹部隐痛，月经周期时加重，甚则痛引腰骶，放射至肛门，呈坠胀感，影响正常生活，现服孕三烯酮 3 年，服孕三烯酮后疼痛减轻，但出现头昏、乏力、胃部不适、体重增加、心悸。体格检查：体重 62.5 千克，身高 160cm。腹型肥胖，满月脸。盆腔彩超示子宫全切术后盆腔，双侧卵巢无异常。现患者停用孕三烯酮 1 周，腹部隐痛，伴少寐，烘汗，乏力头晕，腰酸，便秘，舌紫暗、胖大，脉沉。四诊后自述平时腹部隐痛消失，周期性加重疼痛明显缓解，无用药不适，继服上方。

【文献来源】《王秀霞教授自拟方治疗子宫内膜异位症术后疼痛》。

（四十九）

【处方】当归 15 克　牡丹皮 20 克　茯苓 20 克　熟地黄 25 克　沙参 15 克　牛膝 10 克　白芍 20 克　延胡索 15 克　炒山栀子 15 克　茜草 20 克　黑荆芥穗 25 克　川楝子 15 克　代赭石（先煎）50 克

【功能】泻肝火，凉血，降气。

【主治】肝经郁火之逆经。

【用法】每日 1 剂，水煎去渣，再煎后分 2 次饭后温服。

【备注】忌食生冷、油腻之品。

【医案】张某，24 岁，未婚，1987 年 4 月 16 日初诊。该患者形体消瘦，月经约 20 日一行，经量少，色暗红，有少许血块，小腹胀痛，头晕心烦，每于行经前 2～3 日即鼻衄 8 次，一次衄血 20～30ml，溲赤便秘，手足发热，舌红少苔，脉弦细而数。证属肝经郁火夹冲脉之血上逆，伤及阳络而为鼻衄，是谓“逆经”之证，宜清泄肝经之火，凉血以顺肝气，仿傅青主“顺经汤”加减化裁：当归 15 克，牡丹皮 20 克，茯苓 20 克，熟地黄 25 克，沙参 15 克，牛膝 10 克，白芍 20 克，延胡索 15 克，炒山栀子 15 克，茜草 20 克，黑荆芥穗 25 克，川楝子 15 克，代赭石（先煎）50 克，水煎服，4 剂。上方服至 3 剂时，月经来潮，伴鼻衄一次，量少，经量较前为多，诸症大减，神情愉悦，仍舌红少苔，脉弦数，继以丹栀逍遥散加减：当归 15 克，白芍 20 克，牡丹皮 15 克，茯苓 20 克，炒山栀子 15 克，生地黄 20 克，柴胡 15 克，川楝子 15 克，黄芩 15 克，茜草 10 克，海螵蛸 15 克，5 剂。以上方 2 剂为主，嘱其每至行经前已有预感将行经时服前方 3～4 剂，继之服后方 4～5 剂，1 个月之内，服药 10 剂左右。如此治疗 3 个月有余，至 8 月下旬，在街上偶遇，言当月月经已过，鼻衄已止，精神大振无所苦矣。

【文献来源】《逆经治验二例》。

（五十）

【处方】当归 25 克　熟地黄 30 克　香附 25 克　柴胡 10 克　白术 20 克　白芍 20 克　人参 25 克　生地黄 25 克　牡丹皮 15 克　炙鳖甲 20 克　鸡内金 15 克　炙远志 20 克　甘草 10 克

【功能】气血双补，调肝理脾，清热凉血。

【主治】血枯经闭。

【制法】每日 1 剂，水煎去渣，再煎后分 2 次饭后温服。

【备注】忌食生冷、油腻之品。

【医案】张某，28 岁，工人。该患者素体瘦弱，18 岁月经初潮，经期后衍，量少色淡，2 日即净，经前少腹绵绵作痛，经后疲乏无力，食少纳呆。后2年余未孕，某年夏季正值行经期被雨淋后，旋即发热恶寒，月经闭止，经某医按上呼吸道感染治疗痊愈，从此患经闭证，五心烦热，夜不能寝，饮食大减，其病迁延2年多，曾多方治疗无效而转求余诊治。其面色萎黄晦暗，语言低沉，舌红少苔，自诉经期常气短心悸，体倦神疲，手足发热，大便泻秘无常，脉弦细，双寸均微。证属气血两虚，肝脾郁结，日久阴虚内热，热血煎熬，致血枯经闭之证，余视诊其治以气血双补，调肝理脾，清热凉血法。处方：当归 25克，熟地黄30克，香附25克，柴胡10克，白术20克，白芍20克，白参25克，生地黄25克，牡丹皮15克，炙鳖甲20克，鸡内金15克，炙远志20克，甘草10克。连服28剂，手足发热明显减轻，饮食略增，周身自觉有力，小腹有下垂之感，似有行经之兆。拟改调肝理脾，活血通经法治之。处方：当归15克，香附25克，白参15克，白芍20克，柴胡10克，茯苓20克，白术20克，川芎15克，桃仁15克，红花20克，牛膝7.5克，丹参15克，甘草10克，水煎服。5剂后，月经来潮。以上方出入调理治疗3个月，月经正常。1998年3月在街上偶遇，言已生一女婴。

【文献来源】《三年经闭一例治验》。

白带异常

（一）

【处方】当归二钱 黄芪二钱 焦白术二钱 陈皮二钱 党参二钱 升麻一钱 茯苓二钱 吴茱萸二钱 麦冬二钱 柴胡二钱 青皮二钱 甘草二钱

【主治】妇女白带。

【用法】三碗水煎成八分碗，每日早、晚饭前服。

【文献来源】《中医秘方验方第一辑》。

（二）

【处方】白茯苓、莲子肉各等份

【功能】清热利湿。

【主治】白带过多。

【制法】共为细末。

【用法】每次服15克，每日2次。

【备注】治愈10例。

【文献来源】《中草药秘方验方选》。

（三）

【处方】莲房25克 龙眼肉15克 牡丹皮25克 黄芪25克

【功能】益气收敛。

【主治】白带过多。

【用法】水煎服，每日1剂，温服2次。

【备注】治30余例，治愈率为80%。

【文献来源】《中草药秘方验方选》。

（四）

【处方】白术一两 山药一两 杜仲三钱 杭白芍四钱 生地黄五钱 当归五钱 枯芩三钱 炙大黄三钱 茵陈三钱 车前子八钱 甘草二钱

【主治】赤白带下。

【用法】水煎服。第二剂炙大黄去二钱，第三剂不用炙大黄，服5～6剂可以痊愈。

【备注】孕妇去炙大黄。

【文献来源】《中医秘方验方第二辑》。

（五）

【处方】赤石脂三钱 白石脂三钱 牡蛎粉三钱 阿胶珠三钱 白马尾一钱五分 红马尾一钱五分

【主治】妇女赤白带下，淋漓不断。

【制法】将马尾洗净焙灰，合各味药共研为细末。

【用法】每次二钱，空腹服，用黄酒送下。

【备注】忌食生冷、辣物。

【文献来源】《中医秘方验方第二辑》。

（六）

【处方】牡蛎一两 生硫黄四钱

【主治】赤白带下。

【制法】 共研为细末。

【用法】 空腹服，每次服五分，黄酒送下。

【备注】 此方白带湿寒性者可服，热性者忌服。

【文献来源】 《中医秘方验方第二辑》。

（七）

【处方】 臭椿树皮一两 棉花子仁五钱

【主治】 妇女赤白带下。

【制法】 将椿皮炙，与棉花子仁煎。

【用法】 每日服2次。

【文献来源】 《中医秘方验方第二辑》。

外阴病

【处方1】 炙黄芪五袋 红参三钱 焦白术二钱 当归身二钱 干柴胡五钱 升麻一钱 广陈皮一钱 炙甘草一钱 山栀子一钱半 青皮一钱

【处方2】 泽泻二钱 车前子二钱半 木通一钱半 当归尾二钱 山栀子一钱半 黄芩一钱半 川黄连二钱 甘草二钱 龙胆草二钱

【主治】 阴肿。

【用法】 水煎，食前服。

【备注】 先服处方1，再服处方2。

【文献来源】 《中医秘方验方第二辑》。

孕产病

（一）

【处方】 杜仲炭六钱 炒黄芩八钱 山药一两

【主治】 经常流产，腰腹疼痛，胎气下坠。

【用法】 三碗水煎成八分碗，日服2次，早、晚饭前服。

【文献来源】 《中医秘方验方第一辑》。

（二）

【处方】 党参五钱 白术五钱 当归一两 桑寄生一两 生甘草四钱 白芍八钱 麦冬八钱 阿胶一两 生山药一两 陈皮四钱 川续断四钱 砂仁三钱

【主治】 孕5～7个月流产。

【制法】 共为细末，炼蜜为丸，一钱重。

【用法】 每服一丸，早、晚饭前服之。

【备注】 受孕后即应常服之，至产期止。

【文献来源】 《中医秘方验方第一辑》。

（三）

【处方】 黄芩二钱 竹茹三钱 生姜二钱

【主治】 妊娠恶阻。

【用法】 水煎服。

【文献来源】 《验方秘方选编》。

（四）

【处方】 荞麦三到四两

【主治】 先兆流产。

【用法】 慢火炒黄，水煎服。

【文献来源】 《验方秘方选编》。

（五）

【处方】 杜仲炭一两 川续断一两 桑寄生一两 炙黄芪一两 补骨脂一两 菟丝子一两 南瓜蒂7个 阿胶五钱

【主治】 习惯性流产。

【制法】 共为细末，蜜丸三钱重。

【用法】 每服一丸，每日3次。

【文献来源】 《验方秘方选编》。

（六）

【处方】 车前草一两 金钱草五钱 玉米须五钱

【主治】 妊娠肿胀。

【用法】 水煎服，每日1剂，日服2次。

【文献来源】 《验方秘方选编》。

（七）

【处方】 党参15克 白术15克 桑寄生15克 菟丝子15克 杜仲炭15克 川续断15克 阿胶15克 白芍15克

【主治】 习惯性流产。

【用法】 水煎服，每个月服 2 剂，连服 8 个月。

【备注】 忌食生冷瓜果。治 6 例，治愈 4 例。

【文献来源】 《中草药秘方验方选》。

（八）

【处方】 当归 15 克　川芎 5 克　白芍 15 克　熟地黄 15 克　茯苓 15 克　白术 15 克　陈皮 10 克　川续断 15 克　桑寄生 15 克　杜仲 15 克　甘草 10 克

【主治】 习惯性流产。

【用法】 水煎服，每日 1 剂，分 2 次温服。

【文献来源】 《中草药秘方验方选》。

（九）

【处方】 当归 15 克　熟地黄 40 克　白芍 30 克　党参 20 克　黄芪 50 克　杜仲炭 20 克　川续断 25 克　菟丝子 20 克　补骨脂 20 克　黄芩 10 克　砂仁 10 克　陈皮 15 克　甘草 10 克

【功能】 益气养血，固冲安胎。

【主治】 习惯性流产。

【用法】 水煎服，每日 1 剂，分 2 次温服。

【备注】 忌辛辣食物。

【文献来源】 《中草药秘方验方选》。

（十）

【处方】 当归 15 克　白芍 15 克　赤芍 15 克　生地黄 15 克　桃仁 15 克　红花 10 克　丹参 40 克　益母草 25 克　莪术 15 克

【主治】 不孕症。

【用法】 水煎服。每日 1 剂，分 2 次服。

【备注】 配针灸关元、水道穴。

【文献来源】 《中草药秘方验方选》。

（十一）

【处方】 桑寄生四两　菟丝子四两　川续断二两

【加减】 体质虚弱者加党参二两，黄芪二两；食少者加白术二两；凉者加补骨脂二两；热者加生地黄二两。

【主治】 滑胎。

【制法】 共为细末，水化阿胶二两，为丸二钱重。

【用法】 每次一丸，每日 2 次，温水服。

【文献来源】 《中医秘方验方第二辑》。

（十二）

【处方】 藁本一钱　前胡一钱五分　桑白皮一钱五分　杏仁一钱五分　桔梗一钱五分　麻黄六分　赤茯苓一钱五分　天冬一钱五分　麦冬一钱五分　川贝母一钱　甘草一钱　百合一钱

【主治】 妊娠感冒咳嗽。

【用法】 水煎，姜水同服。

【文献来源】 《中医秘方验方第二辑》。

（十三）

【处方】 白当归一钱五分　川芎一钱五分　川贝母一钱　荆芥穗一钱　生黄芪一钱　油厚朴七分　黑艾七分　菟丝子一钱五分　枳壳七分　川羌活七分　白芍五分　甘草五分

【主治】 孕妇胎动不安，欲流产者。

【用法】 三碗水煎至一碗，分 2 日服。

【文献来源】 《中医秘方验方第二辑》。

（十四）

【处方】 熟地黄四两　山茱萸四两　山药四两　何首乌四钱　杜仲五钱　川续断五钱　巴戟天四钱　阿胶五钱　当归五钱　酒白芍五钱　焦白术五钱　枯芩五钱　棕榈炭四钱　菟丝子四钱　枸杞子四钱　补骨脂五钱　冬虫夏草四钱

【主治】 滑胎。

【制法】 研末，蜜为丸二钱重。

【用法】 受孕 1～2 个月时，每日早、晚各服一丸，白开水送下。

【文献来源】《中医秘方验方第二辑》。

（十五）

【处方】当归三钱　酒白芍三钱　茯苓三钱　白术三钱　鹿角胶二钱　黄芩二钱　杜仲二钱　川续断二钱　枳壳二钱　砂仁一钱　陈皮二钱　竹茹五分

【主治】习惯性小产。

【用法】水煎服，每日2次，白开水送下。

【文献来源】《中医秘方验方第二辑》。

（十六）

【处方】黄芪一两　白术二钱　升麻三钱　菟丝子一两　杜仲五钱　艾炭三钱　荆芥炭二钱

【主治】胎动不安，习惯性流产。

【制法】共研为细末，炼蜜为丸二钱重。

【用法】早、晚饭前各服一丸，白开水送下。

【文献来源】《中医秘方验方第二辑》。

（十七）

【处方】当归一钱　广角一钱　生地黄二钱　元黄芩二钱　白芍二钱　川黄连一钱　连翘一钱　甘草一钱

【主治】产前吐血。

【用法】以灯心草、竹叶为引，水煎服。

【文献来源】《中医秘方验方第二辑》。

（十八）

【处方】菟丝子一钱　寄生五钱　川续断六钱　贡阿胶六钱

【主治】妇人受孕2～3个月，习惯流产或滑胎。

【制法】前三药研细末，化贡阿胶为丸，三钱重。

【用法】妇人受孕后2～3个月时服之。每服一丸，每日2次，白开水送下，早、晚饭前服。

【文献来源】《中医秘方验方第二辑》。

（十九）

【处方】人参二钱　姜半夏三钱　生姜二钱　茯苓三钱五分

【主治】妊娠恶阻呕吐。

【用法】水煎服。

【备注】胃热者忌用。

【文献来源】《中医秘方验方第二辑》。

（二十）

【处方】白术三钱　酒白芍三钱　当归四钱　黄芪三钱　黄芩三钱　广砂仁二钱　潞党参三钱　川厚朴三钱　藁本一钱五分　艾叶炭三钱　贡阿胶三钱　甘草二钱

【主治】久习小产。

【用法】水煎服。每月服此药2剂。

【备注】见红者勿用。

【文献来源】《中医秘方验方第二辑》。

（二十一）

【处方】贡阿胶四钱　熟地黄三钱　川芎三钱　当归四钱　杜仲炭三钱　焦白术三钱　砂仁二钱　川续断三钱　艾叶炭三钱　元黄芩二钱五分　黑豆一钱五分　山白芍三钱

【主治】习惯性流产。

【用法】水煎服。

【文献来源】《中医秘方验方第二辑》。

（二十二）

【处方】百灵调肝汤：当归　白芍　川楝子　枳实　王不留行　通草　皂刺　牛膝

【加减】伴见腰酸膝软，耳鸣，记忆力下降者，属肝肾同病之肝郁肾虚证，肝肾同源，母子同病。治当调肝益肾，用百灵调肝汤加续断、桑寄生、杜仲、菟丝子等补益肝肾之药；经行滞涩，挟有血块者，当属肝郁气滞血瘀，治宜疏肝理气，活血调经，遂加入香附、丹参；伴见胃纳减退，痰涎增多，大便偏溏者，为肝郁克脾，脾胃虚弱，运化失司，可加白术、茯苓健脾燥湿；肝郁化火而见两目红赤、口苦、小便黄赤、便秘者加牡丹皮、栀子清热除烦，瓜蒌利气通便。

【功能】 疏肝解郁，理血调经。

【主治】 肝郁不孕。

【文献来源】 《韩百灵治疗肝郁不孕学术经验概要》。

（二十三）

【处方】 柴胡15克 黄芩15克 党参30克 生姜3片 大枣4枚 白芍20克 桔梗25克 金银花25克 桑寄生30克 菟丝子30克 续断30克 甘草10克

【功能】 安胎清热。

【主治】 妊娠发热。

【用法】 每日1剂，水煎去滓，再煎后分2次饭后温服。

【备注】 忌食生冷、油腻之品。

【医案】 患者，女，30岁，2014年7月13日初诊。该患者形体偏瘦，首次妊娠，妊娠前有尿路感染病史，现妊娠26周+2日，妊娠过程顺利。患者于妊娠25周+4日时开始出现尿频、尿急、尿痛，尿色黄、量少，伴腰酸，2日后首次出现高热、寒战，且每日自11时左右至夜晚先出现寒战数小时，继而高热不退，体温达39～39.8℃，伴胸胁满闷不舒，晨起口苦欲呕，无汗，无鼻塞及咽痛感。妊娠26周自行口服双黄连，体温未降，症状未缓解。次日，体温高达42℃，到外院就诊，诊断“急性肾盂肾炎”，给予抗生素治疗，患者自行口服羚羊角冲剂，体温有所降低，随即出现腹泻，口服黄连素后腹泻症状消失3日，再次高热寒战交替出现加重，故来就诊。就诊时患者高热达39℃，发热时无寒战，周身疼痛，尿频，尿急，尿痛，小便色黄，口苦，食欲不佳。舌红，苔黄，脉弦滑数。服2剂后体温下降，诸症缓解，原方加减后继服2剂，配合抗生素治疗后治愈。

【文献来源】 《小柴胡汤治疗妊娠发热一例》。

（二十四）

【处方】 菟丝子30克 桑寄生15克 川续断15克 阿胶（烊化）10克 芍药15克 甘草10克 生龙骨30克 生牡蛎30克 枸杞子15克 杜仲10克 女贞子10克 旱莲草30克

【功能】 补肾阴。

【主治】 肾阴虚无力系胎。

【用法】 每日1剂，水煎去滓，再煎后分2次饭后温服。

【备注】 忌食生冷、油腻之品。

【医案】 刘某，女，27岁，1986年7月5日初诊。经妇科内诊检查妊娠8日，近3日来阴道少量出血，无血块，小腹下坠，腰酸痛，心烦失眠，伴头晕耳鸣，经询问病史，1年前妊娠3个月后流产1次，舌质红，苔薄黄，脉细数。每日1剂，连用1个疗程，症状消失，观察10日，未见复发，1年后随访，足月顺产一女婴。

【文献来源】 《自拟固肾保胎汤治疗先兆流产32例》。

产后病

（一）

【处方】 丹参五钱 当归二钱 川芎一钱半 桃仁一钱半 红花一钱半 炮姜一钱 益母草五钱

【主治】 产后腹痛（子宫复旧不良）。

【用法】 水煎服，每日1剂，日服2次。

【文献来源】 《验方秘方选编》。

（二）

【处方】 血见愁籽二钱

【主治】 产后血崩，惊悸而血流不止。

【制法】 炒存性，并为细末。

【用法】 白开水送服。

【备注】 血见愁子即俗名八角灰菜籽，八月末采之。

【文献来源】 《中医秘方验方第一辑》。

（三）

【处方】 山楂片四两 南红花一钱 黄酒

半斤

【主治】 产后停瘀腹痛。

【用法】 水煎1次服。

【文献来源】 《中医秘方验方第一辑》。

（四）

【处方】 当归三钱 白芍五钱 木香一钱 枳壳二钱 炮穿山甲三钱 王不留行一两 丹参一两 鹿角霜一两

【主治】 缺乳。

【用法】 水煎服，每日1剂，日服2次。

【文献来源】 《验方秘方选编》。

（五）

【处方】 人参三钱 当归四钱 川芎三钱 白芍三钱 炮穿山甲二钱 王不留行五钱 真鹿鞭三钱 桔梗三钱 漏芦六钱 红花三钱 通草三钱 木通二钱 龟板四钱 天花粉三钱

【主治】 乳汁不足。

【用法】 水煎服。

【文献来源】 《中医秘方验方第一辑》。

（六）

【处方】 番大麻三钱 丝瓜一两 旱三七二钱 红花三钱 通草二钱 王不留行三钱 生黄芪五钱 漏芦三钱 木通二钱 猪苓二钱 甘草二钱 方蟹2个 猪蹄2个

【主治】 乳汁不通。

【用法】 五大碗水煎猪蹄成三大碗，以猪蹄汤，煎药成八分碗，早、晚饭前温服之。

【文献来源】 《中医秘方验方第一辑》。

（七）

【处方】 甲珠、川贝母、鹿角霜、龙胆草各等份

【主治】 乳汁不通。

【制法】 共为细末。

【用法】 以猪油调汤，送服药面，日服一次，每服一钱。

【文献来源】 《中医秘方验方第一辑》。

（八）

【处方】 猪蹄四只 西当归一两 川芎一两 炮穿山甲一两 通草一两 王不留行五钱 甘草三钱

【主治】 产后乳汁不通。

【用法】 应用大量水煮熟猪蹄，取汁五中碗，煎药成三中碗，日3次，每服一中碗。

【文献来源】 《中医秘方验方第一辑》。

（九）

【处方】 丹参二钱 鸡蛋2个

【主治】 体虚乳汁不足。

【用法】 以水煮丹参，滤液再煮不带皮的鸡蛋2个，以熟为度，1次服之。

【文献来源】 《验方秘方选编》。

（十）

【处方】 味精

【主治】 乳汁不足。

【用法】 每日3次，每次服0.3克。

【备注】 本法值得推广，疗效可靠。

【文献来源】 《验方秘方选编》。

（十一）

【处方】 麻雀（去肠杂）7个 猪油50克

【主治】 产后缺乳。

【用法】 水煎服（不加盐、酱）。

【文献来源】 《中草药秘方验方选》。

（十二）

【处方】 甲珠、鹿角霜、川贝母、甘草各等份

【主治】 乳汁不通。

【制法】 共为细末。

【用法】 日服3次，每次10克。

【备注】 治疗20余例，治愈率为90%。

【文献来源】 《中草药秘方验方选》。

（十三）

【处方】 大黄三钱 赤芍三钱 桃仁三钱

【主治】 急性乳腺炎。

【用法】 水煎服，每日1剂，分2次服。

【备注】 用此方治疗30例，服1～3剂均痊愈。

【文献来源】 《验方秘方选编》。

（十四）

【处方】 金银花一两五钱 鹿角霜五钱 王不留行四钱 黄酒一杯为引

【主治】 乳腺炎。

【用法】 水煎服。首服取微汗，每日1剂。如在炎症继续发展期，高热不退，疼痛剧烈，压痛明显，每日可服2剂。

【备注】 用本方治疗脓未成之乳腺炎10余例，无一例化脓，均获痊愈。

【文献来源】 《验方秘方选编》。

（十五）

【处方】 露蜂房

【主治】 急性乳腺炎。

【制法】 先将露蜂房检净撕碎，放置铁锅中，以文火焙至焦黄（勿炒至焦黑），取出，碾为极细末，用细罗筛过后，装入瓶内备用。

【用法】 每次服一钱，每4小时服1次，一昼夜可服5～6次，每次服用时，以黄酒一两加热冲服。

【备注】 以本方治疗26例患者，痊愈者23例，时间最短1日，最长6日，有效率为92.3%。服药期间忌食生冷饮食，宜多饮热汤或开水，卧床休息。对重症患者，除酌情配合以毛巾做局部热敷外，不需配合任何抗菌、消炎药品。

【文献来源】 《验方秘方选编》。

（十六）

【处方】 槐米15～25克

【功能】 清热解毒，活血止血，散风，降压。

【主治】 产后高热引起的惊厥、抽搐。

【用法】 以红糖为引，水煎服。

【备注】 几年来治2例患者，无不良反应。

【医案】 赵某，女，35岁。1974年5月10日产子，产后5日，自觉头痛、发热骇冷、四肢发麻，体温38.5℃。曾用抗生素治疗效果不佳，症状逐渐加重，5月17日前去就诊。查体：体温40℃，脉搏125次/分，面色潮红，多汗，颈强（+），四肢强直，神志昏迷，肌肉痉挛抽搐，牙关口紧，心肺无器质性病变，脐下有硬块，子宫流出恶露、味臭。辨证：产后感染（产后风）。处方：槐米15克，以红糖为引，水煎服，20分钟发汗，次日凌晨，症状消失，即愈。

侯某，女，25岁，1977年8月11日初诊。产后6日，自觉怕冷发热、头痛、小腹痛，曾用抗生素控制治疗不见好转，病情严重，前来就诊。体温40.3℃，脉搏120次/分，表情痛苦，多汗，全身阵发性抽搐，下颌肌强直，咽部红肿，心率频，产后三度裂伤未缝合，并化脓有臭味。诊断：产褥热（产后风），曾用上述药方1剂而愈。

【文献来源】 《中草药秘方验方选》。

（十七）

【处方】 葫芦巴四两

【主治】 妇女数年乳房炎症不消。

【制法】 盐水炒干研末。

【用法】 每服三钱，每日1次，食前黄酒冲服。

【文献来源】 《中医秘方验方第二辑》。

（十八）

【处方】 鹿角霜一两 麝香一分 浙贝母二钱

【主治】 妇女产后乳房发炎肿痛（乳痈、乳疽）。

【制法】 研为细末。

【用法】 每服三钱，黄酒送下，待出汗。

【文献来源】 《中医秘方验方第二辑》。

（十九）

【处方】 丹参六钱 当归四钱 元黄芪一两 熟地黄五钱 人参三钱 冬虫夏草一钱 陈皮二钱 桂枝二钱 炙甘草一钱五分

【主治】 乳汁不行，气血两虚。

【用法】 水煎取汤，共煎2次，混合一处，早、晚各服1次。

【备注】 忌食生冷之物。

【文献来源】 《中医秘方验方第二辑》。

（二十）

【处方】 生牡蛎一两 蛇蜕四钱 枯矾三钱 救苦丹一付

【主治】 妇女乳房肿痛，初起1～2日者。

【制法】 水煎冲丸药服。

【用法】 1次服下，出汗即愈。

【文献来源】 《中医秘方验方第二辑》。

（二十一）

【处方】 人参八钱 当归五钱 川芎三钱 王不留行四钱 炮穿山甲三钱 瓜蒌一钱五分 木通三钱 甘草一钱五分

【主治】 血虚，气弱，乳汁不行或缺少。

【用法】 水煎，食后服，每日2次。

【备注】 忌食生冷之物。

【文献来源】 《中医秘方验方第二辑》。

（二十二）

【处方】 甘草五钱 炒瓜子六钱 没药二钱 炒皂刺四钱 软石膏六钱 橘叶二钱 蝉蜕八钱 通草八钱 牡蛎二钱 知母二钱 川贝母二钱 竹叶三钱 漏芦五钱 炒王不留行二钱 川芎二钱 炒僵蚕二钱 炒蒺藜五钱 炮穿山甲八钱 炒瓜蒌仁三钱 金银花二钱 当归二钱 炒土鳖虫二钱 冬葵子六钱 醋煅石钟乳一两 白丁香一两 桑寄生一两 六通一两

【主治】 乳汁不足。

【制法】 研末，为丸绿豆大。

【用法】 每次服30丸，螃蟹汤送下，7日即可下奶。

【备注】 婴儿在6个月之内，乳母服此药一定下奶。

【文献来源】 《中医秘方验方第二辑》。

（二十三）

【处方】 当归三钱 川芎二钱 杭白芍二钱 熟地黄二钱 王不留行三钱 穿山甲二钱 漏芦一钱五分 通草一钱 边桂五分 白芷五分 麦芽三钱 黄芪二钱 天花粉一钱五分

【主治】 产后无奶。

【用法】 以三碗半水煎剩八分碗，每日服2次。

【备注】 忌食辛辣物。

【文献来源】 《中医秘方验方第二辑》。

（二十四）

【处方】 当归五钱 王不留行三钱 银柴胡三钱 红花饼三钱 麦冬二钱

【主治】 产后恶露未净，出血过多，或产后失调，乳腺不通。

【制法】 共为细末。

【用法】 白水送下后，饮酒一盅，每服一钱。

【备注】 体壮者每服二钱，弱者每服一钱。

【文献来源】 《中医秘方验方第二辑》。

（二十五）

【处方】 当归三钱 香附三钱 桃仁二钱 丹参三钱 川芎二钱 炮姜二钱 泽泻叶三钱 牡丹皮二钱 延胡索二钱 红花三钱 益母草三钱 五灵脂二钱

【加减】 败血上冲，喘息者加苏木二钱。

【主治】 产后败血停滞，恶露不尽，腹痛或鼓包者。

【用法】 水煎，以黄酒、童便为引，食前服。

【文献来源】 《中医秘方验方第二辑》。

（二十六）

【处方】 黄芪一两 当归三钱 川芎三钱 酒白芍三钱 熟地黄三钱 黑芝麻三钱 火麻仁三钱 郁李仁三钱

【主治】 产后大便难。

【用法】 水煎服。

【文献来源】 《中医秘方验方第二辑》。

（二十七）

【处方】 当归三钱 厚朴三钱 川黄连三钱 肉豆蔻三钱 川芎三钱 桃仁三钱 甘草二钱

【主治】 产后赤白痢。

【用法】 水煎，食后服。

【文献来源】 《中医秘方验方第二辑》。

（二十八）

【处方】 当归三钱 香附三钱 桃仁二钱 丹参三钱 川芎二钱

【主治】 产后恶血停滞，腹痛。

【用法】 水煎服，每日 2 次。

【文献来源】 《中医秘方验方第二辑》。

（二十九）

【处方】 香附（童便浸透）四钱 干三七五钱 酒当归三两 酒延胡索一两 醋莪术一两 醋五灵脂一两 乌药一两 桃仁一两 木香五钱 乳香五钱 没药五钱 益母草二两 酒大黄四两

【主治】 产后血结，经闭，一切血瘀气滞。

【制法】 共研为细末。再用小黑豆一斤，长流水淘净，煮熟去豆存汁；或用红花三两，黄酒五碗，煎五六沸，去渣为汁；或用苏木三两捣碎，水煎五碗，去渣存汁。以上三方，任取一方均有效。将药熬成膏，合面为丸，如黄豆大。

【用法】 每服 95 丸，以黄酒、童便为引。

【文献来源】 《中医秘方验方第二辑》。

（三十）

【处方】 红参五钱 生黄芪二两

【主治】 产后血迷，血脱气散。

【用法】 水煎服。

【文献来源】 《中医秘方验方第二辑》。

（三十一）

【处方】 当归一两 生黄芪二两 炒荆芥穗六钱 朱砂二钱

【主治】 产后血多，眩晕，不省人事。

【用法】 水煎服。

【文献来源】 《中医秘方验方第二辑》。

（三十二）

【处方】 全当归三钱 黑姜二钱 炙甘草二钱 生黄芪三钱 鹿茸五分 台参二钱 葱头 7 个 甜酒三杯

【主治】 产后贫血，胖肿。

【用法】 水煎，饭后服。

【文献来源】 《中医秘方验方第二辑》。

（三十三）

【处方】 当归一两 川芎五钱 牡丹皮二钱 益母草三钱 乳香一钱 山楂三钱 桃仁一钱五分 黑荆芥穗二钱 丹参二钱

【主治】 产后小腹瘀血作痛，按之剧甚。

【用法】 水煎服。

【文献来源】 《中医秘方验方第二辑》。

（三十四）

【处方】 当归八钱 川芎二钱 炮干姜一钱 桃仁三钱 五灵脂三钱 生蒲黄三钱 香附三钱 延胡索三钱 红花二钱 益母草三钱

【主治】 产后腹痛甚，按之有块者。

【用法】 三碗水煎剩八分碗，早、晚饭前服，黄酒送下。

【备注】 忌食生冷、油腻之品。

【文献来源】 《中医秘方验方第二辑》。

（三十五）

【处方】 胡萝卜缨子
【主治】 产后风，恶寒战栗。
【用法】 大量水煎服。
【文献来源】 《中医秘方验方第二辑》。

（三十六）

【处方】 当归三钱 川芎三钱 菊花二钱 官桂一钱 蒲黄三钱 赤芍二钱 延胡索三钱 莪术一钱 葛根三钱 红花五分 生地黄三钱 熟地黄三钱 没药三钱 炮姜三分

【主治】 产后风，高热，呕吐，恶寒战栗，头痛，体痛，恶露不止，腹痛，谵语。

【用法】 水煎，食前服。
【文献来源】 《中医秘方验方第二辑》。

（三十七）

【处方】 生水蛭一两 生黄芪一两五钱 三棱五钱 莪术五钱 知母六钱 桃仁六钱 当归一两

【主治】 妇女经闭，产后恶露不尽，结成癥瘕。

【制法】 共研为细末，蜜丸二钱重。
【用法】 每服一丸。
【文献来源】 《中医秘方验方第二辑》。

（三十八）

【处方】 当归一两 川芎四钱 牡丹皮二钱 益母草三钱 黑荆芥穗二钱 乳香一钱 焦山楂三钱 炙桃仁二钱

【主治】 产后腹痛。
【用法】 三碗水煎至一碗服。
【文献来源】 《中医秘方验方第二辑》。

（三十九）

【处方】 荆芥穗炭四钱 当归三钱 川芎二钱 焦生地黄三钱 蒲黄三钱 五灵脂三钱 香附三钱 炮姜一钱 木香一钱 甘草二钱

【主治】 产后痉病，牙关紧，水浆不入，甚至卧枕着席。

【用法】 水煎，温服，牙关紧闭者，以筷子撬开，徐徐饮之。

【文献来源】 《中医秘方验方第二辑》。

（四十）

【处方】 红花二钱 车前子一钱 醋益母草二两 醋灯心草二两 甘草一钱 当归三钱 川芎二钱 白芍三钱 熟地黄三钱 醋木通六钱 醋泽泻三钱

【主治】 妇女产后或行经时男女交媾，小腹痛不可忍。

【用法】 水煎，以黄酒为引，食前服。
【文献来源】 《中医秘方验方第二辑》。

（四十一）

【处方】 生野军二两 血竭花五钱 藏红花二钱 桃仁二钱 片砂仁二钱 斑蝥（去头、足）10个

【主治】 妇女腹有宿积，血液停瘀、积冷，子宫积滞秽垢。

【制法】 为细末，炼蜜为丸，二钱五分重。

【用法】 每次二丸，白开水送下，每日早晨空腹服。

【备注】 忌食生冷、硬之物。忌食葱、蒜。
【文献来源】 《中医秘方验方第二辑》。

癥瘕积聚

（一）

【处方】 水蛭
【主治】 癥瘕积聚。
【制法】 晒干或烘干，研末。
【用法】 每服五分至二钱，久服有效。
【文献来源】 《中草药验方选编》。

（二）

【处方】 漏芦 50 克 马蔺子 100 克
【主治】 子宫癌。

【用法】 水煎服，每日 1 剂，分 2 次温服。

【备注】 治疗 6 例，有效 4 例。

【文献来源】 《中草药秘方验方选》。

妇人腰腿疼

（一）

【处方】 熟地黄 15 克　红花 15 克　赤木 15 克　川芎 15 克　麻黄 5 克　没药 15 克　牛膝 15 克　石斛 15 克

【主治】 产后腰腿疼。

【用法】 水煎，冲服海螺面，20 克睡前服，取汗。

【备注】 忌食盐。

【文献来源】 《中草药秘方验方选》。

（二）

【处方】 当归 15 克　川芎 15 克　川羌活 15 克　大秦艽 15 克　香附 15 克　黄芪 50 克　桃仁 10 克　红花 10 克　没药 15 克　地龙 15 克　五灵脂 15 克　苍术 15 克　甘草 10 克

【主治】 妇女腰腿痛。

【用法】 水煎，每日 1 剂，分 2 次服。

【文献来源】 《中草药秘方验方选》。

妇 人 腹 痛

【处方】 当归 10 克　川芎 10 克　生地黄 15 克　生杜仲 20 克　炒山药 15 克　山茱萸 10 克　巴戟天 15 克　香附 15 克　丹参 20 克

【功能】 补肾活血止痛。

【主治】 肾虚血瘀型腹痛。

【用法】 每日 1 剂，水煎去滓，再煎后分 2 次饭后温服。

【备注】 忌食生冷、油腻之品。

【医案】 刘某，女，28 岁，2013 年 6 月 14 日初诊。主诉：肛门坠胀伴下腹部偶有刺痛 3 月余。该患者 13 岁月经初潮，既往月经规律，末次月经为 2013 年 6 月 10 日。于 2011 年 10 月与一健康男子结婚，婚后一直未避孕。首诊来我院主要治疗腹痛兼计划妊娠。妇科检查：外阴发育良好，已婚型，阴道通畅，分泌物量多、色黄、有异味，宫颈柱状，子宫后位，活动度差，下腹正中压痛（+）。彩超提示盆腔积液 22cm。该患者近 3 个月来出现肛门坠胀，腰酸，腹部刺痛加重，白带量多有异味，舌紫暗，苔白薄腻，脉沉涩。五诊后，电话随访，患者诉身体状况良好，无其他不适症状，已怀孕且胎儿发育正常。

【文献来源】 《王秀霞治疗肾虚血瘀型盆腔炎性疾病不孕经验》。

第五节　儿 科 疾 病

新生儿黄疸

【处方】 泽泻 15 克　车前子 15 克　栀子 15 克　龙胆草 15 克　茵陈 15 克　竹叶 15 克　灯心草 15 克　甘草 15 克

【主治】 胎黄（新生儿黄疸）。

【用法】 将药装入纱布袋中水煎，每次少许，频服。

【文献来源】 《中草药秘方验方选》。

咳　　嗽

（一）

【处方】 生石膏三钱　麦冬三钱　浙贝母三钱　海乳石三钱　黄芩三钱　橘红二钱　杏仁一钱五分　甘草一钱五分　苏子一钱五分　枳壳一钱五分　桔梗一钱五分　党参一钱五分　旋覆花一钱五分　前胡一钱五分　生麻黄一钱　葶苈子五分　五味子五分　细辛二分

【功能】 宣肺解热，定喘化痰。

【主治】 婴儿喘嗽。

【制法】 上药共为细末，每包一分重。

【用法】 6 个月以内每日 1 包，分 2～4 次服；6 个月至 1 岁每日 2 包，分 2～4 次服；1～1.5 岁每日 3 次，每次 1 包；0.5～2 岁每日 4 包，分 2～4 次服；3 岁每日 6 包，6 岁每日 12 包，均分 2 次或 4 次服。

【备注】 本方专治喘咳疾患，凡急性支气管炎、肺炎等具有发热、咳喘、痰鸣者均可用之。

【文献来源】 《验方秘方选编》。

（二）

【处方】 金银花三钱 连翘三钱 黄柏二钱 板蓝根二钱 野菊花三钱 蒲公英三钱

【主治】 上呼吸道感染、急性扁桃体炎、急性支气管肺炎。

【用法】 水煎，每日 1 剂，分 2 次服。

【医案】 王某，女，52 岁。感冒并发支气管炎，体温 38.9℃，用解热镇痛类西药未见效，后改用本剂，3 剂即愈。

【文献来源】 《验方秘方选编》。

（三）

【处方】 板蓝根一两 大青叶一两 百部一两 金银花二两 玄参一两 甘草一两

【主治】 病毒性肺炎。

【用法】 水煎，每日 1 剂，分 2 次服。

【备注】 本方疗效显著，值得推广。

【文献来源】 《验方秘方选编》。

（四）

【处方】 胆南星、黄连、川贝母、朱砂各等份

【主治】 风热咳嗽，或肺火咳嗽。

【制法】 共研极细末，朱砂后兑。

【用法】 每服一分，每日 3 次，白开水送服，1～5 岁可酌加至五分。

【文献来源】 《中医秘方验方第一辑》。

口　疮

【处方】 焦白术五分 猪苓五分 泽泻五分 木香三分 生地黄三分 赤茯苓五分 肉桂三分 甘草三分

【主治】 口疮。

【用法】 水煎，八分碗，量儿大小饮之。

【文献来源】 《中医秘方验方第二辑》。

腹　泻

（一）

【处方】 白面一两 白矾二钱

【主治】 小儿腹泻。

【制法】 先将白面蒸熟，继再炒黄，后与白矾捣为细粉，分为 10 包，每包重一钱二分。

【用法】 每日服 2～3 次。患儿 1～4 岁每次服 0.5 包，5～10 岁每次服 1 包，11～14 岁每次服 1.5 包。服上药时，每次用生姜 1～3 片（每片重五厘），煎汤，加少许红糖送下。

【备注】 本方对夏季小儿伤食，脐腹肿大，身形瘦弱，恶心呕吐，泄泻不止者，颇有效验。

【文献来源】 《验方秘方选编》。

（二）

【处方】 神曲三钱 山楂三钱 云茯苓三钱 陈皮三钱 麦芽三钱 泽泻三钱 白术三钱 清半夏一钱半 藿香一钱半 苍术一钱半 厚朴一钱半 甘草一钱半

【主治】 婴儿腹泻。

【制法】 以上各药捣为细末，每包重二分。

【用法】 6 个月以内每日 3 次，每次服 1/3 包；6 个月至 1 岁每日 1 包，分 2～3 次服；1～2 岁每日 2 包，可分 2～3 次服。

【备注】 本方专治婴儿消化不良之腹泻（食积泻），主要是单纯性消化不良。中毒性消化不良于中毒症状解除后，针对腹泻不止同样可服本药。其具体适应证是不发热、不脱水或轻度脱水，大便呈淡黄色或淡绿色、白色稀便，水分多，带有奶瓣或少许黏液。凡属于胃肠道外感染引起的腹泻也可配合他药服用。

【文献来源】 《验方秘方选编》。

（三）

【处方】 巴豆 10 粒

【主治】 婴儿腹泻（食积、疳积）。

【制法】 制成霜，分 20 包。

【用法】 每用一包，日服 2 次。周岁以内

每用 0.5 包，日服 3 次。

【文献来源】 《验方秘方选编》。

（四）

【处方】 煅猪骨头一斤

【主治】 小儿单纯性消化不良。

【制法】 研末。

【用法】 日服 3 次，周岁内每次五分，2 岁每次一钱，依此类推。

【医案】 褚某，女，2 岁。泄泻，每日十余次，呈蛋花汤样，味酸臭，服药 2 次痊愈。

【备注】 共收治单纯性消化不良和久泻者 35 例，均在 2 日内治愈。

【文献来源】 《验方秘方选编》。

（五）

【处方】 鸡蛋

【主治】 婴儿消化不良。

【制法】 煮熟后的新鲜鸡蛋黄，放小锅中研碎，文火煎炒，边炒边挤压，炒至变黑挤出油汁（每只鸡蛋可熬油 5ml）装瓶。每日用 5～10ml，2 次分服，每 4～5 日为 1 个疗程。

【备注】 用本方治疗 20 例，均在入院前后经多种抗生素或中药治疗无效而改用鸡蛋黄油治疗。其中 15 例治愈，3 例好转，2 例无效，平均病程为 3～4 日。一般在服药 1～2 日后大便次数、性状即明显好转，4～5 日可痊愈。如用药 3 日后，大便仍无好转，即不必服用。

【文献来源】 《验方秘方选编》。

（六）

【处方】 高粱米糠（第二遍糠）

【主治】 小儿消化不良。

【用法】 炒至褐色有香味为止，去掉上面多余的壳。每日 3～4 次，每次五分至一钱，糖开水冲服。

【文献来源】 《验方秘方选编》。

（七）

【处方】 炒焦苎麻果五钱　灶心土五钱

【主治】 小儿泄泻。

【制法】 共为细末。

【用法】 每服一分，日服 3 次。

【文献来源】 《民间验方》。

（八）

【处方】 焦山楂 5 克　鸡内金 5 克　茯苓 5 克　白术 5 克　枳壳 5 克　陈皮 5 克　神曲 5 克　使君子 5 克　大黄 5 克

【主治】 小儿消化不良。

【用法】 水煎服。

【备注】 治疗 50 例，治愈率为 90%。

【文献来源】 《中草药秘方验方选》。

（九）

【处方】 川黄连五钱　诃子二钱　枳壳二钱　川厚朴二钱　槟榔二钱　杭白芍三钱　广木香二钱　炒吴茱萸二钱

【主治】 小儿赤白痢疾。

【制法】 共研为细末。

【用法】 每服五分。

【文献来源】 《中医秘方验方第二辑》。

（十）

【处方】 赤参、白术、云茯苓、橘红、公丁香、木香、南星、全蝎、天麻、山药、莲子肉、粉葛根、肉豆蔻、砂仁、生甘草、白附子各等份

【主治】 小儿慢脾风，上吐下泻，多眠不醒，眼圈发青。

【用法】 水煎温服。

【文献来源】 《中医秘方验方第二辑》。

（十一）

【处方】 党参 25 克　白术 10 克　茯苓 10 克　甘草 5 克　白芍 10 克　黄连 2.5 克　乌梅 10 克　竹叶 2.5 克

【功能】 扶脾益气，育阴，清热燥湿。

【主治】 脾虚兼湿热伤阴型泄泻。

【制法】 每日 1 剂，水煎去滓，再煎后分 2 次饭后温服。

【备注】 忌食生冷、油腻之品。

【医案】 崔某，男，16个月。1988年6月30日入院。泄泻40日，日十余次，黄或绿色水样便，夹食物残渣，无脓血，纳呆，口烦渴，溲短赤，自服土霉素、呋喃唑酮、消乳散，未见好转。尿少、呕吐，曾先后住过三个医院，用卡那霉素、庆大霉素等，静脉补液等，未愈。因日泻20次，10小时无尿，住入我院。既往便溏、纳呆。入院时重病容，神疲倦怠，面色苍白消瘦，目陷口张，烦躁，唇干，舌红、尖光绛，口腔黏膜干燥，伴有斑片状白膜。方颅、颈细、鸡胸，脐旁皮下脂肪 0.5cm，四肢肌肉松弛，脉细数。给予上方治疗，7 日后，患儿神爽，纳佳，二便调和，体重增加，随访3个月基本无复发。

【文献来源】 《扶正止泻汤治小儿正虚型泄泻120例疗效观察》。

小儿食积

（一）

【处方】 党参一两　茯苓三钱　焦白术二钱　酒白芍二钱　砂仁三钱　枳壳二钱　槟榔三钱　陈皮三钱　焦三仙各六钱　炙甘草三钱　鸡内金三钱

【主治】 消化不良，食欲不振，腹痛腹胀，面黄肌瘦。

【制法】 共为细末，以枣肉为丸，七分重。

【用法】 饭后每服一丸，白开水送服。

【备注】 周岁以内小儿应服半丸。忌生冷、硬性食物。

【文献来源】 《中医秘方验方第一辑》。

（二）

【处方】 苍术四钱　炒白扁豆四钱　炒莲子肉四钱　炒山药四钱　焦白术三两　炒芡实四两　鸡内金三两　砂仁一两　炒神曲三两

【主治】 小儿食积胀满，经常伤食作泻。

【制法】 共为细末。

【用法】 每次五分至一钱，每日2次。

【文献来源】 《中医秘方验方第一辑》。

（三）

【处方】 生鸡内金八钱　炒莲子肉七钱　茯苓皮五钱　麦芽三钱　焦山楂三钱　五谷虫五钱　炒神曲三钱

【主治】 食积病。

【制法】 共为细末，蜜丸七分重。

【用法】 3岁小儿，每服一丸。

【备注】 周岁以下小儿，最高量不可超过半丸。

【文献来源】 《中医秘方验方第一辑》。

（四）

【处方】 三棱三钱　莪术二钱　厚朴二钱　枳实二钱　槟榔片二钱　青皮二钱　陈皮二钱　焦三仙各三钱　鸡内金三钱　茯苓三钱　半夏一钱

【主治】 消化不良、腹部胀硬、面黄肌瘦者。

【制法】 共为细末，蜜丸八分重。

【用法】 每服半丸；3岁以上者，可服一丸。

【文献来源】 《中医秘方验方第一辑》。

（五）

【处方】 厚朴五钱　广陈皮四钱　枳壳五钱　三仙各九钱　朱砂一钱　麝香五分　广木香一钱

【主治】 婴儿腹痛吐乳、寒热不乳、惊惕不安。

【制法】 共研为细末。

【用法】 2～3个月小儿用五厘，分3次服；5～6个月小儿用一分，分2次服。

【文献来源】 《中医秘方验方第二辑》。

疳　证

（一）

【处方】 儿茶一两　珍珠二分　冰片一钱　陈皮三钱　煅石决明三钱　土鳖虫三钱　朱砂三钱

【主治】 面黄肌瘦、腹大青筋、午后发热、口内溃疡。

【制法】 共为细末。

【用法】 2岁以下者，每服一分。

【备注】 珍珠、朱砂、冰片应另研兑入药中。1～5岁者，可服三至五分。

【文献来源】 《中医秘方验方第一辑》。

（二）

【处方】 川椒二钱 黄连二钱 细辛二钱 麝香二分 冰片二分 牛黄二分 文蛤二钱 胡黄连二钱 芦荟二钱 青黛三钱 珍珠（微火煅之）二钱

【主治】 疳疾。

【制法】 共为细末，其中麝香、冰片、牛黄、珍珠另研兑入药中。

【用法】 周岁小儿服一分，每加一岁加一分。外敷亦可。

【备注】 忌食小米饭。

【文献来源】 《中医秘方验方第一辑》。

（三）

【处方】 牛黄一分 大连珠一分 乳香一钱 没药一钱 血竭一钱 熊胆一钱 匣砂一钱 麝香一分

【主治】 走马牙疳、牙疳。

【制法】 各药均研极细末，兑为散。

【用法】 每服一至五分，白开水送服。外敷亦可。

【备注】 忌食甜、腥、发物等。

【文献来源】 《中医秘方验方第一辑》。

（四）

【处方】 麝香一分 珍珠一分 银朱一分 轻粉一分 青黛一钱 儿茶一钱 炙甘石五钱 海蛤粉二钱 乳香一钱 没药一钱

【制法】 共为细末，其中麝香、珍珠、银朱、轻粉等应另研极细兑入。

【用法】 外敷于患处，干敷或香油调敷均可。

【文献来源】 《中医秘方验方第一辑》。

（五）

【处方】 蜈蚣1条 全蝎3个 鸡内金五分

【主治】 小儿积聚，肚大青筋，面黄肌瘦，消化不良。

【制法】 将药炙微黄色研为细末。

【用法】 用鸡蛋1个，将药面调入，以香油煎服5～6次即愈。2岁小儿用半剂，6岁小儿用一剂。

【文献来源】 《中医秘方验方第二辑》。

（六）

【处方】 炒五谷虫二两 胡黄连二两 山楂二两 神曲二两 蛤蟆4个 居子肉二两 青黛二两 炒百部二两 鹤虱一两 蕪荑一两 水红子一两 生芦荟一两 麦芽一两 姜炒黄连一两 槟榔一两 枳实一两 甘草一两 麝香三钱（后研兑内，不用亦可，但效力小）

【主治】 牙疳穿腮蚀唇，鼻疳齿衄，口舌生疮，肚大青筋疳痢，面黄发焦，肌肉消瘦，小儿疳痨（即肺痨）等症。

【制法】 共研为细末。

【用法】 5个月小儿五厘，1周岁小儿一分，递加，5周岁服五分。

【备注】 此方由金鉴儿科各种疳疾方综合而来，虽不出奇，但经验20年，救人甚多。

【文献来源】 《中医秘方验方第二辑》。

（七）

【处方】 三棱三钱 莪术三钱 青皮四钱 陈皮三钱 槟榔五钱 使君子五钱 川黄连二钱 胡黄连二钱 麦芽五钱 神曲三钱 芦荟三钱

【主治】 食积，大便干燥，心烦热，面黄肌瘦，腹部胀大。

【制法】 共研为细末，蜜丸二钱重。

【用法】 每日2次，食后服，每次服半丸，白糖水送服。

【文献来源】《中医秘方验方第二辑》。

（八）

【处方】生石决明四钱 生地榆二钱 炒地榆二钱 冰片五分 葛根二钱 飞滑石二钱 珍珠10个 海螵蛸二钱 银朱一钱 青黛一钱

【主治】疳积、疳痢。

【制法】共研细末。

【用法】一周岁服一二分，白开水送服。未满周岁酌减。

【备注】忌食糖、鱼、腥物等。

【文献来源】《中医秘方验方第二辑》。

（九）

【处方】人参一钱 茯苓一钱 甘草一钱 胡黄连一钱 白术二钱

【主治】疳证，小儿身热、面黄、腹大、青筋、瘦弱。

【制法】共研细末。

【用法】12岁每服六分，依年龄大小酌量加减。

【文献来源】《中医秘方验方第二辑》。

（十）

【处方】芦荟、甘草各等份

【主治】疳证。

【制法】共研为细末。

【用法】1岁服二分，2岁服三分，5岁服五分。

【文献来源】《中医秘方验方第二辑》。

（十一）

【处方】砒石三钱 巴豆三钱 斑蝥二钱 银朱二钱 黄丹三钱 蜈蚣6条 轻粉二钱 冰片二钱 栀子五钱 麝香二分 珍珠二分 红娘子一钱 蓖麻子一两 蟾酥一钱

【主治】脑疳。

【制法】共研细末。

【用法】每付一二钱，加大蒜三瓣，抽叶子烟时吐沫捣，敷在太阳穴上。

【备注】忌食小米饭3日。

【文献来源】《中医秘方验方第二辑》。

（十二）

【处方】黄连一钱 儿茶八分 硼砂一钱 珠子四分 芦荟一钱 麝香一分 冰片一分 蛤蜊粉一钱

【主治】小儿泻肚，日久不愈，肠疳。

【制法】共研为细末。

【用法】每服五分（3～5岁者），白开水送下。

【文献来源】《中医秘方验方第二辑》。

（十三）

【处方】胡黄连五钱 川续连三钱 天竹黄二钱 使君子四钱 槟榔三钱 枳实三钱 川厚朴三钱 鸡内金七钱 陈皮三钱 青皮二钱 三棱二钱 莪术二钱 柴胡二钱 神曲三钱 山楂肉三钱 麦芽三钱 大黄三钱

【主治】小儿痞疳。

【制法】共研为面，蜜丸二钱重。

【用法】量小儿大小用之。

【文献来源】《中医秘方验方第二辑》。

（十四）

【处方】番木鳖（切片晒干）八钱 黑丑（略炒）八钱 白丑（略炒）八钱 槟榔八钱 使君子二两

【主治】小儿疳膨食积。

【制法】共研为细末。

【用法】用鸡蛋1个打碎放药内炖熟，每日1次，服15次。

【备注】忌食生冷、香甜之物；忌食芝麻等。

【文献来源】《中医秘方验方第二辑》。

肝炎

【处方】清肝饮：牡丹皮二钱 茵陈四钱 栀子三钱 龙胆草二钱 郁金一钱 枳实一

钱　败酱草三钱　大黄一钱　忍冬花二钱　甘草二钱

【主治】　小儿传染性肝炎无论轻型、重型、急性、亚急性均有疗效。

【制法】　水煎200ml，每剂煎2次。

【用法】　每日口服4次，每次60ml。

【备注】　疗程最短2日，最长9日，平均为4.95日。笔者用上方治疗350例传染性肝炎，包括黄疸性、无黄疸性肝炎均获得满意效果。本方剂中除甘草一味有润燥和胃解毒及矫味功能外，其余九味药物皆有清肝消炎，除黄疸之效，故定名“清肝饮”，并对各种类型之传染性肝炎均有疗效。在治疗中，方剂组成的药物可不予更动，如有高热者可加地骨皮及薄荷叶即可达到降热作用。清肝饮疗效迅速，轻者2剂，重者5剂；疗程短者2日，长者9日，平均5日可治愈。

【医案】　王某，男，5岁。1957年11月12日由儿科转中医科，发病已3日，呕吐，恶心，巩膜黄染，小便浓黄，大便灰白色，尿胆原(-)，尿胆素(+)，胆红素(+)，凡登白混合(+)，给予清肝饮2剂。1957年11月25日复诊：精神良好，黄染已大部消失，食欲增加，小便无色，尿胆原、尿胆素、胆红素均(-)，病愈。

【文献来源】　《验方秘方选编》。

小儿惊风

(一)

【处方】　净全蝎六钱　僵蚕六钱　朱砂八钱　黄连一两三钱　东牛黄一钱二分　冰片四钱　明天麻八钱　胆南星四钱　生甘草四钱　薄荷叶一两　麻黄三钱

【主治】　急惊风。

【制法】　共研细末，其中朱砂、冰片、东牛黄另研兑入。

【用法】　每服五厘至二分，日3次，白开水送服。

【文献来源】　《中医秘方验方第一辑》。

(二)

【处方】　东牛黄一分五厘　台麝香一分五厘　沙参五钱　云琥珀五钱　僵蚕二钱五分　沉香一钱五分　血竭花一钱五分　净全蝎二钱五分

【主治】　急惊抽搐。

【制法】　共研细末，其中东牛黄、台麝香、片匣砂另研兑入。

【用法】　大人每服二分，小儿每服五厘至二分。

【备注】　服用量大人最低应为一钱，周岁每服五厘，周岁以上可酌加至二三分。

【文献来源】　《中医秘方验方第一辑》。

(三)

【处方】　全蝎一两　僵蚕一两　朱砂五钱　生石膏五钱　冰片五分

【主治】　急惊风，夜惊不眠。

【制法】　共研细末，其中冰片、朱砂另研兑入。

【用法】　周岁小儿每服一二分，白开水送服。

【备注】　周岁以上小儿应酌加用量。

【文献来源】　《中医秘方验方第一辑》。

(四)

【处方】　朱宝砂三钱　牛黄四分　血琥珀五分　胆南星一钱　雄黄三钱　赤金10张　冰片三钱　甘草四钱　犀角三钱　麝香五分　天竹黄四钱　珍珠5个

【主治】　小儿抽搐痉挛，身热，惊厥，神志不安。

【制法】　共为细末，炼蜜为丸，五分大，蜡皮封固。

【用法】　周岁者每丸分2次服。

【备注】　朱宝砂、牛黄、胆南星、雄黄、赤金、冰片、麝香、珍珠、犀角应另研极细兑入。周岁以上者可加服至一丸。

【文献来源】　《中医秘方验方第一辑》。

（五）

【处方】 全蝎1个 僵蚕1个

【主治】 痉风。

【制法】 将药以火焙干，加朱砂研合为细末。

【用法】 白开水送服，每服一分五厘至二分。

【备注】 应另加朱砂二分兑入药中。上述用量适用于周岁以内小儿，超周岁者，应加倍服之。

【文献来源】《中医秘方验方第一辑》。

（六）

【处方】 赤石脂二钱 当归二钱 钩藤二钱 川芎二钱 会青黛一钱 巴豆霜一钱五分 炙草乌一钱五分 五灵脂一钱五分 麝香一分

【主治】 初生抽风。

【制法】 共为细末，炼蜜为丸，如黄豆大，赤金挂衣。

【用法】 每服一丸，钩藤煎水为引。

【备注】 黄豆大改为绿豆大比较安全。巴豆霜、麝香应另研兑入药中。

【文献来源】《中医秘方验方第一辑》。

（七）

【处方】 僵蚕10克 胆南星10克 天竹黄12.5克 大黄10克 麝香1克 琥珀2.5克 朱砂2.5克

【主治】 惊风。

【制法】 共为细末。

【用法】 周岁小儿睡前服0.1克。

【文献来源】《中草药秘方验方选》。

（八）

【处方】 薄荷20克 雄黄25克 前胡20克 天竹黄20克 胆南星20克 朱砂20克 天麻25克 防风15克 僵蚕15克 甘草10克 琥珀15克 麦冬15克 黄连10克

【主治】 小儿惊风。

【制法】 共为细末，炼蜜为丸，每丸5克重。

【用法】 每服一丸，日服2次。

【备注】 忌食油腻之物。

【文献来源】《中草药秘方验方选》。

（九）

【处方】 全蝎4克 僵蚕15克 金银花15克 泽泻15克 当归15克 生地黄20克 生石膏20克 黄芩5克 黄连5克 牡丹皮5克 焦栀子5克

【功能】 清热去痰，镇惊。

【主治】 惊风。

【制法】 共为细末。

【用法】 每日服3次，每次服2.5克。

【疗效】 治疗50例，治愈率为86%。

【文献来源】《中草药秘方验方选》。

（十）

【处方】 天南星5克 半夏2.5克 全蝎5克 砂仁2.5克 轻粉15克 朱砂5克 巴豆霜15克 僵蚕2克 天麻2.5克 大赤金21张

【主治】 惊风。

【制法】 共为细末。

【用法】 初生儿每服0.5克，每日2次。

【备注】 治疗213例，痊愈170人，有效20人，无效23人。

【文献来源】《中草药秘方验方选》。

（十一）

【处方】 全蝎15克 僵蚕15克 天麻20克 黄连20克 龙胆草15克 甘草10克 冰片5克 朱砂5克 天竹黄15克

【功能】 清热祛痰开窍。

【主治】 惊风。

【制法】 共为细末。

【用法】 每服2.5克，每日3次。

【备注】 治疗60例，治愈率为90%。

【文献来源】《中草药秘方验方选》。

（十二）

【处方】 牛黄一分半 台射干一分半 沙

参五钱　琥珀五钱　血竭一钱半　全蝎二钱半　沉香一钱半　僵蚕二钱半

【主治】 幼儿瘟疹、发斑、泻肚、痢疾及婴儿腹痛、夜啼不眠、不吃奶。

【制法】 将后六味研极细末，再加东牛黄、台射干研匀。

【用法】 每服一分或五厘，白开水送下。

【文献来源】 《中医秘方验方第二辑》。

（十三）

【处方】 巴豆霜二钱　白附子二钱　胆南星二钱　青黛二钱　天麻二钱　防风二钱　全蝎一钱半　牛黄一钱半　郁金一钱半　僵蚕二钱　钩藤二钱　麝香五分　朱砂一钱半　冰片五分　赤金 3 张

【主治】 喘咳痰壅，胸满气逆，缠喉锁喉，惊风，天钓痫风等。

【制法】 共研为细末。

【用法】 2 岁内用二厘，3 岁用三四厘，5～6 岁用一分。

【文献来源】 《中医秘方验方第二辑》。

（十四）

【处方】 钩藤一钱半　薄荷一钱　乌梅二钱　牛黄五厘　麝香五厘　炒僵蚕 5 条　全蝎五分　雄黄三分　赤金10张　冰片二分　蝉蜕五分

【主治】 急惊风。

【制法】 共研为细末。

【用法】 一周岁每服一二分，白开水冲服，小者酌减。

【文献来源】 《中医秘方验方第二辑》。

（十五）

【处方】 川楝子一钱　茴香一钱　全蝎一钱　南星一钱　猪牙皂五分　半夏一钱　明天麻一钱　酒大黄八分　雄黄五分　麝香一分

【主治】 初生小儿撮口脐风。

【制法】 共研为细末。

【用法】 每服五厘，姜汤送下。

【文献来源】 《中医秘方验方第二辑》。

（十六）

【处方】 煅龙齿三钱　大赤金 1 张　琥珀二钱　朱砂二钱　天竹黄二分

【主治】 急惊风抽搐。

【制法】 共研为极细末。

【用法】 一周岁每次服一分，2～3 岁每次服二分，白开水送下。

【文献来源】 《中医秘方验方第二辑》。

小儿癫痫

（一）

【处方】 僵蚕三分　朱砂半分　茯神五分　全蝎三分　川厚朴三分　酸枣仁三分　蝉蜕三分　白附子三分　木香半分

【主治】 小儿痫证。

【制法】 共为细末，每包一分半，每次一包，将鸡蛋打一个小孔，倒出鸡蛋清少许，将药放入鸡蛋内，用湿草纸包 7 层，放入火中烧，待 7 层纸烧干。

【用法】 用黄酒少许为引，饭前温开水送服。

【文献来源】 《验方秘方选编》。

（二）

【处方】 珍珠 15 克　羚羊角 15 克　牛黄 5 克　黄连 25 克　山栀子 30 克　龙胆草 30 克　冰片 3 克　朱砂 5 克　白芍 75 克　天竹黄 15 克　胆南星 10 克　川芎 20 克　丹参 50 克

【功能】 泻火解毒，定痛息风，育阴潜阳，豁痰开窍。

【主治】 小儿癫痫。

【制法】 配研过筛、混匀，炼蜜制丸 3 克重。

【用法】 1 岁以下每次服 1/3 丸，每日 2 次；1～9 岁每次服 1/2 丸，每日 2 次；10～15 岁每次服 1 丸，每日 2 次。

【备注】 共治 24 例，总有效率为 100%。忌食生冷、油腻之品。

【医案】 杨某，男，7岁，1982年1月12日初诊。家长代诉：患儿出生4个月，于夜间睡眠中，突发尖叫，意识丧失，口吐白沫，牙关紧闭，眼球上翻，四肢抽搐，角弓反张，持续约2分钟缓解。1年之内在夜间曾有十几次发作，隔1个月左右一次。以后发作频繁，每个月有几次发作，抽搐时间可达3～5分钟。在哈市某医院确诊为“癫痫”，治疗以口服苯巴比妥、地西泮和抗癫痫药，因服药期间未能控制发作而停药。5岁后发作次数更加频繁，症状加重，持续时间延长，特点为多在白天入睡时或晚上刚入睡即发作。临床表现以左半身抽搐为重，头颈向左侧倾斜，左口角抽搐上跳、口吐涎沫，眼球向左上方斜视，眼睑随全身抽搐而跳动，持续时间长时可达10分钟，针刺人中亦无效，只待发作自行缓解，后则身体瘫软，昏睡。1982年1月12日第一次用药，每次半丸，每日2次，嘱其连服10日，服药后患儿白天不再睡觉，无睡意，精神状态好，无任何不良反应。又嘱继服10丸，改为一丸分3次服用，每日2次，共服药20丸。25日中无一次发作，嘱其停药，已停药4年，追访无一次发作。

【文献来源】 《抗痫珍羚丸治疗小儿癫痫24例临床观察》。

小儿麻痹

（一）

【处方】 黄芪五钱 淫羊藿五钱 桂枝二钱 钩藤二钱 甘草二钱 白芍三钱 当归三钱 桑寄生三钱 生姜一钱 大枣5枚

【加减】 患肢浮肿者，加苍术三钱，黄柏、木瓜各二钱。

【主治】 小儿麻痹症。

【用法】 水煎2次，头煎与二煎混合，分6次服，每日3次，饭后服，2日服1剂，本方剂量，以3岁小儿为标准，其他年龄可酌情加减。

【备注】 用本方治疗162例小儿麻痹症，其中120例服药20～30剂即获效。外用石英(土名打火石)，不拘多少，烧水温洗患肢，每日洗2次。

【文献来源】 《验方秘方选编》。

（二）

【处方】 桂枝、土鳖虫各等份

【主治】 小儿麻痹及后遗症。

【制法】 共研细末。

【用法】 6个月至1岁服三分，1～2岁服五六分，3～5岁服七分至一钱。每日3次，酒送下。

【文献来源】 《中草药验方选编》。

（三）

【处方】 川牛膝三钱 土鳖虫7个 马钱子（油炸黄）三分

【主治】 小儿麻痹及后遗症。

【制法】 共研细末，分为7包。

【用法】 每晚睡前用黄酒送服1包。

【文献来源】 《中草药验方选编》。

肾 炎

（一）

【处方】 防己三钱 黄芪三钱 白术三钱 猪苓三钱 泽泻三钱 茯苓四钱 车前子四钱 白菜根五钱 陈皮二钱 桑白皮二钱

【加减】 起病初期，发热，咽红，扁桃体肿大者加金银花五钱、连翘三钱、黄芩三钱；血尿者加旱莲草一两、大蓟三钱、小蓟三钱；高血压者加夏枯草；如尿量增多，水肿消退但尿内有蛋白管型者，可去防己、车前子、猪苓、泽泻，加党参、女贞子、山药、白术、薏苡仁，可配合西医治疗。

【主治】 小儿急性肾炎。

【备注】 治疗166例，治愈128例，占77.11%，显效者29例，占17.47%，好转9例，占5.42%，最短6日治愈，最长73日治愈，平均14日。

【文献来源】 《验方秘方选编》。

（二）

【处方】 金银花 50 克　土茯苓 50 克　蒲公英 25 克　丹参 30 克　紫花地丁 25 克　白鲜皮 25 克　白芷 15 克　萆薢 20 克　当归 15 克　防风 15 克　地肤子 25 克　赤芍 15 克　蝉蜕 15 克　甘草 15 克

【功能】 祛风活血，清热解毒。

【主治】 紫癜性肾炎。

【用法】 每日 1 剂，水煎去渣，再煎后分 2 次饭后温服。

【备注】 忌食生冷、油腻之品。共治 17 例，总有效率为 94.1%。紫癜性肾炎为青少年多发病，较难恢复。在单纯中药组中合并消化道溃疡者首选紫癜汤疗效较好，并可避免使用激素的不良反应。本病发病急，紫癜迅速出现，皮肤瘙痒。风热入营，热行经络，迫血妄行，故出现紫癜、血尿等。离经之血瘀阻关节、腹部，气血不畅，故出现关节痛、腹痛等。

【文献来源】 《紫癜汤治疗紫癜性肾炎 80 例疗效观察》。

遗　　尿

（一）

【处方】 桑螵蛸一两五钱　益智仁一两五钱（5～12 岁儿童各用一两）

【主治】 遗尿症。

【用法】 水煎服，每日 1 剂。

【备注】 用本方治疗遗尿症 11 例，获得满意疗效。一般连服 3～4 剂即可见效，再续服 2～3 剂巩固疗效。

【文献来源】 《验方秘方选编》。

（二）

【处方】 补骨脂二两

【主治】 小儿遗尿。

【制法】 炒补骨脂，为药末。

【用法】 每晚睡前用温开水吞服，3～9 岁服五分，10～12 岁服八分。

【医案】 张某，男，10 岁，营养欠佳，身体消瘦，但饮食正常，经检查无其他疾病，体温 37.3℃，睡眠中经常遗尿，如身体疲劳则遗尿次数增多，服补骨脂末八分，每日 2 次，连服 6 日痊愈。

【备注】 本组收治 8 例，服药 3～6 均痊愈。本病发生的原因，多由肾气不足，下元虚冷，或病后体弱，脾肺气虚不摄所致。一般治疗以培元补肾为主。补骨脂有补肾、暖脾、固精、缩尿等作用，故适宜治小儿遗尿。本药性大温，用量多时产生口干舌燥、咽痛，故用量宜轻。

【文献来源】 《验方秘方选编》。

小便不通

【处方】 儿茶一钱

【主治】 小腹胀满，小便不通。

【制法】 研极细末。

【用法】 以扁蓄三钱，煎汤冲服散药，每服一半。

【备注】 属于阴性者忌用。

【文献来源】 《中医秘方验方第一辑》。

小儿遗尿

【处方】 土茯苓 10 克　萆薢 7.5 克　龙骨 15 克　桑螵蛸 10 克　益智仁 10 克　肉桂 10 克　苍术 10 克

【主治】 小儿遗尿。

【用法】 水煎服，每日 1 剂，分 3 次服。

【备注】 治愈 10 例。

【文献来源】 《中草药秘方验方选》。

腮　腺　炎

【处方】 黄芩一钱　黄连一钱　薄荷一钱　连翘二钱　柴胡二钱　升麻五分　桔梗二钱　僵蚕一钱半　甘草一钱　马勃一钱　板蓝根五钱

【主治】 流行性腮腺炎。

【用法】 水煎服。

【文献来源】 《验方秘方选编》。

猩 红 热

【处方】 金银花一两 连翘一两 大青叶一两 蒲公英五钱

【主治】 猩红热。

【用法】 水煎服，日服 2 次，每日 1 剂，连服 7～10 日。

【文献来源】 《验方秘方选编》。

麻 疹

(一)

【处方】 五谷虫三钱

【主治】 预防麻疹。

【制法】 焙干研细末。

【用法】 白开水一次冲服。

【文献来源】 《中草药验方选编》。

(二)

【处方】 脐带一条

【主治】 预防麻疹。

【用法】 初生儿经断脐后将接近胎盘一端消毒剪下三至五寸，用新瓦焙干研细末待用。每日 2～3 次，乳汁调服，1 周服完。

【备注】 又方①脐带（焙干）一分，加朱砂五厘研匀，搽儿口中或母乳头，待儿吮乳时吞下。②加黄连、甘草各五分共研，蜜糖拌匀分服。

【文献来源】 《中草药验方选编》。

(三)

【处方】 紫河车五分

【主治】 预防麻疹。

【用法】 每日 1 次，连服 3～7 日。

【文献来源】 《中草药验方选编》。

(四)

【处方】 西河柳（即赤柽柳、观音柳）

【主治】 预防麻疹。

【制法】 焙干研末。

【用法】 每服三钱，每日 1～3 次，白开水送服。

【文献来源】 《中草药验方选编》。

(五)

【处方】 贯众

【主治】 预防麻疹。

【制法】 制成粉剂。

【用法】 6 个月至 3 岁小儿，每日 2 次（0.5 克，分 2 次服用）。连服 3 日为 1 个疗程，每隔 1 个月使用 1 个疗程。

【备注】 据献方人称，曾观察 68 人，服用此药 6 个月后，除有 6 人因住他处效果不明外，其余 62 人均未发病。

【文献来源】 《中草药验方选编》。

(六)

【处方】 仙鹤草

【主治】 预防麻疹。

【用法】 水煎服，9 岁以下每日三四钱，9～15 岁每日四至六钱。

【文献来源】 《中草药验方选编》。

(七)

【处方】 土茯苓

【主治】 预防麻疹。

【用法】 成人每日用五钱，小儿每日用一至三钱，水煎服，每日 1 次。当麻疹流行时，连服 5～7 日。

【文献来源】 《中草药验方选编》。

(八)

【处方】 牛蒡子三钱

【主治】 预防麻疹。

【制法】 研末，加糖煎水。

【用法】 3 岁以下用三钱，3 岁以上用四钱。在每月初服 1 次。腹泻的小儿暂不要服用。

【文献来源】 《中草药验方选编》。

（九）

【处方】 紫草根（即红条紫草）一钱 生甘草五分

【主治】 预防麻疹。

【制法】 共为末和匀，用水半碗，煎散至水开，经3～5分钟后去渣，作一次温服。

【用法】 以上为周岁内小儿每日一服量。1～3岁，每日服两服；3～6岁，每日三服；6～12岁，每日四服，均一次煎成服完，用水量可按量略增。连服3日，预防有效期为2个月。

【文献来源】 《中草药验方选编》。

（十）

【处方】 雄黄一钱 荞麦面五钱

【主治】 预防麻疹。

【制法】 共和匀，用兔血做成丸，如绿豆大小。

【用法】 初生婴儿3日后用乳汁送下3丸，遍身发红点，是其证验，有终生不出麻疹之效。

【备注】 本品对幼儿可能有一些毒性，使用时需加注意。

【文献来源】 《中草药验方选编》。

（十一）

【处方】 益母草二钱 薄荷五分

【主治】 预防麻疹。

【用法】 水煎服。

【文献来源】 《中草药验方选编》。

（十二）

【处方】 绿豆一两 金银花五钱 鲜茅根一两

【主治】 预防麻疹。

【用法】 两碗水煎取半碗，分3次服，1日服完，连服3日。

【备注】 又方绿豆、白茅根、竹叶各二两，水煎服，连服3日。

【文献来源】 《中草药验方选编》。

（十三）

【处方】 芦苇根不拘量

【主治】 麻疹前驱期、发疹期、恢复期，均可服用。

【用法】 洗净后用水浓煎，分次顿服。

【备注】 此方各地应用很广，一般用量以每日一二两为多。如无芦根，亦可用鲜茅根一二两煎水代茶饮。此外，各地也有用芦根加用下列之一者：①加芫荽（即香菜）二钱；②加绿豆皮一两；③加干浮萍六分；④加山楂三钱；⑤加桑叶三钱；⑥加葛根三钱，以上均水煎分2次服。

【文献来源】 《中草药验方选编》。

（十四）

【处方】 葡萄酒半两 白蜜半两

【主治】 麻疹外出不齐。

【用法】 调匀，每服一匙，日服数次即透发。

【文献来源】 《民间验方》。

（十五）

【处方】 莱菔子

【主治】 麻疹正出或疹后咳嗽等。

【制法】 研细末装瓶内。

【用法】 每服二钱，米汤送下，年岁小者酌减，每日服3次。

【备注】 又方用鲜萝卜3～4个煎服。

【文献来源】 《中草药验方选编》。

（十六）

【处方】 野百合三钱 红枣6枚

【主治】 麻疹并发肺炎。

【用法】 水煎加蜂蜜服，以上为1日量。

【文献来源】 《中草药验方选编》。

（十七）

【处方】 金银花一钱五分 连翘一钱 牛蒡子一钱 荆芥穗七分 桔梗八分五厘 橘红八分 竹叶四分 芦根七分 甘草四分

【加减】 热甚者加黄芩；夹瘟者加僵蚕、蝉蜕；如麻疹含而未透者，少加红花或紫草。

【主治】 麻疹初发，尚未透彻者。

【用法】 两碗水煎成半碗，分3次服之。

【文献来源】 《中医秘方验方第一辑》。

（十八）

【处方】 地龙

【主治】 麻疹发疹期。

【制法】 把地龙洗净，每节断开，温开水浸之，将地龙体内白浆换出，将皮捞出。

【用法】 饮所余药汁，喝完再依前法配制。常服此药，可去血中及肺中之热。

【备注】 地龙即蚯蚓，系鲜者较好，但必须洗净其土。

【文献来源】 《中医秘方验方第一辑》。

（十九）

【处方】 玄参三钱 黄连三钱 麦冬四钱 生甘草二钱 前胡二钱 桔梗二钱 瓜蒌二钱 连翘三钱 金银花四钱 杏仁二钱 黄芩二钱 犀角一钱 芦根一钱

【主治】 麻疹收没较速，内热喘急者。

【制法】 先煎犀角，余约两中碗时，再纳入群药煎之，剩半碗为止。

【用法】 分3次服之。

【文献来源】 《中医秘方验方第一辑》。

（二十）

【处方】 紫草二钱 青黛二钱 川贝母二钱 胆南星二钱 天竹黄二钱 蝉蜕二钱 僵蚕二钱 犀角二钱 金银花三钱 牡丹皮三钱 冰片五分 朱砂一钱

【主治】 麻疹收没太速，喘急咳嗽。

【制法】 共为面，后兑冰片、朱砂入药中，炼蜜为丸五分重。

【用法】 周岁小儿，每服一丸。

【文献来源】 《中医秘方验方第一辑》。

（二十一）

【处方】 鲜猪胆或牛胆1只 绿豆若干 牛黄五厘 麝香一分 冰片三分 朱砂二钱

【主治】 麻疹已出，因惊或感受风寒而致疹毒，收没过速，喘咳不安，或狂妄谵语，神昏不省等症。

【制法】 牛黄、麝香、冰片、朱砂共研极细末。猪胆去汁，满盛绿豆，阴干通风半年，取绿豆研细末，兑入前药即成。

【用法】 疹收太速尚未透彻者，用川山柳藤三钱，煎汤服散，每服三五分，不能再出者可不调前引。

【文献来源】 《中医秘方验方第一辑》。

（二十二）

【处方】 葛根5克 升麻5克 龟板2.5克 山茱萸5克 连翘10克 金银花10克 川山柳藤7.5克 地龙10克 牛蒡子10克

【主治】 麻疹内攻。

【用法】 水煎服。

【文献来源】 《中草药秘方验方选》。

（二十三）

【处方】 羚羊角五分 犀角一钱半 牛黄三分 川贝母一钱半 生石膏一钱 黄芩一钱半 百部一钱半 白前一钱半 清半夏一钱半 云茯苓一钱半 冰片一钱 胆南星一钱

【主治】 疹后余毒，咳嗽喘息或咯血者。

【制法】 共研为极细末。

【用法】 周岁小儿每服半分，2～3岁小儿每服一分，10岁以下小儿每服二三分，白梨汁为引。

【文献来源】 《中医秘方验方第二辑》。

（二十四）

【处方】 冰片一钱 台射干一分 朱砂一钱半 牛胆1只 生绿豆适量

【主治】 疹后肺炎、疹毒内攻、一切火毒、内热诸症。

【制法】 将牛胆汁倒出，入冰片、台射干、朱砂，然后下绿豆数粒，占胆容量2/3，再入胆汁装满扎好，挂通风处阴干，取下共研为极细末收贮。

【用法】 初生儿每服二厘，5～6个月小儿每服六厘，1～2岁小儿每服二分（可佐桃花散、千金散、安宫散）。

【备注】 体弱易泄泻者勿用。

【文献来源】 《中医秘方验方第二辑》。

（二十五）

【处方】 金银花二钱 连翘一钱 桔梗一钱 薄荷五分 浮萍五分 人参五分 黄芩一钱半 甘草一钱半

【主治】 发热沉困多眠，肿眼胞，流鼻涕，淌眼泪，耳梢、四肢凉，耳后颈部发现小红点、疹子，脉弦紧。

【用法】 三碗水煎剩一碗，分2次服。

【文献来源】 《中医秘方验方第二辑》。

（二十六）

【处方】 金银花二钱 连翘一钱 桔梗一钱 薄荷五分 黄芩二钱 蝉蜕一钱 麦冬二钱 滑石一钱 川贝母一钱 甘草一钱 灯心草、竹叶为引

【主治】 麻疹盛出2～3日热退神清，疹子结痂，咳嗽不止者。

【用法】 三碗水煎剩一碗，分2次服。

【文献来源】 《中医秘方验方第二辑》。

（二十七）

【处方】 银朱（水飞）七钱五厘 黄丹（水飞）七钱五厘 乳香珠一两 朱砂七钱五厘 雄黄一两 没药一两 枯矾二两半

【主治】 麻疹速出减轻毒势。

【制法】 研细末。

【用法】 大人用一钱，小儿用五分，依次酌减，黄酒送服。

【备注】 此方原属疮科，而海城戚氏先人将之用于疹科，命名为“瘟疹散”。临证三十余年，堪称为表疹的特效药，希我医界同志勿轻视之。

【文献来源】 《中医秘方验方第二辑》。

（二十八）

【处方】 枯黄芩一钱 黄连八分 牛蒡子一钱半 桔梗七分 甘草四分 贝母一钱

【主治】 疹后咳嗽。

【用法】 水煎服。

【文献来源】 《中医秘方验方第二辑》。

百 日 咳

（一）

【处方】 白屈菜糖浆

【主治】 百日咳。

【制法】 将白屈菜一斤加水煎煮1小时，过滤，连煮3次，合并滤液浓缩至100%，加入65%的糖，再行浓缩，待温度至80℃时加入0.3%的苯甲酸钠即可备用。

【用法】 每日3次，6个月以内小儿每次8ml，1岁小儿每次10ml，3岁小儿每次15ml，6岁小儿每次20ml；6岁以上者每次30ml。

【医案】 吴某，女，2岁。百日咳，近日呈阵发性痉咳，夜间尤甚，曾服药无效，体检：除眼睑浮肿及舌系带破溃外，未见其他阳性体征，白细胞17.5×10^9/L，淋巴细胞0.53，诊断为“百日咳”。服上方4日咳嗽大减，继服2日痊愈。

【备注】 本组收治500例，经服药6日，痊愈355例，占71%；好转116例，占23.2%；无效29例，占5.8%，有效率为94.2%。白屈菜含有多种生物碱，有止咳、祛痰、消炎、镇痛、解痉、利尿、疏肝、止泻、杀虫等功能。据临床观察发现，其疗效高于氯霉素。

【文献来源】 《验方秘方选编》。

（二）

【处方】 浮萍草

【主治】 预防百日咳。

【制法】 晒干，用一钱加蜜拌透。

【用法】 每服一钱，水煎服。3 岁以下者每服五分，每日 3 次，连服 2～3 日。

【文献来源】 《中草药验方选编》。

（三）

【处方】 百条根（即威灵仙）适量 冰糖酌量

【主治】 百日咳。

【用法】 1～5 岁用三钱，6～10 岁用五钱，和冰糖用水炖 1 小时，饭后服，连续数日。

【文献来源】 《中草药验方选编》。

（四）

【处方】 向日葵梗

【主治】 百日咳。

【用法】 水煎，空腹服。

【备注】 又方①向日葵花四钱，炖冰糖服。②葵花茎（去外皮）五钱、甘草二钱，水煎分 3 次服。

【文献来源】 《中草药验方选编》。

（五）

【处方】 芥菜籽油

【主治】 百日咳。

【用法】 每日 2 次，每次一匙，连服 7～8 日。

【文献来源】 《中草药验方选编》。

（六）

【处方】 陈糯稻根二两

【主治】 百日咳。

【用法】 用水煎去渣，再加入冰糖一两，分 2 次服。以上为 2～5 岁小儿用量，10 岁以上者用量加倍。

【文献来源】 《中草药验方选编》。

（七）

【处方】 甘草二两

【主治】 百日咳。

【用法】 水煎服。

【文献来源】 《中草药验方选编》。

（八）

【处方】 新鲜鱼腥草一把

【主治】 百日咳。

【用法】 砂锅内煮水，用猪肉煨亦可，饮汤不食肉，连服 3～5 次。

【文献来源】 《中草药验方选编》。

（九）

【处方】 旋覆花

【主治】 百日咳。

【制法】 洗净，连茎叶打烂绞汁。

【用法】 每服两匙，每日 3～4 次，用热的白糖茶冲服，连服 4～5 日，可止咳。

【文献来源】 《中草药验方选编》。

（十）

【处方】 露蜂房 1 只

【主治】 百日咳。

【制法】 先用开水泡 4～5 次，至无红汤为止，用清水漂数次，然后用纱布包好，加水两碗，煎数沸后加冰糖一两再煎取汁。

【用法】 待温顿服。

【文献来源】 《中草药验方选编》。

（十一）

【处方】 鸡苦胆 1 个 白糖适量

【主治】 百日咳。

【制法】 用针刺破鸡苦胆，挤出胆汁加入适盘白糖。

【用法】 每日 2～3 次。1 岁以下小儿 3 日服 1 个；2 岁以下小儿 2 日服 1 个；2 岁以上小儿每日服 1 个。

【备注】 此方各地应用较广，有同类方 40 个。有的将鸡胆 1 个，焙干研末，加糖适量调匀，装入胶囊，为 1 日量，分 3 次服；有的取胆汁加蜜三钱调服；有的用百合三钱煎水加白糖冲鸡胆汁服。在服药时忌食生冷之物。

【文献来源】 《中草药验方选编》。

（十二）

【处方】 鸦胆3个　蜜糖一两

【主治】 百日咳。

【制法】 炖2小时。

【用法】 分数次服用。

【文献来源】 《中草药验方选编》。

（十三）

【处方】 纯猪胆粉（把猪胆蒸干即成）二钱四分　米粉或面粉（炒熟）二钱四分　白糖五钱二分

【主治】 百日咳。

【制法】 研成粉末，混为合剂。

【用法】 半岁以下患儿每次服四厘；半岁至一岁患儿每次服六厘；1～4岁每次服八厘；4～7每次服一分至一分二厘，每日2次，连服3～5日。最好饭前服，饭后服易引起呕吐。

【文献来源】 《中草药验方选编》。

（十四）

【处方】 牛胆1个　生大黄（研末）三钱

【主治】 百日咳。

【制法】 于冬月天寒之时，将生大黄末放入牛胆内悬通风处待干取下。

【用法】 1岁小儿每服五厘，2岁小儿每服一分半，白开水冲服。

【备注】 又方用干牛胆、白糖各10克，研匀，每服0.5克，每日3次。

【文献来源】 《中草药验方选编》。

（十五）

【处方】 羊胆1个　白糖适量

【主治】 百日咳。

【用法】 分3次服，1日服完。

【文献来源】 《中草药验方选编》

（十六）

【处方】 车前子六钱 甘草二钱

【主治】 百日咳。

【用法】 水煎服。

【备注】 又方①鲜车前草五两，水煎服，连服7日。车前草根（捣碎）一握，加白糖两匙调匀，冲水代茶饮。②用车前草叶一把、甘草2条，水煎服，每日3次。

【文献来源】 《中草药验方选编》。

（十七）

【处方】 葶苈子一钱半　红枣30枚

【主治】 百日咳。

【用法】 水煎服。7岁以上患儿，连服3次，1日服完。

【文献来源】 《中草药验方选编》。

（十八）

【处方】 香墨一两　黄连五钱　儿茶六钱　麝香三分　川贝母三两　牛黄三分　冰片四分　熊胆一钱　胡黄连六钱　雄黄一两五钱　朱砂二钱　法半夏三两　生石膏一两

【主治】 顿咳。

【制法】 共为细末，其中麝香、牛黄、冰片、朱砂、雄黄另研极细末兑入。

【用法】 1岁每服一分，多1岁者增服一分，每日2次，白开水送下。

【文献来源】 《中医秘方验方第一辑》。

（十九）

【处方】 胆南星五钱　冰片五分　僵蚕三钱　川大黄三钱　蝉蜕三钱　犀角二钱　川贝母二钱　川黄连二钱　天竹黄二钱

【主治】 顿咳、鼻中呛者。

【制法】 共为细末，其中冰片另研兑入炼蜜为丸，五分重。

【用法】 每服两丸，白开水送服，日3次。

【备注】 泻泄者忌用。

【文献来源】 《中医秘方验方第一辑》。

（二十）

【处方】 川贝母五钱　白丁香四钱

【主治】 顿咳。

【制法】 焙黄，共研极细末。

【用法】 1岁小儿，每服二分，1岁以上者酌加。

【文献来源】 《中医秘方验方第一辑》。

（二十一）

【处方】 麻黄七钱 杏仁一两 罂粟壳一两 生甘草五钱 清半夏一两 生石膏一两

【主治】 顿咳、眼胞浮肿。

【制法】 共为细末。

【用法】 1岁小儿可服五厘至二分，1～5岁小儿可服二至五分。

【备注】 此方经试验验证有效。

【文献来源】 《中医秘方验方第一辑》。

（二十二）

【处方】 麦冬三钱 天花粉一钱五分 桑白皮二钱 马兜铃一钱五分 地骨皮一钱五分 知母一钱五分 杏仁一钱五分 桔梗二钱 款冬花一钱 牛蒡子一钱五分 百部二钱 生甘草二钱

【主治】 顿咳。

【制法】 共为极细末，也可煎汤服之。

【用法】 散剂，1岁内小儿服二三分，1～5岁小儿服五分至一钱。汤剂，两碗水煎成半碗，1岁内者分8次服，1岁以上者分4次服之。

【文献来源】 《中医秘方验方第一辑》。

（二十三）

【处方】 白及一钱五分 炒白果二钱 川贝母一钱五分 蜜百合二钱

【主治】 顿咳。

【用法】 一碗半水煎成小半碗，分4次服，每4小时服1次，白糖水为引。

【备注】 此量适用于3岁以下者，5岁以上者加倍，10岁以上者加2倍。

【文献来源】 《中医秘方验方第一辑》。

（二十四）

【处方】 蚯蚓（适量）

【主治】 百日咳。

【用法】 先将蚯蚓洗净用白糖水煎服，根据病情每次服药液适量。

【备注】 治疗40例，治愈率为80%。

【文献来源】 《中草药秘方验方选》。

（二十五）

【处方】 白术10克 半夏10克 陈皮10克 代赭石30克 泽泻10克 车前子10克 猪苓10克 款冬花10克 茯苓10克 旋覆花10克 甘草5克

【主治】 百日咳。

【用法】 水煎取浓汁，1～2岁小儿每服2～3汤匙，日服3～4次。

【备注】 忌食生冷、腥辣食物。

【文献来源】 《中草药秘方验方选》。

（二十六）

【处方】 石膏五分 杏仁五分 川黄连五分 犀角三分 川贝母五分 桑白皮五分 川大黄三分 竹茹五分 甘草五分

【主治】 百日咳。

【用法】 水煎服，每日2次，早、晚饭前服（5～12个月用此量）。

【备注】 少吃乳食。

【文献来源】 《中医秘方验方第二辑》。

（二十七）

【处方】 炒苏子五分 清半夏五分 橘红一钱 川贝母五分 杏仁一钱半 川黄连一钱 乌梅2个 槟榔片一钱半 瓜蒌仁一钱半 川大黄一钱 芦根一钱半 甘草一钱 百部一钱二分 五味子五分

【主治】 百日咳。

【用法】 水煎服。

【文献来源】 《中医秘方验方第二辑》。

（二十八）

【处方】 川贝母三钱 石膏二钱 硼砂五分 朱砂五分

【主治】 百日咳。
【制法】 共研为细末。
【用法】 白开水送下。
【文献来源】 《中医秘方验方第二辑》。

（二十九）

【处方】 天冬二钱 桑白皮二钱 川贝母二钱 麦冬二钱 马兜铃二钱 地骨皮二钱 京知母二钱 橘红二钱 牛蒡子二钱 桔梗二钱 款冬花二钱 甘草二钱
【主治】 百日咳。
【制法】 共研为细末。
【用法】 白开水送服。
【文献来源】 《中医秘方验方第二辑》。

（三十）

【处方】 川贝母三钱 法半夏三钱 柿霜三钱 朱砂三钱 硼砂三钱 生石膏三钱 寒水石三钱
【主治】 百日咳。
【制法】 共研为细末。
【用法】 3岁小儿，每日3次，每次五分，白开水送服。
【文献来源】 《中医秘方验方第二辑》。

（三十一）

【处方】 桃仁一钱半 生薏苡仁四钱 葶苈子一钱半 芦根二钱 杏仁一钱半 炙枸杞叶一钱半 川贝母一钱半 桔梗一钱半 滑石二钱 生地黄二钱 百合二钱 甘草一钱 大枣1枚
【主治】 百日咳。
【用法】 水煎服，轻者3～4剂，重者5～6剂。
【文献来源】 《中医秘方验方第二辑》。

（三十二）

【处方】 豆蔻一钱 生石膏一钱 硼砂一钱 朱砂二分 浙贝母一钱 冰片一分
【加减】 痰盛者加法半夏五分。
【主治】 百日咳（顿咳），咳声如犬吠，热性百日咳。
【制法】 共研为细末。
【用法】 每周岁可服一分。
【文献来源】 《中医秘方验方第二辑》。

（三十三）

【处方】 百部一钱半 白前一钱半 夏枯草三钱 赤芍四钱 蒲公英三钱 红花二钱 川大黄二钱 黄芩二钱 元明粉四分 甘草一钱半
【加减】 衄血加白茅根；有热加金银花；角膜充血加木贼焙黄芩。
【主治】 百日咳。
【制法】 白水一斤半，煎五六沸即可，最好不用铜、铁煎具。
【用法】 分5～6次，1日服完，如哺乳儿服药困难，其母可代服一半。
【文献来源】 《中医秘方验方第二辑》。

（三十四）

【处方】 麻黄一钱 橘红一钱 款冬花一钱二分 桑白皮一钱二分 苏子一钱半 桔梗五分 茯苓一钱二分 蜜百部七分 甘草一钱
【加减】 痉挛者加琥珀、朱砂；末期去麻黄，加白术。
【主治】 百日咳。
【用法】 水煎2次，分2次或3次服。
【文献来源】 《中医秘方验方第二辑》。

（三十五）

【处方】 紫菀二钱 青礞石三钱 清半夏一钱 款冬花三钱 酒大黄二钱 桔梗二钱 苏子三钱 代赭石三钱 枳壳三钱 乌药三钱 元黄芩三钱 射干二钱 木香一钱
【加减】 有热者加犀角一钱；便不燥者去酒大黄。
【主治】 百日咳。
【用法】 头煎分3次服，次日二煎分3次服。
【文献来源】 《中医秘方验方第二辑》。

（三十六）

【处方】　大蒜（捣汁）1个　甘草（为末）四钱

【主治】　百日咳。

【用法】　加冰糖和水煮汁，分3次服。

【文献来源】　《中草药验方选编》。

白　喉

（一）

【处方】　土牛膝根二钱　金银花二钱　射干二钱　川贝母二钱　杏仁二钱　山豆根二钱

【主治】　白喉。

【用法】　水煎服，每日2次。

【文献来源】　《验方秘方选编》。

（二）

【处方】　鲜鱼腥草根二三两

【主治】　咽白喉。

【制法】　捣烂绞汁，调米泔水、蜂蜜。

【用法】　分3～4次服，连服数日。

【文献来源】　《中草药验方选编》。

（三）

【处方】　马齿苋、白糖各适量。

【主治】　咽白喉。

【用法】　水煎服，亦可单用煎汤作漱剂。

【文献来源】　《中草药验方选编》。

（四）

【处方】　蒲公英二两

【主治】　咽白喉。

【用法】　水煎漱口。

【文献来源】　《中草药验方选编》。

（五）

【处方】　龙胆草（鲜者更好）适量

【主治】　咽白喉火热现象重，或兼目赤者。

【用法】　加水泡汁，调红糖服。

【文献来源】　《中草药验方选编》。

（六）

【处方】　玄明粉适量

【主治】　喉白喉呼吸困难，或喘急欲窒息者。

【用法】　以棉球蘸末，送入咽喉，患者频频咽下，以达探吐之目的。

【文献来源】　《中草药验方选编》。

（七）

【处方】　青蛙胆2个

【主治】　咽白喉与喉白喉。

【用法】　用凉开水吞服，每日1次，连服3日。各地介绍此法者甚多，也有用此汁和水做漱剂用的。

【文献来源】　《中草药验方选编》。

（八）

【处方】　蛤蟆1只　香油一杯

【主治】　咽白喉与喉白喉。

【制法】　香油水煎待沸，将蛤蟆倒提于锅上，使其口内涎沫滴入油中（油燃烧时应将油火扑灭）。

【用法】　待冷时一次服用。服药后20～30分钟往往可从口中吐出假膜，呼吸逐渐通畅，精神好转。

【文献来源】　《中草药验方选编》。

虫　证

（一）

【处方】　（驱虫丸）榧子10个　甘草一两

【主治】　小儿腹中有虫，面色黄白。

【制法】　研为面，合米饭为丸。

【用法】　5岁小儿每服二钱。

【文献来源】　《中医秘方验方第二辑》。

（二）

【处方】　黑丑二两　白丑二两

【主治】 蛲虫（肛门内有小白虫）。

【制法】 研为细末，用白面半斤，和一处做饼干。

【用法】 每日早、午、晚饭前服。2～6岁小儿可分为5日吃完，成人加倍。

【文献来源】 《中医秘方验方第二辑》。

过敏性紫癜

【处方】 当归 川芎 白芍 生地黄 茜草 白茅根 丹参 地肤子 牡丹皮 苍术 甘草

【功能】 清热，凉血，解毒。

【主治】 过敏性紫癜。

【用法】 每日1剂，水煎去渣，再煎后分2次饭后温服。

【备注】 忌食生冷、油腻之品。共治40例，治愈率为95%。

【医案】 崔某，男，13岁。1987年1月20日以双下肢紫斑在某市医院住院治疗10日，诊断为"过敏性紫癜"。因疗效不显著转某市医院住院，西医治疗3周，后又转某省中医院住院治疗，经两个医院一月余的治疗，紫斑有时减少，但多次反复。于1987年3月8日又来我院门诊治疗。患者面色苍白，面部轻度浮肿，唇红口干，双下肢紫斑呈紫红色及鲜红色，腹部及下肢疼痛，小便黄，大便有时呈柏油样，舌质红绛。诊断：紫斑，阴虚火旺型。治则：滋阴，凉血，清热。以紫斑方加味：女贞子、旱莲草、当归、赤芍、白芍、生地黄、牡丹皮、白茅根、茜草、地肤子、甘草。3剂，水煎服，日服1剂。服药3剂后，腹痛、四肢痛明显减轻，紫斑由原来颜色变为浅灰色，已无鲜红色新出血点出现，数量减少大半。二诊仍拟上方4剂。三诊时，紫斑及临床症状全部消失，饮食、睡眠恢复正常。在服中药期间已停止服用激素及其他各类药物。经追踪观察2年无复发。

【文献来源】 《中医治疗过敏性紫癜40例临床观察》。

第六节 五官科疾病

眼疾

（一）

【处方】 鲜蒲公英（连根、茎、花叶一起使用，花已残谢者不用，如无鲜者，可用干者二两代替）四两 白菊花五钱

【主治】 眼疾。

【用法】 上药加水约三大碗煎盛两碗后，温服一碗，将余下的一碗连药渣仍放在药锅内，将温毛巾围住药锅上口，先熏患眼，每次最少10～20分钟，候药汤不太烫时，再用棉花浸药汤洗患眼，此药汤可在1日内熏洗2～3次，但每次必须重新煮沸，趁热熏洗。

【备注】 ①共治单纯性结膜炎患者32例，其中24例经用本方2～3剂后治愈，另8例用本方4～6剂后治愈。②共治睑腺炎患者17例，经用本方3～6剂后，12例痊愈，5例好转。

【文献来源】 《验方秘方选编》。

（二）

【处方】 黄芩三钱 菊花三钱 玄参三钱 金银花三钱 连翘三钱 龙胆草三钱 谷精草二钱 密蒙花二钱 蒺藜二钱 车前子二钱

【主治】 病毒性角膜炎。

【用法】 每日1剂，水煎服。

【备注】 最长15剂，最短4剂痊愈。其有效率达95%以上。如头眼疼痛明显，伴有口苦咽干，脉弦数，属风热偏盛，则侧重于祛风清热，泻肝火。

【文献来源】 《验方秘方选编》。

（三）

【处方】 血竭花五钱 明没药四钱 乳香三钱 木贼草四钱 石决明四钱 草决明三钱 夜明砂三钱 蒺藜三钱 川大黄三钱 玄明粉二钱

【主治】 云翳。

【制法】 共研细末。

【用法】 每次服二钱，茶水送下，每日 2 次，服后腹痛者每日 1 次。

【备注】 孕妇禁用。忌食刺激之物。

【文献来源】 《中医秘方验方第一辑》。

（四）

【处方】 炙桑白皮一钱半 天花粉三钱 蔓荆子一钱半 木通一钱半 知母一钱半 元黄芩三钱 生地黄三钱 金银花五钱 川大黄三钱 芒硝三钱 当归五钱 枳壳一钱 龙胆草三钱 甘草三钱 川黄连三钱 蒲公英五钱

【加减】 头痛者加川芎二钱。

【主治】 眼疮（角膜化脓溃烂）。

【用法】 三碗水煎成八分碗，每日早、晚饭前各服 1 次，二次煎同。

【文献来源】 《中医秘方验方第一辑》。

（五）

【处方】 荆芥二钱 蛇蜕二钱 密蒙花二钱 甘草二钱 川芎一两五钱 当归一两五钱 净蝉蜕五钱 枳实五钱 薄荷五钱 菊花五钱 白蒺藜三钱 生地黄三钱 羌活三钱 瓜蒌仁三钱 谷精草一两 草决明一两 木贼二两

【主治】 眼生云翳。

【制法】 共研细末，蜜为丸二钱重。

【用法】 每日早、晚饭前服一丸，男用米泔水引，女用当归引。

【文献来源】 《中医秘方验方第一辑》。

（六）

【处方】 川芎一两 草决明一两 防风一两 谷精草一两 薄荷一两 生地黄一两 红花一两 菊花一两 羌活一两 蝉蜕一两 赤芍一两 甘草五钱 木贼草一两五钱

【主治】 角膜白斑。

【制法】 共研细末，蜜为丸三钱重。

【用法】 每次一丸，每日 3 次。

【备注】 孕妇禁用。

【文献来源】 《中医秘方验方第一辑》。

（七）

【处方】 蒲公英二两

【主治】 暴发火眼。

【用法】 水煎成两碗，口服一碗，另一碗熏眼、洗眼。

【文献来源】 《中医秘方验方第二辑》。

（八）

【处方】 生地黄三钱 枸杞三钱 菊花三钱 沙参三钱 麦冬三钱 夜明砂三钱 怀牛膝四钱 苍术四钱 女贞子四钱 全蝉蜕五分

【主治】 雀盲眼。

【用法】 水煎八分服之。

【文献来源】 《中医秘方验方第二辑》。

（九）

【处方】 威灵仙三钱 何首乌三钱 石菖蒲三钱 胡麻仁三钱 生甘草三钱

【主治】 目痒。

【制法】 共研为细末。

【用法】 每次三钱，黄酒送下。

【文献来源】 《中医秘方验方第二辑》。

（十）

【处方】 生地黄一两 生石膏一两 龙胆草五钱 川大黄一钱 甘草一钱半

【主治】 暴发火眼、胬肉攀睛。

【用法】 水煎服。

【备注】 针刺取穴：睛明、瞳子髎、内迎香。

【文献来源】 《中医秘方验方第二辑》。

（十一）

【处方】 木贼草一两 青葙子三钱 草决明四钱 蕤仁三钱 红花二钱 生地黄四钱 全蝉蜕一钱 赤芍二钱 谷精草二钱 硼砂三钱半 当归尾三钱 山栀子二钱 蒺藜三钱半 菊花三钱 川芎二钱 薄荷二钱 石决明三钱

夜明砂三钱

【加减】 大便闭者加大黄三钱，朴硝三钱；晚间目不明者加苍术二钱，朱砂一钱；小便闭者加车前子五钱，泽泻三钱，竹叶二钱，灯心草五分。

【主治】 眼生云翳。

【制法】 共研为细末。

【用法】 每服三钱，白开水送下。作汤服亦可。

【文献来源】 《中医秘方验方第二辑》。

（十二）

【处方】 胆矾三钱 煅白矾三钱 铜绿三钱 白矾二钱 炉甘石五钱 当归尾一钱半 全蝉蜕二钱 青盐一钱 冰片一钱

【主治】 暴发火眼，疼痛难忍。

【用法】 三碗水煎成两碗，每日洗 3 次。

【文献来源】 《中医秘方验方第二辑》。

牙　　痛

（一）

【处方】 生石膏五钱 细辛七分 升麻七分 槐花三钱 地骨皮三钱 牡丹皮三钱 黄芩三钱 川芎三钱 白芷三钱 荆芥三钱 防风三钱 甘草三钱

【加减】 齿龈肿痛者加板蓝根、薄荷；便秘不通者加大黄；肾虚者酌加大黄、熟地黄、枸杞子、补骨脂等。

【主治】 牙痛。

【用法】 水煎 2 次，早、晚分服。

【备注】 此方为祖传验方，载于 1964 年第五期中医杂志。

【文献来源】 《验方秘方选编》。

（二）

【处方】 升麻二钱 黄柏二钱 当归三钱 生地黄三钱 牡丹皮三钱 石膏一两

【主治】 牙痛。

【用法】 水煎，每日 1 剂，分 2 次服。

【备注】 服 1 剂疼痛减轻，2 剂疼痛消失，最多 3～4 剂治愈。

【文献来源】 《验方秘方选编》。

（三）

【处方】 细辛一钱 石膏三钱 熟地黄五钱

【主治】 牙痛。

【制法】 将上药加水三斤，浓煎至三两。

【用法】 1 次温服，日服 2 次。

【备注】 一般服 1 剂见效，2 剂痊愈。

【文献来源】 《验方秘方选编》。

（四）

【处方】 炙细辛五分 乌梅四分至一钱 白芍二钱 玄参三钱 焦山栀子三钱 生石膏四至六钱 生大黄二两

【主治】 牙痛。

【用法】

【备注】 用本方治疗 10 余例，效果良好。大便秘者，重用大黄，山栀子生用不炒；虫蛀疼痛者，重用乌梅。

【文献来源】 《验方秘方选编》。

（五）

【处方】 罂粟壳 25 克 麻黄 25 克 五味子 25 克 核桃 15 克 紫豆蔻 10 克

【主治】 牙痛。

【制法】 罂粟壳、麻黄蜜炙后与其余诸药研细末炼蜜为丸，丸重 15 克。

【用法】 早、晚各服一丸。

【文献来源】 《中草药秘方验方选》。

（六）

【处方】 生地黄 25 克 熟地黄 25 克 高良姜 40 克 玄参 50 克 石膏 50 克

【主治】 虫牙、火牙疼痛。

【用法】 水煎服，每日 1 剂，分 2 次服。

【备注】 共治 200 例，治愈率为 80%以上。

【文献来源】 《中草药秘方验方选》。

（七）

【处方】　玄参四钱　生石膏七钱　生地黄六钱　川黄连二钱　防风三钱　荆芥三钱　知母六钱　僵蚕三钱　薄荷三钱　升麻三钱　地骨皮四钱　白芷三钱　川芎三钱　甘草三钱　桃仁二钱　赤芍二钱　栀子三钱

【主治】　风火牙痛。

【用法】　水煎，凉后服。

【文献来源】　《中医秘方验方第二辑》。

（八）

【处方】　生地黄一两　犀角六钱　山白芍六钱　牡丹皮六钱　三七一两　白茅根（炒黑黄色）八钱　阿胶六钱　没药八钱（方名加味犀角地黄汤）

【主治】　齿衄。

【制法】　共研为细末。

【用法】　冲汤服。

【文献来源】　《中医秘方验方第二辑》。

（九）

【处方】　连翘一两　山栀子一两　大黄一两　芒硝五钱　川芎一两　黄芩一两　薄荷一两　知母一两　石膏一两　升麻一两　生地黄一两　防风一两　陈皮一两　甘草八钱　黄连六钱　黄柏六钱　当归三钱　牡丹皮三钱

【制法】　共研为细末，炼蜜为大丸。

【用法】　每服一丸，白开水送下。

【文献来源】　《中医秘方验方第二辑》。

口　腔　炎

【处方】　苍术五钱　五倍子三钱　甘草一钱　黄柏三钱

【主治】　慢性溃疡性口腔炎。

【用法】　水煎服，每日1剂，分2次服。

【医案】　史某，女，35岁，1976年3月2日初诊。主诉：口疮时发时愈已3年，检查：口腔黏膜不充血，右侧黏膜有两处溃疡，周围绕以红晕，用上方3剂痊愈，1年未复发。

【备注】　本组收治9例，服药3～9剂，均获痊愈。

【文献来源】　《验方秘方选编》。

腮　腺　炎

（一）

【处方】　地龙

【主治】　腮腺炎。

【用法】　用瓦焙干，研粉，4～5条为1剂，日3次服。

【文献来源】　《黑龙江验方选编》。

（二）

【处方】　板蓝根二两　水适量

【主治】　腮腺炎。

【用法】　熬至200ml，每服20ml，每日3次。

【文献来源】　《黑龙江验方选编》。

（三）

【处方】　板蓝根一两　甘草三钱

【主治】　腮腺炎。

【用法】　水煎服，每次服一茶杯，每日2次。

【文献来源】　《黑龙江验方选编》。

（四）

【处方】　浮萍三两　葱白三根

【主治】　腮腺炎。

【制法】　将浮萍研为细末，葱白熬水冲服。

【文献来源】　《中草药验方选编》。

（五）

【处方】　大青叶五钱　板蓝根一两　连翘三钱　甘草二钱　知母三钱　生石膏五钱

【主治】　流行性腮腺炎。

【用法】　水煎，每日1剂，分2次服。

【备注】　本组治疗20例，一般服3剂即愈。

【文献来源】《验方秘方选编》。

扁桃体炎

（一）

【处方】金银花五钱 连翘三钱 黄芩三钱 黄连一钱 牛膝三两 山豆根三钱 板蓝根三钱 射干二钱 赤芍二钱 玄参三钱

【主治】急性扁桃体炎。

【用法】水煎服，每日1剂，分3次服。

【医案】陈某，男，5岁。起病急，咽干，喉痛，体温39.6℃，两侧扁桃体充血、红肿，有点状白色分泌物，下颌角处淋巴结肿大触痛，连续2日用青、链霉素效果不好，后改用上方，服1剂体温降到37.5℃，咽痛减轻，点状物消失，两侧扁桃体缩小，次日又服1剂痊愈。

【备注】本组收治25例，服药2剂，均痊愈。

【文献来源】《验方秘方选编》。

（二）

【处方】金银花五钱 连翘五钱 桑叶三钱 菊花三钱 山豆根三钱 板蓝根三钱 生地黄三钱 生石膏三钱 黄芩三钱 牛蒡子二钱 甘草一钱

【主治】急性扁桃体炎。

【用法】水煎服，每日1剂，分3次口服。

【备注】上方有效率可达90%以上。孕妇禁用。

【文献来源】《验方秘方选编》。

（三）

【处方】金银花三钱 黄芩三钱 山豆根三钱 蒲公英五钱 桑叶二钱 黄柏二钱 大青叶三钱 桔梗三钱 甘草二钱

【主治】扁桃体炎、喉炎、上呼吸道感染。

【用法】水煎服，每日1剂，分2次服。

【备注】本组收治300例，一般服2～3剂痊愈。

【文献来源】《验方秘方选编》。

（四）

【处方】板蓝根一两 山豆根三钱 生甘草二钱 金银花一两

【主治】急性扁桃体炎。

【用法】水煎服，每日1剂，分2次服。

【备注】本组收治76例，服药1～4剂全部治愈。

【文献来源】《验方秘方选编》。

咽喉病

（一）

【处方】熟地黄一两 山茱萸四钱 麦冬三钱 五味子三钱 牛膝三钱 茯苓五钱

【主治】慢性咽喉炎。

【用法】水煎服，每日1剂，分2次服，3剂为1个疗程，配合下面处方同时应用：肉桂、炮姜、甘草各一钱水煎服，如有高热或合并肺内感染者可同时应用解热镇痛药和抗生素。

【医案】刘某，男，48岁。长期患慢性气管炎、肺气肿，咽喉肿痛，日轻夜重，咽部充血，诊断为“慢性咽喉炎”，经多方治疗无效，改用上方并配合桂姜汤3剂痊愈。

【备注】本组收治25例，均在服药2～3剂后痊愈，1年未复发。

【文献来源】《验方秘方选编》。

（二）

【处方】麦冬三钱 桔梗二钱 山豆根三钱 玄参三钱 生地黄五钱

【主治】咽喉肿痛。

【用法】水煎服，每日1剂，分2次服，小儿酌减。

【文献来源】《验方秘方选编》。

（三）

【处方】黄芩四两 山豆根四两 金银花三两 红花三两

【主治】急性咽喉炎。

【制法】 将药液煎成4000ml（此为10人量，如1人用之，则取剂量的1/10）。先将黄芩、山豆根煎1小时，再放入金银花、红花煎15分钟，然后过滤即得。

【用法】 每日3～4次，成人每次30ml，儿童每次10ml，口含5分钟后咽下，口含时间越长，效果越好。

【备注】 共治56例，治愈52例，症状减轻3例，治愈时间最短2日，最长6日。

【文献来源】 《验方秘方选编》。

（四）

【处方】 诃子1个

【主治】 慢性咽炎。

【用法】 每日含1个，7日为1个疗程。

【文献来源】 《验方秘方选编》。

（五）

【处方】 诃子粉五钱 甘草一钱 蔗糖适量

【主治】 喉炎。

【用法】 每日3次，每次半钱。

【备注】 本组收治300多例，经2～3日治疗均收到了显著效果。

【文献来源】 《验方秘方选编》。

（六）

【处方】 琥珀二两五钱 冰片三钱 朱砂三钱 雄黄三钱 儿茶五分

【主治】 咽喉肿痛，喉癣乳蛾，烂喉痧，咽腔舌上白，舌上白泡喉痈。

【制法】 共研细末。

【用法】 大人每次四分，小儿酌减，凉开水服下，吹入咽喉亦可。

【文献来源】 《中医秘方验方第一辑》。

（七）

【处方】 黄芩四钱 黄连二钱 连翘三钱

【主治】 咽喉肿痛、肿脖子，痄腮，耳底疾病。

【用法】 两碗水煎成八分碗，每日早、晚各服1次。

【文献来源】 《中医秘方验方第一辑》。

（八）

【处方】 白及二钱 白芷二钱 泽兰二钱 贡阿胶二钱

【主治】 乳蛾。

【用法】 水煎服。

【文献来源】 《中医秘方验方第一辑》。

（九）

【处方】 生地黄三钱 柴胡三钱 红花三钱 龙胆草三钱 胖大海三钱 射干三钱 栀子三钱 赤芍三钱 山豆根三钱 车前子三钱 桃仁四钱 麦冬四钱 玄参四钱 金银花二钱半 黄芩二钱半 桔梗二钱半 川大黄五钱 元明粉二钱 甘草二钱

【主治】 咽喉外肿内痛。

【用法】 水煎八分服。

【备注】 大便不干燥，少用川大黄、元明粉。

【文献来源】 《中医秘方验方第二辑》。

（十）

【处方】 桃仁五钱 甘草二钱 生地黄四钱 红花三钱 桔梗二钱 酒当归二钱 玄参三钱 柴胡一钱 枳壳二钱 赤芍二钱

【主治】 咽喉外肿内痛。

【用法】 水煎服。

【文献来源】 《中医秘方验方第二辑》。

（十一）

【处方】 太乙紫金锭一个 痧气丹三分 朱宝砂三分 上东黄三厘

【主治】 白喉。

【制法】 共研为极细末。

【用法】 5～6岁小儿分5次服，成人分3～4次服，均用白开水送下。

【备注】 上东黄如用广黄无效。

【文献来源】 《中医秘方验方第二辑》。

（十二）

【处方】 生地黄三钱 黄柏二钱 川贝母三钱 金银花四钱 射干三钱 山豆根一钱 酒黄芩三钱 天花粉三钱 麦冬二钱 甘草二钱

【主治】 白喉。

【用法】 水煎服。

【备注】 又方硼砂一两、台射干二分、匣砂五分，研面吹喉。

【文献来源】 《中医秘方验方第二辑》。

鼻 证

【处方】 生白芍五钱 龙胆草五钱 菊花一两 生石膏一两 薄荷一钱半 广三七三钱

【主治】 鼻渊。

【制法】 研面或水煎。

【用法】 研面分 3 次冲服或三饭碗水煎成八分碗，每日早、晚各服 1 次，二次煎同。

【备注】 此方药量较大，应酌用之，体弱胃寒者禁用。

【文献来源】 《中医秘方验方第一辑》。

耳 疾

（一）

【处方】 熟地黄八钱 山药四钱 山茱萸四钱 茯苓三钱 泽泻三钱 石菖蒲四钱 龟板四钱 五味子三钱 灵磁石三钱

【主治】 耳鸣、耳聋。

【制法】 共研为细末，蜜丸如梧桐子大。

【用法】 每服一钱，空腹服，淡盐汤送下。

【文献来源】 《中医秘方验方第二辑》。

（二）

【处方】 野大黄一两 酒大黄五钱 芒硝五钱 薄荷冰一钱 红花五钱 甘草五钱

【主治】 耳鸣、耳痛（病位在头、咽喉、牙、眼等，涉及炎性者亦可用）。

【制法】 共研为细末，蜜丸二钱重。

【用法】 食后 2 小时服一丸，每日 2 次。

【文献来源】 《中医秘方验方第二辑》。

第二章 食疗、药茶、药酒

第一节 食 疗

肺 气 肿

（一）

【处方】 羊肺 1 具 蜂蜜适量

【主治】 肺气肿。

【制法】 将羊肺气管内灌入蜂蜜，煮熟，水中也可加少量蜂蜜，当饭食。

【文献来源】 《黑龙江验方选编》。

（二）

【处方】 苹果 1 个 巴豆 1 枚

【主治】 肺气肿。

【制法】 将巴豆放入苹果内，煮熟，去巴豆食苹果。

【用法】 日 1 次服用。

【文献来源】 《黑龙江验方选编》。

肺 痈

（一）

【处方】 紫皮蒜一头

【主治】 肺痈初起。

【制法】 去皮捣烂，加醋四两，用砂锅煎熬。

【用法】 饭后 1 次服完。

【备注】 又方生大蒜连食 1 个月，或久年长服醋蒜头。

【文献来源】 《中草药验方选编》。

（二）

【处方】 苦菜（即败酱草）

【主治】 肺痈咳吐脓血。

【用法】 洗净，每日生食 5～6 根，早晨空腹嚼服（生食较苦，煮熟则不苦，但其效不如生食）。

【备注】 又方败酱草、鲜芦根各一两，水煎服。

【文献来源】 《中草药验方选编》。

哮 喘

（一）

【处方】 核桃仁 5 个 冰糖二两

【主治】 哮喘。

【制法】 共研为粗末，合一起。

【用法】 分 4 次服，每日 1 次，热开水送下。

【文献来源】 《黑龙江验方选编》。

（二）

【处方】 黄瓜籽四两 香瓜籽（微炒）二两

【主治】 哮喘。

【制法】 将瓜籽轧开，煎水代茶饮。

【用法】 每日五钱，需长期服用。

【文献来源】 《黑龙江验方选编》。

（三）

【处方】 猪蹄 1 个 白糖四两

【主治】 哮喘。

【用法】 两味合水煮，服汤。

【文献来源】 《黑龙江验方选编》。

（四）

【处方】 青萝卜二两　蜂蜜二两

【主治】 哮喘。

【用法】 煎汤服之。

【文献来源】 《黑龙江验方选编》。

（五）

【处方】 萝卜1个　麻雀（去毛与内脏）1只

【主治】 哮喘。

【制法】 将萝卜挖洞，把麻雀放入萝卜内，外用黄泥包裹，放于糠火烧之，待雀熟，用蜂蜜调麻雀食。

【用法】 连服3次。

【文献来源】 《黑龙江验方选编》。

（六）

【处方】 老生姜三钱　白糖六钱

【主治】 哮喘。

【制法】 共捣如泥，白开水冲服。

【用法】 用量可逐日增加，长期服。

【文献来源】 《黑龙江验方选编》。

（七）

【处方】 小猪睾丸2枚

【主治】 哮喘。

【制法】 烧存性，黄酒冲服。

【备注】 又方用小猪睾丸10枚洗净后浸入一斤半酒中，2周后，饮酒。亦有用牛睾丸、马睾丸、猪卵巢等以治气喘、哮喘者。

【文献来源】 《中草药验方选编》。

（八）

【处方】 鲫鱼3条

【主治】 哮喘。

【制法】 去肠杂，放瓦上焙干研末。

【用法】 每用一钱至一钱半，早、晚饭后以酒冲服。不饮酒者，可用饭汤送下。服时加姜半夏粉一钱效更佳。

【文献来源】 《中草药验方选编》。

（九）

【处方】 鳖蛋3个

【主治】 哮喘。

【制法】 用烧酒炖熟，调冰糖少许服。

【用法】 轻证连服2次，重证连服3次。

【文献来源】 《中草药验方选编》。

（十）

【处方】 白萝卜汁一碗　红糖适量

【主治】 哮喘。

【用法】 共煎服。

【文献来源】 《中草药验方选编》。

（十一）

【处方】 蚯蚓（晒干）

【主治】 哮喘。

【用法】 每服三钱，水八分煎至四分内服。或将蚯蚓研末，短服一二钱，冲酒服。

【文献来源】 《中草药验方选编》。

（十二）

【处方】 蛤蟆1个　小白鸡蛋1个

【主治】 哮喘。

【制法】 将蛤蟆去肠肚洗净，把鸡蛋装入，阴阳瓦盖好、黄泥封住，放火上将鸡蛋烧熟取出。

【用法】 食蛋即愈。

【文献来源】 《民间验方》。

（十三）

【处方】 胎盘1个

【主治】 虚喘。

【用法】 洗净，煮熟，连汤分数次服。或将胎盘焙干研末，每服三钱，温开水送下。

【文献来源】 《中草药验方选编》。

（十四）

【处方】　黑芝麻半斤　生姜（捣汁去渣）四两　白蜜（蒸熟）四两　冰糖四两

【主治】　老年哮喘。

【制法】　冰糖捣碎蒸溶与白蜜混合调匀。将黑芝麻与生姜汁拌匀再炒，冷后再与白蜜、冰糖拌匀，瓷瓶收贮。

【用法】　每日早、晚各服一茶匙。

【文献来源】　《中草药验方选编》。

（十五）

【处方】　芝麻杆（切断）

【主治】　小儿哮喘。

【制法】　放瓦上烧存性研末。

【用法】　以淡豆腐蘸食。

【文献来源】　《中草药验方选编》。

气　管　炎

（一）

【处方】　生梨1个　川贝母一钱　冰糖三钱

【主治】　气管炎。

【制法】　将梨去核，川贝母、冰糖合入梨内封好，用锅蒸。

【用法】　1次服完，日服1次。

【文献来源】　《黑龙江验方选编》。

（二）

【处方】　土豆1个　胡椒21粒

【主治】　气管炎。

【用法】　土豆挖孔，将胡椒塞入孔内，烧热服之。

【文献来源】　《黑龙江验方选编》。

（三）

【处方】　鸡蛋1个　醋二两

【主治】　气管炎。

【制法】　以醋炖鸡蛋。

【用法】　1次服完，日服2次。

【文献来源】　《黑龙江验方选编》。

（四）

【处方】　菠菜籽三两　萝卜籽三两

【主治】　气管炎。

【制法】　炒干研末。

【用法】　每服一匙，加白糖少许，白开水送下。

【文献来源】　《黑龙江验方选编》。

（五）

【处方】　獾子油煎鸡蛋

【主治】　气管炎。

【用法】　每次1个，每日2次。

【文献来源】　《黑龙江验方选编》。

（六）

【处方】　巴豆（去皮）7个　苹果（挖洞）1个

【主治】　气管炎。

【制法】　将巴豆放入苹果内，蒸熟，把巴豆取出。

【用法】　食苹果，早、晚各1次。

【文献来源】　《黑龙江验方选编》。

（七）

【处方】　乌龟1个

【主治】　气管炎。

【用法】　用黄酒泡，烤干研末冲水服，日3次，每服二钱。

【文献来源】　《黑龙江验方选编》。

（八）

【处方】　白胡椒7粒　江米7粒　栀子二钱　桃仁二钱

【主治】　气管炎。

【制法】　共研细末。

【用法】　外敷涌泉穴（足底心），1～2日换药1次，7日为1个疗程。

【文献来源】　《黑龙江验方选编》。

（九）

【处方】 白萝卜1个 白胡椒5粒 生姜3片 陈皮三钱

【主治】 气管炎。

【用法】 水煎服。

【备注】 适用于寒嗽。

【文献来源】 《黑龙江验方选编》。

（十）

【处方】 生姜四两 冰糖四两 蜂蜜四两 香油四两 核桃仁四两

【主治】 气管炎。

【制法】 文火炖1小时（不加水）。

【用法】 每日3次，每次四小勺，饭后服。

【备注】 适用于久咳。

【文献来源】 《黑龙江验方选编》。

（十一）

【处方】 僵蚕一两 生姜二两 蜂蜜适量

【主治】 气管炎。

【用法】 水煎服。

【备注】 适用于老年人咳嗽。

【文献来源】 《黑龙江验方选编》。

（十二）

【处方】 金钱草一二两 鸡蛋1个

【主治】 气管炎。

【用法】 水煎服，加少许盐。

【文献来源】 《黑龙江验方选编》。

（十三）

【处方】 核桃仁一两 白糖一两

【主治】 气管炎。

【制法】 烤焦研成末。

【用法】 每晚1次，连服3日。

【文献来源】 《黑龙江验方选编》。

（十四）

【处方】 紫苏叶三钱 薄荷三钱 马蹄叶三钱

【主治】 气管炎。

【用法】 水煎服，每日2次。

【文献来源】 《黑龙江验方选编》

（十五）

【处方】 威灵仙一二两 冰糖适量

【主治】 气管炎。

【用法】 水煎服，每日1次。

【备注】 小儿用量为二至四钱。

【文献来源】 《黑龙江验方选编》。

（十六）

【处方】 干柿饼 香油（花生油亦可）

【主治】 气管炎。

【制法】 油炸柿饼，炸透为度。

【用法】 成人服3个，每日3次。

【文献来源】 《黑龙江验方选编》。

（十七）

【处方】 白茅根一两 山芝麻一两 干姜五钱

【主治】 气管炎。

【用法】 水煎，每日1剂，分2次服。

【文献来源】 《黑龙江验方选编》。

（十八）

【处方】 大蒜头6～8瓣 冰糖适量

【主治】 气管炎。

【用法】 捣烂，白开水冲服，分2次。

【文献来源】 《黑龙江验方选编》。

（十九）

【处方】 枇杷叶3～5片 冰糖适量

【主治】 气管炎。

【制法】 取新鲜枇杷叶去毛，加水300ml，煮3～5分钟。

【用法】 日服3次。

【文献来源】 《黑龙江验方选编》。

（二十）

【处方】 马尿臊籽适量 白糖适量
【主治】 气管炎。
【制法】 用白糖培上，挤汁。
【用法】 每服两汤匙，晨起服。
【文献来源】 《黑龙江验方选编》。

（二十一）

【处方】 金钱草三钱 蜜糖五钱
【主治】 气管炎。
【用法】 水煎服，1日服完。
【文献来源】 《黑龙江验方选编》。

（二十二）

【处方】 白丁香四斤 蜂蜜五两 白水二十五斤
【主治】 气管炎。
【用法】 水煎服，每次15ml，每日2次。
【文献来源】 《黑龙江验方选编》。

（二十三）

【处方】 青萝卜一斤 白糖一斤 大枣一斤 冰糖一斤
【主治】 气管炎。
【用法】 用砂锅煮沸，每服10～20ml。
【文献来源】 《黑龙江验方选编》。

（二十四）

【处方】 老母鸡1只 黄芪一两 川贝母三钱
【主治】 气管炎。
【制法】 将母鸡和黄芪一起放入锅内，煮熟为度，川贝母为末汤冲服。连鸡带汤全食。
【用法】 每3日1次。服3次后，每周1次至痊愈。
【备注】 另一制法，将黄芪放入老母鸡腹腔内煮熟按上法服用。
【文献来源】 《黑龙江验方选编》。

（二十五）

【处方】 海蛤粉一两
【主治】 气管炎。
【制法】 研成细末。
【用法】 每服一钱，每日3次。
【文献来源】 《黑龙江验方选编》。

（二十六）

【处方】 杜鹃叶二两 洋金花一分 白酒一斤
【主治】 气管炎。
【用法】 先将杜鹃叶放入白酒内浸泡1周，再把洋金花放入，继续浸泡1日，即可服用，每服一酒盅，每日1次。
【文献来源】 《黑龙江验方选编》。

（二十七）

【处方】 大萝卜
【主治】 气管炎。
【制法】 大萝卜煮烂取汤，加入豆浆皮，加入适量白糖，再熬成稀膏。
【用法】 每服一匙，每日3次。
【文献来源】 《黑龙江验方选编》。

（二十八）

【处方】 蟾蜍1只 鸡蛋1个
【主治】 支气管炎。
【制法】 将鸡蛋塞入蟾蜍肚子中，用泥包住，烧熟食鸡蛋。
【文献来源】 《中草药验方选编》。

（二十九）

【处方】 葱须7个 梨1个 白糖三钱
【主治】 支气管炎。
【用法】 水煎食梨饮汤。
【文献来源】 《中草药验方选编》。

（三十）

【处方】 核桃仁50克 杏仁50克 白糖50克

【功能】 利气润肺祛痰。

【主治】 气管炎。

【制法】 共为细末。

【用法】 每晚睡前服药15克，白开水冲服。

【备注】 治疗100例，治愈60例。

【文献来源】 《中草药秘方验方选》。

（三十一）

【处方】 韭菜根（洗净）三握 红枣一斤

【主治】 支气管炎。

【用法】 水煎服。

【文献来源】 《中草药验方选编》。

痨 证

（一）

【处方】 大鲫鱼（一斤重）1条 川贝母一两半

【主治】 肺痨、肺痿、体格瘦弱、咳嗽、喘息。

【制法】 将鲫鱼用竹刀剖腹，去鳞洗净（勿用铁器），再将川贝母研成粗末，装入鱼肚内，用白线绑好，放入砂锅内，加童便与黄酒煮。

【用法】 连鱼带汤1次服之，分2次服完亦可。服药以后，每日早、晚食生鸡蛋1个，葡萄十余粒，温水送服。

【备注】 忌食生冷、辛辣之物。

【文献来源】 《中医秘方验方第二辑》。

（二）

【处方】 狼毒二三两 红皮鸡蛋21个

【主治】 结核（浸润性肺结核、肺门淋巴结结核、肠系膜结核、颈部淋巴结结核）。

【制法】 将狼毒放入瓷盆内，加清水六斤，加热煮沸1小时，待药液冷却后放入红皮鸡蛋煮沸，然后将鸡蛋、药液、药渣一起浸泡7日。

【用法】 每日食1个鸡蛋（去壳），连续食完21个为1剂，一般病轻者服1剂，重者2～4剂而愈。

医案】 谷某，男，18岁，1972年5月初诊。咳嗽，盗汗，胸痛，消瘦，胸透右上肺野有云雾状阴影，边缘模糊，血沉21mm/h。经内服上方2剂自觉症状消失，胸透结核病灶钙化，2年未见复发。

【备注】 煮蛋时要用文火，不要将鸡蛋煮破，煮破者禁止信用，以防中毒。浸泡鸡蛋时，一定要将药渣、药液淹盖所有的鸡蛋，并放在阴凉处以防腐败。红皮鸡蛋对狼毒滤毒作用好，能增加营养，增加钙质，促进结核病灶钙化。

【文献来源】 《验方秘方选编》。

（三）

【处方】 新鲜鱼鳞片一斤 橘饼二两 冰糖四两

【主治】 肺结核。

【制法】 不论何种鱼类，只要体重在500克以上皆可。先将鱼鳞片取下，用清水搓洗干净，与橘饼同装入大砂罐内，加水，文火慢煎，约经2小时后，过滤取汁。鳞渣再煎再滤如前。先后共煎3次，弃渣取汁1000～1200ml，文火浓缩片刻，待其呈胶水样黏稠，下入冰糖使溶，搅匀退火，倾入瓷器中收贮待其冷却，即凝成“凉粉”状药膏。贮藏于阴凉处备用。

【用法】 成人每日早、晚饭前各用1～2匙，口温化咽下，以温开水送之。一料药可服30～40日，服完再制续服，也可按此比例大量配制。

【备注】 此膏是民间流传治肺痨单方，经临床观察，确有一定的疗效。此药取材简便，价格低廉，颇有推广的必要。此方皆按旧制十六两称计算。

【文献来源】 《验方秘方选编》。

心 脏 病

（一）

【处方】 西瓜1个 大蒜7头

【主治】 充血性心力衰竭。

【制法】 将西瓜顶切开，再将大蒜捣烂放入西瓜内，搅匀后用姜片盖好，以麻绳捆住，用水煮瓜。

【用法】　趁热服下，尽量多服。

【文献来源】　《验方秘方选编》。

（二）

【处方】　鸡蛋黄油 0.5 克　蜂蜜 50～100 克

【主治】　心绞痛。

【用法】　将鸡蛋黄油装入胶囊内，于饭后服，每日 1 次。蜂蜜亦为每日服用量。

【文献来源】　《黑龙江验方选编》。

（三）

【处方】　西瓜 1 个　独头大蒜（捣碎）1 个　白糖半斤

【主治】　心脏病。

【制法】　将西瓜开一小口，装入糖、蒜，蒸 30 分钟，取出晾凉。

【用法】　分次服。

【备注】　适用于风湿性心脏病。

【文献来源】　《黑龙江验方选编》。

（四）

【处方】　鹿心血五分　朱砂三分

【主治】　心脏病。

【用法】　黄酒送服。

【文献来源】　《黑龙江验方选编》。

（五）

【处方】　狍子心 1 个　朱砂六分

【主治】　心悸。

【用法】　把朱砂放入狍子心内，用黄泥封固，烧熟食。早、晚各 1 个。

【文献来源】　《黑龙江验方选编》。

（六）

【处方】　狍子心 1 个　朱砂一耳勺

【主治】　心悸。

【用法】　把朱砂放入狍子心内，砂锅煮熟，蘸醋食。

【文献来源】　《黑龙江验方选编》。

（七）

【处方】　莲子三钱　丹参三钱

【主治】　心悸。

【用法】　水煎服，每日 1 次。

【文献来源】　《黑龙江验方选编》。

（八）

【处方】　猪心（切，焙干）1 个　朱砂（研面）五钱

【制法】　共为细末。

【用法】　每服二钱，每日 2 次。

【文献来源】　《民间验方》。

（九）

【处方】　鸡蛋黄

【主治】　心脏病（心率过速、气短证）。

【制法】　用火熬出油。

【用法】　每日 3 次，每次服 5ml。

【文献来源】　《中草药秘方验方选》。

高　血　压

（一）

【处方】　刘寄奴五钱　怀牛膝三钱　山楂片三两　大枣二两

【主治】　高血压。

【制法】　共煎成一暖饼。

【用法】　分次服下，大枣亦可食用。

【文献来源】　《黑龙江验方选编》。

（二）

【处方】　生向日葵籽

【主治】　高血压。

【用法】　每日服。

【文献来源】　《黑龙江验方选编》。

（三）

【处方】　玉米须

【主治】　高血压。

【用法】 煮水代茶饮。

【文献来源】 《黑龙江验方选编》。

（四）

【处方】 猪苦胆7个

【主治】 高血压。

【用法】 每日1次，每服1个，连服7日。

【文献来源】 《黑龙江验方选编》。

（五）

【处方】 铁树叶适量 大枣7枚

【主治】 高血压。

【用法】 水煎服。

【文献来源】 《黑龙江验方选编》。

（六）

【处方】 昆布三钱 草决明三钱

【主治】 高血压。

【用法】 水煎服。

【文献来源】 《黑龙江验方选编》。

（七）

【处方】 夏枯草二钱

【主治】 高血压。

【用法】 水煎服。

【文献来源】 《黑龙江验方选编》。

（八）

【处方】 带根芹菜数量不限

【主治】 高血压。

【用法】 水洗净后，取汁每次服3～4匙，每日3次，共服7日。

【文献来源】 《黑龙江验方选编》。

（九）

【处方】 水芹二斤

【主治】 高血压。

【用法】 打取汁，每日饮生汁一杯。

【文献来源】 《黑龙江验方选编》。

（十）

【处方】 生明矾、绿豆粉各等份

【主治】 高血压。

【制法】 研末，水泛为丸，如梧桐子大。

【用法】 早、晚各服5丸。

【文献来源】 《黑龙江验方选编》。

（十一）

【处方】 鸡蛋清适量 蜂蜜适量

【主治】 高血压。

【用法】 混合口服，每次一匙，每日2次。

【文献来源】 《黑龙江验方选编》。

（十二）

【处方】 葫芦条一两 龙胆草半两

【主治】 高血压。

【用法】 水煎服，每日1次。

【文献来源】 《黑龙江验方选编》。

（十三）

【处方】 猪毛菜二两 冰糖适量

【主治】 高血压。

【用法】 水煎后于每日睡前服下。

【文献来源】 《黑龙江验方选编》。

（十四）

【处方】 草决明五钱至一两

【主治】 高血压。

【用法】 水煎服，每日1～2次。

【文献来源】 《黑龙江验方选编》。

（十五）

【处方】 苍耳草二两 红枣7枚

【主治】 高血压。

【用法】 水煎服。

【备注】 对过敏性鼻炎亦有效。

【文献来源】 《黑龙江验方选编》。

（十六）

【处方】 鬼针草一两

【主治】　高血压。
【用法】　水煎服，每次 30～50ml。
【文献来源】　《黑龙江验方选编》。

（十七）

【处方】　向日葵叶一两（鲜者用二两）
【主治】　高血压。
【用法】　用药罐或铜器煎浓汁服。
【备注】　又方①生向日葵籽，每日一把剥壳食，配服芹菜根捣汁，每日服一杯。②向日葵蒂一枚、红枣半斤同煮，食枣饮汤。
【文献来源】　《中草药验方选编》。

（十八）

【处方】　鲜车前草三两
【主治】　高血压。
【制法】　捣汁。
【用法】　开水冲服。
【文献来源】　《中草药验方选编》。

（十九）

【处方】　益母草膏
【主治】　高血压。
【用法】　每日 2～3 次，每次一匙，开水送下。
【文献来源】　《中草药验方选编》。

（二十）

【处方】　鲜山楂 10 粒
【主治】　高血压。
【制法】　将山楂打碎或加糖一两。
【用法】　水煎，分次服。
【文献来源】　《中草药验方选编》。

（二十一）

【处方】　鸡冠花 3～4 个　红枣十几枚
【主治】　高血压。
【用法】　水煎服。
【文献来源】　《中草药验方选编》。

（二十二）

【处方】　鹅蛋 1 个　豆汁（浆汁）一斤
【主治】　高血压。
【制法】　先将豆汁煮开（不要加糖精），把鹅蛋卧在里边略加搅拌使半生半熟。
【用法】　每日 1 次，每次 1 剂，连服 3 日。
【备注】　降压显著，时间持久。
【文献来源】　《中草药秘方验方选》。

头　痛

（一）

【处方】　芹菜根不拘量
【主治】　头风痛。
【用法】　捣烂，煎鸡蛋食。
【文献来源】　《中草药验方选编》。

（二）

【处方】　辣椒蔸（根）10 个
【主治】　偏头痛。

眩　晕

（一）

【处方】　向日葵盘 1 只
【主治】　眩晕。
【用法】　将向日葵盘去籽（即空壳一只），加冰糖适量。水煎服。
【备注】　又方①向日葵叶取汁炖冰糖服。②白葵籽仁（去壳微炒）二钱，研细末，临卧用白糖水冲服。③向日葵根（切片）二两，水煎服。治头晕年久不愈。
【文献来源】　《中草药验方选编》。

（二）

【处方】　白羊角 1 个
【主治】　眩晕。
【用法】　切片，炒，加糖，水煎服。
【文献来源】　《中草药验方选编》。

（三）

【处方】 鹅蛋1个　秫米两三酒杯
【主治】 眩晕。
【用法】 炖服。
【文献来源】 《中草药验方选编》。

癫 狂 痫

（一）

【处方】 白酒2斤　木耳100克
【主治】 癫证。
【制法】 白酒泡木耳，泡开为止。
【用法】 每日3次，每次服适量。
【备注】 治愈率为80%。
【文献来源】 《中草药秘方验方选》。

（二）

【处方】 猪心1个　莲子7个　朱砂二钱
【主治】 癫痫。
【制法】 取砂锅，黄酒若干，用筷子把猪心扎眼放莲子于猪心孔内，再将朱砂放入锅中用黄酒煮熟。
【用法】 煮熟后猪心连汤服下。
【文献来源】 《中医秘方验方第一辑》。

（三）

【处方】 朱砂三钱　阿魏一钱　猪心1个
【主治】 狂叫不安、神经错乱、失眠。
【制法】 用竹刀将猪心切开后，加入另两味药，再用苧麻捆好，用阴阳瓦焙干为面。
【用法】 黄酒送下，分2次服。
【备注】 孕妇忌用。
【文献来源】 《中医秘方验方第一辑》。

（四）

【处方】 元蘑四两　白糖四两
【主治】 羊痫风。
【制法】 用水煮熟。
【用法】 不拘时食用。
【文献来源】 《中医秘方验方第一辑》

（五）

【处方】 榛蘑四两　红糖四两　线麻一匹　红皮鸡蛋1个　黄酒一斤
【主治】 癫痫。
【制法】 用黄酒煮榛蘑、红糖，榛蘑以熟为度，再用麻匹将鸡蛋缠上，用火烧熟，取出蛋、皮，用瓦焙干，研末，共合一剂。
【用法】 将上汤和蛋、皮面，一同服之，年幼减半。
【文献来源】 《中医秘方验方第二辑》。

（六）

【处方】 白矾一两半　白糖一两半
【主治】 癫狂。
【用法】 1次冲服。
【备注】 重者用2剂，轻者用1剂。
【文献来源】 《中医秘方验方第三辑》。

（七）

【处方】 炙甘遂（研面）二钱　猪心1个
【主治】 气逆心邪、癫狂。
【制法】 将甘遂面放入猪心内包好，煨熟焙干，入朱砂一钱，共研粉。
【用法】 分4次用黄酒送下，每日2次。
【备注】 忌食盐20日。
【文献来源】 《中医秘方验方第三辑》。

（八）

【处方】 朱砂末四钱　茯神末四钱　猪心1个
【主治】 癫狂。
【制法】 将猪心劈开，装入朱砂末、茯神末，用竹板夹上，置瓷罐中，锅内煮1小时。
【用法】 分4次服。
【文献来源】 《中医秘方验方第三辑》。

（九）

【处方】 田螺、海螺、鳖甲、鸡爪、鸭爪各等份

【主治】　抽麻筋、羊痫风。

【制法】　共为细末。

【用法】　每服二钱，小儿酌减，每日 3 次，黄酒送下。

【文献来源】　《中医秘方验方第三辑》。

胃溃疡

【处方】　蜂蜜一斤　白矾（研末）四两　苏打四两

【主治】　胃溃疡。

【制法】　先将蜂蜜炼开去浮沫，倒入白矾末离火，然后加入苏打，快速搅匀装瓶备用。

【用法】　每次口服一药匙，每日 3 次，服药时不要饮水。

【备注】　用此方治疗 200 多例患者，经服药 2～3 剂后症状全部消失。

【文献来源】　《验方秘方选编》。

胃痛

（一）

【处方】　红辣椒三分　干姜一钱

【主治】　胃痛。

【用法】　水煎，每服一小盅。

【文献来源】　《黑龙江验方选编》。

（二）

【处方】　韭菜子（炒黄研粉末）半斤　红糖半斤

【主治】　胃痛。

【制法】　韭菜子炒黄研末，与红糖和匀。

【用法】　每日 3 次，每次一汤匙，白开水送服。

【文献来源】　《中草药验方选编》。

（三）

【处方】　萝卜

【主治】　胃痛。

【用法】　捣汁，每日早晨捣汁三杯，每次饭后饮一小杯。

【备注】　又方莱菔子三钱，炒为细末，白开水冲服，治气积胃痛。

【文献来源】　《中草药验方选编》。

（四）

【处方】　黑芝麻杆五钱

【主治】　肝胃气痛。

【用法】　水煎服。

【文献来源】　《中草药验方选编》。

腹痛

（一）

【处方】　大蒜头 10 头

【主治】　腹痛。

【制法】　大蒜头用酒醋泡 2～3 年，患者每次可服 1～2 个大蒜头。如来不及浸泡，可用生大蒜煮食亦可。

【备注】　又方①大蒜数斤，以黄酒、烧酒入瓶内，装满为度，放火炉上煨熟，每日随量食。治气滞腹胀。②每日 4～5 头大蒜，连食 1 周。治寒湿腹胀痛。

【文献来源】　《中草药验方选编》。

（二）

【处方】　大蒜（捣烂）二钱　姜二钱　砂糖四钱

【主治】　腹痛。

【制法】　共研细。

【用法】　服后再喝温水。

【文献来源】　《中草药验方选编》。

（三）

【处方】　白酒一盅　红糖一捻

【主治】　寒证腹痛。

【制法】　将红糖放酒内，烧热为度。

【用法】　1 次服完。

【文献来源】　《民间验方》。

（四）

【处方】 鸡蛋黄2个

【主治】 小儿腹痛。

【制法】 鸡蛋黄放入小勺内，炼取油服。

【备注】 本方也可治宿食腹痛。

【文献来源】 《中草药验方选编》。

（五）

【处方】 小茴香一钱 食盐一捏

【主治】 小腹痛。

【用法】 白开水冲服。

【备注】 又方食盐一斤、小茴香一两，炒热，取其半，装在布袋内，摩熨腹部痛处，冷时再换其半，互炒互换，轮流摩熨不息。

【文献来源】 《中草药验方选编》。

（六）

【处方】 白胡椒7粒 红枣3枚 核桃（去皮打如泥）3个

【主治】 小腹疼痛。

【制法】 共合为丸。

【用法】 黄酒送下。

【文献来源】 《中医秘方验方第三辑》。

腹 胀

（一）

【处方】 大麦芽七钱 莱菔子七钱

【主治】 臌闷胀饱。

【用法】 水煎服。

【文献来源】 《中医秘方验方第三辑》。

（二）

【处方】 莱菔子（微炒）一两

【主治】 腹胀满。

【用法】 水一碗煎滚数沸服。

【文献来源】 《中草药验方选编》。

（三）

【处方】 烧焦的小麦及高粱 烤焦的馒头

【主治】 食积腹胀。

【用法】 煮水食。

【文献来源】 《中草药验方选编》。

（四）

【处方】 山楂炭八钱

【主治】 食积腹胀。

【用法】 白开水冲服四钱，连服数次。

【备注】 又方生山楂一两半、灯心草一钱半，水煎服。治食积痛。

【文献来源】 《中草药验方选编》。

胃 癌

（一）

【处方】 楸皮三两 鸡蛋7个

【主治】 胃癌。

【用法】 共煎，每次食鸡蛋1个。

【文献来源】 《黑龙江验方选编》。

（二）

【处方】 硼砂一钱 鸡蛋1个

【主治】 胃癌。

【用法】 把硼砂研成细末和鸡蛋混合服下。

【文献来源】 《黑龙江验方选编》。

噎 膈

（一）

【处方】 蒜头八两 醋半斤

【主治】 噎膈。

【用法】 煮熟后内服，可能会呕吐出大量黏痰，再用韭汁半小碗，1次服下。

【文献来源】 《中草药验方选编》。

（二）

【处方】 蝼蛄（焙研）7只 牛乳一匙

【主治】 噎膈。

【用法】 沸水冲服，每日3次，连服半个月。

【文献来源】 《中草药验方选编》。

（三）

【处方】 韭菜汁 牛奶

【主治】 噎膈。

【制法】 将牛奶冲开，加韭汁。

【用法】 一同服下，用量酌情增减。

【备注】 又方①生韭汁、无灰酒各一杯，混匀煮热温服。②生韭汁、牛奶各一杯，加鲜鹅血一杯混匀温服。

【文献来源】 《中草药验方选编》。

（四）

【处方】 白菜疙瘩 7 个 白糖二两 香油二两

【主治】 噎膈。

【制法】 将白菜帮切掉，要靠根的白疙瘩，捣烂，用白布将汁拧出，与白糖和香油混合。

【用法】 每次 1～2 羹匙，随意饮用。

【医案】 ①东宁县人，高老太于 1955 年患噎膈，日渐羸瘦，久治无效，后于 1956 年经山东来的一位老太太（姓名不祥）传给此方，按法配制，在午间将此药用下，1 小时后，感觉食管逐渐开张，想要吃饭，到午后 3 时，吃了三碗面汤，和正常人一样。②东宁县张某，52 岁，患此病 2 年之久，行动困难，肌肉消瘦，5 月间没有白菜疙瘩，就以小白菜根代用，按上法服用后逐渐有效，连用 5 剂收效。③东宁县和平乡人，54 岁，患噎膈已经一年半之久，于 1957 年 10 月间连用此方 6 剂痊愈。

【文献来源】 《中医秘方验方第三辑》。

呃逆

【处方】 炒韭菜子

【主治】 顽固性呃逆。

【用法】 每日 2 次，每次三钱。

【备注】 本组收治 5 例，均在服药第三日痊愈。

【文献来源】 《验方秘方选编》。

反酸

（一）

【处方】 馒头或玉米面饼（烧成焦黑色）

【主治】 胃酸过多，嘈杂。

【制法】 研成细末。

【用法】 每服五钱至一两。

【文献来源】 《中草药验方选编》。

（二）

【处方】 面碱三钱 鸡蛋壳（焙干）3 个

【主治】 胃病吐酸水。

【制法】 共研细末。

【用法】 每服一钱，日服 2 次。

【文献来源】 《民间验方》。

呕吐

（一）

【处方】 生姜

【主治】 胃寒呕吐。

【制法】 捣汁加少许开水。

【用法】 徐徐饮服。

【文献来源】 《中草药验方选编》。

（二）

【处方】 鲜姜 500 克 红糖 500 克

【主治】 反胃呕吐。

【制法】 将上两味共捣烂搅匀放入瓷罐内，埋入土中 7 日后取出。

【用法】 将上药共分八份，每日早晨空腹服一份，白开水冲服。

【文献来源】 《中草药秘方验方选》。

（三）

【处方】 新姜一大块

【主治】 呕吐不止。

【用法】 切碎水煎，加红糖一捻，冲服即止。

【文献来源】《民间验方》。

（四）

【处方】大蒜 1～2 头

【主治】呕吐。

【用法】烧熟后，用开水冲蜂蜜适量，蜜水送服大蒜。

【文献来源】《中草药验方选编》。

（五）

【处方】炒食盐少许　旱米一撮　煨生姜三钱　蜂蜜三钱

【主治】呕吐。

【制法】将盐和米炒至黄色，候冷后，再和煨生姜放在一起煎，煎好去渣，再将蜂蜜冲入药汁内。

【用法】冷后即服，初次可少服，以后渐增。

【文献来源】《中草药验方选编》。

便　秘

（一）

【处方】洋山芋（即马铃薯）

【主治】便秘。

【制法】捣烂取汁。

【用法】每日早晨及午饭前饮半杯。

【文献来源】《中草药验方选编》。

（二）

【处方】红萝卜

【主治】便秘。

【用法】捣汁，加糖调服。

【文献来源】《中草药验方选编》。

（三）

【处方】韭菜叶或根

【主治】慢性便秘。

【制法】捣汁一杯。

【用法】温开水略加绍兴酒冲服。

【备注】又方韭菜子炒研为末，每服一钱，每日 3 次。治老人肠麻痹无力之便秘。

【文献来源】《中草药验方选编》。

（四）

【处方】黑芝麻杆四两

【主治】老年便秘干结。

【制法】切碎水煎，调蜂蜜适量。

【用法】连服 3 次。

【文献来源】《中草药验方选编》。

腹　泻

（一）

【处方】大蒜头 1 个

【主治】腹泻。

【用法】将大蒜头煨熟吃下。

【备注】类方很多。每次用量不等。用法：捣烂冲服；或和饭食、面条、油条之类同食；或和红糖或烧酒同煮（或泡）服；或烧灰存性研末水冲服。

【文献来源】《中草药验方选编》。

（二）

【处方】山楂（炒焦）

【主治】腹泻。

【制法】研细末。

【用法】白糖水冲服，成人二三钱，患儿酌减，每日 2～3 次。

【备注】又方①荞麦粉一两，放锅内炒黑，再用红糖开水搅拌成稠糊状，分 2 次服下，或 1 次顿服。②米糠一两炒黄，加红糖少许，每服一至三钱，水煎服。

【文献来源】《中草药验方选编》。

（三）

【处方】黄豆壳（烧灰）

【主治】腹泻。

【制法】研末。

【用法】每服二三钱，每日 2 次，白开水送下。

【文献来源】《中草药验方选编》。

（四）

【处方】茶叶一两或加红糖一二两

【主治】腹泻。

【制法】将小锅洗净，先放茶叶浓煎，再放红糖，熬到发黑。

【用法】饮用。

【文献来源】《中草药验方选编》。

（五）

【处方】鸡蛋 1～2 个

【主治】腹泻。

【制法】将鸡蛋用艾叶包好，放入灶内灰中约半小时，艾叶得火，鸡蛋亦熟。

【用法】鸡蛋去壳食。

【备注】又方①醋煮或煎鸡蛋食。治久泻。②咸菜水煎鸡蛋或青盐一两炒鸡蛋 3 个食。治腹泻。③红糖化开，煎鸡蛋食。治产后腹泻。④白酒炒鸡蛋或冲鸡蛋食。治腹泻。

【文献来源】《中草药验方选编》。

（六）

【处方】畜骨（各种动物骨都可以）

【主治】腹泻。

【制法】烧透研细末。

【用法】红白糖水送下。

【备注】以骨炭治腹泻应用地区较广，同类方多以火腿骨或肉骨炙炭（陈者最好），每服炭末二三钱。治水泻、伤食腹泻及久泻。

【文献来源】《中草药验方选编》。

（七）

【处方】大葱　大粒食盐

【主治】腹泻。

【用法】大葱和大粒食盐炒后，用布包裹，热敷于腹部。

【文献来源】《中草药验方选编》。

（八）

【处方】炒山楂一两　生姜 3 片　红糖半两

【主治】水泻。

【用法】水煎服。

【文献来源】《中草药验方选编》。

胃肠炎

（一）

【处方】韭菜连根一握

【主治】急性胃肠炎。

【用法】洗净，捣烂绞汁约二两，温开水冲，顿服。

【文献来源】《中草药验方选编》。

（二）

【处方】食盐一小杯

【主治】急性胃肠炎。

【制法】将盐放锅内炒热后，以冷水淬。

【用法】取水顿服，如此 2～3 次。

【文献来源】《中草药验方选编》。

（三）

【处方】大蒜 1 头　雄黄三分

【主治】急性胃肠炎。

【制法】共捣为泥。

【用法】温开水送下。

【文献来源】《验方秘方选编》。

（四）

【处方】山楂片（炒黑黄色）八两　红糖二两　白糖二两

【主治】消化不良，对老年人最有效。

【制法】共研细末。

【用法】每日早、晚食后服二钱，白开水送下。

【备注】忌食生冷、黏硬食物。

【文献来源】《中医秘方验方第三辑》。

疟　疾

【处方】独头蒜7个

【主治】疟疾。

【用法】将蒜头配热酒服。

【备注】又方①独头蒜放炭上烧熟，每服一钱。②大蒜捣烂调蛋清服。

【文献来源】《中草药验方选编》。

痢　疾

（一）

【处方】乌梅二两　山楂半斤　白糖三两

【主治】痢疾。

【用法】赤白痢皆可，如噤口痢或久痢可将山楂核、乌梅核和白糖炒焦打碎用，亦可研面服，发热恶寒者取汗，山楂捣碎不扔核，一起泡水喝。

【文献来源】《中医秘方验方第三辑》。

（二）

【处方】蜂蜡三钱　鸡蛋2个

【主治】痢疾。

【制法】将蜂蜡化开，煎鸡蛋。

【用法】趁热食之。

【文献来源】《中医秘方验方第三辑》。

（三）

【处方】莱菔子一两　生姜五钱　茶叶三钱　蜂蜜一两

【主治】赤白痢疾（白黏液兼少有红色）。

【用法】前三味水煎冲蜂蜜服。

【备注】勿食生冷之物。

【文献来源】《中医秘方验方第三辑》。

（四）

【处方】大蒜1瓣

【主治】白痢。

【制法】挖空，将旱烟屎（即烟油）少许填在蒜内。火烧熟。

【文献来源】《中草药验方选编》。

（五）

【处方】大蒜40克

【主治】痢疾。

【制法】用95%乙醇浸泡24小时，加60克乙醇。

【用法】每服2～5克，每日3次。

【文献来源】《中草药验方选编》。

（六）

【处方】鲜马齿苋三四两

【主治】痢疾。

【用法】捣烂滤汁服。

【备注】此方应用地区极广，多用以治赤痢，也治其他型痢疾。用量由一二两至一斤不等。可当菜吃，用量不拘。用法：①鲜马齿苋捣取汁服；②鲜马齿苋洗净捣烂，加糖生吃；③马齿苋煮熟当菜吃；④马齿苋晒干研末，每服三五钱至一两，每日2～3次；⑤马齿苋炒炭，研末，每服二至五钱；⑥马齿苋绞汁或煮汤后，用慢火熬成膏服用。

【文献来源】《中草药验方选编》。

（七）

【处方】鲜薤白捣取汁一杯

【主治】痢疾。

【用法】加白开水服。

【文献来源】《中草药验方选编》。

（八）

【处方】高粱杆灰

【主治】痢疾。

【用法】泡开水，冲酒服。

【备注】又方①高粱根一个、红糖四两，熬水喝。②高粱上火烟包（菌子）二钱，为末，烧酒少许，拌匀，加开水冲服。

【文献来源】《中草药验方选编》。

（九）

【处方】　芥菜根

【主治】　痢疾。

【制法】　烧炭，研末。

【用法】　蜜汤调服二钱，每日 2 次。

【文献来源】　《中草药验方选编》。

（十）

【处方】　大蒜 1 头

【主治】　痢疾。

【制法】　捣烂，拌面条食。

【用法】　每日 3 次。

【文献来源】　《民间验方》。

（十一）

【处方】　红皮鸡蛋 1～2 个　白矾一二钱　花椒面五分至一钱

【主治】　阿米巴痢疾。

【制法】　用开水冲服鸡蛋半碗，加入白矾、花椒面。

【用法】　口服，连续 3～5 次。

【文献来源】　《中草药验方选编》。

（十二）

【处方】　生大蒜头（拍碎）

【主治】　预防痢疾。

【用法】　平时放饭菜中食用。

【备注】　此方应用地区极广。有用以预防痢疾的，但多数用以治疗痢疾，包括赤痢、白痢、休息痢等，赤白腹泻、气管炎、百日咳等病。用法很多，大体有以下各种：①生食，每次一瓣至一两头不等，每日 2～3 次；②生蒜捣烂，水冲服，每服一两瓣至一两头不等，每日 2～3 次；③生蒜两头捣烂，水浸半日，滤汁服；④生蒜切碎，装入胶囊，每日吞 6 个，连服 1 周，治休息痢；⑤醋浸独头蒜，治噤口痢；⑥蒜煨熟，每次一头至数头，每日 2～3 次；⑦蒜两头，烧存性，加糖服；⑧大蒜苗茎，烧灰，每服二钱，治痢疾；⑨大蒜去皮洗净，打碎，用开水泡浸一昼夜，用纱布滤出即成大蒜浸液，浓度可制成 10%左右，作潴留灌肠用，成人每次 20ml（约合大蒜 5 克），小儿减半，治痢疾、阿米巴痢疾、肠炎。

【文献来源】　《中草药验方选编》。

（十三）

【处方】　马齿苋不拘量　绿豆不拘量

【主治】　预防痢疾。

【用法】　煮汤常服。

【文献来源】　《中草药验方选编》。

（十四）

【处方】　大蒜头 12 个　马齿苋二两　陈细茶一两

【主治】　预防痢疾。

【制法】　马齿苋、陈细茶共研细末，大蒜捣成泥拌和，入米糊为丸，如龙眼核大。

【用法】　春末夏初时，早、晚各吞一丸，连服 7 日。

【文献来源】　《中草药验方选编》。

肝炎

【处方】　苏子二斤　蜂蜜一斤

【主治】　肝炎。

【用法】　共为细末，蜂蜜调和。每次二钱。

【文献来源】　《中草药验方选编》。

臌胀

（一）

【处方】　荞麦面（按当时食量）　黑丑三钱

【主治】　水臌。

【制法】　将黑丑研为面，和荞麦面做成面条。

【用法】　1 次煮食。

【备注】　体质瘦弱者忌用。

【文献来源】　《中医秘方验方第三辑》。

（二）

【处方】 独头紫皮蒜 21 头　粳米一把（以患者手计）　茵陈四钱　绿豆一把（以患者手计）

【主治】 肝肿臌胀，水肿。

【制法】 洗净共入闷罐内炖烂。

【用法】 全部服完，嚼不烂的茵陈梗可吐出，连服 5～10 剂。

（三）

【处方】 冬瓜 1 个　大蒜头（连须）

【主治】 臌胀。

【制法】 将冬瓜切开去瓤，装满连须大蒜头，用炭火炙干研末。

【用法】 早、晚各 1 次，每次三钱，开水冲服。

【文献来源】 《中草药验方选编》。

（四）

【处方】 青蛙（焙干）2 只　蝼蛄（焙干）7 个　霜打葫芦半两

【主治】 臌胀。

【制法】 共研细末。

【用法】 作 1 次服或分 2 次早、晚饭前服，黄酒送下。

【备注】 本方所用系青蛙，请勿误用蟾蜍（癞蛤蟆）。

【文献来源】 《中草药验方选编》。

（五）

【处方】 大蒜 30 头　葱 30 根

【主治】 气臌腹。

【用法】 在砂锅内熬去渣，再熬成膏摊布上贴在肚脐上，每日一换。

【文献来源】 《中草药验方选编》。

（六）

【处方】 大蒜头五钱　车前草五钱

【主治】 气臌、水臌。

【用法】 捣烂敷贴脐上，每日一换。

【文献来源】 《中草药验方选编》。

（七）

【处方】 甘遂三钱　黑丑三钱　白丑三钱　广砂仁三钱　公鸡下水一具　蛤蟆 1 只　蝼蛄 7 个

【主治】 气臌。

【制法】 用荞麦面包上甘遂，以火烧黑为度。再将鸡下水用新瓦盆焙黄黑色，与其他药合在一起为细末。

【用法】 成年人每服四分，小儿酌量用之，每日 3 次，白开水送下。

【备注】 服此药可以少食盐类，或不食。

【文献来源】 《中医秘方验方第三辑》。

抽　搐

（一）

【处方】 僵蚕三钱　全蝎三钱　干姜二钱五分　川羌活三钱　木耳四两（二两入葱）　桂枝三钱　麻黄三钱　鲫鱼 1 条（四两重）

【主治】 妇女抽筋。

【用法】 黄酒煎。食鱼饮汤，生木耳二两和鱼骨焙黄为面，黄酒送下，每日服 2～3 次。

【文献来源】 《中医秘方验方第一辑》。

（二）

【处方】 海螺（火微煅）

【主治】 四肢抽搐。

【制法】 共为细末。

【用法】 每日 3 次，每次用五分，黄酒为引。

【文献来源】 《中医秘方验方第一辑》。

（三）

【处方】 皂刺二两　鸡蛋 2 个

【主治】 妇女抽筋麻。

【制法】 鸡蛋、皂刺加水三四碗煮熟。去

皂刺，食鸡蛋饮汤。

【文献来源】　《中医秘方验方第一辑》。

(四)

【处方】　木耳（洗净）三钱　红糖三钱

【主治】　抽筋麻。

【制法】　炖熟。

【用法】　1次食或早、晚各1次。

【文献来源】　《中医秘方验方第二辑》。

(五)

【处方】　五加皮三钱　狗脊二钱　乳香二钱　没药一钱半　独活一钱半　川续断二钱　地榆一钱半　羌活八分　木瓜半钱　千年健二钱　杜仲一钱半　牛膝三钱　鲫鱼2条

【主治】　鸡爪风。

【制法】　共煎，鱼骨取出，焙干研面。

【用法】　共煎液分2次服。鱼骨面分2～3次黄酒送服，待汗出。

【文献来源】　《中医秘方验方第二辑》。

(六)

【处方】　白扁豆三两　木耳三两　炙黄芪五钱　白蜜三两

【主治】　抽麻筋，兼治腰腿痛。

【制法】　共研面，将蜜化开，同前药拌匀。

【用法】　分2次服，饮热水待汗出。

【备注】　轻者1剂，重者2剂治愈。

【文献来源】　《中医秘方验方第二辑》。

(七)

【处方】　海螺、牡蛎、鸡蛋皮各等份

【主治】　抽筋，全身拘挛抽筋。

【制法】　共为细末。

【用法】　每服二钱，白开水送下。

【文献来源】　《中医秘方验方第三辑》。

(八)

【处方】　防风六钱　木耳四两

【主治】　抽麻筋。

【制法】　共为细末。

【用法】　日服2次，每次二钱，黄酒送下。

【文献来源】　《中医秘方验方第三辑》。

(九)

【处方】　白扁豆三钱　海金沙三钱　木耳一两

【主治】　鸡爪风（抽麻筋）。

【制法】　共为细末，蜜丸二钱重。

【用法】　每服一丸，每日2次，白开水送下。

【文献来源】　《中医秘方验方第三辑》。

(十)

【处方】　赤薄荷三钱　鲫鱼一尾

【主治】　抽麻筋。

【制法】　将药装入鲫鱼肚内，烧熟，余下的鱼骨同薄荷焙干为末。

【用法】　食鱼，鱼骨末以黄酒冲服，取微汗。

【备注】　孕妇忌服。

【文献来源】　《中医秘方验方第三辑》。

(十一)

【处方】　生姜二两　葱一两　木耳二两

【主治】　四肢麻木不仁。

【用法】　水煎服。

【备注】　忌食生冷之物。

【文献来源】　《中医秘方验方第三辑》。

肾　　炎

(一)

【处方】　马齿苋（干品）半斤或（鲜品）一斤　红糖一两

【主治】　急性尿路感染（肾盂肾炎、膀胱炎、尿道炎）。

【用法】　将马齿苋洗净放入砂锅内，加入红糖加水煎沸30分钟，去渣剩汁200ml，趁热服下，最好盖被发汗。每日3剂。

【备注】 马齿苋对尿路感染疗效高，并有抗菌消炎、利尿、排脓、止血作用。本组收治53例，均在服药三五日痊愈。

【文献来源】 《验方秘方选编》。

（二）

【处方】 鲫鱼1条　独头蒜1头

【主治】 肾炎。

【制法】 将鲫鱼剖腹去内脏，装入独头蒜，外裹旧纸，放在谷糠内烧熟。

【用法】 食鱼肉及蒜。每次1条，连食几条。

【备注】 又方甲鱼、大蒜头一斤、酒半斤、白糖半斤，放一锅水炖熟，饮汤食鱼。

【文献来源】 《中草药验方选编》。

（三）

【处方】 茄子适量

【功能】 利尿消肿。

【主治】 肾炎。

【制法】 晒干制成粉末，用白开水吞服。

【用法】 每日3次，每服1克。

【文献来源】 《中草药验方选编》。

（四）

【处方】 西瓜皮（连髓之厚皮晒干）八钱　鲜白茅根一两二钱

【主治】 肾炎。

【用法】 水煎，分3次服，1日服完。

【备注】 又方食西瓜汁，或用干西瓜皮一两水煎服。治肾炎浮肿。

【文献来源】 《中草药验方选编》。

（五）

【处方】 甘遂二钱　豚猪肾1枚

【主治】 水胖（肾炎）。

【制法】 甘遂研细末，豚猪肾当中切一缝，将药面放入肾内煨干，再研面分为二钱一包。

【用法】 每日2次，早、晚用黄酒送下。

【备注】 忌食盐。服5日后，小便利，腹鸣水消。本方加上木香二钱更有效。

【文献来源】 《中医秘方验方第三辑》。

（六）

【处方】 活鲫鱼（二三两重）1条　松罗茶五钱　黑矾（研细末）一钱　独头蒜男4头女7头

【主治】 水肿鼓胀，腹水胖肿（肾炎）。

【制法】 用竹刀剖鱼腹，去肠肚洗净，将余药装入鱼肚内，以线缝好。

【用法】 砂锅煮，连汤带药分2次食完，3剂可消。

【备注】 忌食生冷、荤腥之物100日。忌酒类10日，之后可少食，愈后可服金匮肾气丸。

【文献来源】 《中医秘方验方第三辑》。

（七）

【处方】 黑丑五钱　白丑五钱　荞麦面一碗

【主治】 胖肿（肾炎）。

【制法】 将黑丑、白丑研面放入荞麦面内用水合，烙饼。

【用法】 每次食3个。

【文献来源】 《中医秘方验方第三辑》。

（八）

【处方】 西瓜皮、黄瓜皮各等份

【主治】 急性肾炎。

【制法】 研细末。

【用法】 每服三五钱。

【文献来源】 《黑龙江验方选编》。

（九）

【处方】 公鸭1只　人参二钱　麦冬二钱　五味子二钱

【主治】 慢性肾炎。

【用法】 鸭子去内脏，将药物装入鸭腹内，煮服之，食鸭肉，以饱食为度。

【文献来源】　《中草药验方选编》。

（十）

【处方】　独头蒜10～30头

【主治】　慢性肾炎。

【用法】　将蒜用70%黄酒和30%白糖浸泡，蒸熟后服蒜，然后盖被取汗。

【备注】　避免出汗虚脱。

【文献来源】　《中草药验方选编》。

（十一）

【处方】　玉蜀黍须

【主治】　慢性肾炎。

【用法】　水煎服或放在板烟斗内吸，连用数月。

【备注】　又方①玉蜀黍须一二两，煎浓汤服，治肾炎水肿。需连服多日，忌食盐。②白玉蜀黍根，洗净煎汤服，每日3次。治肾炎水肿。

【文献来源】　《中草药验方选编》。

（十二）

【处方】　蚯蚓　猪肉

【主治】　急性肾炎。

【用法】　将蚯蚓与猪肉一同炖熟，食猪肉不拘多少。

【文献来源】　《黑龙江验方选编》。

（十三）

【处方】　猪腰（切）2个　薏苡仁三钱　牛膝三钱　杜仲三钱

【主治】　急性肾炎。

【用法】　水煎，食猪腰饮药汤。

【文献来源】　《中草药验方选编》。

水　　肿

（一）

【处方】　赤芍三钱　白芍三钱　茶叶一捻大黄三钱　西洋参三钱

【主治】　水肿。

【制法】　共为细末，用5～6寸长的活鲫鱼7条，把鱼内脏去掉，将药置鱼腹内，用炭火烤之，以酥为度。

【用法】　头肿者先食鱼头，腿肿者先食鱼尾。

【备注】　忌食生冷之物。

【文献来源】　《中医秘方验方第三辑》。

（二）

【处方】　茶叶三钱　鲜鲤鱼半斤

【主治】　水肿。

【用法】　加水煮熟，1次服尽。

【文献来源】　《黑龙江验方选编》。

（三）

【处方】　冬瓜皮一把　红糖二两

【主治】　水肿。

【用法】　水煎服，早、晚各1次。

【文献来源】　《黑龙江验方选编》。

（四）

【处方】　牛、猪、羊、马等动物的骨头

【主治】　水肿。

【制法】　经无毒处理打碎。

【用法】　量不拘多少，煎汤（不要放盐），随意服用。

【文献来源】　《黑龙江验方选编》。

（五）

【处方】　霜打葫芦1个　黄瓜皮1个　西瓜皮1个

【主治】　水肿。

【用法】　黄酒煎，随意服。

【文献来源】　《黑龙江验方选编》。

（六）

【处方】　鲜白茅根五钱　大枣四两

【主治】　水肿。

【制法】 将药放入三斤水中，煎至一斤。

【用法】 将白茅根除去，于睡前与枣同服。

【文献来源】 《黑龙江验方选编》。

（七）

【处方】 米醋五钱 鸡蛋7个

【主治】 水肿。

【用法】 米醋煎鸡蛋，不放盐，顿食。

【文献来源】 《黑龙江验方选编》。

（八）

【处方】 红柿子一斤 蜂蜜二两

【主治】 水肿。

【用法】 日服3次，每次一二两。

【文献来源】 《黑龙江验方选编》。

（九）

【处方】 绿豆一把 紫皮蒜21瓣 红糖五钱

【主治】 水肿。

【制法】 将绿豆煮成粥状，大蒜去皮放锅内熬之，加红糖。

【文献来源】 《黑龙江验方选编》。

（十）

【处方】 猪肚1个 蜈蚣1条 胡椒3个

【主治】 水肿。

【用法】 将上药装入猪肚内，煮后食猪肚，分1～2次食完。

【文献来源】 《黑龙江验方选编》。

（十一）

【处方】 鲤鱼（五两重）1个 砂仁二钱

【主治】 水肿。

【制法】 砂仁研为细末，放在鱼腹内，火烧。

【用法】 1次服下。

【文献来源】 《黑龙江验方选编》。

（十二）

【处方】 绿豆一碗 大蒜7头

【主治】 水肿。

【制法】 上药合一起煮粥。

【用法】 1次服下。

【文献来源】 《黑龙江验方选编》。

（十三）

【处方】 用石灰水煮荞麦面条

【主治】 水肿。

【用法】 长服。

【文献来源】 《黑龙江验方选编》。

（十四）

【处方】 母猪肚1个 鸡蛋1个

【主治】 水肿。

【制法】 把鸡蛋打破顶放马蛇子入内，用纸封固，用炭火烧。

【用法】 研末后，以黄酒送服，晚间1次服完待出汗。

【文献来源】 《黑龙江验方选编》。

（十五）

【处方】 鲫鱼（去肠肚洗净）1条 红小豆二钱

【主治】 孕妇水肿。

【用法】 将红小豆放在鱼肚内，加醋半茶盏，加水煮烂，连汤食，不加盐、酱。

【文献来源】 《民间验方》。

（十六）

【处方】 冰糖100克 陈醋500克

【主治】 各种原因引起的浮肿。

【制法】 冰糖砸碎放在醋内加热溶化。

【用法】 随意服。

【文献来源】 《中草药秘方验方选》。

（十七）

【处方】　水红子一两　绿皮鸭蛋 3 个

【主治】　全身浮肿。

【制法】　水红子熬水，将绿皮鸭蛋打入水红子内煮熟。

【用法】　连水带鸭蛋同食，待出汗。

【备注】　忌食盐类，少喝水。

【文献来源】　《中医秘方验方第三辑》。

（十八）

【处方】　南瓜三分　蜂蜜一分

【主治】　水肿。

【制法】　按 3∶1 的数量计算，可多可少，拌在一起食用，可将身体全部水分输入膀胱，再由尿排出，2 日即可痊愈。

【文献来源】　《中医秘方验方第三辑》。

（十九）

【处方】　砂仁三钱　鲫鱼半斤

【主治】　水肿腹胀满，不得卧。

【制法】　将砂仁打碎，和鲫鱼用白水煮熟。

【用法】　食鱼，也可喝汤。

【备注】　不用盐、酱。

【文献来源】　《中医秘方验方第三辑》。

（二十）

【处方】　麦冬二钱　鲜姜 3 片

【主治】　水肿。

【用法】　水煎，每日早、晚饭前服之，常服有效。

【备注】　忌食生冷、腥辣之物。

【文献来源】　《中医秘方验方第三辑》。

（二十一）

【处方】　公猪肚 1 个　槐米二钱　红糖二两　白蜜二两

【主治】　腹水。

【制法】　将猪肚洗净，再将槐米研成面，与红糖、白蜜调和装入猪肚内，放入锅内垫稻草二斤，蒸至猪肚稀烂为度。

【用法】　用手撕，如一次食不完，可分 2～3 次食。

【文献来源】　《中医秘方验方第三辑》。

（二十二）

【处方】　鲫鱼（二三两重）1 条　松幕茶二钱

【主治】　水湿肿满胸闷。

【制法】　将茶装入鱼腹内煮 2 小时。

【用法】　食鱼喝汤。

【文献来源】　《中医秘方验方第三辑》。

（二十三）

【处方】　猪油一斤　冬瓜（去皮）1 片　蜜清半斤

【主治】　全身浮肿，大便不利。

【用法】　水煎随意服之。

【文献来源】　《中医秘方验方第三辑》。

（二十四）

【处方】　榆白皮适量

【主治】　水肿。

【制法】　捣末，同米煮粥服。

【文献来源】　《中草药验方选编》。

（二十五）

【处方】　蝼蛄（去头、足）7 个

【主治】　水肿。

【制法】　新瓦上焙干，研末。

【用法】　分 2 次用酒吞服。

【备注】　又方①蝼蛄（研末）7 个、大腹皮二钱，水煎服。②蝼蛄 7 个，水煎服。③蝼蛄 7 个，用香油炸，研细末，分 2 次用白开水送服。

【文献来源】　《中草药验方选编》。

（二十六）

【处方】 鲤鱼（一斤重左右）一尾 赤小豆一两

【主治】 水肿。

【用法】 煮烂，少加糖，服用。

【文献来源】 《中草药验方选编》。

（二十七）

【处方】 糙米一两 大蒜一两

【主治】 营养不良性水肿。

【用法】 糙米洗净，大蒜去皮膜，加水炖熟代饭食。连服1周。

【备注】 忌食盐。

【文献来源】 《中草药验方选编》。

（二十八）

【处方】 米糠十斤 麸子七斤 大豆面一斤 红糖四两

【主治】 营养不良性水肿。

【制法】 将以上混合成饼，每个重二两半。

【用法】 每服1个，每日3次，连服7日。

【文献来源】 《中草药验方选编》。

（二十九）

【处方】 大黄（为面）三钱 鸡蛋（去清）2个

【主治】 水肿。

【制法】 将药放入鸡蛋内，烧熟去皮食。

【文献来源】 《黑龙江验方选编》。

（三十）

【处方】 猪腰1个 茴香（研细末）五分

【主治】 水肿。

【制法】 先将猪腰切开，放入茴香面，用文火烤熟。

【用法】 一次食完。2～3个即可有效。

【文献来源】 《黑龙江验方选编》。

（三十一）

【处方】 大鲫鱼（去肠肚）1条 白糖五钱 陈醋三钱 食盐五分

【主治】 水肿。

【制法】 加水同煮，以鱼刺软烂为度。

【用法】 一次食下，每隔5日1次，以愈为度。

【文献来源】 《民间验方》。

（三十二）

【处方】 蝼蛄（焙干）5个 蟋蟀5个

【主治】 水臌，水肿。

【用法】 共为细末，1次服用，每日1次，以愈为度。

【文献来源】 《民间验方》。

阳 痿

（一）

【处方】 大葱白1根 大虾1个

【主治】 阳痿不举。

【制法】 将大虾包于葱白内，放火旁烤干，共研细末。

【用法】 临睡前用白开水冲服。

【文献来源】 《民间验方》。

（二）

【处方】 猪睾丸1对 牛睾丸1对 羊睾丸1对

【主治】 阳痿不举。

【制法】 以上焙干，共研面。

【用法】 每次二钱，日服2次。

【文献来源】 《民间验方》。

遗 尿

（一）

【处方】 桑寄生五钱 炒茴香三钱 高良

姜三钱　炒香附三钱　猪膀胱 1 个

【主治】　遗尿（尿炕）。

【制法】　将前四味药研为粗面，然后装入猪膀胱内，用黄酒二斤共入闷罐内煮烂去渣（剩半碗汤）。

【用法】　一次将猪膀胱和黄酒食尽。

【备注】　忌食生冷、腥辣之物。

【文献来源】　《中医秘方验方第三辑》。

（二）

【处方】　生龙骨六钱

【主治】　遗尿，习惯性尿炕。

【制法】　水煎去渣，打入鸡蛋 5 个煮熟。

【用法】　将 5 个鸡蛋食尽，再把汤喝下即愈。

【备注】　忌生冷食物。

【文献来源】　《中医秘方验方第三辑》。

（三）

【处方】　猪膀胱 1 个　白胡椒每岁 1 粒（或益智仁、桑螵蛸各五钱）

【主治】　遗尿。

【制法】　猪膀胱洗净，合白胡椒（或益智仁、桑螵蛸）加水蒸熟（可稍加酱油调味）。

【用法】　带汤一次顿服，每周服 1～2 次即愈。

【文献来源】　《验方秘方选编》。

（四）

【处方】　猪尿脬　糯米　辣椒少许

【主治】　遗尿。

【制法】　将猪尿脬洗净，与糯米煮烂，入辣椒少许，同煮去辣椒。

【用法】　只用脬，切食。

【文献来源】　《黑龙江验方选编》。

（五）

【处方】　韭菜籽五钱

【主治】　遗尿。

【用法】　水煎服。

【文献来源】　《黑龙江验方选编》。

（六）

【处方】　硫黄一钱　鸡蛋 2 个

【主治】　遗尿。

【用法】　将硫黄放入鸡蛋内烧熟食用。

【文献来源】　《黑龙江验方选编》。

（七）

【处方】　韭菜叶

【主治】　遗尿。

【制法】　韭菜洗净切碎捣烂，挤汁 40ml。

【用法】　顿服，每日 1 剂。

【备注】　当日制用。此方治尿频。

【文献来源】　《黑龙江验方选编》。

淋　　证

（一）

【处方】　栀子根一两　杠板归一两　旋覆花根一两

【主治】　乳糜尿。

【制法】　加水 100ml，瘦猪肉二三两煮熟。

【用法】　顿服。

【文献来源】　《黑龙江验方选编》。

（二）

【处方】　大黄四钱　鸡蛋 1 个

【主治】　小便不通，前列腺肥大。

【制法】　二者相合，加黄米面适量，豆油炸或煎饼。

【用法】　顿服。

【文献来源】　《黑龙江验方选编》。

消　　渴

（一）

【处方】　玉米须一两

【主治】　消渴。

【用法】 水两碗半煎至一碗半，分 2 次服完，连服 10 日。

【备注】 本方各地用量最小者二钱，最大者四两。又方①加猪胰四两，水煎服，连服 10 日；②加蕹菜梗二两，水煎服；③加黄芪、山药各五钱，水煎服。

【文献来源】 《中草药验方选编》。

（二）

【处方】 生猪胰 1 个

【主治】 消渴。

【制法】 先用冷开水洗净，然后切成小块，再用冷开水清洗。

【用法】 每日空腹吞服十余小块（约二钱），陈酒送下，连服 1 个月。

【备注】 又方①猪胰用水煮至八分熟，每日晨服 1 次，每次 1 个。②猪胰八两，焙干为末，蜜丸，每服三钱，每日 3 次。忌糖。③猪胰七钱，用豆腐皮包生吞，每日 3 次。④猪胰 1 条，切碎捣烂，布包绞汁服，须连服。⑤猪胰 1 个、白石脂三两，混合用蜜为丸，早、晚各服三钱，饭前白开水送下。⑥猪胰 1 个、薏苡仁一两，水煎汤服，连服 10 日。⑦猪胰 1 个、黄芪二两，水煎服。

【文献来源】 《中草药验方选编》。

（三）

【处方】 芹菜一斤

【主治】 消渴。

【制法】 绞汁。

【用法】 煮沸服或水煎服。

【文献来源】 《中草药验方选编》。

（四）

【处方】 木耳、白扁豆各等份

【主治】 消渴。

【制法】 共研为细末。

【用法】 每服三钱，饭前服，每日 3 次。

【备注】 约半个月后可愈，有留后遗症者，如胃部稍胀，可用一般消化药。

【文献来源】 《中医秘方验方第二辑》。

（五）

【处方】 猪胰 1 个　薏苡仁一两

【主治】 消渴。

【制法】 将猪胰捣碎，薏苡仁水煎。

【用法】 薏苡仁水冲服猪胰，每日半个，18 日为 1 个疗程。

【文献来源】 《验方秘方选编》。

（六）

【处方】 猪胰 1 个

【主治】 消渴。

【制法】 烤干研末。

【用法】 每日 2 次分服。

【文献来源】 《验方秘方选编》。

（七）

【处方】 白酒　鸡蛋

【主治】 消渴。

【用法】 白酒二两烧开后，冲服鸡蛋 2 个。服后盖被发汗。

【文献来源】 《验方秘方选编》。

高脂血症

【处方】 核桃仁一斤半　桃仁半斤　山楂一斤　红糖二斤

【主治】 高胆固醇血症。

【制法】 核桃仁与桃仁、山楂去核捣碎，与红糖混合。

【用法】 每次一两，日服 3 次。

【文献来源】 《验方秘方选编》。

血　　证

（一）

【处方】 大萝卜 1 个

【主治】 伤力吐血。

【制法】 将萝卜切去顶，挖去瓤，装满黄

米、白糖，再把原顶盖上，以火煨熟。

【用法】　分 2～3 次食之。

【文献来源】　《中医秘方验方第三辑》。

(二)

【处方】　花椒面一钱　鸡蛋 1 个

【主治】　便血。

【用法】　鸡蛋煮熟和花椒面同食。

【文献来源】　《黑龙江验方选编》。

(三)

【处方】　蜘蛛 7 个　鸡蛋 1 个

【主治】　便血。

【制法】　生鸡蛋的顶端敲一小洞，将蜘蛛塞入洞内，泥封洞口，火煅成炭，研末。

【用法】　开水送服。

【文献来源】　《黑龙江验方选编》。

(四)

【处方】　豆腐　红糖

【主治】　便血。

【制法】　将豆腐炒干为细末，用红糖作引子。

【用法】　每次服二钱，白开水送下。

【文献来源】　《黑龙江验方选编》。

(五)

【处方】　茄子

【主治】　肠风下血。

【制法】　经过冻霜的茄子选细长、色深紫、柔软而子少者，连蒂烧存性研成粉末。

【用法】　每晨空腹服三钱，用热陈酒送下，连服 1 周左右。

【备注】　又方①用煅白茄子研末，空腹陈米汤送下也可。②茄蒂烧存性为末，每服三钱，白开水送下。③白茄子叶 4 张水煎服。治肠风便血。④茄杆烧存性，每服三钱，米汤饮下。治肠风下血。⑤茄子枝，水煎服。治便前有血。

【文献来源】　《中草药验方选编》。

(六)

【处方】　椿树皮五钱　红皮鸡蛋 5 个　红肖梨一斤

【主治】　便血（无论男女、便前便后），病重者用 3 剂有特效（肠风）。

【用法】　水煮，食用梨和鸡蛋，渴时饮煮之水，鸡蛋煮半分熟去皮再煮，1 日服完。

【文献来源】　《中医秘方验方第二辑》。

(七)

【处方】　大红枣

【主治】　过敏性紫癜。

【制法】　放锅内蒸熟后，装入瓶内备用。

【用法】　日服 3 次，每次 7 个，连服 7 日为 1 个疗程，休息 3～4 日再服。

【文献来源】　《黑龙江验方选编》。

(八)

【处方】　大枣

【主治】　过敏性紫癜。

【用法】　成人每服生红枣 10 枚，每日 3 次。患儿每日煮大枣一斤，连枣肉带汤分 5 次服。

【备注】　又方用红枣四两，浓煎服。治血小板减少性紫癜。

【文献来源】　《中草药验方选编》。

(九)

【处方】　玉竹（又名山苞米）一两　猪心（切碎）一两

【主治】　贫血。

【制法】　以上两味慢火煮烂。

【用法】　连汤服用，日服 2 次。

【文献来源】　《民间验方》。

(十)

【处方】　猪血二斤

【主治】　贫血。

【制法】　炖熟。

【用法】　每次二两，每日 3 次。

【文献来源】 《民间验方》。

（十一）

【处方】 铁锈三分 鸡蛋 2 个
【主治】 贫血。
【制法】 放在一起搅匀，蒸熟。
【用法】 1 次服下，每日 1 剂。
【文献来源】 《民间验方》。

（十二）

【处方】 鸡蛋 1 个 大黄粉三分
【主治】 尿血。
【制法】 将鸡蛋敲一小孔，放入大黄粉，湿纸盖孔上，放饭锅上蒸熟食之。
【文献来源】 《验方秘方选编》。

（十三）

【处方】 川贝母四钱 硼砂三钱 菊花三钱 白糖四两 红肖梨一斤
【主治】 内伤咳嗽，吐血。
【用法】 上五味用新瓦器煮熟、任意食梨。
【备注】 忌生冷、辣腥等食物。
【文献来源】 《中医秘方验方第三辑》。

（十四）

【处方】 血见愁五分 血余炭五分
【主治】 咯血。
【制法】 将药煎好，用药汤煮红皮鸡蛋 1 个。
【用法】 一起服下。
【文献来源】 《黑龙江验方选编》。

（十五）

【处方】 香油二斤 蜂蜜一斤 炒黄瓜子（为面）三斤
【主治】 咯血。
【制法】 共放入闷罐内，越凉越好。
【用法】 每次服一汤匙，每日 3 次。
【文献来源】 《黑龙江验方选编》。

（十六）

【处方】 大枣五斤 白糖五斤 醋五斤
【主治】 咯血。
【用法】 熬成糊状，随时服之。
【文献来源】 《黑龙江验方选编》。

（十七）

【处方】 黑母鸡 1 只 蜈蚣 7 条
【主治】 咯血。
【制法】 将鸡去毛洗净，去内脏，把蜈蚣放入鸡腹内，煮之。
【用法】 去蜈蚣，食鸡肉，轻者 1 剂，重者 3 剂。
【文献来源】 《黑龙江验方选编》。

乌 发

【处方】 枸杞子 10 克 胡桃仁 12 个 小黑豆 250 克
【主治】 青壮年白发。
【制法】 将胡桃仁炒黄切碎，枸杞子加水煎成浓汁，取浓缩液加入胡桃仁和黑豆共煎煮，至胡桃仁稀乱，药液被黑豆吸收为度，取出黑豆晾干，再用童尿（7 岁左右健康儿童尿，去头去尾取中间）拌浸 1～2 日，以干燥为度，即可服用（如有何首乌时可与枸杞子同煎，去渣再加其他药）。
【用法】 每日 2 次，早、晚饭前或者饥饿时随时服用，每次 10～15 克（约 50 粒）。
【文献来源】 《中草药秘方验方选》。

虫 证

（一）

【处方】 生黑丑三钱 生白丑三钱
【主治】 各种虫积，水疾，浮肿。
【制法】 研成细末，加入半肥半瘦猪肉半斤，加调料煮熟。
【用法】 服之，小儿酌减。
【文献来源】 《中医秘方验方第二辑》。

（二）

【处方】 连须火葱头（即薤白头）

【主治】 蛔虫病。

【用法】 捣烂取汁，加香油或菜油、水各一半服用。

【备注】 此方各地应用较多，用量及用法：①菜油四两炒连根青葱半斤，治蛔虫腹痛；②菜油两匙，葱汁一匙调和服下，治虫积腹痛及蛔虫肠梗阻；③早晨空腹先喝香油一小酒杯，过2～3分钟，再将葱汁二两加1/3开水服下，连用2次，治小儿蛔虫病；④先服葱汁二三两，过10分钟后，再服菜油或香油一两。此外，尚有单用葱汁半酒杯加酒少许，加开水三杯空腹服，或葱汁拌红糖少许服，均用以驱蛔止腹痛。

【文献来源】 《中草药验方选编》。

（三）

【处方】 花椒三钱 鸡蛋1个 花生油（或香油、豆油、猪脂肪油等）

【主治】 胆道蛔虫症。

【制法】 将花椒研细末，锅中加入少许花生油，待油热后放入花椒，略炒片刻，打入鸡蛋炒熟。

【用法】 1次服完，日服3次，服3～6次就能止痛，痛止后立即服驱虫药（最好不用山道年）便可排出虫体，疼痛严重者，可用食醋一两加温开水二两与上方同服（小儿减量）。

【医案】 刘某，男，12岁。出现腹痛、呕吐，服各种药无效，确诊“胆道蛔虫症”，用上方共服5次疼痛停止，随即服驱蛔糖排出蛔虫100多条，自此一切正常（本例花椒用二钱）。

【备注】 本组收治14例患者，用上方3～6次均痊愈。花椒味辛，性温，能温中止痛，驱虫健胃。蛔虫喜温而恶寒，遇辛则伏。鸡蛋能滋脾肺，益气升阳。花生油能润滑肠胃。本方能治胆道蛔虫，可能是蛔虫喜吃鸡蛋和花生油，故能将蛔虫引出胆道，花椒有麻醉虫体作用，随即虫体被驱虫药杀死，排出体外。

【文献来源】 《验方秘方选编》。

（四）

【处方】 葱白10根 苦楝根皮二两 食醋二两

【主治】 胆道蛔虫症。

【制法】 将苦楝根皮洗净，削去外红皮，切碎，前两味药加水400ml，沸后20分钟去渣浓缩至100ml，把药液加入食醋内拌匀。

【用法】 一次温服，每日1剂，分2次服。

【医案】 关某，男，16岁，学生，1974年9月25日初诊。主诉：上腹部阵发性酸痛，有钻顶感，时缓时剧。恶心呕吐已3日。查体：体温38℃，心肺正常，脉搏120次/分，血压100/60mmHg，白细胞总数12.6×10^9/L，中性粒细胞0.84，淋巴细胞0.16，便蛔虫卵（+++），右上腹压痛（++）。诊断：胆道蛔虫症并发炎症。服上药2剂痊愈，并排出蛔虫30多条。

【备注】 ①上法简单易行，排虫率高。②据祖国医学记载蛔虫有“闻酸则软，遇辛则伏，得苦则下”的特性，故常以酸、辛、苦味之品，以驱虫安蛔缓痛，据此，采用葱白汤治疗68例患者，均获得痊愈，同时对不完全蛔虫性梗阻有一定疗效。③据李时珍《本草纲目》记载，葱白有除风湿解毒活血之效，对身痛麻痹、虫积心痛、小儿盘肠内钓等有效。苦楝根皮攻杀虫积，治诸虫痛，且有通便作用。醋内服破癥瘕，化积聚，当敛者用其敛，当散者用其散，外用有散痈肿之效。④此方剂有一定诱虫下降作用，能解散蛔虫团，稀释毒素，缓解胆道口括约肌痉挛、肠痉挛，增加肠管内渗透压，改善肠内环境紊乱，对肠蠕动功能有调节作用，借助肠的蠕动使蛔虫排出体外。用上法收治68例，均收到显著效果。

【文献来源】 《验方秘方选编》。

（五）

【处方】 龙胆草一两

【主治】 钩虫病黄肿。

【用法】 煮猪肝，服2～3次。

【文献来源】 《验方秘方选编》。

（六）

【处方】 向日葵籽半斤

【主治】 蛲虫病。

【用法】 生食。

【文献来源】 《中草药验方选编》。

（七）

【处方】 生南瓜子（俗名蕃蒲子）

【主治】 蛲虫病。

【制法】 研末开水调服。

【用法】 每次一匙，每日 2 次，连服 5～6 日。

【备注】 又方南瓜一只，切成四块，去子。每日取一块，放石臼内舂碎，加水适量，用纱布绞汁，煮沸。入晚临睡时服，可加糖少许，连服 4 日。

【文献来源】 《中草药验方选编》。

中　毒

（一）

【处方】 茶水一碗　醋一碗

【主治】 煤气中毒。

【用法】 混合后，分 3 次服之。

【文献来源】 《民间验方》。

（二）

【处方】 萝卜一斤

【主治】 食物中毒。

【用法】 捣烂取汁，每服二两，每日 2 次。

【备注】 又方萝卜（生、干均可），加红糖，水煎服。

【文献来源】 《中草药验方选编》。

（三）

【处方】 茶叶一把　豆腐三块

【主治】 曼陀罗花中毒。

【用法】 茶叶煎汤调豆腐服。

【文献来源】 《中草药验方选编》。

（四）

【处方】 生姜

【主治】 半夏中毒。

【用法】 水煎冷服。

【文献来源】 《中草药验方选编》。

（五）

【处方】 凉粥　冷开水　绿豆二两

【主治】 巴豆中毒。

【用法】 任用上述一种，冷服可解。

【文献来源】 《中草药验方选编》。

（六）

【处方】 鸡蛋 3～4 个

【主治】 斑蝥中毒。

【用法】 以生鸡蛋清灌下咽喉，可止痛。

【文献来源】 《中草药验方选编》。

（七）

【处方】 黑豆适量

【主治】 斑蝥中毒。

【用法】 煮浓汁冷饮。

【备注】 各地同类方中，黑豆用量四两至一斤不等。又方①黑豆衣、生甘草各适量，水煎服，治斑蝥中毒、小便黑色者。②用绿豆适量，水煎服。

【文献来源】 《中草药验方选编》。

（八）

【处方】 豆浆

【主治】 卤水中毒。

【用法】 黑豆浆、黄豆浆均可，在锅内熬二三沸即可，或用生豆浆急速冷服亦可。如无豆浆用豆面熬一两沸饮之亦能解毒。

【备注】 此方各地应用甚多。又方先用肥皂水灌之催吐，如未吐尽，用热豆浆灌，少顷即吐出如豆腐样物。

【文献来源】 《中草药验方选编》。

（九）

【处方】　醋适量
【主治】　卤水中毒。
【用法】　饮用。
【文献来源】　《中草药验方选编》。

（十）

【处方】　食盐一两　水一大碗
【主治】　红矾、白砒中毒。
【用法】　调服后，如吐出大半数，再用鸡蛋清 4～5 个服下，亦可由大便泻出。
【备注】　又方食盐（炒红）二两，用开水溶化内服催吐。治各种食物中毒。
【文献来源】　《中草药验方选编》。

（十一）

【处方】　绿豆粉
【主治】　红矾、白砒中毒。适用于中毒不久者。
【用法】　加鸡蛋清灌下。
【备注】　又方①鸡蛋清 5 个、绿豆粉四两，调和服下。②绿豆四两，浓煎 2～3 小时，口服 4 次。③甘草、绿豆粉各等份，水煎服。
【文献来源】　《中草药验方选编》。

（十二）

【处方】　米醋适量
【主治】　肥皂中毒。
【用法】　灌下。
【文献来源】　《中草药验方选编》。

（十三）

【处方】　醋调酵母（制馒头用的发面）
【主治】　服碱中毒。
【用法】　调稀糊状服下。
【备注】　又方不用醋调，用开水冲发面（即酵母）约二两，灌服。
【文献来源】　《中草药验方选编》。

（十四）

【处方】　鸡蛋清或鸭蛋清数个
【主治】　误食火柴头（磷中毒）。
【用法】　尽量灌入患者口内，再以鸡毛、鸭毛探咽催吐，使其尽量呕吐。
【备注】　切不可用油类吞服。
【文献来源】　《中草药验方选编》。

（十五）

【处方】　韭菜适量
【主治】　误吞金属（如金、银、铜物及铁钉、缝针等）。
【用法】　不可切断，用水少许，煮软淡食，金属可吐出或由大便排出。
【备注】　又方草头（即苜蓿，又名金花菜），炒熟，少嚼食用。
【文献来源】　《中草药验方选编》。

（十六）

【处方】　杂木炭皮（适量研末）　稀粥两三碗
【主治】　误吞铁器。
【用法】　炭末调稀粥服。
【文献来源】　《中草药验方选编》。

（十七）

【处方】　赤小豆适量
【主治】　误吞玻璃碴。
【用法】　煮熟服后，再服泻剂，赤小豆和玻璃碴由大便泻出。
【文献来源】　《中草药验方选编》。

中　暑

【处方】　大蒜 3～5 瓣
【主治】　中暑昏倒，不省人事。
【用法】　将大蒜捣烂和白开水灌服。

【文献来源】《中草药验方选编》。

肛肠疾病

【处方】胡黄连三钱 川黄连二钱 地龙二钱 槐角四钱 刺猬皮四钱 大秦艽二钱 生地黄二钱

【主治】脱肛。

【制法】用猪大肠头熬水煎药服。

【用法】服药汁，食猪大肠头。

【文献来源】《中医秘方验方第三辑》。

瘰 疬

（一）

【处方】狼毒五斤 去核红枣一斤

【主治】瘰疬（鼠疮、淋巴结结核）。

【制法】将狼毒切成小块放入锅内，添水上覆锅帘，帘上薄薄铺一层麦秸，将枣置于麦秸上然后加盖烧火蒸之，开锅后将火调慢，经1～2小时取出，把枣放入罐内。

【用法】每早食枣2～5个，一般需食枣一二斤。

【备注】本方有效率为98%以上。笔者用上方治瘰疬98例均收到一定的效果，值得推广。

【文献来源】《验方秘方选编》。

（二）

【处方】长虫皮（焙干研面）五分 鸡蛋2个

【主治】瘰疬。

【用法】混合后油煎，每日1次，再用蜘蛛捣烂敷于患处。

【文献来源】《民间验方》。

瘿 病

（一）

【处方】昆布

【主治】甲状腺肿大。

【用法】经常煮食，或用红砂糖腌食。

【备注】又方①昆布半斤，清水洗净，文火熬至黏状浓稠，去渣，每日服。②昆布三钱、槟榔三钱、枣7枚，水煎服。③海带不拘量，切片当菜食用，同时用白矾研末，以白酒适量冲服，每次服一二钱，每3～4日服1次。

【文献来源】《中草药验方选编》。

（二）

【处方】海菜（洗净泡好）五钱 小海米一钱 大白菜二两

【主治】甲状腺肿大。

【用法】炖熟食下，每日1次，久用即愈。

【文献来源】《民间验方》。

（三）

【处方】鸡蛋 7 个 昆布（洗净切碎）350克

【主治】甲状腺肿大。

【制法】将鸡蛋打入小罐内，加入昆布搅拌封口，放锅内煮到鸡蛋熟为止，取出。

【用法】分7次服用，每日晚上睡前服1次，7日为1个疗程，连服3个疗程。

【备注】用本方治10例患者，均有良好效果。

【文献来源】《中草药秘方验方选》。

疝 证

【处方】猪膀胱（带尿用）1 个 茴香五两

【主治】疝气。

【制法】将茴香装膀胱内泡7日，倒出茴香微炒为细末。

【用法】每服二钱，每日2次。

【文献来源】《中医秘方验方第三辑》。

肠结核

【处方】紫皮蒜2头

【主治】肠结核。

【制法】 用饭锅蒸熟。

【用法】 每日3次，每次服蒜2头。服1个月为1个疗程，可服2～3个疗程。

【备注】 用本方共治3例患者，3例痊愈。

【文献来源】 《中草药秘方验方选》。

痹 证

【处方】 杨铁叶子（独根）150克 红皮鸡蛋7个

【主治】 关节炎、风湿症、腰腿痛。

【制法】 将杨铁叶子切成小节，洗净放在锅内，加入清水约八斤，然后煎熬约剩二斤时取出药渣，再把鸡蛋打入煮熟。

【用法】 取二斤汤及7个鸡蛋一次服下，再把杨铁叶子渣加半盆水熬开熏洗患处，盖被出透汗，二次即愈。

【备注】 用本方共治20余例患者，有效率为80%。

【文献来源】 《中草药秘方验方选》。

腰 腿 痛

【处方】 牛膝四钱 羌活二钱 木贼二钱 川续断三钱 木瓜四钱 红花八分 乳香二钱 没药三钱 血竭三钱 木鳖二钱 木香二钱

【主治】 风湿、血瘀性腰腿疼痛。

【制法】 用小母鸡1个，去五脏和毛，把药装入腹中，用黄酒二斤煮熟。

【用法】 食肉；骨头用火焙干研为细末，黄酒冲服，待出汗。

【文献来源】 《中医秘方验方第二辑》。

月 经 病

（一）

【处方】 干芹菜

【主治】 经血前期。

【用法】 熬水煮面条，常服之最效。

【备注】 可用干芹菜一两，煮面条半斤食。

【文献来源】 《中医秘方验方第一辑》。

（二）

【处方】 木耳50克

【主治】 经漏、慢性子宫出血、因小产引起月经淋漓不断。

【制法】 将木耳用水泡开洗净。

【用法】 每日2次，每次50克。

【备注】 用本方共治疗10例，6例治愈。

【文献来源】 《中草药秘方验方选》。

白 带 异 常

【处方】 艾蒿叶五钱 鸡蛋1个

【主治】 白带异常。

【制法】 将鸡蛋略敲打同艾叶放水中同煮，煮出艾蒿味。剥去蛋皮，与艾汤同服。

【用法】 每日1个，6次即愈。

【文献来源】 《民间验方》。

孕 产 病

（一）

【处方】 老母鸡1只 苏梗二两

【主治】 习惯性流产。

【用法】 先将老母鸡杀死去毛及肠肚，再将苏梗装入鸡腹内，煮熟食用。

【文献来源】 《验方秘方选编》。

（二）

【处方】 艾蒿20克 红皮鸡蛋3个

【主治】 妊娠干咳不止。

【制法】 把艾蒿加水500ml煎汤，取上清液，继续把3个鸡蛋卧在上清液里煮熟。

【用法】 把3个鸡蛋和一部分药液一次服完，一般一次即愈。

【备注】 用本方治3例，均痊愈。

【文献来源】 《中草药秘方验方选》。

产 后 病

（一）

【处方】 豆浆不拘多少 鸡蛋 2 个

【主治】 乳汁缺乏。

【制法】 先将豆浆煮沸，鸡蛋去皮冲食。

【用法】 5 日为 1 个疗程。

【备注】 外加用针刺乳根、膻中、少泽穴，效果更佳。

【文献来源】 《验方秘方选编》。

（二）

【处方】 苦菜（鹅不食草）10 克

【功能】 止痛，消炎。

【主治】 产后子宫缩痛及感染。

【制法】 采集此药在阴凉处晾干备用。

【用法】 取本品 10 克煎水煮鸡蛋，蛋水同服。

【备注】 此药与生化汤相似，为产后良药。

【文献来源】 《中草药秘方验方选》。

咳 嗽

【处方】 鸡蛋 白糖

【主治】 小儿呛咳。

【制法】 鸡蛋 1 个去皮及黄，加白糖搅拌服之。

【用法】 每日 1 个，3 日为 1 个疗程。

【文献来源】 《验方秘方选编》。

百 日 咳

（一）

【处方】 冰糖三钱 麻雀 1 只

【主治】 百日咳。

【制法】 取活麻雀，宰杀，去毛及肠肚洗净，与冰糖一起隔水炖熟烂，连肉服食。

【用法】 每日 1 只，不拘次数、时间，服尽为止。

【文献来源】 《验方秘方选编》。

（二）

【处方】 鸡胆 1 个

【主治】 百日咳。

【制法】 取汁加白糖，蒸热调服。

【用法】 1 岁以内 3 日 1 个；2 岁以内 2 日 1 个；2 岁以上每日 1 个。

【备注】 如无鸡胆可用猪胆；一个猪胆相当于 5～6 个鸡胆。

【文献来源】 《验方秘方选编》。

（三）

【处方】 大蒜（去皮）一两 白糖四两

【主治】 百日咳。

【制法】 将大蒜打成蒜泥，加入白糖和开水十两，搅拌澄清，取澄清液另放待服。

【用法】 每日 3～4 次，每次两匙。

【备注】 此方各地应用较广。服量按患儿年龄酌情增减。

【文献来源】 《中草药验方选编》。

（四）

【处方】 大蒜三钱 百部三钱

【主治】 百日咳。

【用法】 水煎半碗，入白蜜三钱和服。大蒜用量 1 岁以内为四两；2～3 岁用六两。

【文献来源】 《中草药验方选编》。

（五）

【处方】 大蒜头（三四钱重）1 个 桔梗二钱

【主治】 百日咳。

【用法】 两味同打烂，晒干研细末，每日开水吞服一钱。

【文献来源】 《中草药验方选编》。

（六）

【处方】 红萝卜 白糖

【主治】 百日咳。

【制法】 红萝卜洗净，捣成泥取汁，用白糖蒸熟，温服。

【备注】 又方用白萝卜汁加饴糖蒸熟服用。

【文献来源】 《中草药验方选编》。

白 喉

【处方】 盐汤一杯

【主治】 预防白喉。

【用法】 每日早晨起床时，服淡盐汤一杯。

【文献来源】 《中草药验方选编》。

眼 疾

【处方】 猪肝一斤 胡萝卜二斤 豆油半斤

【主治】 雀盲眼。

【用法】 制如食法，随意食用。

【文献来源】 《民间验方》。

第二节 药 茶

支气管炎

【处方】 天星星（龙葵）

【主治】 慢性支气管炎。

【制法】 将鲜药切碎加水一倍煎 1.5 小时把药捞出，去渣，再放锅内熬成膏状备用。

【用法】 代茶饮，每日频服。

【备注】 用本方治愈 2 例患者。

【文献来源】 《中草药秘方验方选》。

咳 喘

（一）

【处方】 零陵香三钱

【主治】 咳嗽喘息，胸闷气短，不得安卧。每至冬季加重者，服之有特效。

【用法】 开水泡之，作 3 日量，代茶饮，3 日后换药，1 周后即可生效。

【文献来源】 《中医秘方验方第三辑》。

（二）

【处方】 五爪橘红五钱 五味子二钱 冰糖二钱 甘草一钱

【主治】 咳嗽气喘，痰涎壅盛，入冬即发。

【用法】 沸水泡之，代茶饮，1～2 日饮尽。

【备注】 忌食生冷、辣物及猪肉。

【文献来源】 《中医秘方验方第二辑》。

（三）

【处方】 满山红一钱 爆马子花一钱

【主治】 气管炎。

【用法】 泡水频饮。

【备注】 又治感冒咳嗽。

【文献来源】 《黑龙江验方选编》。

高 血 压

（一）

【处方】 玉米须

【主治】 高血压。

【用法】 煮水服。

【文献来源】 《黑龙江验方选编》。

（二）

【处方】 臭梧桐树叶一两

【主治】 高血压。

【用法】 水煎服，代茶饮。

【文献来源】 《黑龙江验方选编》。

（三）

【处方】 川续断 150 克

【功能】 舒筋活血。

【主治】 高血压。

【制法】 用水 600ml 煎至 200ml。

【用法】 每日早、晚各服 1 次，每次 100ml。

【备注】 经验证，本方有效率为 90%。

【文献来源】《中草药秘方验方选》。

脑膜炎

【处方】夏枯草一握

【主治】预防脑膜炎。

【用法】水煎，代茶服。

【文献来源】《中草药验方选编》。

胃痛

【处方】决明子三两　透骨草二两半

【主治】慢性胃肠炎，胃痛。

【用法】用八碗水煎成三碗，经常当茶水饮用。

【备注】下痢者不可服用。

【文献来源】《中医秘方验方第三辑》。

噎膈

【处方】全蜈蚣2条

【主治】噎膈。

【用法】开水泡，代茶饮。

【文献来源】《中医秘方验方第三辑》。

呕吐

（一）

【处方】新砖一块

【主治】孕妇呕吐不止。

【制法】火内烧红，趁热放在清水中，澄清。

【用法】频频服之即止。

【文献来源】《民间验方》。

（二）

【处方】白萝卜叶

【主治】恶心呕吐。

【用法】捣烂取汁，白开水送下。

【备注】又方①白萝卜一个，捣碎取汁，加红糖开水冲服。②萝卜用蜜浸煎，细细嚼食。可以治疗反胃呕吐。

【文献来源】《中草药验方选编》。

（三）

【处方】灶心土二两

【主治】呕吐。

【用法】水煎，取澄清汁服。

【备注】又方灶心土一两加炒食盐少许，共研末，以滚开米汤水冲后，待稍温，热饮（勿将沉淀喝下）。

【文献来源】《中草药验方选编》。

（四）

【处方】艾叶一钱

【主治】呕吐。

【用法】煎汤代茶饮。

【文献来源】《中草药验方选编》。

嗳气

【处方】生姜连皮一大块

【主治】嗳气。

【制法】黄泥包，火煨，闻香气后取出，去泥切片。

【用法】开水泡，代茶饮。

【文献来源】《中草药验方选编》。

胃肠炎

【处方】茶叶半两　盐三分

【主治】急性胃肠炎。

【用法】水煎服。

【文献来源】《中草药验方选编》。

疟疾

（一）

【处方】向日葵花瓣不拘量

【主治】疟疾。

【用法】　泡茶或水煎服。

【备注】　又方用向日葵、白头翁各等份，研末，每服二三钱，每日 2 次。

【文献来源】　《中草药验方选编》。

（二）

【处方】　夜明砂一至五钱

【主治】　疟疾。

【用法】　研末，冲茶服或温酒服。

【文献来源】　《中草药验方选编》。

痢　疾

【处方】　茶叶

【主治】　急性细菌性痢疾。

【制法】　用茶叶 100 克放煎器中（最好是陶器），加蒸馏水约 7 倍，煮沸 20 分钟，用精制棉过滤，趁热将滤液浓缩至 75ml，放冷加醇，使全量成 100ml。

【用法】　每次服煎剂 2ml，每 6 小时服一次，以 7～10 日为 1 个疗程。

【备注】　此方应用地区很广，用法有以下数种：①每用五钱至一两，煎服或浸服。②茶一两炒，研末，加糖三两，每服二三钱，2 小时一次。③茶叶晒干研末，水泛为丸，如绿豆大，每服 4 克，每日 4 次。以上皆治细菌性痢疾。④10%茶叶煎剂，首次服 20ml，以后每 6 小时服 15ml，治阿米巴痢疾。

【文献来源】　《中草药验方选编》。

肝　炎

（一）

【处方】　苦丁香（鲜品或干品）

【主治】　肝炎。

【用法】　加糖适量水煎，代茶频饮，不限数量。

【文献来源】　《中草药验方选编》。

（二）

【处方】　茵陈五钱

【主治】　肝炎。

【用法】　水煎代茶，1 日服完。

【文献来源】　《中草药验方选编》。

黄　疸

【处方】　玉蜀黍须五钱

【主治】　黄疸（阳黄）。

【用法】　煎汤代茶饮。

【备注】　又方治黄疸、脘痛、胆石症，用玉蜀黍须四两，煎汤一大碗，每日服，连服 20 日。

【文献来源】　《中草药验方选编》。

肾　炎

（一）

【处方】　鲜车前草二两　玉米须二两

【主治】　急性肾小球肾炎。

【用法】　煎水代茶饮。

【文献来源】　《验方秘方选编》。

（二）

【处方】　鲜荠菜

【主治】　肾炎。

【用法】　煎汤代茶饮。

【备注】　又方用荠菜二两（鲜品用半斤），水煮 25 分钟，加鲜鸡蛋（去壳）1 个，再煮 5 分钟，放盐少许，连汤带渣服，每日 1 次，午饭前服，连服数月。治泌尿系结核。

【文献来源】　《中草药验方选编》。

（三）

【处方】　向日葵花　麦秸

【主治】　肾炎。

【用法】　每次各一两，煎汤频饮。

【文献来源】　《中草药验方选编》。

（四）

【处方】 黄瓜秧不拘多少

【主治】 急性肾炎。

【用法】 煎水代茶饮。

【文献来源】 《黑龙江验方选编》。

水　　肿

【处方】 赤小豆四两

【主治】 水肿。

【用法】 水煎代茶饮。

【备注】 又方赤小豆研为细末，每次 3 钱，每日 3 次，温开水冲服。可以防治浮肿病。

【文献来源】 《中草药验方选编》。

小便不利

（一）

【处方】 翻白草不拘量

【主治】 淋证。

【用法】 水煎，代茶饮。

【文献来源】 《黑龙江验方选编》。

（二）

【处方】 向日葵杆的穰子

【主治】 小便不通。

【用法】 煎水饮之。

【文献来源】 《黑龙江验方选编》。

产　后　病

【处方】 炒麦芽二两

【主治】 断乳。

【用法】 水煎代茶饮，5 日为 1 个疗程。

【文献来源】 《验方秘方选编》。

麻　　疹

（一）

【处方】 甜菜

【主治】 预防麻疹。

【用法】 煎汤代茶饮。

【文献来源】 《中草药验方选编》。

（二）

【处方】 夏枯草

【主治】 预防麻疹。

【用法】 按年龄、体质，每次可用五钱至二两泡茶喝。每日 3 次，服 1 日可防 1 周，过 1 周再服 1 日，每月服 3 日。每年春、夏、冬各服 1 个月，每月服 3 日，可不受麻疹感染。连服 3～4 年，可终生不患麻疹。

【备注】 又方①加甘草二钱煎服，每 3 日服 1 剂，连服 3 剂；②加木耳、高粱子各一两，水煎分 3 次服完，每日 1 剂。

【文献来源】 《中草药验方选编》。

流　　脑

【处方】 板蓝根 50 克　大青叶 50 克　甘草 25 克　绿豆 50 克

【主治】 预防流脑、麻疹、腮腺炎。

【用法】 水煎代茶饮。

【文献来源】 《中草药秘方验方选》。

白　　喉

（一）

【处方】 陈萝卜缨

【主治】 预防白喉。

【制法】 初冬时备白萝卜缨，悬挂竹竿上阴干。

【用法】 水煎代茶，或用鲜者煨汤饮也可。

【备注】 又方用萝卜缨、土牛膝根、板蓝根各一两，水煎，每日 1 剂，分 3 次服。小儿按比例减量。

【文献来源】 《中草药验方选编》。

（二）

【处方】 红萝卜

【主治】　咽白喉与喉白喉。
【用法】　水煎代茶饮，可作辅助治疗。
【文献来源】　《中草药验方选编》。

咽　喉　病

【处方】　菊花一钱　金银花一钱　桔梗一钱　麦冬一钱　甘草一钱
【主治】　急、慢性咽喉炎。
【用法】　每日1剂，泡茶饮。
【备注】　用本方治疗90多例患者，服药3～5剂均痊愈。
【文献来源】　《验方秘方选编》。

鼻　证

（一）

【处方】　藿香三钱　辛夷三钱
【主治】　副鼻窦炎。
【用法】　水煎代茶饮。
【文献来源】　《验方秘方选编》。

（二）

【处方】　苍耳子五钱
【主治】　副鼻窦炎。
【用法】　水煎代茶饮。
【文献来源】　《验方秘方选编》。

第三节　药　酒

气　管　炎

（一）

【处方】　满山红（叶）一两　白酒一斤
【主治】　气管炎。
【制法】　酒浸24小时。
【用法】　每服2～5ml，日服3次。
【文献来源】　《黑龙江验方选编》。

（二）

【处方】　丁香五钱　肉桂三钱　白糖半斤　白酒二斤
【主治】　气管炎。
【制法】　浸7日后滤过，去渣服用。
【用法】　日服3次，每服半两。
【文献来源】　《黑龙江验方选编》。

胃　痛

（一）

【处方】　公丁香二钱　香附二钱　高良姜二钱
【主治】　胃痛。
【制法】　白酒半斤浸泡24小时。
【用法】　饭前饮一盅。
【文献来源】　《黑龙江验方选编》。

（二）

【处方】　青核桃四两　白酒一斤
【主治】　胃痛。
【制法】　将核桃放入酒内浸泡20～30日。
【用法】　每服5～10ml，每日3次。
【备注】　本方对胃瘤亦有疗效。
【文献来源】　《黑龙江验方选编》。

痢　疾

【处方】　蒲公英一两　黄柏五钱　白桔梗五钱　白酒一斤
【主治】　痢疾。
【制法】　酒浸泡24小时。
【用法】　每服2～5ml，每日3次。
【文献来源】　《中草药验方选编》。

水　肿

【处方】　生艾（捣烂）四至六两　黄酒四至六两

【主治】 水肿。

【制法】 浸泡1日，去渣饮。

【用法】 顿服，每日1次，连服5日。

【文献来源】 《黑龙江验方选编》。

瘿 病

（一）

【处方】 昆布一两 远志三钱

【主治】 甲状腺肿大。

【用法】 用白酒半斤泡数日，每次一酒盅，日饮2～3次。

【文献来源】 《中医秘方验方第一辑》。

（二）

【处方】 当归尾四两 昆布四钱 海带四两 海螵蛸四两 海蛤粉四两 冰糖四两

【主治】 甲状腺肿大。

【制法】 用白酒三斤，共装罐内，放锅内煮2小时。

【用法】 每次饮两盅，每日饮3次。

【备注】 不可与甘草同日服。

【文献来源】 《中医秘方验方第三辑》。

（三）

【处方】 海藻一两 香附一两

【主治】 甲状腺肿大。

【制法】 共为粗末，以白酒二斤泡之，春、夏季10日，秋、冬季20日。

【用法】 每次一小酒盅，每日3次饮之。

【备注】 不可与甘草同日服。

【文献来源】 《中医秘方验方第三辑》。

（四）

【处方】 昆布五钱 海藻三钱 海浮石三钱 红花一钱半 葶苈子一钱

【主治】 甲状腺肿大。

【制法】 水煎成半碗，兑烧酒一斤。

【用法】 每日饭后饮一盅，经常饮之。

【备注】 忌生冷食物，孕妇忌服，勿与甘草同日服。

【文献来源】 《中医秘方验方第三辑》。

（五）

【处方】 黄药子二两 白酒一斤

【主治】 甲状腺肿大。

【制法】 黄药子用酒泡5日，取出。

【用法】 每日饮此酒2次，每次两酒盅。

【备注】 恢复正常，即停止饮用。

【文献来源】 《中医秘方验方第三辑》。

克 山 病

（一）

【处方】 冰凌花50克 白酒500ml

【主治】 慢性克山病及心力衰竭。

【制法】 将冰凌花在白酒中浸泡5～7日过滤备用。

【用法】 日服3次，每次20～25ml。

【文献来源】 《中草药秘方验方选》。

（二）

【处方】 当归五钱 赤芍四钱 桂心三钱 茱萸六钱 细辛二钱 通草三钱 甘草四钱

【主治】 克山病。寒冷刺激，手足厥冷，不省人事。脉沉细欲绝。

【用法】 先尺泽放血，后服汤药。酒水煎2次，分为4次服，每半小时服1次。用鲜姜二两，红枣10枚为引。

【备注】 此方在临床几十年治疗中屡获奇效。

【文献来源】 《中医秘方验方第三辑》。

大 骨 节 病

【处方】 川乌三两 草乌三两 怀牛膝三钱 木瓜二两 杜仲三两 桂枝三两 甘草三两 金银花二两 白术五钱 木耳五钱

【主治】 大骨节病。

【制法】 浸酒二斤备用。

【用法】 成人每服20ml，每日1次，20

日为1个疗程，休息10日开始第二个疗程。

【备注】 儿童、孕妇不宜服此药。

【文献来源】 《验方秘方选编》。

甲状腺功能亢进症

【处方】 黄药子三两 烧酒一斤

【主治】 甲状腺功能亢进症。

【制法】 装瓶内蒸2小时，再放1周。

【用法】 每日服3次，每次服一小酒盅。

【文献来源】 《验方秘方选编》。

痔 疮

【处方】 绿豆75克 白酒500克

【主治】 痔疮（痔核）。

【制法】 酒浸泡绿豆2周。

【用法】 每日2次，每服两盅。

【医案】 郝某，男，58岁。患内痔（有痔核）数年，经多方治疗效果不显著，几年来经常发病，经群众介绍此方服用后2年未复发，效果显著。

张某，男，40岁。素患痔核，经多方治疗无效，服用此药后2年多未发病。

【文献来源】 《中草药秘方验方选》。

痹 证

（一）

【处方】 川乌三钱 草乌三钱 乌梅三钱 生地黄三钱 甘草三钱 金银花三钱 透骨草三钱 烧酒一斤 冰糖三两

【主治】 关节疼痛，风寒痹证。

【制法】 泡3日放热处。

【用法】 每餐前温服一小盅。

【备注】 川乌、草乌可生用。

【文献来源】 《中医秘方验方第二辑》。

（二）

【处方】 凤仙花全草200克 川乌15克 海风藤15克 麻黄10克 穿山龙15克 川芎10克 当归15克 桂枝15克 红花10克 穿山甲15克

【主治】 风湿性关节炎。

【制法】 用60°白酒浸泡至酒变色，备用。

【用法】 每日服3次，每次服适量。

【备注】 忌食生冷、油腻之品。用本方共治87例患者，治愈率为70%以上。

【文献来源】 《中草药秘方验方选》。

（三）

【处方】 松节二斤 白芷二斤

【主治】 风寒湿痹证。

【制法】 轧成粗末。用优质黄酒四斤，煮至二斤（煮时用布包好）。

【用法】 每服三钱。

【文献来源】 《中医秘方验方第三辑》。

（四）

【处方】 防风四钱 川乌一钱 草乌一钱 乌梅五钱 金银花一钱 白芷五钱 连翘五钱 炙马钱子一钱 血竭六钱 甘草三钱

【主治】 风湿关节痛。

【制法】 用白布口袋装好，投入罐中，加白酒三斤在锅内炖2小时后取出。

【用法】 每次饮三钱，但须温热饮之。

【文献来源】 《中医秘方验方第三辑》。

（五）

【处方】 五加皮一两 青风藤一两 海风藤一两 穿山甲一两 生川乌三钱 生草乌二钱 生甘草五钱 木瓜五钱

【主治】 风湿性关节炎。

【制法】 药以白酒三斤隔水煮1小时，去药留酒备用。

【用法】 早、晚各服五钱。

【文献来源】 《验方秘方选编》。

（六）

【处方】 地榆四两 高粱酒一斤

【主治】 风湿性关节炎，关节酸痛。

【用法】 将地榆切细放酒内，温火煎酒如浓茶色，炖热，早、晚各服一酒杯。

【文献来源】 《中草药验方选编》。

腰 腿 痛

（一）

【处方】 拣参五钱 枸杞子三钱 苍术三钱 骨碎补三钱 虎骨五钱 鹿茸五钱 杜仲三钱 川续断三钱 防己三钱 白豆蔻三钱 西洋参三钱 狗脊三钱 独活三钱 秦艽三钱 熟地黄三钱 乳香三钱 没药四钱 红花三钱 桂枝三钱 牛膝四钱 木瓜三钱 佛手三钱

【主治】 身痛、腰腿痛。

【制法】 烧酒五斤，冰糖二斤，炖为药酒。

【用法】 每次服一盅，早、晚2次服之。

【文献来源】 《中医秘方验方第二辑》。

（二）

【处方】 海风藤四钱 金银花四钱 川乌二钱 草乌二钱 酒白当归一钱半 川芎一钱 酒白芍四钱半 五加皮二钱 杜仲五钱 乳香二钱 没药二钱 乌梅 4 个 桂枝一钱半 木瓜二钱 怀牛膝二钱半 延胡索一钱半 川羌活一钱半 丁香五分 桑寄生一钱半 威灵仙二钱 观筋草一钱半

【主治】 腰腿痛、筋骨疼痛。

【制法】 白酒六斤，冰糖一斤，煮一炷香时取出，埋土里7日，再取出。

【用法】 每次饮一酒盅，早、晚2次用之。

【备注】 忌食生冷之物。

【文献来源】 《中医秘方验方第二辑》。

（三）

【处方】 怀牛膝一钱 大秦艽一钱半 乌梅一钱 金银花一钱 生川乌一钱 外用白酒一斤 白糖四两 生草乌一钱 甘草一钱半

【主治】 腰腿痛。

【制法】 将药同酒装在瓶内，置于热处，3日后饮用。

【用法】 每日2次，每次饮半盅酒。

【文献来源】 《中医秘方验方第二辑》。

（四）

【处方】 制川乌二钱 制草乌二钱 乌梅二钱 怀牛膝二钱 东红花二钱 甘草二钱

【主治】 风寒湿痹，新旧皆可。

【制法】 白酒三斤，水塘酌用贮坛内封固炖1小时。

【用法】 每餐饭前饮一酒盅。

【备注】 孕妇禁用。

【文献来源】 《中医秘方验方第一辑》。

（五）

【处方】 炙草乌三钱 炙川乌三钱 乌梅三钱 金银花三钱

【加减】 腰腿痛者加杜仲三钱；腿痛者加怀牛膝三钱，老鹳草三钱。

【主治】 风寒湿痹，麻木，新旧皆可。

【制法】 白酒一斤半同上四味装入一个大玻璃瓶内，每日震荡几次（如加减用药，可按药量加减酒量），泡7日饮之即可。

【用法】 每次喝一酒盅，量小者酌用。

【备注】 用1剂觉效力不够时，多喝几剂才可见效。孕妇忌服。

【文献来源】 《中医秘方验方第一辑》。

（六）

【处方】 乌梅三分 炙川乌二钱 炙草乌二钱 紫草二钱 金银花二钱 桂枝二钱

【主治】 风寒湿痹，筋骨痛。

【制法】 将上药浸入一斤白酒中。

【用法】 一昼夜后服之，每日早、晚各服一两盅。

【文献来源】 《中医秘方验方第三辑》。

（七）

【处方】 当归四钱 川芎二钱 川续断二钱 枸杞子二钱 石菖蒲二钱 山茱萸三钱

秦艽三钱　远志二钱　补骨脂三钱　青皮一钱　杜仲三钱　木瓜三钱　山药三钱　肉苁蓉三钱　狗脊三钱

【加减】　女性患者可加红花二钱。

【主治】　风寒腿痛。

【制法】　共为粗末，红糖一斤，白酒三斤，用新布袋盛药，放入瓷坛内，煮一炷香时间。

【用法】　每日早、晚热饮一盅。

【文献来源】　《中医秘方验方第三辑》。

（八）

【处方】　人参二钱　白术二钱　云茯苓二钱　甘草一钱五分　川羌活一钱五分　防风一钱五分　白芷七分　苍术二钱　何首乌三钱　虎骨三钱　千年健二钱　地榆二钱　花虫一钱五分　防己二钱　牛膝一钱五分　杜仲二钱　川芎一钱五分　桂枝二钱　西红花一钱五分　当归二钱　赤芍一钱五分　生地黄三钱　麻黄一钱五分　龙眼肉一钱五分　独活二钱　威灵仙二钱　乳香一钱五分　没药一钱五分

【主治】　腰腿痛，麻木不仁，半身不遂。

【制法】　冰糖半斤，白酒三斤，炖2小时。

【用法】　每次服两酒盅（约六钱），每日2次。

【文献来源】　《中医秘方验方第三辑》。

（九）

【处方】　川乌五钱　草乌五钱　甘草八钱　木香三钱　杜仲三钱　红花三钱　乌梅三钱　乌蛇二钱　桂枝三钱　桃仁二钱

【主治】　风寒腿痛，伸缩不便，麻木不仁，步行艰难。

【制法】　用白酒一斤，冬浸7日，春、夏、秋浸5日后滤去渣，再以两碗水煎渣剩一碗水，候冷兑酒一起饮用。

【用法】　大人每服普通酒盅，日2～3次。

【备注】　药虽平常，但效果好，胜过虎骨酒疗效。

【文献来源】　《中医秘方验方第三辑》。

（十）

【处方】　熟地黄七钱　枸杞果七钱　虎骨四钱　鹿角胶四钱　龟板胶四钱　油桂四钱　蔻仁四钱　炮姜四钱　千年健四钱　地榆四钱　红花四钱　白花蛇舌草三钱　大枣20枚　冰糖四两　白酒三斤

【主治】　多年血虚风寒麻木，腰腿疼痛。

【制法】　共装瓶内，泡6日取用。

【用法】　饮一两大酒盅。

【文献来源】　《中医秘方验方第三辑》。

（十一）

【处方】　天冬三钱　川羌活三钱　牡丹皮三钱　陈皮三钱　官桂三钱　木瓜三钱　杜仲三钱　千年健三钱　地榆三钱　威灵仙三钱　熟川乌三钱　虎骨三钱　防风三钱　蔻仁三钱　补骨脂三钱　姜黄三钱　甘草二钱　白芷三钱　南茴香三钱　细辛一钱　白花蛇舌草三钱　龙眼肉三钱

【主治】　腰腿痛。

【制法】　用纱布将药包好放罐内加白酒五斤，白糖半斤，泡一夜煮开。用瓷壶烫热饮之。

【用法】　每日早、晚各饮一盅。

【备注】　孕妇忌用。用于女性患者加藏红花三钱。

【文献来源】　《中医秘方验方第三辑》。

（十二）

【处方】　当归四钱　炙川乌四钱　老贯众四钱　炙草乌四钱

【主治】　腰腿痛。

【制法】　用白酒三斤，泡3日。

【用法】　每服一盅，早、晚2次；微出汗，其效甚著。

【文献来源】　《中医秘方验方第三辑》。

（十三）

【处方】　人参七钱　白术一两二钱　怀牛

膝五钱　附子四钱　木瓜五钱　当归七钱　川芎三钱　苍术七钱　防风七钱　防己七钱　杜仲五钱　虎骨四钱　酒白芍七钱　川羌活三钱　乌梢蛇三钱　桑寄生五钱　威灵仙五钱　甘草四钱　独活四钱　独活六钱　白酒八斤

【主治】 腰腿痛。

【制法】 共煮 1 小时，取出用冷水冰凉饮之。

【用法】 每次一盅，每日 3 次，食前饮之。

【备注】 孕妇忌服。

【文献来源】 《中医秘方验方第三辑》。

（十四）

【处方】 老贯众二两　白酒一斤　白糖半斤

【主治】 慢性腰腿痛。

【用法】 上药合煮，日饮 3 次，每次一盅。

【文献来源】 《中医秘方验方第三辑》。

月　经　病

（一）

【处方】 当归一两　肉桂二钱

【主治】 经行后期（血寒）。

【制法】 黄酒一斤浸泡 1 周以上。

【用法】 每服一二两，每日 1～2 次。

【文献来源】 《验方秘方选编》。

（二）

【处方】 木香一两　生地黄一两　当归一两　蒺藜一两　红花五钱　木瓜五钱　五味子五钱　白花蛇舌草五钱　羌活五钱　藿香五钱　独活五钱　桂枝五钱　乳香五钱　没药五钱　青皮五钱　元黄柏五钱　菊花五钱　虎骨五钱　五加皮五钱　陈皮五钱　砂仁五钱　白芷五钱　玉竹五钱　知母五钱　薄荷五钱　威灵仙一两　明党参五钱　杜仲五钱　姜黄五钱　母丁香五钱

【主治】 妇女经血不调，赤白带下；瘀血经闭。

【制法】 将药装在白布袋中，用白酒十三斤装坛子内，口用面饼围好，当中坐一个大碗用白布扎住，炖 1.5 小时，再放入下药：麻黄四钱，乳香二两，没药二两，血竭五钱，另装白布口袋再炖 1.5 小时即妥。

【用法】 药酒每服五钱，轻者减半，必须加没药来服，炙马钱子二两，凤眼草四钱，共为细末每服一分五厘。

【文献来源】 《中医秘方验方第三辑》。

白带异常

【处方】 地肤子五钱　红花四钱　槟榔片四钱　核桃仁四钱　棕榈炭四钱　鱼鳔四钱五分　苏木四钱　桃仁三钱　鱼三钱　红茶三钱

【主治】 妇女经血不调，赤、白带下，腹痛经痛。

【制法】 将药混装入纱布口装中，用白酒二斤，黄酒一斤煮之，煮三沸为度。

【用法】 每次服酒三钱，早、晚饭前服之。

【备注】 孕妇忌服。

【文献来源】 《中医秘方验方第一辑》。

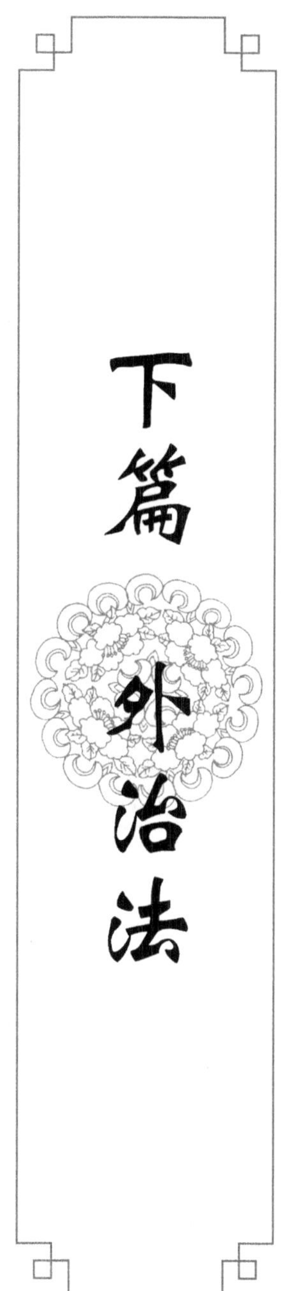

下篇 外治法

第三章 贴 敷 法

感 冒

【处方】 白芥子三钱 鸡蛋清 2 个

【主治】 感冒。

【用法】 将白芥子研为细末，调鸡蛋清敷脚心，可退热。

【文献来源】 《中草药验方选编》。

发 热

【处方】 绿豆三四两 鸡蛋 1 个

【主治】 稽留发热。

【用法】 绿豆研粉炒热和鸡蛋清做成饼敷胸部 3～4 岁的患儿敷半小时后取下，不满 1 岁的患儿敷 15 分钟后取下。

【文献来源】 《中草药验方选编》。

咳 嗽

（一）

【处方】 石菖蒲 葱白 生姜 艾叶

【主治】 咳嗽喘促。

【用法】 上药切碎捣烂，炒热，从胸背向下熨。

【文献来源】 《中草药验方选编》。

（二）

【处方】 葱头适量

【主治】 咳嗽。

【用法】 捣烂，炒热（以不会烫伤皮肤为度）敷胸部，每日 1 次，连敷 2～3 次。

【文献来源】 《中草药验方选编》。

（三）

【处方】 麻黄一钱 膏药一张

【主治】 寒咳。

【用法】 把麻黄研末撒在膏药上，贴于肺俞穴。

【备注】 又方用麻黄二两，胡椒 20 粒，老姜五钱，共研末，以白酒调面粉，再炒成饼，贴于后背，治冬天久咳。

【文献来源】 《中草药验方选编》。

气 管 炎

【处方】 巴豆 7 粒 桃仁 7 粒 杏仁 7 粒 白胡椒 7 粒 白江豇或赤小豆 7 粒 木耳 3 片

【功能】 理气豁痰。

【主治】 慢性支气管炎、肺气肿、肺源性心脏病。

【用法】 上药共为细末，把 3 个鸡蛋清放药内拌匀，将药涂于白布上备用。肺气肿患者将药布贴于胸前 3～5 肋间（男左女右），肺源性心脏病患者将药布贴于胸口。

【备注】 忌烟酒。3 日内忌房事。月经期禁贴。用本方共治 30 例有效。

【文献来源】 《中草药秘方验方选》。

高 血 压

（一）

【处方】 吴茱萸二两

【主治】 高血压。

【用法】 为末，醋调贴于两脚心，24 小时血压可下降。

【文献来源】 《验方秘方选编》。

（二）

【处方】 仙人球 1 个　白矾少许

【主治】 高血压头痛和眩晕症。

【制法】 将此药捣烂与白矾拌匀即可。

【用法】 将捣烂之药敷于两颞部及头顶部。用量不限。

【备注】 用本方共治 3 例，都收到良好效果，其中 1 例随访无复发。

【文献来源】 《中草药秘方验方选》。

头　痛

【处方】 砒石一钱　轻粉二钱　江巴豆（去皮）10 个　银朱一钱

【主治】 急性火头痛。

【制法】 用青布三块，将药摊在布上，贴左右太阳及囟门上，各一块。

【用法】 敷 2 小时，见肉皮发红色时取下，将药埋土里。

【备注】 凡属脑膜炎见脑部症状者，外用此方敷之，内服安宫牛黄丸、紫雪丹等，效果明显，大人、小孩均可用。

【文献来源】 《中医秘方验方第三辑》。

脑　膜　炎

（一）

【处方】 吴茱萸三五钱　烧酒少量

【主治】 脑膜炎。

【制法】 将吴茱萸用烧酒调和成软膏。

【用法】 敷于患者脚心与手心，用布包扎，敷 1～2 小时。

【文献来源】 《中草药验方选编》。

（二）

【处方】 石膏一三两　鸡蛋（或鸭蛋）1 个

【功能】 退热止痛。

【主治】 脑膜炎。

【制法】 研成细粉末，以鸡蛋清调和如糊状敷于患者头部。

【备注】 又方生石膏二两，葛根蔸三两，各捣研末混合，水调匀，敷于额上及两侧太阳穴，以头痛停止为度。

【文献来源】 《中草药验方选编》。

（三）

【处方】 僵蚕一两　砒石五钱　巴豆 6 个　桃仁一两　大枣 10 枚　独头蒜 2 个

【主治】 脑膜炎。

【用法】 上药共捣烂分 10 次用，敷于前额和两侧太阳穴，出水泡为止，如不出疱加斑蝥 3 个。

【备注】 防止水泡感染。

【文献来源】 《验方秘方选编》。

面　瘫

（一）

【处方】 蓖麻子 7 个

【主治】 颜面神经麻痹。

【用法】 敷患侧。

【文献来源】 《黑龙江验方选编》。

（二）

【处方】 生姜三两

【主治】 颜面神经麻痹。

【用法】 捣烂，敷患侧。

【文献来源】 《黑龙江验方选编》。

（三）

【处方】 洋葱、蜂蜜各适量

【主治】 颜面神经麻痹。

【用法】 共捣，敷于患侧。

【文献来源】 《黑龙江验方选编》。

（四）

【处方】 蓖麻子

【主治】 颜面神经麻痹。

【用法】 捣烂，或用醋调抹亦可，左歪贴右，右歪贴左。

【备注】 此方各地尚有下列用法：①贴于掌心，左歪贴右，右歪贴左。②用棉花包之，左歪塞右鼻孔，右歪塞左鼻孔。③用布包药，放在火中烤热擦歪斜处，治中风不语。④又方治口眼㖞斜，用蓖麻叶放锅内炒软后，加黄酒少许淬之，趁热敷上，左歪敷右，右歪敷左。⑤又方将蓖麻子一两去壳，捣成泥状，和入冰片粉三分，向左歪贴于右侧面部，向右歪贴于左侧面部；如系冬季，可加干姜粉一钱，附子（研末）一钱。

【文献来源】 《中草药验方选编》。

（五）

【处方】 白芥子五分　蜂蜜适量

【主治】 颜面神经麻痹。

【制法】 白芥子捣为细末，以蜜调匀，浓度适宜，摊于黑膏药上。

【用法】 贴于患侧太阳穴。

【文献来源】 《中草药验方选编》。

（六）

【处方】 蓖麻子（去壳）5 粒

【主治】 口眼㖞斜。

【用法】 捣烂醋调，左歪抹右，右歪抹左，即愈。

【文献来源】 《民间验方》。

（七）

【处方】 新石灰二两

【主治】 口眼㖞斜。

【制法】 用醋炒如泥状。

【用法】 左歪糊右，右歪糊左，糊药后细心观察，见效后马上用清水洗下，时间不要过长，以免烧伤皮肤。

【文献来源】 《民间验方》。

（八）

【处方】 生马钱子

【主治】 颜面神经麻痹。

【制法】 将生马钱子用水浸泡后切成薄片备用。

【用法】 以马钱子药片加胶布贴患侧，1～2 日更换一次。

【文献来源】 《中草药秘方验方选》。

（九）

【处方】 马钱子

【主治】 面神经麻痹。

【制法】 将马钱子湿润后，切成薄片（18～24 片约重一钱二分），排列于橡皮膏上。

【用法】 敷贴于患侧面部，7～10 日调换一张，至恢复正常为止。一般轻症用 2 张即可痊愈。

【备注】 用本方共治疗 1500 例，约 80% 的患者有效。

【文献来源】 《验方秘方选编》。

（十）

【处方】 生南星 1 个　白及二钱　大生草乌 1 个　僵蚕 7 个

【主治】 颜面神经麻痹。

【制法】 四味共研细末，用生鳝鱼血（俗名黄鳝）调成膏状。

【用法】 口歪向左侧敷右侧，口歪向右侧敷左侧，再贴白纸一张，保护药膏不被擦去。

【备注】 一般用药 5～7 日，恢复如常即可洗去，倘未复原，再用一次即可痊愈。

【文献来源】 《验方秘方选编》。

（十一）

【处方】 火麻仁 14 个

【主治】 颜面神经麻痹。

【用法】 将上药捣碎，敷于患侧，5 日为 1 个疗程。

【文献来源】 《验方秘方选编》。

（十二）

【处方】 皂角七钱　蜈蚣 1 条　蜂蜜三两

【主治】 吊线风（口眼㖞斜）。

【制法】 将蜈蚣、皂角研末后用蜂蜜调成厚膏。

【用法】 敷于患处，将眼留出。

【备注】 敷药时应将眼睛留出，防止药膏进入眼内。患病后不超过1个月即可用本方，超过1个月则无效，待药干时取下，再加蜂蜜调好敷上。

【文献来源】 《中医秘方验方第三辑》。

（十三）

【处方】 生川乌、生草乌、橘皮、僵蚕、威灵仙、全蝎、白及、生半夏各等份

【主治】 口眼㖞斜。

【制法】 共研为细末。

【用法】 将患者脸洗净拭干，用药面二钱，与生姜汁合匀，摊在布上，敷面颊部，左歪敷右，右歪敷左，过一日再换。

【备注】 忌食鸡蛋、无鳞鱼、辛辣之物。

【文献来源】 《中医秘方验方第三辑》。

（十四）

【处方】 干麝香五厘 明雄黄三钱 蓖麻子（去皮）49个 巴豆（去皮）14个 全蝎（去皮）14个

【主治】 口眼㖞斜（吊线风）。

【制法】 共合一处捣膏，以白酒合之。

【用法】 左歪敷右，右歪敷左，1小时为度。内服透骨丹，黄酒引，待出汗。

【文献来源】 《中医秘方验方第三辑》。

（十五）

【处方】 葱心1个 麝香一分五厘 牛黄一分 生瘦猪肉片1片

【主治】 口眼㖞斜。

【用法】 用白酒煎药，煎热后将肉片蘸热药酒，用手托贴腮上，两遍即愈。

【文献来源】 《中医秘方验方第一辑》。

（十六）

【处方】 皂角二两

【主治】 口眼㖞斜。

【制法】 将皂角一味碾成细末。

【用法】 用多年老陈醋膏，调皂角末和匀，左歪敷右，右歪敷左，一宿即正。

【备注】 忌生冷、腥辣食物。

【文献来源】 《中医秘方验方第一辑》。

（十七）

【处方】 斑蝥1个 木鳖子三钱 大风子三钱 松香三钱

【主治】 吊线风。

【制法】 共为细末，用吸旱烟者涎沫，混合轧成膏。

【用法】 敷于患处，左歪敷右，右歪敷左。

【文献来源】 《中医秘方验方第一辑》。

（十八）

【处方】 巴豆（去皮）5个 蓖麻子（去皮）3个 麝香一分 雄黄五分 全蝎一钱

【主治】 吊线风。

【制法】 共为细末。

【用法】 用温开水调匀，敷于太阳穴和下关穴上，3小时取下。

【文献来源】 《中医秘方验方第一辑》。

（十九）

【处方】 南星1个 白及二钱 大乌头1个 僵蚕7个

【主治】 口眼㖞斜。

【制法】 共为细末，以鳝鱼血调成膏。

【用法】 将此膏敷患处，矫正后，即洗去。

【文献来源】 《中医秘方验方第一辑》。

（二十）

【处方】 斑蝥（去壳）4个

【主治】 口眼㖞斜。

【制法】 共为细末。

【用法】 左歪敷右，右歪敷左，用膏药贴之。

【文献来源】 《中医秘方验方第一辑》。

（二十一）

【处方】 斑蝥 1 个 巴豆 1 个 白附子一钱半

【主治】 吊线风。

【制法】 用生姜一块，将三种药捣在一处。

【用法】 糊在患处，以正为止。

【备注】 敷后，局部起泡，保护泡面不被擦破。

【文献来源】 《中医秘方验方第一辑》。

（二十二）

【处方】 斑蝥 1 个 木鳖三钱 大风子三钱 松香三钱

【主治】 吊线风。

【制法】 共为细末，用旱烟油子混轧成膏。

【用法】 敷于患处，右歪敷左，左歪敷右。

【备注】 敷后局部起泡，保护泡面不被擦破。

【文献来源】 《中医秘方验方第一辑》。

癫 痫

【处方】 吴茱萸三钱

【主治】 癫痫。

【制法】 研成细末做成膏。

【用法】 贴于脐上，每日换药 1 次，7 日为 1 个疗程。

【文献来源】 《黑龙江验方选编》。

疟 疾

（一）

【处方】 甘遂二两 白胡椒二钱 粉甘草七钱

【主治】 疟疾。

【制法】 共为细末。

【用法】 每次用三五分，放膏药上，贴于肚脐，发病前 1 小时贴用。

【备注】 忌食小米饭、牛肉、食盐等物。

【文献来源】 《中医秘方验方第三辑》。

（二）

【处方】 辣椒叶适量或辣椒根三钱

【主治】 疟疾。

【用法】 加生盐少许捶烂，在疟疾发作前 2 小时敷于任何一手腕桡动脉处。

【备注】 又方①加葱头五只，米饭捣烂敷；②加葱头、生姜各四钱，同捣敷；③加桃叶 3 片，生姜三钱，同捣敷手腕或包一手掌心；④个别方用辣椒少许放膏药上，分贴于肚脐、背部大椎或中脘等处。

【文献来源】 《中草药验方选编》。

（三）

【处方】 生姜四两

【主治】 疟疾。

【用法】 捣烂，作四个小饼，在疟疾发作前一日晚，将药饼敷贴于四个膝眼上（或敷寸口），外面加一油纸（菜叶亦可），用布包上，至半夜药性渗透时，便觉其热如烘，全身发汗，等汗出后，即将药除去。

【备注】 又方①用生姜、生葱各二钱，加生附子同捣敷；②加生附子（或生香附）四钱，同捣敷。除多数敷膝盖外，亦有用生姜、大黄各一钱同捣，在疟疾发作前 2 小时贴于脐上。疟疾但热不寒者忌用本方。

【文献来源】 《中草药验方选编》。

腹 泻

（一）

【处方】 艾叶一握

【主治】 急性胃肠炎。

【用法】 艾叶放锅内加烧酒炒热，用布包熨肚脐上，冷则烘。

【文献来源】《中草药验方选编》。

（二）

【处方】荠菜籽末、面粉各等份

【主治】噤口痢。

【用法】加温水调匀成糊状，贴于小腹与脐上，如觉灼热难忍，即取下。

【文献来源】《中草药验方选编》。

（三）

【处方】食盐适量

【主治】急性胃肠炎。

【用法】炒热，用布裹熨腹背。

【文献来源】《中草药验方选编》。

（四）

【处方】葱白

【主治】急性胃肠炎。

【用法】炒热熨脐。

【文献来源】《中草药验方选编》。

（五）

【处方】大蒜

【主治】久泻。

【用法】捣烂，贴敷足心或脐中。

【备注】类似方较多，大蒜用量1～3不等。主治久泻、寒泻。个别用于暴泻急救，用大蒜一两捣碎敷脐中。亦有用大蒜须不拘多少，捣贴于足心或脐中，治泄泻。

【文献来源】《中草药验方选编》。

呕 吐

（一）

【处方】生葱头一握

【主治】呕吐。

【制法】捣烂，放食盐少许，蒸熟成饼。

【用法】敷于脐中良久，呕可止。

【文献来源】《中草药验方选编》。

（二）

【处方】炒吴茱萸一两 生姜一块 香葱十余根

【主治】呕吐。

【制法】共捣成饼。

【用法】蒸热敷于脐腹，约1小时，呕吐可能停止。

【文献来源】《中草药验方选编》。

臌 胀

（一）

【处方】红皮独头蒜1头 山栀子（研末）3个

【主治】肝硬化腹水。

【用法】先将独头蒜捣碎，与山栀子末搅拌在一起敷于肚脐上。

【文献来源】《验方秘方选编》。

（二）

【处方】海螵蛸三钱 透骨草三钱 桃仁（男7个，女8个） 麝香一钱 打籽葱（男7个，女8个） 小枣（男7个，女8个） 蜂蜜四两

【主治】气鼓。

【用法】共捣在一起，和蜂蜜敷于肚脐上。

【备注】有效率达60%。

【文献来源】《中医秘方验方第三辑》。

胸 胁 痛

（一）

【处方】高粱米糠四至六两

【主治】浆液性胸膜炎。

【用法】蒸半小时，烧酒调敷患处。

【文献来源】《中草药验方选编》。

（二）

【处方】韭菜连根

【主治】 肋间神经痛。

【制法】 捣烂加醋炒热，纱布包住。

【用法】 趁热熨痛处。

【文献来源】 《中草药验方选编》。

（三）

【处方】 吴茱萸三钱

【主治】 胁痛。

【用法】 研末，醋调敷患处。

【文献来源】 《中草药验方选编》。

（四）

【处方】 生韭菜或根一斤

【主治】 胸胁痛。

【制法】 捣汁服。

【备注】 又方用韭菜根三四头，洗净切碎，不放油盐，加水酒炒热，将水饮下，治胸痹气痛。

【文献来源】 《中草药验方选编》

（五）

【处方】 生豆油一酒盅

【主治】 胸膜炎。

【用法】 口服。

【文献来源】 《中草药验方选编》。

（六）

【处方】 桃仁12粒 车前子二钱 小茴香三钱 青木香一钱半

【主治】 胸膜炎。

【用法】 用水半碗，煎浓汁，1次服下，每4小时服1剂。

【文献来源】 《中草药验方选编》。

（七）

【处方】 甘草一两（对渗出性吸收缓慢者，可加至一两五钱）

【主治】 胸膜炎。

【用法】 水煎，分3次饭后服。

【备注】 服用此方应同时抽水，以使患者呼吸畅快。

【文献来源】 《中草药验方选编》。

（八）

【处方】 赤雹7个

【主治】 肋间神经痛。

【用法】 用水两碗，煎数沸后服下。

【文献来源】 《中草药验方选编》。

肾 炎

【处方】 鲜车前草一两 鸡蛋2个

【主治】 急性肾炎。

【制法】 将鲜车前草打烂，调入鸡蛋清做成饼状。

【用法】 贴脐上，一昼夜换一次。

【备注】 忌食油、盐、辛、酸等刺激性食物。

【文献来源】 《黑龙江验方选编》。

遗 精

（一）

【处方】 甘遂一钱 甘草一钱

【主治】 遗精。

【制法】 共研为细末。

【用法】 每次取二三分，放入肚脐窝内，外用膏药贴之。

【文献来源】 《中医秘方验方第二辑》。

（二）

【处方】 甘遂、猪骨髓油各等份

【主治】 滑精、遗精。

【用法】 捣成膏敷于脐上，3日夜，即愈。

【文献来源】 《中医秘方验方第三辑》。

阳 痿

【处方】 熟地黄五钱 巴戟天三钱 茯苓三钱 远志三钱 覆盆子三钱 山药三钱 红参三钱 枸杞子三钱 山茱萸四钱 五味子一

钱五分　菟丝子二钱　川附子二钱半　肉桂二钱半

【主治】　阳痿不举。

【用法】　水煎服。先用烧酒和黄土泥敷阴茎上，候干为度。每日早、晚饭前服药。

【备注】　忌食生冷、辣物及过于劳动。

【文献来源】　《中医秘方验方第三辑》。

尿崩症

【处方】　生苍术二两　鲜姜二两　陈醋一斤

【主治】　尿崩症。

【制法】　将上药用陈醋煮开。

【用法】　趁热敷于脐上。1～3 次即愈。

【文献来源】　《验方秘方选编》。

夜尿症

【处方】　硫黄少许　葱白适量

【主治】　夜尿症。

【用法】　二者合一起捣碎，睡前将药敷于脐部固定。

【备注】　用本方曾治 19 例患者，连用 3 日即愈。

【文献来源】　《黑龙江验方选编》。

小便不利

（一）

【处方】　生白矾（如小豆粒大）一块

【主治】　小便不通，点滴难下，小腹膨大，膀胱迫急压痛。

【用法】　将白矾研极细末，放于患者肚脐内，滴以温水少许，使白矾溶化，即可出尿。

【文献来源】　《中医秘方验方第三辑》。

（二）

【处方】　甘草三钱　甘遂三钱

【主治】　小便不通。

【制法】　共为细末，用白酒烫开。

【用法】　调匀贴于脐上，尿即下。

【备注】　忌口服。

【文献来源】　《验方秘方选编》。

（三）

【处方】　小茴香二钱　葱头五钱

【主治】　小便不通，小腹胀急。

【用法】　同捣，敷于小腹 1 小时。

【文献来源】　《中草药验方选编》。

（四）

【处方】　葱白三寸　白矾 25 克（大蒜亦可）

【主治】　尿闭。

【制法】　共捣如泥。

【用法】　敷脐部，片刻小便即通。

【文献来源】　《中草药秘方验方选》。

（五）

【处方】　大葱半斤　红糖二两

【主治】　小便不通，尿潴留。

【用法】　研成泥状，糊于脐部。

【备注】　本方为利尿剂，可用于尿毒症等。

【文献来源】　《黑龙江验方选编》。

（六）

【处方】　大葱三根　车前草三棵

【主治】　尿闭。

【用法】　捣烂敷脐上。

【文献来源】　《中草药验方选编》。

盗汗

【处方】　五倍子

【主治】　盗汗。

【用法】　研末，用醋调做成饼状，贴脐上。

【备注】　不宜久敷。又方煅五倍子三钱，枯矾一钱，共研细末，放膏药上，贴肚脐。

【文献来源】　《中草药验方选编》。

虫　　证

【处方】 黑丑二钱　白丑二钱　槟榔片四钱

【主治】 寸白虫（蛲虫）症。

【制法】 共研细末。

【用法】 肛门周围涂药。

【备注】 忌生冷、腥辣食物。

【文献来源】 《中医秘方验方第三辑》。

结　　核

（一）

【处方】 大黄一两　乳香一钱　没药一钱　草乌一钱

【主治】 骨结核。

【用法】 共研细末，用蜂蜜、大葱调和敷局部，每日换药 1 次，用温水洗净后再敷新药。

【文献来源】 《中医秘方验方第一辑》。

（二）

【处方】 蜈蚣 1 条

【主治】 颈淋巴结结核。

【制法】 将蜈蚣烘干，去头、足研成细末，用植物油 20ml 搅匀。

【用法】 外敷于肿大之淋巴结处，每日 1 次，10 次为 1 个疗程。

【文献来源】 《验方秘方选编》。

血　　证

【处方】 大蒜 2 头

【主治】 吐血。

【用法】 捣为泥，敷两足心。4 小时贴 1 次，连贴 2 次。

【备注】 忌饮酒。本方亦可用于衄血。

【文献来源】 《中草药验方选编》。

疔疮肿毒

（一）

【处方】 海螵蛸 10 克　炉甘石 10 克　硼硝 2.5 克

【主治】 疮疡肿毒。

【制法】 共研细末。

【用法】 肿毒者以水或米醋调敷患处。疮疡者以干粉敷之。

【疗效】 用本方共治疗 100 余人，治愈率为 95%以上。

【文献来源】 《中草药秘方验方选》。

（二）

【处方】 大蒜 200 克　芒硝 100 克　大黄米 50 克　醋二两

【主治】 肌肉深部脓肿、急性单纯性阑尾炎。

【制法】 先将大蒜和芒硝一起捣如泥糊状备用。

【用法】 适量敷患处，阑尾炎敷于阑尾点，1 小时后去掉此药，用温水洗净，后用凡士林擦干，将大黄米用醋调和敷患部 6～8 小时即可去掉，轻者 1 次即好，重者 3 次痊愈。

【文献来源】 《中草药秘方验方选》。

（三）

【处方】 炉甘石 50 克　儿茶 15 克

【主治】 龟头生疮。

【制法】 将炉甘石火煅、醋淬反复 5 次后与儿茶共研为细末。

【用法】 香油调敷患处。

【备注】 用本方共治 8 例，6 例痊愈。

【文献来源】 《中草药秘方验方选》。

（四）

【处方】 五味子 100 克　黄丹 25 克　枯矾 25 克

【主治】 腰痛，无名肿毒。

【制法】 共为细末。

【用法】 香油或蜂蜜调敷患处。

【备注】 用本方共治疗100例，治愈率为90%。

【文献来源】 《中草药秘方验方选》。

（五）

【处方】 轻粉、红花、樟脑、黄丹、冰片、松香各等份

【主治】 无名肿毒。

【制法】 共为细末。

【用法】 将药末放拔毒膏上用火烤化贴敷患处。

【备注】 用本方共治疗8例，6例痊愈。

【文献来源】 《中草药秘方验方选》。

（六）

【处方】 黄丹1克 轻粉1克 红矾0.5克 冰片0.5克 硫黄1克 石膏1克

【主治】 疔毒。

【制法】 共为细末。

【用法】 用香油调敷患处，当中留一小孔。

【备注】 忌食小米饭。用本方共治疗50余例，治愈率为80%。

【文献来源】 《中草药秘方验方选》。

（七）

【处方】 黄柏25克 栀子50克 大黄25克 冰片2.5克 薄荷冰2.5克

【主治】 无名肿痛。

【制法】 共为细末。

【用法】 香油调敷患处。

【备注】 用本方共治疗30余例患者，治愈率为90%以上。

【文献来源】 《中草药秘方验方选》。

（八）

【处方】 明雄、枯矾、寒水石各等份

【主治】 无名肿毒、疮疖等。

【制法】 共为细末。

【用法】 浓茶水调抹患处。

【备注】 用本方共治疗300余例，90%以上治愈。

【文献来源】 《中草药秘方验方选》。

（九）

【处方】 赤小豆不拘多少

【主治】 瘰疬。

【用法】 研细末，用鸡蛋清调匀敷于患处，数次见效，久用自愈。

【文献来源】 《民间验方》。

（十）

【处方】 大蒜 陈醋（米醋）

【主治】 疖肿。

【制法】 将鲜大蒜捣烂成糊状，包入消毒纱布中拧汁，把等量蒜汁、陈醋放入锅内，用文火煎成膏状。

【用法】 将药膏摊在敷料上外敷患处，24小时换药1次。

【备注】 本组收治200例患者，一般3～7日全部治愈。大蒜、陈醋，有活血解毒消肿之功，均可外用治疗痈肿疮疡，将其熬炼成膏状后疗效更佳，且无刺激性。

（十一）

【处方】 黄柏三钱 陈皮炭一钱 冰片二分

【主治】 耳脓、黄水疮、小疖疮、湿疹、乳头裂、小烫伤。

【制法】 共研为细末。

【用法】 用于耳脓，先用药棉棒擦净耳内脓水，用纸卷管，将药末吹入耳内，每日1～2次，一般3～5日即愈。用于黄水疮、小疖疮、湿疹、乳头裂、烫伤等，将此散加入香油调和成糊状，用消毒棉签蘸药涂抹患处，每日1～2次，一般2～5日即愈。

【文献来源】 《验方秘方选编》。

（十二）

【处方】 松香（研细末）三钱 酒精（或烧酒）适量

【主治】 痈、疖、乳腺炎、腮腺炎、扭伤、毛囊炎。

【制法】 将松香末加酒精或烧酒调成稀糊状，放水浴上加温待溶解备用。

【用法】 取适量敷于患处，以全部敷盖为度，上盖蜡纸或油皮纸，加胶布固定，每日换1次。

【医案】 张某，男，32岁，公社干部。背部生一小疖肿，周围红肿3cm，痛痒不止，夜难入睡，使用本法第一日痛、痒减轻，红肿范围缩小，连敷2日痊愈。

【备注】 ①松香疗法在早中期使用可收到消炎散肿的作用。②敷松香很快干燥，为加强药效，可再滴酒精或白酒数次以保持松香湿润，虽疼痛明显减轻，红肿随之好转，但不要轻易去掉。③敷药以现用现配为佳。

【文献来源】 《验方秘方选编》。

（十三）

【处方】 红土豆1个 白矾一捻

【主治】 疖肿。

【用法】 共捣烂敷瘀患处。

【文献来源】 《民间验方》。

（十四）

【处方】 蝼蛄5个 虻虫5个

【主治】 疖子不出头。

【用法】 捣烂，敷在疖肿周围，中间留头。

【文献来源】 《民间验方》。

（十五）

【处方】 黄豆10粒

【主治】 疔毒初起。

【用法】 嚼烂，敷于患处。

【文献来源】 《民间验方》。

（十六）

【处方】 马齿苋二两 白矾一捻

【功能】 消肿止痛。

【主治】 无名肿毒。

【用法】 共捣烂，敷于患处。

【文献来源】 《民间验方》。

（十七）

【处方】 大蒜四两 芒硝二两 大黄粉一两 醋二两

【主治】 深部脓肿。

【制法】 先将大蒜去皮与芒硝捣成糊状备用。

【用法】 在患处用凡士林涂擦，敷以蒜糊，敷药范围稍大于患处（高于皮肤约三分厚），周围用纱布围成一圈，略加固定，1小时去掉敷药，用温水洗净，再用醋及大黄末调成糊状外敷原患处，6～8小时后去敷药，一般一次即可，如一次不愈可再敷一次。

【医案】 刘某，男，14岁，1972年10月5日初诊。右侧臀生一脓肿，范围10cm×6cm，肿、痛，伴有发热（38.7℃），已3日，经本法外敷1次即愈。

【备注】 用本方治疗几百例患者，均收到满意的效果。

【文献来源】 《验方秘方选编》。

臁 疮

（一）

【处方】 烟叶一两 蜂蜜一两

【主治】 臁疮腿。

【用法】 煎成膏，贴于患处。

【文献来源】 《民间验方》。

（二）

【处方1】 青蒿实（香蒿籽）、桔梗花、棉花籽各等份

【处方2】 松香10克 明矾10克 冰片2.5克

【主治】 臁疮腿，分两型：轻型，紫色（腿末变形），用处方1；重型，黑色（腿变细），用处方2。

【制法】 研细末混匀。

【用法】 处方1用鸡蛋清调敷患处。处方2用猪胆汁调敷患处。

【备注】 用本方共治疗8例，均痊愈。

【文献来源】 《中草药秘方验方选》。

褥 疮

【处方】 黄丹 冰片 铅粉 朱砂 红粉 猪油

【功能】 消炎止痛，煨脓长肉，化腐生肌收口。

【主治】 褥疮。

【用法】 外用，用纱布、辅料，包扎处置。轻伤2～3日换药1次，重伤1～2日换药1次。

【备注】 无禁忌。

【医案】 曲某，女，35岁，左侧臀部褥疮，未能及时治疗，后期发展成8cm×8cm×3cm大小，经县医院诊治需要1年时间能治愈，因时间长未继续治疗。来我处治疗，用红药膏3个月创面完全愈合。

皮 肤 病

（一）

【处方】 川黄连20克 干姜20克 冰片50克

【主治】 皮肤的风火之毒，而成脓流水者。

【制法】 研细末或用香油调敷。

【用法】 外敷。

【文献来源】 《中草药秘方验方选》。

（二）

【处方】 硫黄15克 大豆腐一块

【主治】 黄水疮。

【制法】 将硫黄放入大豆腐中用牛皮纸包好，火烧存性研成细末用，凡士林调和。

【用法】 每日1次外用。

【文献来源】 《中草药秘方验方选》。

（三）

【处方】 敌百虫5克 雪花膏50克

【主治】 黄水疮。

【制法】 调和均匀。

【用法】 适量外用（少量多次，注意安全）。

【备注】 共治2例，均治愈。

【文献来源】 《中草药秘方验方选》。

（四）

【处方】 酸浆皮三钱（焙干） 枯矾半钱 灶心土半钱

【主治】 黄水疮。

【制法】 研为细末，苏子油调匀。

【用法】 外用。

【文献来源】 《民间验方》。

（五）

【处方】 寒水石5克 滑石10克 轻粉2.5克 红粉1.5克 青黛5克 蛤蜊粉2.5克 元黄柏2.5克 冰片1.5克 松香2.5克

【主治】 黄水疮。

【制法】 共研细末备用。

【用法】 用香油调之，涂患处。3日痊愈。

【文献来源】 《中草药秘方验方选》。

（六）

【处方】 牛黄二分 黄柏五钱 大黄五钱 儿茶五钱 雄黄三钱 川黄连三钱 青黛三钱 枯矾三钱 硼砂三钱 人中白三钱 冰片少许

【主治】 黄水疮。

【制法】 共为细末。

【用法】 用香油调敷或将药末敷于流黄水的疮上。

【备注】 一般1～5日即可痊愈。

【文献来源】 《验方秘方选编》。

（七）

【处方】 蜂房一个 明矾等份

【主治】 黄水疮。

【制法】 将明矾装入蜂房孔内，用微火烤到明矾变枯为止，共研细末。

【用法】 调香油敷患处。

【备注】 本方疗效可靠，有效率为90%以上。

【文献来源】 《验方秘方选编》。

（八）

【处方】 白鲜皮三两 滑石一两

【主治】 黄水疮。

【用法】 先用白鲜皮水洗之，继用滑石粉敷之。

【文献来源】 《验方秘方选编》。

（九）

【处方】 青黛二两 石膏四两 黄柏二两 滑石四两。

【主治】 稻田性皮炎。

【制法】 共研细末。

【用法】 用麻油调成糊状，涂敷患处，一般2～3日即愈。

【文献来源】 《验方秘方选编》。

（十）

【处方】 青黛2.5克 呋喃西林20克 生猪油100克

【主治】 脓疱疮。

【制法】 将二药调猪油成糊状备用。

【用法】 外用，每日1次。

【文献来源】 《中草药秘方验方选》。

（十一）

【处方】 冰片5克 地榆25克 硫黄25克

【主治】 脓疱疮。

【制法】 共研细末。

【用法】 用适量香油调成糊状外用，每日换药1次。

【文献来源】 《中草药秘方验方选》。

（十二）

【处方】 蛤蜊粉300克 黄柏75克 青黛75克 煅石膏75克 轻粉15克 枯矾50克 川黄连75克

【主治】 各种湿疹、脓疮疹。

【制法】 共研细末。

【用法】 用香油或凡士林调敷患处。

【文献来源】 《中草药秘方验方选》。

（十三）

【处方】 铜绿15克 胆矾15克 青黛15克 松香1.5克 川黄连15克 白芷15克 铅粉15克 白鲜皮1.5克 羊毛炭15克

【主治】 湿疹。

【制法】 共研细末。

【用法】 用香油调敷患处。

【文献来源】 《中草药秘方验方选》。

（十四）

【处方】 黄柏一两 苍术一两 五倍子一两 荆芥五钱 白芷五钱

【主治】 湿疹。

【用法】 水煎服。患处瘙痒、无糜烂、滋水不多者，可用芝麻油调成糊状外敷，每日1次。患处瘙痒已糜烂，并见流水多者，用风湿散外撒，水渗透时再撒，直到结痂脱屑痊愈为止。

【备注】 本方具有祛风、除湿、清热解毒之功，临床上用于各种湿疹均有效。如不合并其他证候，无须内服药，此药价低廉，适合推广使用。

【文献来源】 《验方秘方选编》。

（十五）

【处方】 豆腐八两 硫黄一两

【主治】 疥疮（干、湿、虫、砂、脓疥）。

【制法】 共合一处，晒干炒黄为末。

【用法】 每日1次敷患处。

【备注】 此方疗效可靠，有效率可达95%以上。

【文献来源】 《验方秘方选编》。

（十六）

【处方】 蛤蜊粉五钱 轻粉二钱半 青黛一钱半 黄柏二钱半 煅石膏五钱

【主治】 酒渣鼻。

【制法】 制成软膏。

【用法】 涂药前用温水洗面部，早晚各涂1次，1个疗程为1个月。

【备注】 本组收治40例，经1～2个疗程治疗均痊愈。

【文献来源】 《验方秘方选编》。

（十七）

【处方】 蛤蜊粉一两 青黛三钱 石膏一两 轻粉五钱 板蓝根五钱

【主治】 溃疡性疱疹。

【用法】 共研细末，麻油调成块状，用时以凉水化开涂敷患处。

【文献来源】 《验方秘方选编》。

（十八）

【处方】 炙露蜂房三分 炙蛇蜕三分 玄参三分 蛇床子三分 黄芪三分 杏仁一两五钱 乱发如鸡子大一团 铅丹二两 蜡二两

【主治】 皮肤结核。

【制法】 先将露蜂房、蛇蜕、玄参、蛇床子、黄芪锉细，用酒浸泡24小时。用芝麻油八两，放入杏仁、乱发煎沸多次，待头发消尽下铅丹、蜡及上面浸液，再煎沸多次，放入瓷药缸备用。

【用法】 外敷皮疹处，每日1次，直至皮疹痊愈为止。

【文献来源】 《验方秘方选编》。

鹅 掌 风

【处方】 狼毒10克 黄柏30克 苦参30克 冰片5克

【功能】 清热解毒，燥湿止痒，防腐抑菌。

【主治】 鹅掌风。

【制法】 上方共研为细末，加入凡士林油50克，混匀即得，多配时按比例增加。

【用法】 患处用温水洗净后，将药膏薄薄敷于患处摊平，用塑料薄膜或油纸将敷药处密封包紧，10日为1个疗程。

【备注】 共治352例，治愈率为96%。忌食生冷、油腻之品。

【医案】 朱某，女，47岁。该患者左右手足均有皮肤叠起白质，干裂，疼痛多年，秋冬加重，为此病去过多地求医，疗效不明显。1984年12月1日来本院就诊，为观察疗效收住院，分4次治疗痊愈，随访无复发。

【文献来源】《治疗鹅掌风352例临床体会》。

丹 毒

【处方】 红糖适量 马齿苋适量

【主治】 丹毒。

【用法】 共捣烂。取适量敷患处。

【医案】 汪某，男，48岁。于1973年患面部丹毒，发冷发热，全身不适，乏力，倦怠，经抗生素治疗效果不显，后改用上法治疗，经5次治疗（并配合抗生素）痊愈。

【备注】 本组收治15例，均经3～5次治疗即愈。

【文献来源】 《验方秘方选编》。

脚 气

（一）

【处方】 生黄柏一两 新猪胆1个 冰片五分

【主治】 脚气，烂脚丫。

【制法】 先煎一碗黄柏汁，熬成一盅稀膏，再加入猪胆汁继续熬成膏状，离火后稍凉兑入冰片。

【用法】 将患处洗净擦干，敷之，每日一换。

【备注】 用此方治疗200例，有效率可达

98%以上。

【文献来源】 《验方秘方选编》。

（二）

【处方】 轻粉、黄丹、明矾、硼砂、冰片、枯矾各等份

【主治】 脚气。

【制法】 共研细末。

【用法】 用香油调敷患处。

【文献来源】 《中草药秘方验方选》。

乳 腺 疾 病

（一）

【处方】 黄丹 5 克 雄黄 5 克 山栀子 5 克 冰片 2.5 克

【主治】 乳腺炎。

【制法】 共研细末。

【用法】 用白酒将药调敷于患处，日换 1 次。

【备注】 忌食辛辣食物。

【文献来源】 《中草药秘方验方选》。

（二）

【处方】 鹿角霜 15 克 丝瓜 15 克 蒲公英 50 克

【主治】 乳痈。

【制法】 共研细末。

【用法】 水煎服，每日 2 次，药渣敷患处。

【文献来源】 《中草药秘方验方选》。

（三）

【处方】 赤小豆适量

【主治】 腮腺炎、乳腺炎。

【制法】 将赤小豆用凉水浸泡开，捣成泥装瓶备用。

【用法】 适量敷患处，干后则另换新药。

【备注】 共治愈 10 例。

【文献来源】 《中草药秘方验方选》。

（四）

【处方】 鲜蒲公英二两 鲜紫花地丁二两 白矾四钱

【功能】 消肿止痛。

【主治】 乳痈肿痛。

【用法】 共捣烂，糊于患处。

【文献来源】 《民间验方》。

肛 肠 疾 病

（一）

【处方】 室内墙角蜘蛛 1 个 露天蜘蛛 2 个

【主治】 脱肛。

【制法】 用新瓦焙干，研面，香油调匀。

【用法】 擦在头肠上。

【文献来源】 《民间验方》。

（二）

【处方】 活蚯蚓（去泥）6 条

【主治】 痔疮、痔核。

【制法】 加香油与蚯蚓捣成膏状。

【用法】 外用，涂患处。

【备注】 共治 5 例，均痊愈。

【文献来源】 《中草药秘方验方选》。

（三）

【处方】 轻粉 15 克 红粉 15 克 冰片 10 克 白矾 5 克

【主治】 痔疮。

【制法】 共为细末。

【用法】 香油调敷患处。

【备注】 共治 13 例，均痊愈。

【文献来源】 《中草药秘方验方选》。

阑 尾 炎

【处方】 食盐三斤

【主治】 急性阑尾炎。

【制法】 炒热，分成两份，用布包上备用。

【用法】 敷于阑尾部，轮流熨痛处，每日1次，每次2～3小时，连熨3日。

【文献来源】 《验方秘方选编》。

甲状腺肿

【处方】 新鲜铁脚威灵仙一全棵

【主治】 甲状腺肿大。

【用法】 捣极烂，敷患处。

【文献来源】 《中草药验方选编》。

疝　　证

（一）

【处方】 生姜一两　鲜地骨皮一两

【主治】 睾丸肿痛兼小腹疼痛。

【制法】 共捣成泥。

【用法】 敷肾部。

【备注】 忌食辣、腥、冷物。

【文献来源】 《中医秘方验方第三辑》。

（二）

【处方】 皂角六钱

【主治】 疝气，睾丸肿。

【制法】 为细末，白酒调糊。

【用法】 敷患处。

【文献来源】 《中医秘方验方第一辑》。

阴　　寒

（一）

【处方】 生姜三钱　麝香三厘

【主治】 阴寒小腹及睾丸上牵腹痛。

【制法】 用热水将姜洗净后捣烂，将汁拧出，加入麝香混合。

【用法】 放药于手心内，握阴茎龟头20～30分钟以药力吸尽为度。

【文献来源】 《中医秘方验方第一辑》。

（二）

【处方】 白矾钱　黄丹分　火硝钱　胡椒一钱

【主治】 女人阴寒，腹痛重坠。

【制法】 共为末，盐炒和匀。

【用法】 将药放于手心，置于阴户上，以出汗湿衣为度。

【备注】 阴户上应改为阴部。

【文献来源】 《中医秘方验方第一辑》。

（三）

【处方】 白胡椒7粒　银朱一钱　枯矾三钱

【主治】 阴寒。

【制法】 共为细末，食醋调和。

【用法】 敷脐上即愈。

【文献来源】 《中医秘方验方第三辑》。

（四）

【处方】 芥菜籽七钱　干姜二钱

【主治】 下部受凉，小腹疼痛，阴茎萎缩，不可忍。

【制法】 共为末。

【用法】 水调作一小瓶，置肚脐中，以绢盖上，用熨斗熨之，出汗为度，再将阴茎用艾火灸七壮。

【文献来源】 《中医秘方验方第三辑》。

（五）

【处方】 火硝三分　黄丹五分　枯矾三分　胡椒三分　麝香五厘（为细末）

【主治】 男女阴寒（房事后受凉，腹痛严重）。

【制法】 共为细末。

【用法】 用烧酒调成饼，放在手心，扣在小腹上，出透汗，以脚心见汗为度。

【备注】 避寒凉。

【文献来源】 《中医秘方验方第三辑》。

（六）

【处方】 胡椒二分 黄丹八分 明矾一钱 火硝一分

【主治】 阴寒腹痛。

【制法】 共为细末。

【用法】 醋调，摊手心上（男左女右），按阴部出汗即愈。

【文献来源】 《中医秘方验方第三辑》。

狂犬病

（一）

【处方】 山豆根二两

【主治】 狂犬病。

【制法】 研细末。

【用法】 外敷伤口。

【文献来源】 《黑龙江验方选编》。

（二）

【处方】 胡椒适量

【主治】 狗咬伤。

【制法】 研细末。

【用法】 外敷伤口。

【备注】 共治 10 例，均痊愈。

【文献来源】 《中草药秘方验方选》。

冻疮

（一）

【处方】 陈皮若干

【主治】 冻疮破溃。

【制法】 焙干为细末。

【用法】 香油调敷患处。

【备注】 共治 5 例，均痊愈，未见复发。

【文献来源】 《中草药秘方验方选》。

（二）

【处方】 红辣椒 紫皮蒜茎

【功能】 消肿、止痛、止痒。

【主治】 冻疮。

【制法】 用霜雪水煎煮成较浓药液。

【用法】 用药液洗患处。

【备注】 共治 20 例，均痊愈。

【文献来源】 《中草药秘方验方选》。

（三）

【处方】 茄杆 250 克 花生仁 50 克 水十碗

【主治】 冻疮。

【制法】 水煎熬至五碗。

【用法】 外用洗患处。

【文献来源】 《中草药秘方验方选》。

（四）

【处方】 红辣椒不拘多少

【主治】 冻伤。

【用法】 煎水趁热洗患处，每日 1 次。

【文献来源】 《民间验方》。

痹证

（一）

【处方】 蒲公英四两

【主治】 风湿性关节炎，关节酸痛。

【用法】 加水煮成药液，用毛巾浸透，热敷患处。

【文献来源】 《中草药验方选编》。

（二）

【处方】 白芥子五钱

【主治】 风湿性关节炎，关节酸痛。

【用法】 研为细末，用鸡蛋清调敷，约 3 小时洗去。

【备注】 又方①用白芥子和生姜同研涂贴。②用白芥子与糯米饭同捶摊贴。③用芥子末、百草霜、面粉、白酒调敷，3 小时后去药。④用白芥子、白芷为末，鸡蛋清调涂。⑤白芥子与松香同用。⑥单用白芥子末加香油与水调涂。以上各方均须及时去药，否则会起泡。

【文献来源】 《中草药验方选编》。

（三）

【处方】 胸痹贴1号：丹参200克 川芎15克 延胡索20克 檀香15克 薤白20克 瓜蒌20克 冰片5克 黄芪30克 党参15克 五味子10克 炙甘草10克

【功能】 行气活血，益气化瘀，宽胸止痛。

【主治】 胸痹（气虚血瘀证）。

【用法】 选取膻中、双内关、虚里、双三阴交穴，胸痹贴1号外贴，共6贴，每日1次，每次12小时，14日为1个疗程。

【备注】 ①孕妇慎用，儿童遵医嘱；②贴敷期间忌烟酒，忌食生冷、油腻、辛辣之物。

（四）

【处方】 麻黄、细辛、干姜、姜黄、肉桂、仙鹤草、丁香、冰片等20余味中药

【功能】 温经散寒，通经活络，扶正固本。

【主治】 寒痹。

【制法】 制成粉剂，每袋7克，用黄酒或清水适量，调成糊状。

【用法】 每次1～2袋，每日1次，贴敷大椎、关元6～8小时。

【备注】 ①孕妇慎用，儿童、婴幼儿遵医嘱；②用药期间忌食生冷、辛辣、油腻之物；③贴敷期间禁止游泳、洗澡。

（五）

【处方】 当归10克 桂枝10克 木通3克 细辛3克 白芍3克 甘草3克

【功能】 温中散寒止痛。

【主治】 糖尿病周围神经病变（阳虚寒凝证）。

【制法】 将诸药研末，佐以生姜汁调成糊状，将制备好的药物取适量放置于加膜加圈无纺布空白帖的内圈中，制备成穴位贴。

【用法】 敷中脘、天枢、足三里、脾俞、肾俞、涌泉，每日1次，每次贴敷4小时，共4周，为1个疗程。

【备注】 ①穴位定位要准确；②注意患者是否有药物及敷贴过敏。

化脓性骨髓炎

【处方】 金银花三两 野菊花五钱 蒲公英二两 紫花地丁二两 甘草五钱

【主治】 急性化脓性骨髓炎。

【制法】 轻粉一两、黄蜡一两、板油一斤制成膏状，外敷患处。

【用法】 每日1剂，水煎分2次服。

【备注】 共治3例，均痊愈。

【文献来源】 《验方秘方选编》。

腰 腿 痛

（一）

【处方】 白芥子三两 蜈蚣1条 斑蝥2个 鸡蛋清2个 豆油半两 白面半两

【主治】 风寒湿腿痛。

【制法】 前三味共研细末，鸡蛋清、豆油调匀。

【用法】 敷患处。

【备注】 孕妇忌用。

【文献来源】 《中医秘方验方第一辑》。

（二）

【处方】 韭菜根、醋各适量

【主治】 腰酸痛。

【用法】 将韭菜根洗净，捣烂和醋，敷于痛处。

【文献来源】 《中草药验方选编》。

（三）

【处方】 生姜、大葱、飞罗面各适量

【主治】 腰酸痛。

【制法】 切碎，再共同捣烂，入锅炒热。

【用法】 趁热敷腰部，以宽带缚紧。

【文献来源】 《中草药验方选编》。

（四）

【处方】 艾叶二两 醋半两

【主治】 腰酸痛。

【制法】 艾叶须去硬筋，炒至微焦，将醋频频洒上。

【用法】 趁热用布包裹，束于腰部痛处。

【文献来源】 《中草药验方选编》。

（五）

【处方】 车前草连根 7 棵 红枣 7 枚 葱白连须 7 棵 黄酒一斤

【主治】 湿重腰痛。

【制法】 捣烂绞汁去渣，和酒共煮。

【用法】 放瓶中随量频饮。调匀炒热、摊油纸上，贴患处。

【文献来源】 《中草药验方选编》。

（六）

【处方】 葱白（捣烂）五钱 莱菔子（为末）五钱 醋适量

【主治】 腿痛。

【用法】 共同调匀，做成饼状贴患处。

【文献来源】 《中草药验方选编》。

（七）

【处方】 当归四钱 玄参四钱 赤芍四钱 白芷四钱 木鳖四钱 肉桂四钱 生地黄三钱 川芎三钱 乳香三钱 没药三钱 轻粉五分 血余炭一捻

【主治】 风湿腰腿痛。

【制法】 共为细末，加豆油（最好麻油）一斤，搅匀做成膏药。

【用法】 贴患处。

【文献来源】 《中医秘方验方第三辑》。

（八）

【处方】 生马钱子四两 乌蛇二两 穿山甲一两 蜈蚣 10 条 生川乌一两 生草乌一两 乳香二两 没药二两 麻黄四两 黄丹一斤 麻油二斤

【主治】 腰腿痛。

【制法】 先下马钱子，次下其余各药在油内煎枯，去渣熬至滴水成珠为度。

【用法】 局部贴之。

【文献来源】 《中医秘方验方第三辑》。

（九）

【处方】 食盐一斤 小茴香四两

【主治】 寒湿疼痛。

【用法】 共入锅内炒热，用布包熨痛处，凉了再换，往复数次。

【备注】 又方食盐半斤，炒热用棉布包裹熨局部。

【文献来源】 《中草药验方选编》。

（十）

【处方】 川大黄一两 栀子一两 白及五钱 白蔹一两 石膏二两 儿茶一两 乳香一两 没药一两 雄黄七钱 干姜五钱 红花一两 白矾五钱 血竭一两

【主治】 风湿性关节炎，肿痛发热。

【制法】 共研为细末，用白酒二两、白水半斤、蜂蜜半斤共调为流膏状。

【用法】 根据局部情况，以油纸摊之外敷。

【文献来源】 《中医秘方验方第二辑》。

（十一）

【处方】 紫苏一把 葱头连须一把 生姜一大块 陈皮二钱

【主治】 关节痛。

【用法】 捣碎，用酒熬开，再加小灰搅匀做成一饼趁热敷在患处。如药凉时解下，再行煎热，如此反复换之，日夜不断风湿自散而愈。

【文献来源】 《中医秘方验方第一辑》。

脚膝肿痛

（一）

【处方】 豆腐渣

【主治】 脚膝肿痛。

【用法】 炒热，敷膝上。

【文献来源】 《中草药验方选编》。

（二）

【处方】 栀子面三钱 白面四两

【主治】 鹤膝风（两膝盖肿大，骨胫枯细）。

【用法】 上两味和一处用米醋调和做成面饼，另用麝香一分放两膝眼上，外贴面饼，上盖白布用熨斗熨之，同时洒醋，患者觉膝盖痒不痛为止。另服去风湿药末，破者即愈。

【文献来源】 《中医秘方验方第一辑》。

跌打损伤

（一）

【处方】 当归、川芎、黄芩、黄柏、大黄、乳香、没药各等份

【主治】 跌打损伤。

【制法】 共为细末。

【用法】 将上药加少量白面，用白酒调敷患处。

【备注】 共治10例，均治愈。

【文献来源】 《中草药秘方验方选》。

（二）

【处方】 土鳖虫15克 乳香40克 没药30克 血竭20克 马钱子9个 龙骨10克 南星20克 红花20克 当归20克 川芎15克 干螃蟹10克 川羌活10克 白芷15克 升麻20克 石菖蒲10克 防风10克

【主治】 跌打损伤。

【制法】 共为细末。

【用法】 用黄酒调敷或用唾液调敷。

【文献来源】 《中草药秘方验方选》。

（三）

【处方】 黄栀子粉、乳香、黄酒等量

【主治】 急性腕、踝关节扭伤。

【制法】 将黄栀子末、乳香末用黄酒适量混合放入瓷盆内用水浴加热，待乳香已溶趁热敷于患处。

【用法】 敷于患处，稍加压包扎，隔日换药1次，2次即愈。内侧扭伤敷内侧，外侧扭伤敷外侧，先于皮肤上涂凡士林以保护皮肤，药不宜太热以免烫伤，在治疗期间不宜剧烈运动。

【备注】 本组收治49例，均在2～5日痊愈。栀子、乳香、黄酒或黄酒糟混合在一起治扭伤有特效。本方特点：①消肿止痛作用快；②药物芳香扑鼻，患者喜爱；③原料易取，价格低廉，适于推广。本方缺点：敷药后易于发硬，故可在物内加甘油少许。

【文献来源】 《验方秘方选编》。

（四）

【处方】 血竭、甘草、冰片、藏红花、黄柏、麝香等

【功能】 消肿止痛，活血化瘀，通络走窍。

【主治】 跌打损伤。

【用法】 每晚1贴12～16小时，3～7日为1个疗程。

【备注】 不出血、不化脓的外伤禁用。孕妇、小儿慎用。忌食辛辣、寒凉之物。

【医案】 李某，女，65岁。尾椎摔裂一个多月，使用此膏药3日，明显见效。

孕产病

（一）

【处方1】 当归三钱 川芎二钱 赤芍二钱 牛膝三钱 延胡索三钱 红花三钱 桃仁三钱 肉桂三钱 木通二钱 防己三钱 香附四钱 甘草二钱

【处方2】 甘遂四钱 麝香二厘

【主治】 输卵管积水。

【用法】 处方1：水煎服；处方2：研面，蜂蜜调糊敷于患处，隔油纸及纱布固定，每日换药1次。

【文献来源】 《验方秘方选编》。

（二）

【处方】 蓖麻子（去皮）20粒

【主治】 难产。

【用法】 捣烂糊脚心上，即可生下。

【文献来源】 《民间验方》。

（三）

【处方】 当归 川芎 赤芍 白芍 白芷 生地黄 熟地黄 甲珠 三棱 莪术 川续断 玄参 乳香 没药 肉桂 阿魏 麝香（冰片代） 硇砂 麻油 黄丹

【功能】 消散痞块，化瘀散结，消肿止痛，化腐生肌收敛。

【主治】 积聚痞块。

【用法】 黑膏药外贴，贴穴位及疼痛部位。

【备注】 神厥穴不用。孕妇不能贴腹部，尤其是小腹部。

产 后 病

（一）

【处方】 公丁香 10～20 粒

【主治】 乳头裂。

【制法】 研细末，过细筛，贮瓶后待用。

【用法】 先用淡盐水洗净患部，疮干用香油调涂，疮湿则撒上粉剂。每日上药 2～8 次。

【备注】 在小儿哺乳后涂药，哺乳时应先洗去患部涂药，治疗时要设法保持患部清洁，减少哺乳次数，促使早期痊愈。若乳房局部红肿热痛或伴有体温升高者，不宜用该药，应改用他法治疗。用本方治疗乳头裂数十例，均获良好效果。

【文献来源】 《验方秘方选编》。

（二）

【处方】 白酒半斤 红糖适量

【主治】 乳头皲裂。

【制法】 用文火炖开，以呈膏状为度。

【用法】 外敷乳头上，每日 2 次。

【文献来源】 《验方秘方选编》。

子 宫 脱 垂

【处方】 蓖麻仁一两 烟叶二钱

【主治】 子宫下垂。

【制法】 共捣烂，再加黄酒少许，做成两寸宽的通饼。

【用法】 早饭后，贴在脐下 3 寸，用白布带固定，每日一换，5 日为 1 个疗程。一般连用时，中间应隔 5～7 日再用。

【文献来源】 《民间验方》。

胎 毒

【处方】 轻粉一两 儿茶一两 龙骨一两 冰片五钱

【主治】 胎毒，腋窝、腿窝等处溃烂。

【制法】 共研极细末。

【用法】 外用，溃烂面有水撒粉剂，无脓水用香油调敷。

【备注】 轻粉有腐蚀作用，应煅后用，切记不可入口。

【文献来源】 《中医秘方验方第一辑》。

新生儿硬皮病

【处方】 新苏叶、猪油各适量。

【主治】 新生儿硬皮病。

【用法】 把猪油摊在苏叶上贴患处。

【备注】 本组共治 11 例，均治愈。

【文献来源】 《中草药秘方验方选》。

小 儿 感 冒

（一）

【处方】 芥面（即普通食用之芥面）不拘量

【主治】 小儿感冒。

【用法】 用开水冲调，摊在布上，贴于喉部、胸上部及背部，用棉花盖好，20 分钟后取去，以棉花一层盖在皮肤上，再用热毛巾拧干盖在棉花上。轻者用 1 次，重者用 2 次。

【文献来源】 《中草药验方选编》。

（二）

【处方】 生明矾一两

【主治】 小儿感冒。

【用法】 研细末，用米醋调成糊，贴足心。

【备注】 又方明矾四钱，用烧酒浸化，加面粉做成饼，敷脚心，治风痰壅塞。

【文献来源】 《中草药验方选编》。

（三）

【处方】 荞麦面、姜汁各若干

【主治】 小儿感冒。

【用法】 用姜汁和荞麦面做成片贴囟门上。

【文献来源】 《中草药验方选编》。

（四）

【处方】 吴茱萸二钱 明矾二钱

【主治】 小儿感冒。

【用法】 共研细末，以鸡蛋清调匀，敷两足心手心。

【文献来源】 《中草药验方选编》。

口角流涎

（一）

【处方】 吴茱萸五钱

【主治】 小儿口角流涎水。

【制法】 上药炒，研细末，醋调或酒调。

【用法】 敷于足心涌泉穴（男左女右），3日为1个疗程。

【文献来源】 《验方秘方选编》。

（二）

【处方】 天南星一两

【主治】 小儿口角流涎水。

【制法】 研为末，用醋调。

【用法】 晚间外敷足心涌泉穴（男左女右），外以布条缠扎，每次12小时。

【备注】 一般敷2～4次痊愈。但因口疮引起流涎者用本方无效。本组治疗90余例，获效良好。

【文献来源】 《验方秘方选编》。

口 疮

（一）

【处方】 儿茶、川黄连、甘草各等份

【主治】 口腔舌白糜烂，或起白膜，小儿鹅口疮。

【制法】 共研成极细末。

【用法】 撒敷患处。

【文献来源】 《中医秘方验方第二辑》。

（二）

【处方】 白矾五分 硼砂五分 石膏一钱 冰片一分 朱砂二分 川黄连五分

【主治】 口疮。

【制法】 共研成极细末。

【用法】 撒敷患处。

【文献来源】 《中医秘方验方第二辑》。

（三）

【处方】 枯矾三钱 尿碱二钱

【主治】 小儿口疮。

【制法】 共研细末。

【用法】 撒患处，即愈。

【文献来源】 《民间验方》。

（四）

【处方】 酸浆皮（炒焦）五钱 枯矾二钱 冰片一钱

【主治】 口糜（烂嘴唇）。

【用法】 共为细末，外撒数次即愈。

【文献来源】 《民间验方》。

（五）

【处方】 猪苦胆1个 朱砂适量 白矾适量

【主治】 口疮。

【制法】 将后两药为面装入胆内，装满为度，阴干研细末。

【用法】 外撒患处。

【备注】 本组共治10例，均治愈。
【文献来源】 《中草药秘方验方选》。

（六）

【处方】 生文蛤
【主治】 口舌破烂。
【制法】 研为细末。
【用法】 撒患处。
【文献来源】 《中医秘方验方第二辑》。

疳　证

（一）

【处方】 银朱三钱　微炒珍珠三钱　铅粉三钱　枯矾三钱　冰片五分　麝香一分　鸽子布（即红哔叽布）一大块
【主治】 小儿疳证，溃烂者。
【制法】 共为细末。
【用法】 外敷于溃烂面上。
【备注】 ①珍珠、冰片、麝香应另研兑入药中；②红哔叽布，应烧为灰兑入药中。
【文献来源】 《中医秘方验方第一辑》。

（二）

【处方】 砒石五分　大枣3个
【主治】 走马牙疳唇、齿龈糜烂者。
【制法】 大枣去核，将砒石装入，用线上缠，文武火烧存性研细末。
【用法】 外敷患处。
【备注】 此药毒性剧大，切记不可入口。
【文献来源】 《中医秘方验方第一辑》。

（三）

【处方】 珍珠五分　射干二分　冰片五分　青黛一两　硼砂二两　枯矾二两　儿茶一两
【主治】 牙疳。
【制法】 共研为细末。
【用法】 每次取少许撒患处。
【文献来源】 《中医秘方验方第二辑》。

（四）

【处方】 砒霜二钱　巴豆9个　轻粉二钱　银朱二钱　黄丹二钱　斑蝥二钱　冰片五分　铅粉二钱
【主治】 脑疳、疳证、各种吐惊。
【制法】 共研为细末，以蒜三两、蜜少许捣成膏。
【用法】 敷太阳穴，约4小时。
【备注】 忌食小米饭3日。
【文献来源】 《中医秘方验方第二辑》。

（五）

【处方】 牡蛎、象皮、川楝子、朱砂、冰片各等份
【主治】 疳证。
【制法】 共研为细末。
【用法】 外疳外敷患处，内疳3岁者服七分。
【文献来源】 《中医秘方验方第二辑》。

（六）

【处方】 砒霜三分　巴豆2个　斑蝥2个　轻粉五分　银朱二钱　大枣（去核）2个　独头蒜1头
【主治】 治疳，小儿疹后泻痢、鼻口发干、无泪、揉目、挖鼻等。
【用法】 敷两侧太阳穴。
【备注】 忌食小米饭3日。
【文献来源】 《中医秘方验方第二辑》。

小儿包皮水肿

（一）

【处方】 黄柏五钱　豆腐五钱　石膏二钱
【主治】 小儿阴茎包皮水肿。
【制法】 将黄柏和石膏研成细末，和豆腐调成膏。
【用法】 涂敷患处。

【医案】 钟某，男，6岁。龟头水泡状肿，根脚皮色微。

【备注】 本组共治疗5例，均痊愈，快者1日慢者3日，无不良反应和副作用。

【文献来源】 《验方秘方选编》。

（二）

【处方】 黄柏、苍术、大黄、白芷各等份

【主治】 小儿过敏性阴茎包皮水肿。

【制法】 共为末拌匀，再加适量香油调成稀糊状。

【用法】 用煮沸消毒过的鸡毛或鸭毛蘸药涂在患处，反复多次。

【用法】 轻者1日，重者2～3日即愈。

【文献来源】 《验方秘方选编》。

（三）

【处方】 黄栀子一两 白酒二两

【主治】 小儿过敏性阴茎包皮水肿。

【制法】 黄栀子打碎，浸泡在白酒中半小时。

【用法】 用煮沸消毒过的鸭毛浸蘸制备好的药酒涂患处，反复多次。

【备注】 本组共治疗12例，均痊愈，最快1日最慢2日痊愈，无不良反应与副作用。疗效显著。

【医案】 赵某，男，3岁。患过敏性阴茎包皮水肿，透明如珠状，阴茎红肿，有灼热感，患儿烦躁不安呈痛苦病容，用栀子酒1日即愈。

【文献来源】 《验方秘方选编》。

痘 疹

（一）

【处方】 紫背浮萍一碗

【主治】 麻疹应出不出，或疹出不透者。

【用法】 用水两碗煎开，等稍凉后浸毛巾，拧干，趁热敷前后胸背及脚手弯等处，冷后即更换，其疹自出。亦可用浮萍草二钱，煎水代茶内服。

【备注】 此法各地应用较多，有的方中再加白盐少许，或糯稻草一束，放锅内共炒热，用布包好，趁热熨、擦手足腕及胸背等处，1～2次后其疹即出。亦有加用西河柳或椿树皮、臭牡丹等适量，煎开后，趁热熏蒸以透疹子。

【文献来源】 《中草药验方选编》。

（二）

【处方】 葱头5个

【主治】 麻疹应出不出，或疹出不透者。

【用法】 捶碎，敷于肚脐下。

【备注】 又方①葱根1根、胡椒3粒，用红糖调如糊状，敷胸部及手足心几分钟即出。②葱白一撮，捣烂入面盆内，用开水冲，趋势熏。

【文献来源】 《中草药验方选编》。

（三）

【处方】 白芥一两 面粉一两

【主治】 麻疹并发肺炎。

【用法】 以温水调成糊状，贴胸部2小时。

【备注】 白芥有一定刺激性，使用时需注意。

【文献来源】 《中草药验方选编》。

（四）

【处方】 马牙七一两 樟脑二钱

【主治】 水痘溃烂。

【制法】 共研为细末。

【用法】 香油调敷。

【文献来源】 《中医秘方验方第二辑》。

百 日 咳

【处方】 五倍子五钱

【主治】 百日咳后体虚，终日流汗不止者。

【用法】 焙干研粉末，敷于肚脐上。

【文献来源】 《中草药验方选编》。

白 喉

（一）

【处方】 巴豆末0.5克 朱砂末0.5克

【主治】 白喉、急性喉炎。

【制法】 上药研合均匀，放在普通小膏药中心。

【用法】 贴在印堂穴上，8 小时后除掉，局部呈红紫色，并起小泡，如水泡有扩大趋势，用针将其扎破，以消毒棉吸尽水，涂 1%甲紫，24 小时后，伪膜逐渐缩小，一般在 3～4 日内可以脱落，症状消失而痊愈。

【文献来源】 《验方秘方选编》。

（二）

【处方】 鲜威灵仙根一段　盐少许

【主治】 咽白喉与喉白喉。

【用法】 将上药捣烂取如黄豆大一粒放印堂处，外用胶布粘贴一昼夜，揭掉，局部有水泡，用针刺破。不起泡，定有红块，即生效。

【文献来源】 《中草药验方选编》。

（三）

【处方】 独蒜 1 个

【主治】 咽白喉与喉白喉。

【用法】 捣烂敷于手寸口经渠穴（即手寸口动脉凹陷中）。用贝壳盖上缚住，起泡时即将泡挑破，用甲紫抹上即愈。亦有加胡葱同用者。

【文献来源】 《中草药验方选编》。

（四）

【处方】 独蒜头 1 个　明雄黄少许

【主治】 咽白喉与喉白喉。

【制法】 先将大蒜捣成泥，再入雄黄调匀如豆状大。

【用法】 将已调好的药置于合谷穴，盖以膏药 4～8 小时后，贴药处即起水泡。

【备注】 又方①去雄黄加银朱；②大蒜捣烂加轻粉包于曲池穴。

【文献来源】 《中草药验方选编》。

眼　疾

（一）

【处方】 五倍子一两　蜂蜜适量

【主治】 倒睫。

【制法】 将五倍子研成细末，加入蜂蜜均匀调拌，直调至稠糊状为度，若无蜂蜜即用醋代之。

【用法】 用时先以水洗净患侧眼睑皮肤，然后再将适量的膏剂涂布于距睑缘 2mm 处，每日 1 次，一般连续涂 3～5 次，多则 10 余次，即可将倒睫矫正。

【文献来源】 《验方秘方选编》。

（二）

【处方】 炉甘石五两（要水飞过的）　菊花一钱　川黄连一钱半　薄荷六分　防风一钱　全蝉蜕七分　川羌活八分　川芎一钱　苏栀子八分　元黄芩一钱　当归一钱　龙胆草八分　黄柏一钱

【主治】 眼睑赤烂。

【制法】 后十二味药煎浓汁，另将炉甘石用铁器叠盛之，火上煅红，淬入药汁内，淬完取出，再煅再淬，以药汁淬尽为止。候干研细，再将生姜自然汁和炉甘石面如稠粥样涂于瓷器底上，以物将瓷器架起，用时将瓷器复置之，下面点燃艾叶熏之（用烟），令炉甘石熏至干裂为度，取下研极细末，每两炉甘石细末兑入冰片五分。

【用法】 用香油调上药敷患部，以不露赤烂形迹为止，最好睡时用之。

【备注】 忌辛辣、刺激性饮食。

【文献来源】 《中医秘方验方第二辑》。

牙　痛

（一）

【处方】 荜澄茄 10 粒

【主治】 牙痛。

【用法】 捣碎放痛齿上，用手指捎压一下。

【备注】 本方用于临床，简便经济，疗效较为满意。适用于症见牙痛绵绵不断，饮冷增剧，遇温缓解者。

【文献来源】 《验方秘方选编》。

（二）

【处方】 轻粉 2.5 克 独头紫皮蒜（去皮）1 个

【主治】 一切牙痛，久治不愈牙痛用此方 1 次即愈。

【制法】 两药合一处捣烂。

【用法】 将药敷在合谷穴上，左侧糊左合谷，右侧敷右合谷，敷药时间约 2 小时，不久可见一个水泡。

【文献来源】 《中草药秘方验方选》。

（三）

【处方】 蟾酥 0.1 克 薄荷 0.15 克 青黛 0.5 克

【主治】 风火牙痛。

【制法】 共研细末。

【用法】 涂于患处。

【文献来源】 《中草药秘方验方选》。

口 腔 炎

（一）

【处方】 五倍子一钱 青黛一钱五分 冰片一钱五分 硼砂二钱 人中白二钱五分

【主治】 口腔炎、齿龈炎。

【用法】 共研细末贮瓶，局部外敷，每日 2～3 次。

【备注】 口腔炎、齿龈炎是口腔常见病，用本方治疗 32 例口腔病患者，取得较满意的疗效，其中口腔炎 24 例，齿龈炎 8 例，均用此方外敷 3～5 次后治愈。

【文献来源】 《验方秘方选编》。

（二）

【处方】 西瓜霜

【主治】 口腔炎。

【制法】 用西瓜大小不限，把西瓜切开口装上朴硝 200～250 克，凌水成霜，收起备用。

【用法】 涂在口腔内数量不限。

【文献来源】 《中草药秘方验方选》。

腮 腺 炎

（一）

【处方】 银朱二钱 蜈蚣 2 条

【主治】 腮腺炎。

【制法】 共研细末，用鸡蛋清调成糊状。

【用法】 敷于患处。

【文献来源】 《黑龙江验方选编》。

（二）

【处方】 陈石灰（越陈越好）

【主治】 腮腺炎。

【制法】 用醋调成糊状。

【用法】 外涂患处，每日 3～4 次。

【文献来源】 《黑龙江验方选编》。

（三）

【处方】 凡士林 75 克 水适量

【主治】 腮腺炎。

【制法】 制成糊状。

【用法】 外涂患部，每日 1 次。

【文献来源】 《黑龙江验方选编》。

（四）

【处方】 大蒜泥 10 克 陈醋 5ml

【主治】 腮腺炎。

【用法】 调匀外敷，干即换。

【文献来源】 《黑龙江验方选编》。

（五）

【处方】 马蜂窝 1 个

【主治】 腮腺炎。

【制法】 研面，醋调。

【用法】 外敷患处。每日 1 次。

【文献来源】 《黑龙江验方选编》。

（六）

【处方】 生大黄末适量

【主治】 腮腺炎。

【制法】 用葱汁调涂。

【备注】 也有用醋调涂的。

【文献来源】 《中草药验方选编》。

（七）

【处方】 鲜蒲公英

【主治】 腮腺炎。

【用法】 连根带叶洗净，捣膏配鸡蛋清调匀摊布上贴患处。

【备注】 又方加白矾末一钱、冰片一分、薄荷少许，和蜜调敷患处。

【文献来源】 《中草药验方选编》。

（八）

【处方】 仙人掌

【主治】 腮腺炎。

【用法】 捣烂如泥，贴患处。

【文献来源】 《中草药验方选编》。

（九）

【处方】 鲜车前草一握

【主治】 腮腺炎。

【用法】 捣烂，贴敷患处。

【文献来源】 《中草药验方选编》。

（十）

【处方】 鱼腥草

【主治】 腮腺炎。

【用法】 加生盐少许捣烂，包敷患处（不加盐也可）。

【文献来源】 《中草药验方选编》。

（十一）

【处方】 山胡椒根或叶一握

【主治】 腮腺炎。

【用法】 捣烂，敷患处。

【文献来源】 《中草药验方选编》。

（十二）

【处方】 蚯蚓 7～10 条 冰片（研粉）四分

【主治】 腮腺炎。

【用法】 将蚯蚓捣烂如泥做成饼，撒上冰片敷患处。

【文献来源】 《中草药验方选编》。

（十三）

【处方】 赤小豆适量

【主治】 腮腺炎。

【用法】 用水浸软，捣烂，用水或醋或蜂蜜或鸡蛋清适量调成糊状，外敷患处。

【备注】 此方用者较广，另以赤小豆为复方的有：①加芙蓉叶等份；②加黄柏适量；③加青黛适量；④加大黄、白矾各适量。这类方一般多用醋适量调敷，也有用蜜或鸡蛋清调敷的。

【文献来源】 《中草药验方选编》。

（十四）

【处方】 绿豆粉、米醋各适量

【主治】 腮腺炎。

【用法】 调成膏，敷肿处。

【文献来源】 《中草药验方选编》。

（十五）

【处方】 老醋底

【主治】 腮腺炎。

【用法】 涂患处。

【文献来源】 《中草药验方选编》。

（十六）

【处方】 五倍子末适量

【主治】 腮腺炎。

【用法】 用米醋调成糊，涂于患处。

【文献来源】 《中草药验方选编》。

（十七）

【处方】 甘草末适量 鸡蛋清 1 个

【主治】 腮腺炎。

【用法】 调成糊状，外敷患处，干即换。

【文献来源】 《中草药验方选编》。

（十八）

【处方】 卤水两匙

【主治】 腮腺炎。

【制法】 用白面少许，调和成糊状。

【用法】 摊青布上，贴患处。

【备注】 也有用玉米淀粉调和外敷的。

【文献来源】 《中草药验方选编》。

（十九）

【处方】 大蒜适量

【主治】 腮腺炎。

【用法】 捣烂，调敷。

【文献来源】 《中草药验方选编》。

（二十）

【处方】 鲜天冬适量

【主治】 腮腺炎。

【用法】 捣烂，外敷。

【文献来源】 《中草药验方选编》。

（二十一）

【处方】 山豆根五钱

【主治】 腮腺炎。

【用法】 以适量酒酿共炖浓汁，外敷。

【文献来源】 《中草药验方选编》。

（二十二）

【处方】 硫黄一两　荞麦面一两半

【主治】 腮腺炎。

【用法】 共为细末，用白酒调和敷患处，药干后再调。

【文献来源】 《中草药验方选编》。

（二十三）

【处方】 鲜马舌菜一两　猪胆汁 1 个

【主治】 肿腮。

【用法】 共捣烂，糊在患处，每日一换。

【文献来源】 《民间验方》。

（二十四）

【处方】 银朱二钱　全蜈蚣 2 条

【加减】 局部发热可加黄连、黄柏、栀子各一钱。

【主治】 腮腺炎。

【用法】 上药共研细末，用鸡蛋清调成糊状，外敷局部。

【备注】 用本方治疗 60 例，效果较好。轻者外敷 1 次，重者外敷 2 次即痊愈。此方不仅对腮腺炎有效，对急性淋巴腺炎或其他无名肿毒亦有良效。

【文献来源】 《验方秘方选编》。

（二十五）

【处方】 优质食醋

【主治】 腮腺炎。

【用法】 以醋浸纱布条，临睡前敷之，干即更换。

【文献来源】 《验方秘方选编》。

（二十六）

【处方】 黄柏粉七分　生石膏粉三分

【主治】 流行性腮腺炎。

【制法】 两种药物用米醋或白酒混合成糊状。

【用法】 将糊状敷于患处，用纱布、塑料薄膜等敷盖即可。每日 1 次，一般连敷 2～3 日。

【医案】 陈某，男，12 岁。高热 39℃，发冷，两腮肿胀 1 日多前来就诊，诊断为“流行性腮腺炎”。用上药，每日 1 次，2 日痊愈。

【备注】 本组共治 62 例，2 日治愈 51 例，3 日治愈 8 例，4 日治愈 3 例。

【文献来源】 《验方秘方选编》。

（二十七）

【处方】 五倍子二分　黄柏一分

【主治】 流行性腮腺炎。

【制法】 共为细末，用油质膏调敷局部。

【备注】 本组治疗 90 例，治愈率达 100%。局部涂用此药后，最早退热时间为 1 日，最晚为 2 日，腮腺消肿时间为 3 日。如发热疼痛轻微可服牛黄解毒片；如合并扁桃腺炎可用下方：山豆根二钱、金银花二钱、连翘二钱、黄芩二钱、射干二钱、板蓝根二钱、桔梗二钱、玄参二钱、黄柏二钱、甘草二钱，水煎服。

【文献来源】 《验方秘方选编》。

咽 喉 病

（一）

【处方】 鲜鲫鱼 1 条 大黄米适量

【主治】 咽喉肿痛，饮食困难。

【制法】 共捣如泥。

【用法】 外敷肿痛处。

【备注】 本组共治疗十多例，90%有效。

【文献来源】 《中草药秘方验方选》。

（二）

【处方】 斑蝥 3 个 乌梅 3 个

【主治】 急性喉炎。

【制法】 压面蜜调。

【用法】 外糊人迎穴（双侧），1 小时起泡止。

【备注】 切忌误入口内，在医生指导下使用。

【文献来源】 《中草药秘方验方选》。

（三）

【处方】 斑蝥 3 个 巴豆 1 个 银朱 0.5 克 台射干少许（较重加用，不重不用）

【主治】 双单乳蛾（扁桃腺炎）。

【制法】 共为细末备用。

【用法】 每用黄豆大两块贴外喉处，上盖万应膏，2 小时后揭开膏药起黄水泡，用消毒针挑破流出黄水自愈。

【备注】 忌食辛辣、发物等。

【文献来源】 《中草药秘方验方选》。

（四）

【处方】 斑蝥四钱 乳香六分 没药六分 全蝎六分 冰片六分 台射干六分 全酥六分 银朱六分 血竭一钱

【主治】 咽喉内外肿痛。

【制法】 共研为细末。

【用法】 用蓖麻子仁为膏，合前药面调匀，敷肿痛处，敷之起泡为有效，用针将泡挑破亦无妨碍。

【文献来源】 《中医秘方验方第二辑》。

（五）

【处方】 上血竭七分 蟾酥五分 胡椒 7 粒 没药五分 公丁香五分 葱根 7 块 乳香五分 鲜姜 7 片

【主治】 单双乳蛾。

【制法】 共捣一处。

【用法】 糊肚脐上，盖以青布，用手按脐出汗。

【文献来源】 《中医秘方验方第二辑》。

第四章 特色针法

张缙针刺手法

【针刺手法】 张缙教授认为达到“气至病所、循经感传”的先决条件，宜先练针刺基本功：练气，练指，练意，练巧。后守神练针能达到“三合”：力与气合，气与意合，意与指合。只有达到“三合”，在行针时才能做到寓动于静（静中施针）；寓快于稳（稳中求快）；寓巧于微（微中见巧）。通过张缙教授研制的锟针系列结合传统的针刺手法，进行循经感传的接力刺激，使循经感传从隐性转为显性，从弱到强，从短到长，从循经到病所，从循感到效应，从感传的激发到机体的经络调整，从激发经络感传到调整人体功能的阴阳平衡。

【医案举例 1】 患者，男，22 岁。2008 年 12 月 6 日初诊。现主症：双眼迎风流泪，目内眦红肉稍隆起，舌淡，苔白，脉细弱。诊断为冷泪症，证属肝肾亏虚。治法：补肾益睛，养血疏经活络。

处方：风池、内睛明、攒竹、承泣、肝俞、肾俞、合谷。得气后留针 30 分钟，每日 1 次。操作手法：①风池：弹针速刺，搓针得气，气至病所，施烧山火手法送热至眼底，留针 30 分钟。②内睛明：将眼球拨向外侧，弩法进针，压针缓进快出，不留针。③攒竹、承泣：弹针速刺，得气后留针 30 分钟。④肝俞、肾俞、合谷：投针速刺，得气后推针运气，使针感循经上传，施提插捻转补法。

【医案举例 2】 患者，女，33 岁。2008 年 12 月 7 日初诊。现主症：患者腹部有下坠感，腰酸痛，白带多，伴口苦口干，大便不畅，尿欠清，舌淡红，苔薄黄，脉滑。诊断为子宫脱垂。辨证：肾精亏虚。治法：补肾填精。

处方：气海、中极。留针 30 分钟，每日 1 次。操作手法：①气海：按针速刺，搓针得气，气至病所，施烧山火手法送热至胞宫，留针 30 分钟，如操作得当可见气满自摇之征。②中极：推针速刺，得气后推针运气，气至病所，以九阳之术施提插捻转补法，使冲任调和。

于致顺针刺手法

【针刺手法】 于氏头穴丛刺针法是于致顺教授提出并创立的，主要包括于氏头穴七区划分法和头穴透刺法、头穴丛刺法、长留针及间断捻转法。于致顺教授将中医传统经络理论、超声波对大脑皮质运动诱发电位等的研究和现代医学神经解剖学相结合，提出了于氏头穴七区及“针场”假说。通过对每日针刺次数、捻转速度、捻转持续时间、留针时间、捻转与提插等针刺手法的研究，创新性地提出了“透刺、丛刺、长留针、间断捻转法”。

【医案举例 1】 患者，女，53 岁。1991 年 9 月 29 日初诊。现主症：呼吸急促，喉间有哮鸣声，咳痰稀白，晚间不能平卧，口不渴，舌质淡红，苔薄白，脉浮紧。诊断为哮病，证属风寒犯肺。治以宣肺化痰，止咳平喘。

处方：中府、孔最、太渊、中脘、足三里、脾俞、肺俞、肾俞、定喘。操作手法：膻中交替刺络拔罐，定喘交替刺络拔罐。其余穴常规针刺，前后侧交替治疗。

【医案举例 2】 患者，男，46 岁。2006 年 4 月初诊。现主症：患者精神萎靡不振，呼之能应，言语不清，右侧中枢性面瘫，右侧肢体肌力 0 级，舌质红，苔薄白，脉弦。诊断为中风，证属风阳上扰。治以平肝潜阳，活血通络。

处方：顶区、顶前区、颞区、额区、牵正、地仓、颊车。操作手法：头针针刺后捻转约200转/分，每根针捻转约1分钟，留针8小时。留针期间，开始每隔30分钟捻转1次，重复2次，然后每隔2小时捻转1次，直至出针。

孙申田针刺手法

【针刺手法】 孙申田教授医技精湛，治学严谨，习古创新，医技精湛，从事针灸临床、教学、科研工作50余载，临证经验丰富，在许多病症治疗方面独具匠心，效果卓著。在黑龙江省针灸学科建设方面，大力提倡要“继承与创新相结合”，继承是创新的基础，重视经络辨证；在头针应用中，孙申田教授结合神经解剖学、神经生理学、神经病理学、神经生物学、免疫组织化学等多学科领域知识，取得“经颅重复针刺运动诱发电位的研究”“电针运动区不同强度对脑的影响”等一系列研究成果，扩大了头针疗法的治疗范围，同时结合临床实践，总结提炼出调神益智法、滞针提拉法、孙氏腹针疗法等多个临床特色诊疗方法。

【医案举例1】 患者，男，71岁。2012年6月初诊。主诉：左侧腰部至脐部疼痛1个半月。现主症：患者1个半月前带状疱疹治愈后，遗留左侧腰部至脐部疼痛，以刺痛为主，持续发作，难以忍受，甚则夜不能寐。曾口服大量西药治疗，效果不佳。现患者表情痛苦不安，常常因疼痛大声尖叫，左侧胁下可见色素沉着斑，拒按，局部触痛明显，舌质暗，两侧有瘀斑，舌苔黄腻，脉沉弦。既往心衰史。中医诊断：痹证。西医诊断：带状疱疹后遗神经痛。

处方：主穴取T_2～T_3夹脊穴；配穴取百会、宁神1（神庭与印堂中点）、疼痛局部腧穴。操作手法：T_2～T_3夹脊穴，从脊柱旁开5寸斜向神经根方向刺入1.5～2寸，以得气为佳，疼痛部位腧穴针刺时要求沿皮平刺，从脊柱旁开1.5寸。足太阳膀胱经第一侧线开始，沿着肋骨下缘肋间神经走行处，针刺时避开色素沉着部位，依次向相邻的足少阳经、足阳明经透刺，每相邻两针间隔1寸，直至脐部疼痛终止部位。百会、宁神穴要求由徐到疾捻转，捻转速度在200转/分以上，连续刺激3～5分钟。诸穴得气后接连电麻仪，使用密波刺20分钟，强度以患者耐受为宜。每日1次，每次40分钟。

【医案举例2】 患者，女，45岁。2012年7月初诊。主诉：右大腿外侧刺痛7年。现主症：患者自诉7年前无明显诱因，突然感觉右大腿外侧刺痛，且伴随麻木蚁行感，症状渐进性加重，至今首次前来治疗。现患者神清语利，面色黧黑，左侧大腿并无异常，舌质暗，苔白。中医诊断：血痹。西医诊断：股外侧皮神经炎。

处方：主穴取百会、宁神、腰夹脊。配穴取风市、阳陵泉、沿右大腿外侧不适处局部浅刺，多针丛刺，每两针之间相隔1寸。操作手法：嘱患者左侧卧位，选用1.5寸毫针，百会、宁神快速捻转（200～300转/分），其他穴位平补平泻，每日1次，每次留针40分钟，电针20分钟。

高维滨针刺手法

【针刺手法】 高维滨教授主攻针刺治疗神经系统疾病，擅长项针治疗延髓麻痹，针刺风池、供血、翳明穴来改善脑部血液循环以治本，针刺廉泉、外金津玉液穴来恢复舌肌的吞咽与构音功能，针刺治呛、吞咽穴来恢复会厌和咽缩肌的吞咽、构音功能，针刺发音穴来恢复发音功能以治标。

【医案举例1】 杨某，女，54岁。2009年5月19日初诊。现主症：嗜睡，声音逐渐嘶哑，饮水、进食呛咳，伸舌不全，流涎，左侧眼裂小，张口不全，右侧肢体轻度无力。中医诊断：中风。西医诊断：腔隙性脑梗死（延髓为主），真性延髓麻痹。

处方：①供血、翳明、风池、发音、吞咽、治呛、廉泉、外金津玉液、舌中；②双侧头针运动区中下1/3；③右曲池、外关、合谷、后溪、环跳、阳陵泉、悬钟、侠溪、太冲。操作手法：施以捻转手法（100次/分）各穴行针约15秒，留针30分钟，期间行针3次后出针。颈部廉泉、外金津玉液穴，用60mm长针向舌根方向刺入1.0～1.5寸，吞咽、治呛、发音穴分别直刺0.3寸，上述各穴均需快速捻转行针15秒后出针，不留针。

【医案举例2】 吴某，女，48岁。2009年7月5日初诊。现主症：患者2个月前开始进食和谈话时间增加，声音嘶哑，发音不清，带鼻音。以后进食中逐渐不能顺利吞咽，说话发音不清，声音低弱。中医诊断：痿证。西医诊断：重症肌无力（咽喉型）。

处方：翳明、风池、供血、吞咽、发音、人迎、廉泉、对金津玉液、舌中。操作手法：风池、供血、翳明、人迎穴留针30分钟，间歇10分钟，行针1～2分钟；廉泉、外金津玉液、发音、吞咽、舌中穴进针后行捻转手法，局部产生热胀感后即出针。

三维五法治疗颈椎病、腰椎间盘突出症

【针刺手法】 结合多年来的临床经验，在治疗颈椎病、腰椎间盘突出症等慢性、劳损性疼痛疾病方面，刘征教授提出了一套完整而系统的特色疗法，即“三维五法”。所谓三维五法，即点、线、面（腧穴、经络、经筋）三维结合，刮痧、拔罐、针法、灸法和中药五法并用，治疗过程中，五种疗法各有针对性，又相互渗透，五种疗法不是简单的作用叠加，而是协同增效的关系。目前，该疗法已经成为龙江医学流派传承工作室优势病种临床推广项目之一。

【医案举例1】 张某，男，40岁。主诉：右颈项、右肩臂放射痛1周，加重1日。现病史：患者长期从事计算机工作，颈项部肌肉长期处于高度紧张状态。1周前夜间上网中感受风寒，出现咳嗽、头痛、流清涕、颈项痛，自行服用感冒药后咳嗽、流涕、头痛症状消失，但右项肩部酸楚，颈部后伸、右旋、右侧屈时，从颈部呈电击样疼痛，向肩、上臂外侧、小臂前侧、拇指、食指侧放射，自觉右上肢酸软无力，在当地医院牵引按摩后稍有好转，但1日前，开车时因紧急刹车而使疼痛加重。查体：舌淡苔薄白，脉缓涩尺弱。臂丛神经牵拉试验（+），颈椎间孔挤压试验（+），颈部活动受限，肌肉触之僵硬，肩胛骨内上部压痛阳性，第5～6颈椎横突间前侧有放射性压痛，右手拇指、食指感觉减退。中医诊断：项痹病。西医诊断：颈椎病（神经根型）。

处方：采用“三维五法”进行治疗，予刮痧、拔罐、针刺艾灸，嘱口服脊痛消胶囊7粒，每日3次。针刺选穴：风池、天柱、肩井、曲池、外关（皆取患侧），颈夹脊（病变节段及其上下两对）。操作手法：先行刮痧，主要刮拭手、足太阳经和足少阳之经筋，从颈项部自上而下，呈“川”字形刮拭，皮肤出现红色或紫黑色瘀点即可。再行拔罐，采用火吸法，进行闪罐和走罐2分钟，以局部皮肤充血或瘀血为度，必要时在大椎穴和右肩井留罐5分钟。风池、天柱、肩井、曲池、外关施以平补平泻手法，留针40分钟，针刺颈夹脊穴时要使针尖方向斜刺向脊柱侧，得气后，予电针治疗，将3组导线左右连接，选用疏波，电流量以局部肌肉出现节律性跳动，患者能耐受为度，每次治疗40分钟。留针时予艾灸治疗，选用雷火灸条，艾灸颈项部的腧穴、经络及经筋，采用回旋灸，持续艾灸10分钟。

【医案举例2】 严某，男，40岁。主诉：右腰腿放射痛3周，加重2日。现病史：患者于3周前运动过程中不慎跌倒，当时即觉右腰部疼痛，未予重视，夜半起夜时右腰及臀部疼痛剧烈，不能翻身坐起。翌日在当地医院以急性腰扭伤治疗，治疗方法主要是理疗、按摩，口服虎力散、云南白药等，经治疗后疼痛明显减轻。2日前乘车时，因道路颠簸而突然腰痛加重，并向右臀部、右大腿后侧、腘窝、小腿后侧放射至足跟，又按前法治疗未见缓解。查体：舌紫暗，苔白厚腻，脉缓涩。右腰4、腰5棘突旁压痛明显，并沿右臀部、右大腿后侧、腘窝、小腿后侧放射至足跟，右小腿前外侧、足背外侧皮肤痛温觉减退，直腿抬高试验（+），加强试验（+），右跟腱反射减弱，右膝腱反射减弱。臀沟点压痛明显。自备腰部MRI示腰4、腰5髓核突出，压迫右侧腰5神经

根外上方；腰5、骶1髓核突出，轻度压迫骶骨1神经根外上方。中医诊断：痛痹。西医诊断：腰椎间盘突出症。

处方：采用“三维五法”进行治疗，予刮痧、拔罐、针刺艾灸，嘱口服脊痛消胶囊7粒，每日3次。针刺选穴：环跳、承扶、委中、承山、昆仑、腰痛穴（皆取患侧）、腰夹脊（病变节段及其上下两对）。操作手法：先行刮痧，主要刮拭足太阳膀胱经经筋，从腰部自上而下刮拭，皮肤出现红色或紫黑色瘀点即可。再行拔罐，采用火吸法，进行闪罐和走罐2分钟，以局部皮肤充血或瘀血为度。环跳深刺，使针感向下沿足太阳膀胱经传导，承扶、委中、承山、昆仑、腰痛穴施以平补平泻手法，留针40分钟，针刺腰夹脊穴时要使针尖方向直刺向脊柱侧，得气后，予电针治疗，将3组导线左右连接，选用疏波，电流量以局部肌肉出现节律性跳动，患者能耐受为度，每次治疗40分钟。留针时予艾灸治疗，选用雷火灸条，艾灸腰部的腧穴、经络及经筋，采用回旋灸，持续艾灸10分钟。

针灸治疗枕神经痛

【针刺手法】 局部消毒后选用0.35mm×25mm无菌针灸针针刺风池、翳明、后溪、合谷、外关、太冲、昆仑穴，逐渐进针，并小幅度提插，捻动针柄，加强感应，当患者有酸、胀、麻或有明显放射感时停止捻转，留针30分钟，拔针。每日1次，2周为1个疗程。

【适应证】 枕神经痛。

【注意事项】 ①局部消毒要彻底；②穴位定位要准确。

【应用小结】 本治法具有促进枕部血液运行，疏通经络的功效，可通过刺激穴位发挥作用，从而达到辅佐药物治疗以缓解症状的目的。

【方法来源】 临床经验方法。

【医案举例】 王某，男，45岁，个体。自述枕骨下和后头部疼痛3年，加重1周，诊断为枕神经痛。辨证：气虚血瘀，脉络瘀阻。予双针灸治疗，每日1次。1周后疼痛减轻，2周后，症状基本缓解。

围刺头部病灶治疗颅脑术后功能障碍

【针刺手法】 沿着颅脑手术后颅骨摘除边缘进行围刺，针尖朝向病灶中心，围刺5根针灸针，针刺点距离颅骨缺如边缘0.5寸，针尖朝向病灶成15°角斜刺，针体刺入长度为0.3～0.5寸。每日针刺2次，每次30分钟，平补平泻，期间捻转2次，10分钟1次，15日为1个疗程。

【功能主治】 采用腧穴的近治作用，围刺病灶处，活血祛瘀生新。

【适应证】 颅脑术后患者。

【注意事项】 头穴围刺病灶处要注意进针角度、进针深度及针刺点距离病灶的距离，若角度接近90°、针刺点太过接近病灶处伴有进针过深则容易刺入脑组织造成脑组织损伤。

【应用小结】 头穴围刺是《内经》中“扬刺”的发展，是传统医学在现代研究中的应用，体现了传统中医近治作用的治疗原则，是一种靶向性明确的治疗方法。围刺头部病灶处可以提高脑内源性神经生长因子的激活能力，促进脑功能恢复及重建。头穴围刺颅骨摘除部位可以明显提高颅脑术后康复期患者的疗效、降低神经功能缺损程度及改善日常生活能力，减低患者的残障程度。传统的针刺方法直接针刺到病灶处，但颅骨摘除的患者病灶处不能针灸，否则会造成脑组织损伤，所以颅骨缺如的患者目前尚无安全可靠的头穴针刺方法。本方法是采用围刺直接作用在病灶处从而达到提高颅脑术后患者康复效果的目的。

【医案举例】 张某，女，64岁。车祸外伤后脑出血，开颅瓣减压术后15日。诊断为脑外伤，去骨瓣减压术后。给予针灸康复治疗，头针给予头部病灶围刺，每日2次，结合常规体针及康复疗法，入院时患者表现为脑损伤后认知功能障碍，四肢肌力2～3级，2周后患者认知功能恢复正常，四肢肌力3～4级，并且可以配合进行行走练习。

针刺上胸段夹脊穴治疗缓慢性心律失常

【针刺手法】 取上胸段夹脊穴（Th1～Th4），定位：脊柱正中旁开 0.5 寸。嘱患者采用侧卧位，具体针具及针刺穴位进行常规消毒，四组穴位均直刺 20～30mm，得气后行平补平泻法（小幅度的提插、捻转），留针 30 分钟，每日 1 次，每周治疗 6 次，休息 1 日，共治疗 2 周。

【适应证】 患者心率通常在 60 次/分以下，主要临床表现为心悸，动则加剧，胸闷胸痛，怔忡不寐，面色白，形寒肢冷，自汗盗汗，少气懒言，舌淡苔白或白腻，脉沉迟细或结代。

【注意事项】 ①穴位定位准确；②针刺深度要严格控制，避免刺伤脏器。

【应用小结】 针刺上胸段夹脊穴能达到活血化瘀，振奋心阳的目的。而支配心脏的交感神经节前神经元主要分布在上胸段（Th1～Th4），刺激此部位的交感神经则引起心率增快、血压升高，而上胸段夹脊穴的解剖位置正位于此部位，故针刺上胸段夹脊穴能刺激此部位支配心脏的交感神经的节前及节后神经纤维，从而达到加快心率、提升血压的作用，使缓慢性心律失常患者的心率增加，从而减轻患者头昏、乏力、胸闷气短、失眠、心绞痛、记忆力减退、反应迟钝等临床症状，以提高患者的生活质量。

【医案举例】 周某，女，62 岁。既往冠心病病史十余年，心脏搭桥术后 5 年，自述心前区憋闷及头晕 1 个月，加重 1 周，伴心悸，胸痛，乏力，气短，舌质淡紫，苔薄白，脉迟缓。心率 52 次/分，诊断为冠心病心律失常，中医辨证为心阳不振，瘀血阻络证。予针刺上胸段夹脊穴，得气后行平补平泻法（小幅度的提插、捻转），留针 30 分钟，每日 1 次，每周治疗 6 次，休息 1 日，共治疗 2 周。2 周后患者心率达 60 次/分，心前区憋闷及头晕、乏力、气短等症状明显缓解，余无其他不适主诉。

浅筋膜锐针离断术治疗风湿骨病

【针刺手法】 用特制的小刃针 0.5mm×22mm 替代锐针，在腹部及背部查找压痛点和反应点。常规局部皮肤消毒后，持刃针垂直快速进入皮下 0.2～0.5cm 进行浅筋膜离断术，一般提插 4～5 次，术者可感觉皮下轻度阻力，无须调整针感，迅速出针，每 3 日 1 次，2 周为 1 个疗程。

【适应证】 各种原因所致的风湿骨痛、颈椎病、腰间盘疾病、类风湿关节炎、痛风、强直性脊柱炎、肿瘤疼痛、皮疹、后遗神经痛、痔疮等。

【注意事项】 ①穴位定位皮肤的反应点或压痛点；②局部消毒要彻底；③有出血倾向者慎用。

【应用小结】 本治法具有活血行气，疏通经络的功效，解除经络瘀滞，可使血管再生，从而达到缓解症状、抗炎消肿止痛的目的。

【方法来源】 临床挑治法方法。

【医案举例】 言某，女，68 岁，退休。自述双膝关节肿胀疼痛 10 余年，活动受限，加重 1 周，既往糖尿病病史，诊断为鹤顶风。辨证：气虚血瘀，脉络瘀阻，在膝关节、髋关节周围寻找压痛点及反应点，行刃针浅筋膜离断术，每 3 日 1 次，5 次为 1 个疗程。治疗 1 次后患者可以完成下蹲动作。1 周后，膝关节肿胀明显缓解，可以独立行走，症状基本缓解。

针柄烙法治疗扁平疣

【针刺手法】 ①针具：选用针灸针，检查针柄，其针柄末端为平面型，所有患者均使用统一规格的针具（0.35mm×40mm 的安迪一次性无菌针灸针）。②酒精灯：灯芯不宜过长，以免火苗太大烫伤患者或术者，灯内酒精不要多于 2/3，以免快速移灯时酒精溢出。③体位：嘱患者取仰卧位，戴护眼罩或以无菌单铺盖于治疗部位上，暴露疣体，拍照留档。④消毒：治疗前使用75%酒精消毒疣体局部皮肤。⑤加热：医者左手持酒精灯移近疣体部位，右手以握笔式姿态持针将针柄伸入外焰中，直到针柄末端烧至红亮。⑥烙：加热后将针柄末端快速垂直烙在疣体表面中央，以达到高温刺激疣体。疣体小的烙1次即可，疣体大者可烙2～3次。针柄轻轻接触疣体表面即可，不可过重。

【适应证】　由人类乳头瘤病毒（HPV）感染而发病的扁平疣患者。

【注意事项】　①过敏及瘢痕体质者、近3个月内有皮疹明显增多或减少者、局部有炎症者、有急性病史者、皮疹融合成片者、孕妇、严重心肝肾疾病者均不适用此疗法；②治疗后可有轻微刺痛感或灼热感，一般只持续1～2小时便会消失；③治疗后局部72小时避免蘸水，保持皮肤清洁干燥；④不可用手搔抓，使疣体结痂自然脱落；⑤忌食辛辣、腥发之物；⑥疣体结痂脱落后局部可能出现色素沉着，可逐渐消退。

【应用小结】　本法可通过针体将灼热导入人体，激发经气，鼓动气血运行、舒经活络，温补脏腑阳气，固护正气，有利于邪气排出体外，并可增强局部非特异性免疫防御功能，提高吞噬细胞的数量和吞噬能力，同时高温对HPV病毒也有杀灭作用。本科运用针柄烙法治疗本病已取得一定疗效。

【方法来源】　临床经验方法。

【医案举例】　夏某，女，28岁，公务员。扁平疣病史半年余，面部皮损共28个，第一次治疗后共消退19个；14日后进行第二次治疗，剩余皮损全部消退。3个月后进行随访，皮疹未复发。

梅花针叩刺疗法治疗白癜风

【针刺手法】　患者充分暴露皮损处白斑区，先用75%的酒精进行常规消毒，然后用梅花针轻叩白癜风皮损局部，直至局部皮肤潮红或微微出血为宜，治疗后应用碘伏进行局部消毒，每周治疗1次，2周为1个疗程。

【适应证】　适用于局限性白癜风的治疗。

【注意事项】　①操作前与患者沟通，消除其恐惧心理；②针刺时严格按照无菌操作；③治疗期间密切观察患者病情变化。

【应用小结】　梅花针叩刺可以舒筋通络，调和气血，从而改善微循环，促使色素沉着。一方面通过梅花针叩刺能够使闭塞的经脉血行恢复通畅，局部肌肤得以充养，从而改善白斑；另一方面能够调整相关脏腑气血，恢复其正常生理功能，促使机体恢复阴阳平衡，从而起到治疗白癜风的作用。

【方法来源】　临床经验方法。

【医案举例】　王某，男，36岁。2016年11月23日初诊。自诉后背部皮肤散在白色斑片5个月。既往身体健康，诊断为白癜风，辨为气滞血瘀证。按上述方法进行梅花针叩刺治疗，1周过后，患者复诊，观察皮损，经梅花针叩刺过的位置出现褐色点状色素沉着斑。

足三里穴位注射治疗下肢周围神经病变

【针刺手法】　用5ml注射器，抽取药液维生素B_1、B_6各100毫克，共4ml，混匀，排出空气。选准足三里穴位，常规局部皮肤消毒后，持注射器使针头垂直快速刺入皮下，逐渐进针，并小幅度提插，当患者有酸、胀、麻或有明显放射感时，固定针头，回抽注射器无回血，缓慢注入药液，小幅度捻动针头，加强感应，快速拔针，轻轻按揉30秒。每日1次，2周为1个疗程。

【适应证】　各种原因所致的下肢周围神经病变。

【注意事项】　①穴位定位要准确；②局部消毒要彻底；③注射器刺入穴位后回吸无血。

【应用小结】　本治法具有活血行气，疏通经络的功效，可使药物通过穴位渗透发挥作用，并使药物作用与穴位作用相辅相成，发挥针刺、药物及穴位对经络的协同刺激作用，从而达到缓解症状的目的。

【方法来源】　临床经验方法。

【医案举例】 李某，女，65 岁，退休。自述双下肢发凉、麻木 2 年，加重 1 周，既往糖尿病病史，诊断为糖尿病周围神经病变（脱疽）。辨证为气虚血瘀，脉络瘀阻。予双足三里穴位注射，每日 1 次。1 周后麻木减轻，2 周后，症状基本缓解。

自血穴位注射疗法治疗荨麻疹

【针刺手法】 选穴：脾虚湿阻及气血不足型取足三里（双）、阴陵泉（双）；肝郁脾虚型取阳陵泉（双）、阴陵泉（双）。操作：首先将所选好的穴位消毒，然后选取患者的肘静脉，近手太阴肺经上尺泽穴附近的静脉为宜，消毒后用 5ml 注射器抽取 4ml 血，随后注射至所选的穴位中，小幅度提插，当患者有麻胀感时固定针头，缓慢注入血液，每穴 1ml，出针后用无菌棉签按压，直至无血液渗出为止。对于瘙痒不甚者可每周做 1 次，瘙痒甚者隔日做 1 次，5 次为 1 个疗程，如果起效但未愈可再做 1 个疗程。

【注意事项】 中医辨证要准确；穴位定位要准确；注射器刺入穴位后局部无剧痛且有麻胀感；从采血至注射过程要时间短暂，控制在 3 分钟内，防止因血液凝固而阻塞注射器针头；孕妇、血小板减少患者、晕针者、晕血者禁用。

【应用小结】 自身血液用来治病，最早见于明代李时珍的《本草纲目》“气味咸，平，有毒，主治羸病人皮肉干枯，身上麸片起，又狂犬咬，寒热欲发者，并刺血热饮之”，可用于治疗吐血不止、金疮内漏等；又根据《现代皮肤病治疗学》：自血疗法就是把皮肤病患者自身的血液，从静脉血管内抽出来，再由臀部肌肉注入患者自身体内，从而刺激机体的非特异性免疫反应，促进白细胞吞噬作用，达到调理人体内环境，降低机体敏感性和增强机体免疫力，以治疗某些疾病的方法。这种疗法对白癜风、慢性荨麻疹、全身皮肤瘙痒症、泛发性湿疹和皮炎、过敏性紫癜、某些大疱性疾病、银屑病、复发性疖肿和毛囊炎、皮肤划痕症及脓疱型痤疮等都有不同程度的疗效。另外，荨麻疹相当于中医的“瘾疹”，多由风邪袭表走串经络日久未去而成，明代医家陈实功撰《外科正宗》中曾经提到“治风当治血，血行风自灭”。

根据上述理论为依据，本人将穴位注射疗法和自血疗法结合起来，对传统的穴位治病进行了提高和改进，既起到了调整气血阴阳的经络作用（足三里为足阳明胃经的穴位，足阳明胃经为多气多血之经，可提高机体的抗病能力；阴陵泉为足太阴脾经的穴位，具有健脾利湿的功能；阳陵泉为足少阳胆经的穴位，少阳为枢机，枢机和三焦调达，则腠理密，卫外功能强；尺泽穴为肺经的穴位，肺主皮毛，慢性瘾疹多可出现肺气郁阻，“开鬼门、洁净府”令肺气和，肺气和则皮毛光亮润泽）；同时又起到“治风当治血，血行风自灭”的作用。穴位中的瘀血灶会刺激机体的吸收机制而活血散血，从而达到祛风祛邪的功能。因此能提高机体的抗病能力，稳定内环境，调整气血阴阳平衡，达到使风团消，疾病除的目的。

【医案举例】 孟某，男，48 岁。主诉：周身时而瘙痒伴皮起红疹块近 3 年。舌淡体胖边有齿痕，苔白，脉弦滑。西医诊断：荨麻疹。中医诊断：瘾疹。曾长期口服氯雷他定治疗，时好时犯。本案以健脾利湿、清胃肠之热而行自血穴位注射疗法治疗 1 个疗程而愈。

火针疗法治疗痤疮

【针刺手法】 患者采取舒适体位，针具选取华佗牌不锈钢毫针 0.30mm ×40mm，1.5 寸，常规消毒；于每个皮损顶部中央及基底部选好进针点，辅助者持灯，术者一手作用于局部患处，另一手持针；置针于火焰的外焰，针体与火焰水平面成 45°，将针尖烧红至发白，快速直刺入皮损顶部，然后迅速出针；用棉签将皮损上的粉渣或脓疱分泌物、脓栓、脓血轻压挤出即可；若皮损已形成囊肿，针具则选用 1ml 注射器针头，刺破囊壁时针下会有落空感，之后用消毒棉签挤净囊内脓液。皮损变平处则无须再刺，未平处，每周治疗 1～2 次，疗程 4 周。

【适应证】 适用于局限性白癜风的治疗。

【注意事项】 ①注意饮食清淡，勿食辛辣、腥发之物，保证充足的睡眠，保持情绪平稳；②针刺时严格按照无菌操作；③针刺后 24 小时内不得蘸水，或使用任何药物及化妆品。

【应用小结】 火针是将针的局部刺激和灸的温热刺激相结合，促进气血的运行，使正气充盛，则能排除脓毒；且有引气和发散之功，可使火热毒邪通过针孔外散，以达到活血行气，祛邪解毒的目的，从而起到治疗痤疮的作用。

【方法来源】 临床经验方法。

【医案举例】 张某，男，23 岁，学生。自诉面部皮肤毛囊性丘疹，脓疱。既往身体健康，诊断为痤疮，辨为肺经风热证。按上述方法进行火针针刺治疗，1 周过后，患者复诊，观察皮损，经针刺部位丘疹变平，脓疱缩小。

脊髓蛛网膜炎

【穴方】 督脉 关元穴

【操作】 督脉电针加灸关元穴，取陶道至腰阳关穴交替使用，先用毫针直刺入穴位后，通以脉冲电流，其强度先从小量开始逐渐增大，以患者能耐受为度，日针 1 次，30 次为 1 个疗程。关元穴采用隔盐灸，每次灸 5 壮，每日 1 次，30 次为 1 个疗程。

【功能】 调畅气血，镇静安神。

【主治】 脊髓蛛网膜炎。

【医案举例】 蔡某，女，42 岁。半年前突然出现双下肢无力，继而不能行走，小便困难，大便秘结，到省医院求治，经腰穿诊断为“脊髓蛛网膜炎”。查体：双下肢肌力 2～3 级，双膝腱反射活跃，双巴宾斯基征阳性，双查多克征阳性，双腹壁反射消失。呈传导束型感觉障碍。患者治疗 50 日，下肢肌力恢复为 5 级，能自己行走，生活自理出院。

【文献来源】 《督脉电针加灸治愈脊髓蛛网膜炎临床报告》。

单发性舌咽神经麻痹

【穴方】 百会 患侧完骨 患侧风池 廉泉 天容 健侧合谷

【操作】 嘱患者仰卧，取穴处常规皮肤消毒，采用 0.35mm×40 mm 毫针，廉泉、天容、完骨及风池穴针刺时，针尖均朝向软腭部刺入 25～35 mm 深，手法施以小幅度提插捻转泻法；其余腧穴常规针刺。诸穴得气后使用 G6805-Ⅱ型电麻仪，连续波刺激 20 分钟，强度以患者能耐受为度。

【功能】 行气通络，利咽开窍。

【主治】 单发性舌咽神经麻痹。

【医案举例】 患者，男，54 岁。2008 年 8 月 6 日初诊。主诉：右咽部感觉丧失、吞咽困难 1 个半月。病史：1 个半月前自觉右侧咽部麻木不适，次日晨起进食时右咽部无感觉、咽下困难、语声嘎哑重浊不扬，遂到某医院耳鼻喉科就诊。喉镜、头部 MRI、胸透及消化道检查未见异常改变，排除咽喉部疾患。给予先锋霉素静脉注滴 5 日，症状未见改善。后又到神经内科就诊，给予胞磷胆碱、弥可保等药物静脉滴注 1 个月，症状亦未见改善。既往有高血压史及家族史。查其神志清楚，反应灵敏，动作矫健；语声嘎哑重浊不扬；双瞳孔等大等圆，对光反射灵敏，眼球各向运动灵活；双侧额纹对称，口角无歪斜；上腭色红，悬雍垂向左侧偏斜，软腭不对称，发“啊”音时，右侧软腭不能抬举；右咽反射消失，右舌后 1/3 味觉丧失；伸舌居中，舌质红，苔黄腻，脉弦滑。诊断：单发性舌咽神经麻痹。选穴：百会、患侧完骨、患侧风池、廉泉、天容、健侧合谷。嘱患者仰卧，取穴处常规皮肤消毒，采用 0.35mm×40mm 毫针，廉泉、天容、完骨及风池穴针刺时，针尖均朝向软腭部刺入 25～35mm 深，手法施以小幅度提插捻转泻法；其余腧穴常规针刺。诸穴得气后使用 G6805-Ⅱ型电麻仪，连续波刺激 20 分钟，强度以患者能耐受为度。每日 1 次，每次 40 分钟，2 周为 1 个疗程。初诊行针 10 分钟后，语声略清；行针 30 分钟后，重浊音减。如法治疗 20 次而痊愈，随访 2 年余未见复发。

【文献来源】 《单发舌咽神经麻痹案》。

象 皮 肿

【穴方】 主穴选髀关、伏兔、梁丘、血海、足五里、风市及每穴周围上下左右各1寸处，每穴针刺共5处，此5处恰好被罐口所容纳，每日选取2～3个穴位针刺，配穴取足三里、三阴交、阴陵泉、丘墟、丰隆、太冲。

【操作及注意事项】局部皮肤消毒后，取长40mm毫针直刺32～37mm，针后用电针疏波取邻近穴位刺激20分钟，共留针40分钟。起针后见针孔处流出淡黄色或伴有血性组织液，再取消毒后的抽气罐在针孔处拔罐10分钟，可见大量淡黄色或伴血性黏稠的组织液流出，无菌干棉球擦干，此时仍有穴位流出淡黄色组织液，以无菌纱布覆盖穴位，以防止感染。

【功能】 疏经活络，祛瘀生新。

【主治】 象皮肿。

【医案举例】 患者，女，36岁。2011年7月14日初诊。主诉：右腿肿胀、疼痛、活动受限，皮色紫黑、皮肤变硬2个月。病史：2007年10月因右侧腹股沟淋巴结肿大，诊为“间变性大细胞淋巴瘤（ALCL）”，行淋巴瘤切除术，疗30次治疗效果理想。2010年12月右腿出现肿胀，到肿瘤医院复查，见右大腿内侧数个淋巴结肿大，在大腿处行放化疗20次。放化疗后右侧大腿皮色明显变暗，呈褐色。2011年5月，突发右腿肿胀，初期抬高下肢可减轻症状，继而肿胀明显，查为淋巴水肿，发射单光子计算机断层扫描（ECT）检查，淋巴瘤并无复发，后到北京等各大医院诊治，诊为淋巴回流受阻引起的象皮肿，但均无有效治疗方法。

患者现右侧大腿肿胀，比左侧大腿根部周径粗10cm，皮色紫黑，皮肤极硬、粗糙无弹性，指压疼痛明显且无压痕，局部有纹状突起，伴有继发的丹毒样发作（皮肤及其网状淋巴管的急性炎性反应），右侧大腿皮肤温度升高疼痛，活动受限、行走费力等症，右小腿肿胀较大腿稍轻。最初每周针刺5日，丛刺拔罐5次，肿胀症状即减轻。针刺40次后大腿明显变细，皮色变浅，皮肤温度稍降。此时觉膝关节及内侧仍旧肿胀，曾诊断为滑膜积液，遂加针曲泉、膝关及邻近阿是穴，手法同前，改为每周针刺3次，仍按上法针刺20次，右大腿皮肤温度接近正常，皮色继续变浅，为淋巴水肿发作前的颜色，活动度良好，走平坦路面看不出异常，右大腿根部比左大腿根部周径细1cm，右大腿后侧皮肤弹性良好，前侧治疗前纤维化严重的部位逐渐变软，皮肤弹性改善，但右腿部分皮肤弹性稍差，组织变性部位仍需时间加以改善、恢复。

【文献来源】 《象皮肿案》。

颤 证

【穴方】 百会 情感区 舞蹈震颤区 风池 头维 患侧小海 曲池 手三里 外关 八邪

【操作】 百会、情感区、舞蹈震颤区手法要求小幅度、轻捻转，偶伴提插法，捻转速度达200转/分以上，连续3～5分钟。风池穴进针时要求针尖朝向对侧风池穴处，施以泻法。其余腧穴常规针刺，诸穴得气后使用G6905-Ⅱ型电麻仪，连续波刺激20分钟，强度以患者耐受为度。每日1次，每次40分钟。百会、情感区及头维穴长时间留针，达8小时以上，晚睡前拔针。

【功能】 疏经活络，镇静安神。

【主治】 颤证。

【医案举例】 患者，男，46岁。2001年8月7日初诊。病史：4年前因工作紧张出现书写困难，每当拿笔时自觉右手手指不灵活、不协调，手部肌肉即出现痉挛性收缩，持笔困难，写字时颤抖，书写潦草，不能连续书写，严重时感觉整个右上肢酸胀疼痛不适，无法握笔与书写。越是紧张，痉挛就越明显。而做其他活动如持碗筷、用剪刀等均不受影响，活动自如，无痉挛发生，左手无异常。伴有失眠、心烦、记忆力差等症状。曾到多家医院就诊，血尿便常规、生化检查均正常，颈椎正侧位片、头部CT、颈椎及头部MRI未见异常，右上肢肌电图正常。诊断为书写痉挛症，给予药物及心理治疗，症状改善不明显。查一般状态良好，心肺、脊柱、四肢检查均未见异常，神经系统检查（–），右手肌力、肌张力正常。既往健康，无家族史。察其神志清楚，持笔困难，书写痉挛，字体潦草，书写不连贯；舌质淡，苔白，脉弦。中医诊断：颤证。西医诊断：书写痉挛症。电针治疗 6 次后写字流利，字迹清晰，书写功能完全恢复正常，又巩固治疗 4 次，共治疗 10 次而痊愈。随访 3 年未复发。

【文献来源】　《书写痉挛案》。

痢　疾

【穴方】　两侧天枢穴　两侧足三里穴

【操作】　患者取仰卧位，两下肢自然屈曲，将两侧天枢穴及足三里穴常规消毒后，每穴注入穿心莲注射液 0.5～1.0ml，每日 1 次，为减轻疼痛可加适量 0.5%普鲁卡因。取穴要准，当有针感时再注药液。

【主治】　急性菌痢。

【备注】　本组收治 200 例，一般经 1～3 次穴位注射即可治愈。

【文献来源】　《验方秘方选编》。

第五章 特色灸法

火柴灸结合放血疗法治疗痄腮

刘宝林 王秀芹 李 丽
黑龙江省中医药学校附院 佳木斯市中心医院

【作者小传】 刘宝林，教授，任职黑龙江中医药大学；王秀芹，副主任医师；李丽，女，主任医师，教授，血液科副主任，医学硕士，1984年毕业于佳木斯医学院，牡丹江医学会血液内分泌分会副主任委员，牡丹江医学院临床系内科教研室副主任，市政协委员，民盟市委常委。

【施灸部位】 双侧耳穴肾与小肠连线中点。

【施灸方法】 取双侧施灸点，消毒后，将火柴点燃后，立即吹灭，快速对准施灸点，按灸5～10秒，配合耳尖、商阳、关冲等2～4穴，行三棱针点刺放血疗法，隔日1次，3次为1个疗程。

【功能】 清泻少阳、阳明经毒热之邪。

【灸法来源】 《针灸临床杂志》。

【医案举例】 王某，男，9岁，学生。6日前出现发热恶寒，周身不适，服感冒中药2剂未效，近1日出现右耳下肿胀，边缘不清，压痛明显，局部发热，咽部红肿充血，咀嚼困难，影响进食。检查：体温39℃，精神不振，舌红，苔薄黄，脉数。血常规：白细胞15×10^9/L，中性粒细胞0.81，淋巴细胞0.19。诊断为痄腮（流行性腮腺炎）。采用上法治疗2次，患者肿消热退痊愈。

督脉电针加灸关元穴治疗脊髓蛛网膜炎

戴铁城
黑龙江中医学院附属医院

【作者小传】 戴铁城，黑龙江省名中医，主任医师，教授，中医内科、针灸、神经内科硕士研究生导师、博士研究生导师组成员。曾担任国家自然科学基金评议专家，省自然科学基金评议专家，省针灸学会理事，省中西结合专业委员会委员，省中医神经病专业委员会副主任委员，哈尔滨市针灸委员会副主任，黑龙江中医药大学附院技术顾问、学部委员、名誉主任、针灸神经内科主任。

【施灸部位】 督脉穴，关元穴。

【施灸方法】 治疗用28号不锈钢银柄毫针，以直刺法在督脉穴或无穴名的椎间进针，然后通过针柄连线通电，形成平行于督脉路线的垂直电路刺激。进针方向要求与椎间隙方向保持一致，以利进针，深度以不损伤脊髓为原则，一般可达2.5～3.0寸。使用电针仪，以低频小电流量开始，逐渐加大，以患者能够耐受为度，留针20～30分钟。15次为1个疗程，疗程间休息1周可进行下一个疗程。每次选刺两个点。选择刺激部位的依据是病变部位及其范围之大小，以对应其关系为准。从大椎穴到阳关穴之间，选择几点。为避免同一穴位多次重复刺激，可上下适当轮换交替使用。关元穴施行隔盐灸，即首先在腧穴或刺激点部位放置大粒盐少许。然后在盐上放置半个核桃大的艾炷点燃，每次连续灸5壮。每日灸1次，连续进行，直到病愈为止。

【功能】 温经散寒，通络止痛。

【灸法来源】 《中医杂志》。

【医案举例】 侯某，女，30岁。2个月前因抬重物而突然感到腰痛，2日后发现下肢无力，继之出现尿潴留，4日后步行困难。随即去某医院治疗，诊断为“脊髓蛛网膜炎”。腰穿脑脊液检查结果：葡萄糖45mmol/L，氯化物120mmol/L，蛋白呈强阳性即（+++）。患者面色微黄，精神萎靡不振，语声低弱。舌质微红，舌苔白腻，脉象滑数。双下肢肌力为3级，肌张力不高，无明显肌肉萎缩。腹壁反射消失，双膝腱反射活跃（++）。双巴宾斯基征（+）。诊断为脊髓蛛网膜炎（相当于湿热浸淫型痿证）。治疗：以督脉电针（以陶道和腰阳关穴为主）并加灸关元穴。经第一个疗程治疗后，有明显好转，可以下地扶物行走，尿失禁消失，但仍尿频尿急。又经第二个疗程后，可自己行走，生活基本可以自理。

类合谷刺法结合温针灸治疗原发性三叉神经痛

刘　征　刘玉颖
黑龙江中医药大学附属第一医院

【作者小传】　刘征，男，医学博士，博士后，硕士生导师，癫痫诊疗中心科室副主任，现任黑龙江省中医药学会癫痫病专业委员会委员兼秘书，黑龙江省中西医结合学会脑心同治专业委员会副主任委员，黑龙江省龙江医派研究会理事，黑龙江省医学会神经病学分会认知障碍学组委员等多项社会职务。主要从事中药、针灸治疗内科疑难杂症的临床与基础研究。

【施灸部位】　下关、翳风、颧髎、四白、阳白、攒竹、颊车、合谷。

【施灸方法】　患者仰卧，常规消毒，下关穴采用类合谷刺治疗法：取1支针灸针直接针刺下关穴，约1寸深，再于两边斜刺入两针，使穴内的针刺痕迹呈鸡足状，然后于下关穴处做3壮温针灸。其他腧穴：常规消毒后，平刺或斜刺，行平补平泻手法至面部诸穴有经络感传为佳，得气后留针40分钟。

【功能】　温经散寒，通络止痛，调和气血。

【灸法来源】　《中医药学报》。

灯火灸大敦治疗功能性子宫出血

张志芬
黑龙江省牡丹江市中医院

【作者小传】　张志芬，女，副主任医师，毕业于黑龙江中医药大学，主治面瘫、口眼㖞斜、半身不遂、阑尾炎、全身各部位的神经痛、头痛、颈椎病、肩周炎、腰腿痛、风湿病。善用中药透入治疗痛症。

【施灸部位】　大敦穴。

【施灸方法】　令患者正坐，两足平放。灯心草2～3根合并一起，蘸豆油（或香油）燃着，对准穴点灸之。一次不破再点灸一次，以皮肤破为度。隔7日再行下次治疗。

【功能】　调理冲任。

【注意事项】　运用本法治疗，病程越短，疗效越好。点灸后因皮肤破损，应注意卫生，以避免感染。嘱患者治愈后调养饮食，避免情志不舒及过劳，以利体质的恢复。

【灸法来源】　《中国针灸》。

隔纸灸治疗神经性皮炎

刘东霞　敖有光　张伟杰
黑龙江省中医研究院

【作者小传】　黑龙江省中医研究院研究生。

【施灸部位】　患处皮肤。

【施灸方法】　先将病损部位常规消毒，用皮肤针轻度叩刺3分钟，令皮损处潮红，不出血为度，以白纸3～5张叠在一起紧贴患处，将点燃的艾条迅速贴到白纸上，隔着纸在患处皮肤快速移动白纸，遍及皮损各处。当艾条火灭时，重新点燃再依上法操作遍布皮损各处，重复3～5遍。

【功能】　温经通痹。

【注意事项】　隔纸灸温度较高，纸的移动速度要快，防止烫伤。

【灸法来源】　《内蒙古中医杂志》。

帽灶灸肾俞穴为主治疗女性更年期综合征

赵　军
黑龙江中医药大学

【作者小传】　赵军，女，主任医师，教

授，黑龙江中医药大学附属一院神经内科一病房（针灸科）科主任，针灸教研室副主任，硕士研究生导师，省重点学科带头人。于 1983 年毕业于黑龙江中医药大学，即留在附属一院工作，从事临床医疗、教学、科研工作 35 年。

【施灸部位】 以肾俞为主，配脾俞、心俞、百会、太溪、三阴交、神门、太冲。

【施灸方法】 上述穴位得气后，在肾俞穴的针柄上插上长度 2cm，直径 1cm 的帽状艾柱，灸 1 壮。

【功能】 健脾疏肝，调补冲任。

【注意事项】 为防止烫伤可用带缝硬纸片隔开皮肤。

【灸法来源】 《针灸临床杂志》。

温针药灸与电针治疗单纯性肥胖

杨金山
哈尔滨市中医院针灸科

【作者小传】杨金山，男，推拿科主治医师，医学硕士，1990 年毕业于黑龙江省中医药针灸系，1998 年毕业于黑龙江省中医药大学针推系获得硕士学位。技术专长：颈椎病、腰椎间盘突出症、中风后遗症、肩周炎、软组织损伤、神经系统疾病及单纯性肥胖等。

【施灸部位】 气海、关元、足三里、天枢、阴陵泉、三阴交。脾肺气虚者加列缺、太渊；水湿内停者加水分；心脾两虚者加神门、隐白；脾肾两虚者加脾俞、肾俞。

【施灸方法】 上穴，采用温针药灸（自制温灸筒及传统药艾条，主要成分为艾绒及细辛、干姜、肉桂、丁香、苍术、川椒等）法，进针得气后，在即将施行灸疗的 2～3 个主要施灸穴位处戴上温灸筒（筒底中心有小孔），将长 2cm 左右的药艾条点燃后，倒插在筒中毫针的针柄上，每穴最少 2 段艾条，余穴留针。每日 1 次，每周 6 次， 30 日为 1 个疗程。

【功能】 温补脾肾，活气行血，祛湿逐寒。

【注意事项】 艾灸时注意控制温度，以防灼伤皮肤。

【灸法来源】 《中国针灸》。

麦粒灸治疗阴虚阳亢型原发性高血压

金泽[1] 李斌[2]
1. 黑龙江中医药大学附属第二医院 2. 黑龙江中医药大学

【作者小传】 第一作者简介：金泽，主任医师，针灸学博士，中药学博士后，硕士研究生导师，现任黑龙江中医药大学附属第二医院针灸五病房主任，针灸基础教研室副主任，针灸推拿学学科后备带头人，中国老年学学会老年医学委员会理事，黑龙江省络病学会第一届理事会理事，黑龙江省康复医学会神经康复专业委员会副主任委员，黑龙江老年学学会骨质疏松委员会第一届委员会委员，中华中医药学会会员，中国医师学会会员，中国针灸学会会员。师从全国名中医孙申田教授，发表国家级学术论文近 30 篇，主编著作两部，获黑龙江省科技厅科研进步三等奖两项，中医管理局科技进步一等奖两项，现担任《神经病学》及《老年病学》两门课程教学任务，指导硕士研究生近 30 名。擅长采用针灸及中西医结合方法、现代康复国家治疗等综合手段治疗急慢性脑血管病及其后遗症、冠心病、高血压、脑供血不全、脑动脉硬化、延髓麻痹、抑郁症、老年性痴呆、偏头痛、眩晕、耳鸣、耳聋、过敏性鼻炎、带状疱疹、帕金森病、面神经炎、自主神经功能失调、更年期综合征、老年便秘、失眠、前列腺疾病、周围神经病、脊髓疾病、高脂血症、糖尿病等多种疾病。

【施灸部位】 曲池、足三里、石门。

【施灸方法】 以蘸水的棉球涂于欲灸部位，将艾绒制成米粒状大小，点燃后放于穴位上，待燃尽后去灰，每穴每次灸 1 壮。每周治疗 3 次，2 周为 1 个疗程，共治疗 3 个疗程。

【功能】 扩张局部血管，改善机体的血液循环。

【注意事项】 局部消毒要彻底；穴位定

位要准确；艾灸时注意控制温度，以防灼伤皮肤。

【灸法来源】 《上海针灸杂志》。

隔姜灸至阳穴治疗虚寒型胃痛

盛国滨[1] 韩盛旺[1] 唐英[2]
1. 黑龙江中医药大学附属第二医院 2. 黑龙江中医药大学附属第一医院

【作者小传】 第一作者简介：盛国滨，男，主任医师，教授，黑龙江中医药大学附属第二医院内科一病房（神经内科、针灸科）主任；硕士生导师；博士生导师组成员；黑龙江中医药大学针灸教研室副主任；全国第三批老中医药专家学术经验继承人；黑龙江省高级中青年中医临床人才培养对象；国家局级重点专科（针灸学科）秘书；黑龙江中医药学会神经内科专业委员会委员，兼秘书；黑龙江省基本医疗保险医疗专家组成员；欧美同学会会员；黑龙江省亚健康专业委员会委员；所在针灸学科为国家局级重点专科，省级重点专科，国家局级脑病重点学科。擅长应用针刺、电针、水针、中药等方法治疗神经科疾病，尤其对脑梗死、脑出血、假性延髓麻痹、真性延髓麻痹、老年痴呆、脊髓炎、外伤性截瘫、震颤麻痹、面瘫、面积痉挛、动眼神经麻痹、外展神经麻痹、滑车神经麻痹、格林-巴利综合征、颈椎病、腰椎病、头痛、眩晕、神经衰弱、膈肌痉挛等神经系统疾病及疑难杂症有独特的治疗效果。

【施灸部位】 至阳。

【施灸方法】 嘱患者取俯卧位或坐位，在患者两肩胛下角与脊柱相平处定位至阳穴。皮肤常规消毒，选用纯净的艾绒，做成麦粒大小的艾炷。再将鲜姜片切成直径 2～3cm，0.2～0.3cm 厚的薄片，中间以针刺数个小孔。先将切好的姜片放到至阳穴上，再把做好的艾炷放到姜片上，点燃艾炷，待其烧尽，再重新点燃 1 个。每次灸 3～5 壮。使皮肤感到温热且不造成皮肤损坏为度。每日 1 次，5 日为 1 个疗程，疗程间休息 2 日，共治疗 2 个疗程。

【功能】 扶正祛邪，调整阴阳，温通气血，温散寒邪。

【注意事项】 局部消毒要彻底；穴位定位要准确；艾灸时注意控制温度，以防灼伤皮肤；患有心脑血管疾病、下腹部疾病、严重肝功能损害、血液系统疾病、严重消化系统恶性病变者不适用此疗法。

【灸法来源】 《上海针灸杂志》。

【病例举例】 患者，男，50 岁。胃脘疼痛 10 余年，近 3 日劳累后胃痛加重，于 2013 年 9 月 21 日来我科就诊。临床检查示腹部无硬感，无腹肌紧张，胃部有压痛，喜按，神疲倦怠，手足不热，舌淡苔薄白，脉迟缓，诊断为慢性胃炎。嘱患者俯卧位，取至阳穴，皮肤常规消毒，隔姜灸至阳穴 5 壮。患者自述疼痛减轻，胃部有热感。依上法治疗 1 周，患者胃痛症状消失。随访半年未复发。

浮刺配合雷火灸治疗贝氏面瘫

刘 征
黑龙江中医药大学

【作者小传】 刘征，男，主任医师，医学博士，博士后，现任黑龙江省中医药学会癫痫病专业委员会委员兼秘书，黑龙江省中西医结合学会脑心同治专业委员会副主任委员，黑龙江省龙江医派研究会理事，黑龙江省医学会神经病学分会认知障碍学组委员等多项社会职务。

【施灸部位】 主穴为攒竹、鱼腰、阳白、迎香、地仓、颊车、颧髎和地仓。配穴：人中沟歪加水沟，口歪加承浆，耳后痛加翳风再配以健侧合谷、列缺。

【施灸方法】 ①将上述穴位常规消毒，选用 0.35mm×40mm 毫针，针刺时针尖与皮肤成 15°～30°行针刺刺入 5～12mm，针体不进入肌层，沿皮下直刺或透刺施以平补平泻手法。各穴得气后留针 30 分钟。②雷火灸治疗：点燃雷火灸条距皮肤 4～5cm，分别对额肌、眼轮匝肌、口轮匝肌面神经分布区域的穴位进行回旋灸，每个部位 5 分钟，艾灸至皮肤微红且患者自觉有舒服感为度。

【功能】 祛风活络，温经散寒，调理气血。

【注意事项】 艾灸时，注意灸条与患者皮肤的距离，防止被灼烧。

【方法来源】 《针灸临床杂志》。

老十灸治疗胃寒证

时国臣
黑龙江中医药大学

【作者小传】 时国臣，男，主任医师，兼任黑龙江省针灸学会理事，黑龙江省中医药学会神经内科专业委员会委员兼秘书，黑龙江省中医康复专业委员会委员，哈尔滨市医学会医疗事故技术鉴定专家库成员。全国第二批老中医药专家学术经验继承人。

【施灸部位】 治疗取穴为上脘、中脘、下脘、气海、天枢（双）、内关（双）、足三里（双）。

【施灸方法】 患者平卧，充分暴露腹部及四肢；操作者手持艾条的一端并将另一端点燃，在所选皮肤的上方进行艾熏以所熏部位皮肤发红但无其他不适为度，艾熏时间为20～30分钟，每日熏艾1次，10次为1个疗程，持续3个疗程。

【功能】 温经通脉，益气活血，温通互补。

【注意事项】 ①取穴准确；②控制好温度，防止被灼烧。

【灸法来源】 《云南中医中药杂》。

毛刺悬灸法治疗面肌痉挛

刘 鹏
黑龙江中医药大学

【作者小传】刘鹏，女，医学博士，癫痫诊疗中心科室成员，现任黑龙江省中西医结合学会脑心同治专业委员会委员。主要从事针灸治疗神经内科疾病的临床与基础研究。主要治疗脑梗死，脑出血后遗症，脊髓疾病，痴呆，癫痫，帕金森病，面瘫，三叉神经痛，头痛，失眠，神经症等疾病。

【施灸部位】 主穴：百会、四神聪、翳风、下关、攒竹、阳白、太阳、颧髎、颊车、地仓、合谷、外关；配穴：风痰阻络可加风池祛风散寒；风热袭络加曲池、内庭清泻郁热；虚风内动加太溪、三阴交滋养肾阴而息风。

【施灸方法】 用针刺患者双侧合谷穴、翳风穴，面部穴位施以毛刺法，并以微小幅度捻转，留针50分钟。针刺5分钟后，用艾条在地仓、颊车等局部穴位周边进行悬灸，每次持续10分钟，患者自诉有温热感为宜。每日1次，并且在治疗期间应解除患者的心理负担，嘱其保持心情舒畅，劳逸结合。

【功能】 舒筋通络，息风止痉。

【注意事项】 ①取穴准确；②控制好温度，防止被灼烧。

【灸法来源】 《中医临床研究》。

第六章　正骨、推拿、拔罐、刮痧

第一节　正　　骨

肩关节脱位

【操作方法】　脱位后应尽快复位，选择适当麻醉（臂丛麻醉或全麻），使肌肉松弛并使复位在无痛下进行。老年人或肌力弱者也可在止痛剂下进行。习惯性脱位可不用麻醉。复位手法要轻柔，禁用粗暴手法以免发生骨折或神经损伤等附加损伤。常用复位手法有以下三种。

（1）足蹬法：患者仰卧，术者位于患侧，双手握住患肢腕部，足跟置于患侧腋窝，两手用稳定持续的力量牵引，牵引时足跟向外推挤肱骨头，同时旋转，内收上臂即可复位。复位时可听到响声。

（2）科氏法：此法在肌肉松弛下进行容易成功，切勿用力过猛，防止肱骨颈受到过大的扭转力而发生骨折。手法步骤：一手握腕部，屈肘到90°，使肱二头肌松弛，另一手握肘部，持续牵引，轻度外展，逐渐将上臂外旋，然后内收使肘部沿胸壁近中线，再内旋上臂，此时即可复位，并可听到响声。

（3）牵引推拿法：伤员仰卧，第一助手用布单套住胸廓向健侧牵拉，第二助手用布单通过腋下套住患肢向外上方牵拉，第三助手握住患肢手腕向下牵引并外旋内收，三者同时徐徐持续牵引。术者用手在腋下将肱骨头向外推送还纳复位。二人也可做牵引复位。

复位后肩部即恢复钝圆丰满的正常外形，腋窝、喙突下或锁骨下触及不到脱位的肱骨头，搭肩试验轻为阴性，X 线检查肱骨头在正常位置上。如合并肱骨大结节撕脱骨折，因骨折片与肱骨干间多有骨膜相连，在多数情况下，肩关节脱位复位后撕脱的大结节骨片也随之复位。

复位后处理：肩关节前脱位复位后应将患肢保持在内收内旋位置，腋部放棉垫，再用三角巾，绷带或石膏固定于胸前，3 周后开始逐渐做肩部摆动和旋转活动，但要防止过度外展、外旋，以防再脱位。后脱位复位后则固定于相反的位置（即外展、外旋和后伸拉）。

【文献来源】　《龙江医派丛书·王选章学术经验集》。

第二节　推　　拿

肩　周　炎

【操作方法】　肩周炎发病初期，治疗的原则为汗法，推拿操作时用拿法在背部足太阳膀胱经进行操作，重点在风池、肩井、肩髃、天宗等穴位，推拿的同时配合摇动患者的肩关节，在治疗过程中，若患者出汗，其肩关节的疼痛即可很快消失。对于肩关节周围炎的患者，无论是因外感邪气而来，还是因肩部外伤所致，都不要忽略患者阳气虚衰的内因。人体阳经的气血皆来源于人体的四肢末端。太阳经的阳气在养老穴汇聚，阳明经的阳气在曲池穴会聚，少阳经的阳气在绝骨穴会聚，在这些穴位点穴治疗，可以使人体阳气得以正常运行。点穴的手法要柔和，不能用刚劲有力的重手法。除了选择这些穴位外，还要采用肩部局部治疗，治疗的手法仍以轻柔为主，不要过重，力度要由重到轻，缓慢操作，再配合远端取穴治疗，如果再加以艾灸治疗，可以温煦病变局部，即可加快疼痛解除。

肩周炎后期发展为肩凝症，患者表现为肩部

固定难以活动，可以采用动法进行治疗。若此时患者有自发的肩部疼痛，不宜搬动患肢。如果患者的疼痛已经消失且恢复正常，即可采用动法加以处置。术者需站立于患者的背后，来帮助患者上肢进行被动运动。具体操作时，一手握住患侧肢体的腕部，一手搂住患侧的肩部和肘部，一手提拉，一手推送，两手配合发力，以利于患者肩部充分活动。

治疗肩凝症时要注意的是，如果患者疼痛或者恐惧而不允许术者进行各种动法操作，术者切记不要做强力外展和牵拉摇动等操作，如果强力操作很容易导致患侧肩部出现脱臼。在为患者活动患侧肩部时，可以先令患肩做内收动作，使其手经过颈后去触摸对侧肩部，也可以使其手经胸前去触摸对侧肩头，还可以使其手做如同背手的动作，经过背后去触摸对侧肩胛骨的下角，如果患侧手能触及对侧肩胛骨的下角，则说明患侧肩部已恢复到正常水平，收到良好的临床效果。

【文献来源】 《龙江医派丛书·王选章学术经验集》。

第三节　拔　罐

哮　喘

（一）

【选穴】 大椎、定喘、肺俞、尺泽、天突、丰隆。

【操作方法】 先令患者取俯卧位或俯伏坐位，取大椎、定喘、肺俞穴进行常规消毒，用三棱针点刺，每个穴位点刺 3～5 下，然后立即将适当大小的玻璃罐拔在所点刺的穴位上，拔出少许血液（每个穴位拔出 10～20 滴血液），用消毒棉球将血液擦干净。然后令患者取仰卧位，用同样的方法在天突、尺泽、丰隆穴进行刺血拔罐。每周治疗 2 次，一般 3～5 次即可缓解，有的患者 1 次治疗即可缓解。

（二）

【选穴】 定喘、肺俞、脾俞、肾俞、天突、丰隆。

【操作方法】 先令患者取俯卧位或俯伏坐位，取两侧定喘、肺俞、脾俞、肾俞穴进行常规消毒后，选择适当大小的玻璃火罐，用闪火法将罐拔于上述穴位，留罐 20～30 分钟，以皮肤出现瘀血和数个黄豆大小的水泡为度。如不出现水泡，可延长拔罐时间，直至皮肤出现水泡为止。起罐后刺破水泡，挤出泡内的毒水，或用无菌注射器抽出泡内的毒水；然后令患者取仰卧位，用同样的方法将天突、丰隆穴拔出水泡，抽出毒水。嘱患者勤换内衣，1 周内尽量不要洗澡，不要将水泡擦破，以防感染，待水泡完全愈合为止。每年治疗 2 次，即在冬天的“三九”天及夏天的“三伏”天治疗。即使哮喘未发作，也要坚持治疗，以防哮喘发作。

便　秘

【选穴】 天枢、气海、关元、大横、腹结、梁丘、上巨虚、照海、脾俞、胃俞、大肠俞、次髎、支沟。

【操作方法】 ①涂搽药酒于上述经穴所在部位，用闪火走罐疗法沿背部、腹部及四肢循行，上下来回走罐。至局部皮肤出现潮红为止。②用闪火法拔罐。患者取仰卧位，拔支沟、足三里、天枢、关元，留罐 7～15 分钟。③变换体位为俯卧位，用火罐法吸拔于大肠俞、小肠俞、次髎，留罐 7～15 分钟。

荨麻疹

【操作方法】 选穴神阙穴（肚脐），用罐头瓶采用闪火吸着法吸着在神阙穴上，待吸力不紧时取下再拔，一回 3 次，每日一回，3 日为 1 个疗程，如 1 个疗程未愈，停 3 日再进行第二个疗程，一般 1～2 个疗程痊愈。

【备注】 经临床观察，由花粉、漆、寒冷、食物、蛔虫所致过敏或受潮起病者都可用此法治疗。治愈后再接触过敏源可不再致病。本组收治 174 例，经 1～2 个疗程均痊愈，后无一人再患此病。神阙拔火罐，有强壮和抗过敏的作用。神阙穴属冲任脉，有回阳固脱，调理气机，健运脾胃，温阳固本的作用，据古今文献记载该穴治病较多，如急慢性肠炎、痢疾、肠结核、肠粘连、休克、肠鸣腹泻、脱肛等疾病均可治疗。

【文献来源】《验方秘方选编》。

第四节　刮　痧

失　眠

【选穴】 百会、风池、肩井、魄户、心俞、内关、神门、足三里、三阴交、行间、厉兑、涌泉穴。

【操作方法】 ①俯卧位，刮试百会、风池及后头部至局部发热。②俯卧位，泻刮肩井、魄户、心俞至出痧。③仰卧位，点揉内关、神门至麻胀。④仰卧位，刮试足三里、三阴交。⑤仰卧位，点揉行间、厉兑、涌泉。

第七章　中药熏洗疗法

高　血　压

【处方】　桑枝五两　桑叶一两　茺蔚子四钱

【主治】　高血压。

【用法】　煮水洗脚。

【文献来源】　《黑龙江验方选编》。

不 孕 不 育

【处方】　鱼螵七钱　金铃子三钱　巴戟天三钱　五味子二钱　枸杞子果三钱半　牛膝三钱　肉桂二钱　附子一钱半　龟胶三钱半

【主治】　男子精不足，精薄，精冷。

【用法】　共研面蜜丸二钱重。早晚各服一丸。

【备注】　外用药：蛇床子七分，地骨皮七分。水煎洗之。在生殖器兴奋时洗之。

【文献来源】　《中医秘方验方第三辑》。

蛲　　虫

【处方】　槟榔片二两

【主治】　蛲虫。

【用法】　水煎，临睡前洗小儿肛门 1 次。

【文献来源】　《验方秘方选编》。

面神经麻痹

【处方】　白季草花二钱

【主治】　颜面神经麻痹。

【用法】　开水冲开，洗患侧，趁热熏。

【文献来源】　《黑龙江验方选编》。

面　　瘫

（一）

【处方】　白凤仙花杆

【主治】　吊线风。

【用法】　熬水洗患处，至汗出为止。

【备注】　孕妇忌用。白色家桃花杆子，即白凤仙花杆。

【文献来源】　《中医秘方验方第三辑》。

（二）

【处方】　牛黄一钱

【主治】　口眼㖞斜。

【用法】　用豆腐渣，蒸窝窝头，以砂锅盛之，下面不断火，牛黄放在窝窝头上，上盖厚纸，留一孔，对眼熏之，左歪熏右，右歪熏左，1～2次即愈。

【文献来源】　《中医秘方验方第一辑》。

皮　肤　病

（一）

【处方】　雄黄、防风各等份

【主治】　黄水疮。

【用法】　水煎，洗患处。

【文献来源】　《中草药秘方验方选》。

（二）

【处方】　活蟾酥 2～3 只

【主治】　痘疹性荨麻疹。

【制法】　去内脏，洗净后放药壶内煮极烂，用布滤去渣，留汤外用。皮疹多的部位可每日用此汤淋洗 1 次，皮疹数目少用棉花蘸汤外擦，每日 3～4 次。

【医案】　赵某，男，4 岁。全身反复出现痘疹性荨麻疹已一年余，瘙痒明显，服西药无效，用上药治疗 3 次痊愈。

【备注】　治疗当日即能止痒，连用 3～4 日皮疹全部消退。

【文献来源】　《验方秘方选编》。

（三）

【处方】　苯甲酸　水杨酸　食醋　蛇床液 50ml

【主治】　脚癣。

【制法】　将苯甲酸、水杨酸加入食醋中充分搅匀，再加以煎好的蛇床液 50ml，密封 24 小时即可。

【用法】　将药液倒入盆内，将已洗过的患脚浸泡于药液中，每日 1 次（用过的药液次日还可再用 1 次）。

【备注】　本组收治 34 例，治愈 28 例，占 82.3%，好转 6 例，占 17.7%，本方对各种类型的脚癣均有显效，但对角化型脚癣疗效较差。

【文献来源】　《验方秘方选编》。

（四）

【处方】　苍耳子（微捣）一两　明矾五钱　苦参五钱　蛇床子五钱　黄柏五钱

【主治】　足癣。

【制法】　以上诸药混合放入瓦罐内，加水 600ml，煎至 500ml，用消毒纱布滤取药液，再加入沸后约 40℃的温水 10 倍，于临睡前洗脚 20 分钟，连洗 3 次为 1 个疗程。

【备注】　一般在经治 1 个疗程后，诸症均可消失，若症状未消失者，宜在半个月后再进行第二个疗程，因为连续过多的洗涤可使皮肤干燥脱皮。

【文献来源】　《验方秘方选编》。

（五）

【处方】　板蓝根一两　大青叶一两　薏苡仁五钱　紫草三钱　红花二钱　牡蛎一两

【主治】　扁平疣。

【用法】　每日 1 剂，分 2 次服。另上述药渣煎水洗患处 15～20 分钟。

【备注】　本组收治 58 例，服药 3 剂后 52 例痊愈，有效率为 90%。

【文献来源】　《验方秘方选编》。

阴囊湿疹

（一）

【处方】　荆芥穗 15 克　防风 15 克　蛇床子 15 克　蒲公英 25 克　川椒 15 克　地肤子 10 克　白鲜皮 10 克

【主治】　阴囊湿疹。

【用法】　水煎，洗患处。

【文献来源】　《中草药秘方验方选》。

（二）

【处方】　藤黄 50 克　雄黄 100 克　白酒 50ml

【主治】　绣球风（阴囊湿疹）。

【制法】　煎两味共研细末，白酒内浸泡备用。

【用法】　每日 1 次外擦。

【文献来源】　《中草药秘方验方选》。

疝　证

（一）

【处方】　防风三钱　艾叶三钱　胡椒一钱　黄烟梗二两

【主治】　睾丸肿。

【用法】　水煎洗之，待出汗。

【文献来源】　《中医秘方验方第三辑》。

（二）

【处方】　苦参一两　防风五钱　荆芥三钱　胆矾三钱　枯矾四钱　铜绿三钱　白矾三钱　百部四钱　生石膏八钱　苍术四钱　蝉蜕二钱　蛇床子六钱　透骨草三钱

【主治】 绣球风。

【用法】 水煎趁热蒸患处，候温用棉花蘸药汁洗之，每日洗数次，用后再添水熬，熏洗如前法。

【文献来源】 《中医秘方验方第三辑》。

（三）

【处方】 明雄黄二钱　明矾二钱　透骨草二钱

【主治】 睾丸肿大，红肿热痛，重坠。

【用法】 共煎1小时，先熏后洗。

【文献来源】 《中医秘方验方第二辑》。

阴　寒

【处方】 新鲜姜捣汁

【主治】 阴寒。

【用法】 把小便放在姜汁内，以后把姜汁由小便吸收即止。

【文献来源】 《中医秘方验方第三辑》。

肛肠疾病

（一）

【处方】 五倍子50克　升麻25克　白矾25克

【主治】 脱肛。

【制法】 将白矾研末备用。

【用法】 五倍子、升麻煎汤熏洗患处至30分钟后用白矾末涂搽患处。

【备注】 忌坐潮湿处。本组共治10余例，8例治愈。

【文献来源】 《中草药秘方验方选》。

（二）

【处方】 洋金花不拘多少

【主治】 脱肛，大肠脱出经久不收。

【用法】 将上药煎水洗局部，早晚各1次。

【文献来源】 《中医秘方验方第三辑》。

（三）

【处方】 荆芥方：荆芥四钱　防风四钱　金银花四钱　连翘四钱　苦参四钱　透骨草五钱　车前草五钱　苏木五钱　生川乌三钱　生草乌三钱　生甘草三钱

【主治】 血栓性外痔。

【用法】 上药加水，煎至1000ml。每日熏洗患处2～3次，每次0.5～1小时，至肿物消失为止，熏洗时可将全部药液分为2～3份，每次取一份倒入盆中，再加开水适量与药液混合，趁热熏洗坐浴，洗后弃掉，下次熏洗另换药液。

【文献来源】 《验方秘方选编》。

（四）

【处方】 加味大剂荆芥方：荆芥一两　防风一两　金银花一两　连翘一两　车前草一两　苦参一两　透骨草一两半　苏木一两半　生川乌四钱　生草乌四钱　威灵仙四钱　槐角四钱　当归四钱　生甘草四钱

【主治】 血栓性外痔。

【用法】 上药加水，煎至2000ml。熏洗方法同上。

【备注】 其作用较荆芥方更为显著。

【文献来源】 《验方秘方选编》。

（五）

【处方】 解毒洗药：金银花一两　连翘一两　蒲公英一两　苦参一两　黄柏一两　木鳖子五钱　白芷三钱　牡丹皮三钱　赤芍三钱　生甘草三钱

【功能】 清热解毒，活血消肿。

【主治】 血栓性外痔。

【用法】 上药加水，煎至1000ml。每日熏洗患处2～3次，每次0.5～1小时，至肿物消失为止，熏洗时可将全部药液分为2～3份，每次取一份倒入盆中，再加开水适量与药液混合，趁热熏洗坐浴，洗后弃掉，下次熏洗另换药液。

【备注】 用上方治疗140例，疗效尚满意。轻症患者仅用荆芥方熏洗，重症患者可用加味大剂荆芥方，或荆芥方与解毒洗药各取一剂共煎洗，临床多此前二方，收效满意。

【文献来源】《验方秘方选编》。

冻　疮

（一）

【处方】 红辣椒　紫皮蒜茎

【功能】 消肿，止痛，止痒。

【主治】 冻疮。

【制法】 用霜雪水煎煮成较浓药液。

【用法】 用药液洗患处。

【备注】 本组共治 20 例，均痊愈。

【文献来源】《中草药秘方验方选》。

（二）

【处方】 茄杆 250 克　花生仁 50 克　水十碗

【主治】 冻疮。

【制法】 水煎熬至五碗。

【用法】 外用洗患处。

【文献来源】《中草药秘方验方选》。

（三）

【处方】 红辣椒不拘多少

【主治】 冻伤。

【用法】 煎水趁热洗患处，每日 1 次。

【文献来源】《民间验方》。

蛇咬伤

【处方】 胡椒数量不拘

【主治】 蛇咬伤。

【用法】 以水熬之，洗患处。

【备注】 本方蛇咬初期疗效可靠，应推广。

【文献来源】《验方秘方选编》。

染灰粪毒

【处方】 石灰水

【主治】 染灰粪毒。

【用法】 开水泡石灰不拘量，趁热洗，以愈为度。治手足接触热田地里新鲜人粪，致使皮肤溃烂者。

【文献来源】《中草药验方选编》。

痹　证

（一）

【处方】 韭菜根适量

【主治】 风湿性关节炎，关节酸痛。

【用法】 煎汤洗患处。

【文献来源】《中草药验方选编》

（二）

【处方】 艾梗二两　柳枝二两

【主治】 风湿性关节炎，关节酸痛。

【用法】 煎汤，先蒸后洗。

【文献来源】《中草药验方选编》。

（三）

【处方】 威灵仙一斤　甘草一斤

【主治】 风湿痛。

【用法】 以水一桶入药煮 1 小时，放木盆内，用小凳，人坐于凳上，周围用衣被围起，待水不太烫时洗之，使其汗出为度，汗出后应避免风寒，最好卧床休息 1～2 小时。

【文献来源】《中草药验方选编》。

（四）

【处方】 生姜二两　葱四两

【主治】 肢体麻木。

【用法】 煎汤洗数次，亦有加陈醋四两用之。

【备注】 又方治风湿麻木，用葱白、生姜、紫苏、陈皮各二两，捣烂，加酒包患处。

【文献来源】《中草药验方选编》。

（五）

【处方】 红干辣椒 20 余个　花椒一两

【主治】 慢性风湿性关节炎。

【制法】 先将花椒加水3000ml，文火煎，半小时后，入红辣椒煮软取出，去籽，将辣椒皮撕开。

【用法】 将辣椒皮贴于患处，共3层，以花椒水热敷熏蒸1小时左右即可，每晚1次，连治1周，上汁可连用1周，干辣椒则须每次换用。

【备注】 用本方治疗30余例，均收到良好效果。

【文献来源】 《验方秘方选编》。

腰 腿 痛

【处方】 陈艾四两

【主治】 下肢关节疼痛。

【用法】 煎汤熏洗。

【备注】 又方陈艾、老蒜杆各适量，煎汤熏洗。

【文献来源】 《中草药验方选编》。

脚 膝 肿 痛

（一）

【处方】 茄子根

【主治】 足跟痛。

【用法】 炖水洗脚。

【文献来源】 《中草药验方选编》。

（二）

【处方】 黄豆根一斤（在土内者）

【主治】 足跟痛。

【用法】 煎汤热浸数次。

【文献来源】 《中草药验方选编》。

白 带 异 常

【处方】 黄柏四钱 没食子四钱 蛇床子四钱 明矾四钱

【主治】 滴虫性白带。

【用法】 上药为一次量，每次加水1000ml煎沸去渣，置盆内，坐于其上，先熏后浸洗半小时，每日洗涤1次，一般洗3～6次即愈。

【文献来源】 《验方秘方选编》。

阴 道 炎

【处方】 黄柏25克 浮萍25克 蝉蜕25克 川椒25克 百部25克 甘草25克 蛇床子25克

【功能】 清热祛湿杀虫。

【主治】 阴道滴虫症。

【制法】 以水三斤煎30分钟。

【用法】 熏洗患处每日1～2次。

【文献来源】 《中草药秘方验方选》。

外 阴 病

（一）

【处方】 苦参50克 蛇床子50克 雄黄10克 枯矾15克 炒盐25克

【功能】 燥湿杀虫。

【主治】 阴痒。

【用法】 将上药熬水熏洗患处，每晚用药1次，连用3日。

【备注】 本组共治200例，有效率为80%。

【文献来源】 《中草药秘方验方选》。

（二）

【处方】 蛇床子五钱 乌梅9个 花椒三钱

【主治】 妇女阴部瘙痒。

【用法】 煎水洗。

【文献来源】 《中医秘方验方第二辑》。

（三）

【处方】 番大麻二钱 蓖麻子二钱 芦根二钱 金定香半束

【主治】 阴挺（茄症）。

【制法】 共研为细末。

【用法】 入罐内燃着熏阴户，见汗为宜。

【文献来源】 《中医秘方验方第二辑》。

小儿感冒

【处方】　葱白适量

【主治】　小儿感冒。

【用法】　将葱白切细，用开水泡汤趁热熏口鼻。

【备注】　又方治乳儿伤风、鼻塞不通，将青葱管划破，贴小儿鼻梁上。

【文献来源】　《中草药验方选编》。

腹　泻

【处方】　老柞树皮一斤（一付）

【主治】　婴儿腹泻、消化不一良。

【制法】　水煎取药液备用。

【用法】　从膝下洗到脚，每日 2 次，每次 20 分钟。

【备注】　轻者 1 日，重者 2 日即愈。忌凉。

【文献来源】　《中草药秘方验方选》。

流　涎

【处方】　人参、黄柏各等份

【主治】　小儿流涎（脾热所致）。

【制法】　热水一脸盆，入白矾一勺（约三钱）

【用法】　频洗两足、连洗 3～4 日即愈。

【文献来源】　《中医秘方验方第二辑》。

麻　疹

（一）

【处方】　芫荽菜（即香菜）一斤

【主治】　麻疹应出不出，或疹出不透者。

【用法】　水烧开后放入芫荽菜煮一二沸，将水置于小盆内。先熏后洗手足，麻疹自然透出。亦可用香菜（或香菜子）三钱，水煎内服，以透发麻疹。

【备注】　此法各地应用甚广，芫荽菜用量可视小儿年龄大小增减。煮时不必多煮，利用其气先熏患儿，热后用浸药液的湿毛巾敷擦手足或全身，使之微微汗，疹即易透。此外，各地尚有加用以下各项进行熏洗者，如①加白酒二两；②加葱白八两；③加香椿叶一把；④加紫苏一两；⑤加苎麻根一两；⑥加鲜西河柳二两；⑦加荆芥穗三钱，以上均同煮，熏洗法均同上。

【文献来源】　《中草药验方选编》。

（二）

【处方】　西河柳（又名赤柽柳）二或三两

【主治】　麻疹应出不出，或疹出不透者。

【用法】　煎水，熏洗全身。亦可用西河柳五钱，水煎服。

【备注】　又方①红柳树条适量煎汤擦全身。②加芫荽菜五钱或浮萍一两，同煎外洗。西河柳用量视患儿年龄大小，最多者每次用二斤。

【文献来源】　《中草药验方选编》。

（三）

【处方】　杨柳楂子（不是很高大的柳树，而是塘坝边所生长的矮楂子）一把

【主治】　麻疹后皮肤发痒起疹，抓破出血如疮，每年入春即发，秋凉收没，可能 8～10 年，甚至终身不愈者。

【用法】　煎汤洗澡，无论年久均能断根。

【文献来源】　《中草药验方选编》。

（四）

【处方】　五倍子三钱　雄黄少量

【主治】　麻疹后皮肤发痒起疹，抓破出血如疮，每年入春即发，秋凉收没，可能 8～10 年，甚至终身不愈者。

【用法】　共研末撒之。

【备注】　又方用晚蚕沙一两，烧水洗之以止痒。

【文献来源】　《中草药验方选编》。

眼　疾

（一）

【处方】　腊月的桑树叶（不拘多少）

【主治】 迎风流泪。

【用法】 煎汤洗眼，自然痊愈。

【文献来源】 《验方秘方选编》。

（二）

【处方】 黄柏一两 菊花五钱

【主治】 急性结膜炎。

【制法】 将黄柏、菊花加开水 5000ml 浸泡 2 小时，用纱布滤过，得出澄清液。

【用法】 将上液敷或洗眼，每日 2 次，每次 10 分钟。

【备注】 本组收治 124 例，经 2 日治疗 116 例痊愈，8 例好转，2 例无效。

【文献来源】 《验方秘方选编》。

（三）

【处方】 龙胆草五钱

【主治】 急性结膜炎。

【制法】 将龙胆草加水 250ml 煎煮成 150ml，加微量食盐。

【用法】 冷后洗眼，每日 3～4 次，每次 5～10 分钟。

【备注】 本组收治 85 例，经 2～3 日均痊愈。

【文献来源】 《验方秘方选编》。

（四）

【处方】 川黄连、元黄芩、元黄柏、菊花、冰片各等份

【主治】 暴发火眼。

【制法】 前四味用水煎好，再加入冰片。

【用法】 熏洗之，每日 4～5 次，同时再内服。

【备注】 忌食辣物。

【文献来源】 《中医秘方验方第二辑》。

（五）

【处方】 当归尾五分 胆矾三分 红花五分 全蝉蜕五分 铜绿三分 黄连五分 大黄五分 赤芍五分 明矾三分 朴硝三分 冰片二分 生地黄一钱 薄荷五分 元黄柏五分 元黄芩五分 蒺藜五分 青皮五分 川羌活五分 栀子五分 青葙子五分 木贼一钱 谷精草五分

【主治】 暴发火眼，云翳。

【用法】 开水冲之，洗眼数次即愈。

【文献来源】 《中医秘方验方第二辑》。

鼻 证

【处方】 玄参五钱 川乌五钱 草乌五钱 白芷五钱 柴胡五钱 薄荷五钱 钩藤五钱

【主治】 副鼻窦炎。

【制法】 上各药放入砂锅中，加水 2000ml 煎至 1000ml，倒入脸盆中，先熏（患者用鼻吸入热气，从口中呼出反复多次），后待煎液不烫时洗头部，每日早晚各 1 次，每剂可熏洗 2 日，2 剂为 1 个疗程。

【医案】 周某，男，37 岁，工人。头痛 20 多年，经检查为副鼻窦炎，曾作鼻窦手术，服各药均未见效，后改用上方 2 剂痊愈，2 年未复发。

【备注】 本组收治 20 多例，用 2 剂后均都收到了显著效果。

【文献来源】 《验方秘方选编》。

第八章　皮肤外治法

感　　冒

（一）

【处方】　葱白头一两　生姜一两　食盐二钱　白酒一盅

【主治】　感冒。

【制法】　将上三味捣成糊状，加酒调匀，然后纱布包之。

【用法】　涂擦前胸、后背、手心、脚心、腘窝、肘窝后，嘱患者安卧。

【备注】　涂擦后半小时许即有出汗，热渐退，全身自觉症状减轻，次日可完全消失。用此方治疗感冒32例，均在1～2日内痊愈。

【文献来源】　《验方秘方选编》。

（二）

【处方】　鸡蛋白1个　香油半匙　雄黄二钱

【主治】　小儿感冒。

【用法】　上三味调匀后用棉花蘸擦，从胸前擦至脐眼边。

【文献来源】　《中草药验方选编》。

中　　暑

【处方】　食盐一握

【主治】　中暑。

【用法】　揉擦两手腕、两足心、两胁、前后心八处，擦出许多红点，觉轻松即愈。

【文献来源】　《中草药验方选编》。

有　头　疽

【处方】　大麻子仁（蓖麻子）42个　蜂房二钱

【主治】　有头疽。

【制法】　取新瓦盆一个，白麻杆一捆待用。将选择好的光头大麻子放在新瓦盆内，用白麻杆烧火，焙黄，去壳取仁。再将蜂房放入盆内，仍用白麻杆火烧把蜂房炙透至黑色存性为制，然后把两药共研末为度，入瓶密封备用。

【用法】　初起肿块或有粟粒样脓头时，可用米粥水调和成膏外涂患处，每日1～2次。如患处已见脓液血水，可用此药掺疮口上，每日1～2次，一般用药2～3日，脓血水可去，结成干痂，这时再用米粥水温润患处，后撒上该药散，不须将患处原有的药物洗去，一般治疗7日可愈，最长10日，最短5日。

【医案】　胡某，男，16岁，农民。1974年8月初诊。患者背部大椎穴下偏右，生一直径4寸大的疮面，形如蜂窝状，脓水不绝，红肿热痛，并伴有发热，体温39.8℃，用此药3日脓水尽去，治疗7日痊愈。

【备注】　本组收治120例，有效率为98%。

【文献来源】　《验方秘方选编》。

荨　麻　疹

【处方】　鲜芝麻花一把（或青蒿一把）

【主治】　荨麻疹（鬼风疙瘩）。

【用法】　不断擦抹，即愈。

【文献来源】　《民间验方》。

皮　肤　病

（一）

【处方】　赤小豆　米醋

【主治】 带状疱疹。

【制法】 赤小豆为末与米醋和匀。

【用法】 适量外涂。

【备注】 本组共治10例，均治愈。

【文献来源】 《中草药秘方验方选》。

（二）

【处方】 硫黄三钱　密陀僧三钱

【主治】 白癜风。

【制法】 共研细末。

【用法】 用茄蒂蘸药末在患处反复擦之直到皮肤发红为度，每日1次，连用7～10日即愈。

【医案】 宋某，男，27岁，农民。患者1年前颈部生一蚕豆大白斑，边界清晰，后逐渐扩大，病变范围8～12cm，表面光滑无鳞屑，不痛不痒，诊断为白癜风，曾用中西药多法无效，用上法治疗1周痊愈。

【备注】 本组共收治11例，治愈7例，好转8例，无效1例。

【文献来源】 《验方秘方选编》。

（三）

【处方】 生石灰三钱 硫黄五钱

【制法】 将上药粉压碎过筛加水1250ml，文火煎2小时，如水不足可再加水，最后煎至1000ml，静止取上清液，装入用过的链霉素小瓶内，盖紧蜡封备用。

【主治】 黄水疮。

【用法】 用棉签蘸药液涂患处，每日3～5次。

【医案】 郭某，15岁。脸部患黄水疮月余，先是一小块，痒多痛少，逐渐漫延全脸，疮结痂后痛痒异常，曾用各种药物治疗无效，改用上方经3日痊愈。

【备注】 本组共收治50例，经2～4日治疗，均痊愈。

【文献来源】 《验方秘方选编》。

（四）

【处方】 食醋一斤　蜂房二两

【主治】 足癣。

【制法】 用火煎至一半，冷却过滤即可。

【用法】 患者将脚洗净，用棉花蘸上药液涂抹患处，轻者2次，重者3～4次。

【备注】 本组收治158例，经1～4次治疗，均痊愈。

【文献来源】 《验方秘方选编》。

（五）

【处方】 高良姜四钱　酸醋100ml

【主治】 汗斑。

【制法】 将高良姜洗净放入捣药缸内捣碎，然后放入100ml酸醋浸泡12小时即可用（密封保存以防挥发）。

【用法】 先用肥皂水洗净患处，用毛刷蘸药水涂患处。每日1次，连用3次即愈。在治疗期间应勤换洗内衣、被子以免再感染。

【文献来源】 《验方秘方选编》。

（六）

【处方】 樟脑五分　硼砂五分　枯矾五分　冰片二分

【主治】 足癣。

【制法】 共研细末（如溃烂作痛，再加炙乳香一分、净轻粉一厘与上药同研）。

【用法】 先以温水将脚洗净，用干棉花球蘸药末少许擦患处，每日1～2次，轻者连续治2～3日即能见效。

【文献来源】 《验方秘方选编》。

（七）

【处方】 密陀僧一两　海螵蛸一两　川椒一两　硫黄五钱

【主治】 汗斑。

【制法】 上药研成细末装瓶密封备用。

【用法】 用时取生姜一块斜行切断，以切口蘸药粉少许擦患处，每次5～10分钟，每日早晚各1次，一般用药1～3周皮肤损害消失。

【备注】 本组共收治369例，最长患病时间25年，最短3个月，均痊愈。

【文献来源】　《验方秘方选编》。

（八）

【处方】　狼毒三斤

【主治】　牛皮癣（银屑病）、慢性湿疹。

【制法】　将狼毒用水洗干净，剥去老皮切碎放锅内加等量的清水，加热煎煮直到狼毒可用手一捻成粉为止，然后将锅内残渣取出，纱布过滤，继续煎煮浓缩到一定黏度为止，即可使用。

【用法】　每日或隔日 1 次，用药液涂抹患处，临床应用 3～10 次即愈。

【备注】　本组共治牛皮癣 30 例，神经性皮炎 14 例，慢性湿疹 5 例，近期疗效达 98%。

【文献来源】　《验方秘方选编》。

（九）

【处方】　猪胆 1 个

【主治】　头癣（黑点癣、白癣、黄癣）。

【用法】　将患者局部头发剪去，用肥皂水洗净，然后用棉签蘸猪胆汁涂擦患处，每日 2 次。

【备注】　本组收治 18 例，经 7～10 日治疗，均痊愈。

【文献来源】　《验方秘方选编》。

（十）

【处方】　川黄连一两　花椒五钱

【主治】　顽癣。

【制法】　将上药装入瓶内，加入 70%乙醇适量，浸泡 3 日后备用。

【用法】　用时将药液涂于患部，每日 3～4 次，连续 10 日为 1 个疗程。

【备注】　用本方治疗各种顽癣共 103 例，效果满意。一般在治疗 20～30 日后即告痊愈 90 例，好转者 13 例。随访 45 例，经 3～6 个月的近期观察，仅 3 例复发，10 例观察 1 年，均未复发。

【文献来源】　《验方秘方选编》。

（十一）

【处方】　白鲜皮一两　明矾一两

【主治】　扁平疣。

【制法】　将上药加水一斤，先用凉水浸泡 15 分钟，再煮半小时。

【用法】　趁热以药水浸泡或擦洗患处 30～40 分钟，每日 2～3 次，再用时加热，如药液过少可加水少许煮沸，一剂可连用 3～6 次，用药至扁平疣消失为止。

【备注】　本组收治 18 例，经 5～10 日全部治愈。

【文献来源】　《验方秘方选编》。

（十二）

【处方】　雄黄五钱　硫黄五钱　凤凰衣五钱（孵出过小鸡的鸡蛋壳和壳内白皮）　穿山甲（炮制）三钱　滑石粉一两　猪板油一两　猪苦胆 1 个

【主治】　斑秃症（脱发）。

【制法】　前五味共为细末，用猪板油、猪苦胆汁调和均匀，捣如泥即成，用纱布包好。

【用法】　轻轻用力擦抹患处，每日 2～3 次，用纱布包好，即可生出头发，渐渐痊愈。

【备注】　用上方治疗 17 例。16 例痊愈，1 例好转，有效率为 94.1%。本方治疗无不良反应，最快用药 5～7 日，患处可生出头发，初有黄和白色细微头发，渐渐变粗变黑，1～2 个月头发恢复正常。

【文献来源】　《验方秘方选编》。

无名肿毒

【处方】　轻粉 50 克　螺蛳 2 条　三棵针 50 克　高良姜 50 克

【主治】　无名肿毒。

【制法】　共研为末，用 75%乙醇泡 7 日。

【用法】　用酒外涂患处。

【备注】　本组共治无名肿毒 100 余例，都有效；外伤性骨膜炎 4 例，有效；反复发作的头部、颈椎肿痛 4 例，有效；足背麻木、肿胀、感觉丧失 2 例，有效。

【文献来源】　《中草药秘方验方选》。

阴囊湿疹

（一）

【处方】 新鲜鸡蛋数枚 轻粉2克

【主治】 阴囊湿疹（绣球风）。

【制法】 鸡蛋煮熟剥壳去蛋白，蛋黄压碎，置小铁锅内文火煎炒，用小锅铲边炒边挤压，待蛋黄焦黑始有油熬出，至蛋黄油完全熬尽为度（一个蛋黄一般可熬油4ml）。取此油20ml，加轻粉（研细）2克和均，贮瓷瓶备用。

【用法】 涂抹患处，每日4～5次，3～5日可愈。

【医案】 何某，男，32岁。患者阴囊湿疹已三月余，局部皮色淡，糜乱流水，瘙痒难忍，曾服布克利嗪、泼尼松、地塞米松，外用维生素B_6软膏，效果不好，后涂抹本药1周，症状完全消失而愈。

【备注】 ①禁用热水、肥皂水等烫洗；②忌食辛辣刺激性物及河海鱼虾类发物；③尽量避免搔痒及摩擦等机械性刺激。

【文献来源】 《验方秘方选编》。

（二）

【处方】 藤黄50克 雄黄100克 白酒50ml

【主治】 阴囊湿疹（绣球风）。

【制法】 共研细末，白酒内浸泡备用。

【用法】 每日1次外擦。

【文献来源】 《中草药秘方验方选》。

阴寒

（一）

【处方】 干姜二钱 牡蛎二钱

【主治】 下部受凉，小腹疼痛。

【制法】 为细末。

【用法】 烧酒调擦手上，男子擦外阴部，女子擦两乳待出汗即愈。

【文献来源】 《中医秘方验方第三辑》。

（二）

【处方】 白矾三钱 黄丹二钱 干姜二钱 母丁香10个 胡椒15粒

【主治】 下部受凉，小腹疼痛不可忍。

【制法】 共为细末。

【用法】 用醋调匀，用手擦肚脐，男用左手，女用右手，盖被出汗即愈。

【文献来源】 《中医秘方验方第三辑》。

（三）

【处方】 白矾一钱 黄丹八分 胡椒面二分 牙硝一分

【主治】 下部受凉，小腹疼痛。

【制法】 共为细末。

【用法】 陈醋调和，擦手上，在会阴处擦出汗。

【文献来源】 《中医秘方验方第三辑》。

面瘫

【处方】 白芷一两 皂角五钱

【主治】 颜面神经麻痹。

【用法】 研细末，涂患处。

【文献来源】 《黑龙江验方选编》。

痹证

【处方】 生川乌一两 生草乌一两 生南星一两 生半夏一两

【主治】 风湿性关节炎。

【制法】 共为细末，用75%乙醇浸泡3日备用。

【用法】 取适量擦局部止痛。

【文献来源】 《验方秘方选编》。

腰腿痛

【处方】 艾叶二两 生姜一两半 葱2～5棵 烧酒适量

【主治】 腿痛。

【用法】　将三味捣烂，用布包好，蘸热酒搽患处。

【文献来源】　《中草药验方选编》。

脚膝肿痛

【处方】　老生姜

【主治】　脚膝肿痛。

【用法】　捣烂涂于患处。

【文献来源】　《中草药验方选编》。

麻　疹

（一）

【处方】　萝卜缨子一把　蓖麻子（去皮捣烂）五钱

【主治】　麻疹外出不透。

【用法】　水煎，擦前后心，盖被，避风即出。

【文献来源】　《民间验方》。

（二）

【处方】　荞麦面二两　鸡蛋清 1 个

【主治】　麻疹并发肺炎。

【制法】　将荞麦面、鸡蛋清调和一处。揉成面块，如核桃大，再加香油少许。

【用法】　在患儿周身揉搓。先搓前胸和后背，胸背要多搓，以皮肤潮红为度。每日搓 3 次，每次 30 分钟。搓后患儿逐渐安静入睡，呼吸次数减少，喘减轻或消失。如搓后疹子当时不出，次日即可出齐。

【文献来源】　《中草药验方选编》。

腮　腺　炎

（一）

【处方】　马齿苋

【主治】　腮腺炎。

【用法】　切碎淘尽，捣如泥，涂患处，亦可捣汁饮服。

【文献来源】　《中草药验方选编》。

（二）

【处方】　陈石灰

【主治】　腮腺炎。

【用法】　研细末，同醋调匀，涂患处。

【备注】　又方加青黛少许，用蛋清调敷。

【文献来源】　《中草药秘方验方选》。

（三）

【处方】　井底泥

【主治】　腮腺炎。

【用法】　涂擦患处，干燥即换，亦可用老醋调敷。

【备注】　又方①花椒树下泥土，用水调和涂患处。②灶心土（研末），鸡蛋清适量，调匀敷肿处。

【文献来源】　《中草药验方选编》。

第九章　经鼻给药法

鼻　　衄

【处方】　山栀一钱　白芷一钱　血余炭一钱

【主治】　鼻衄不止。

【制法】　共为细末。

【用法】　吹入鼻孔内，每日吹 3～4 次。

【文献来源】　《中医秘方验方第三辑》。

头　　痛

（一）

【处方】　砒石四厘　麝香一厘　鲜姜一小片　大枣肉半个　银朱一分

【主治】　偏头风（熏药方）。

【制法】　将砒石、麝香、姜、枣共捣烂，搓成长圆形，用银朱挂衣。

【用法】　用纱布卷上，中间通透，塞鼻孔内。左痛塞左，右痛塞右，熏之出透汗为止。

【备注】　忌食一切发物、小米饭；孕妇禁用。

【文献来源】　《中医秘方验方第三辑》。

（二）

【处方】　白芷一两　冰片二分

【主治】　偏头痛

【制法】　共研细末。

【用法】　每用一二厘吹鼻内，2～3 分钟可止痛。

【文献来源】　《验方秘方选编》。

（三）

【处方】　樟脑一钱　冰片二分

【主治】　偏头痛。

【制法】　将药和匀，放碗底上用火点燃。

【用法】　鼻闻其烟，治多年不愈的偏头痛，左痛闻左鼻，右痛闻右鼻，日闻 3 次，每次三四回，闻后觉有冷气直冲至脑。

【文献来源】　《验方秘方选编》。

（四）

【处方】　大枣（去核）1 枚　红矾（研末）一分

【主治】　神经性头痛、三叉神经痛。

【制法】　将红矾放入枣内，以镊子挟枣，放木火或蜡烛火上烤，待熏出药味，即用鼻孔吸，反复烤反复吸，直至大枣烤焦不出药味为止。

【用法】　左边头痛左鼻孔吸，右边头痛右鼻孔吸，满头痛则左右鼻孔俱吸。以上为一个鼻孔的吸药量，左右俱熏可再加一枚枣。一般熏几次后感到口鼻发干。传统习惯认为熏后当日忌小米饭，一般可连熏 2 次。熏后减轻可再熏，连熏几次。不愈应停用。

【医案】　姜某，女，50 岁。1966 年 8 月初诊。患者头痛已 18 年，时作时休，每逢情志或气候变化，则头痛剧烈，痛连眉梢，常如牵引状目不能开，头发麻木，痛甚则头部如裂。曾用中西药、针灸等疗法无效。现代医学诊为“神经性头痛”，中医诊为“头痛”，经用此法连熏 4 次告愈，至今 10 余年未复发。

【文献来源】　《验方秘方选编》。

面　　瘫

【处方】　生川乌五分　火硝五分　黑矾五分　麝香五厘

【主治】 吊线风。

【制法】 以上药做成细末，用粗布卷成药卷，在中间剪短，将药卷放鼻孔内。

【用法】 如左斜放右鼻孔，右斜放左鼻孔，放1小时，将药卷取下，一日可放3次。

【文献来源】 《中医秘方验方第一辑》。

呃 逆

【处方】 草纸

【主治】 膈肌痉挛。

【用法】 用草纸烟熏鼻孔治疗呃逆，将草纸卷成纸条，点着火随即吹灭，趁着浓烟冒起，放在患者鼻孔前，让其深呼吸一次呃逆便停止。

【备注】 用此法治疗100多例，均收到显著效果。

【文献来源】 《验方秘方选编》。

疟 疾

（一）

【处方】 黑矾面

【主治】 防止感染疟疾。

【用法】 白布包好。以黑矾小包蘸凉水纳入鼻孔中，每日一包，用3日，永不发疟疾。

【文献来源】 《中医秘方验方第三辑》。

（二）

【处方】 苍耳叶（嫩的）少许

【主治】 疟疾。

【用法】 捣烂搓成圆形，在疟发前1小时塞入左右任何一侧鼻孔内，或贴脐上，1日后取下。治小儿疟疾。

【文献来源】 《中草药验方选编》。

黄 疸

（一）

【处方】 苦丁香（即鲜瓜蒂巴）一钱

【主治】 黄疸。

【用法】 研细末，每用少许吹入鼻中，流出黄水即愈。

【文献来源】 《民间验方》。

（二）

【处方】 瓜蒂（研细末）

【主治】 黄疸。

【用法】 吹入鼻内，当时流黄水，连用3～4次有效。

【文献来源】 《中医秘方验方第三辑》。

肝 炎

（一）

【处方】 瓜蒂（焙干）为末

【主治】 肝炎。

【用法】 纳入鼻中自然流水。

【文献来源】 《中草药验方选编》。

（二）

【处方】 香瓜蒂7个 绿豆一钱

【主治】 肝炎。

【用法】 共为细末，以少许吸入鼻中，流出大量黄水，每日1次。

【文献来源】 《中草药验方选编》。

（三）

【处方】 苦丁香五钱

【主治】 传染性肝炎。

【用法】 研细末，每用少许吹入鼻中。

【文献来源】 《中草药验方选编》。

疔毒恶疮

【处方】 公丁香3个 胡椒7个 大枣（去核）1枚 紫皮蒜一瓣

【主治】 疔毒恶疮。

【制法】 将诸药一起捣烂如泥制成枣核样。

【用法】 将药塞入鼻孔内（男左女右），汗出即愈。

【备注】 本组共治30余例，90%有效。

【文献来源】 《中草药秘方验方选》。

疳　　证

（一）

【处方】 砒霜一钱　巴豆（去皮）一钱　明雄黄五分

【主治】 小儿疹后疳证。

【制法】 共研为面。

【用法】 每次三分加台射干二分，用棉花卷之，男左女右塞鼻孔内熏之，以出汗为度，约2小时。

【备注】 忌食小米饭。

【文献来源】 《中医秘方验方第二辑》。

（二）

【处方】 白矾、樟丹、银朱、麝香各等份，雄黄少许

【主治】 齿龈糜烂、唇鼻溃烂等急性疳疾。

【制法】 共研细末，枣肉为丸，如麦粒大。

【用法】 左、右鼻孔各1粒。

【文献来源】 《中医秘方验方第一辑》。

（三）

【处方】 芦荟（不拘多少）

【主治】 脑疳。

【制法】 研细末。

【用法】 吹鼻孔内。

【文献来源】 《中医秘方验方第二辑》。

眼　　疾

【处方】 木鳖子1个

【主治】 倒睫。

【制法】 去皮为末。

【用法】 左患塞右鼻孔，右患塞左鼻孔，效果显著。

【文献来源】 《验方秘方选编》。

痘疹后目中生白色云翳

【处方】 轻粉五分　天花粉五分　冰片五分　鹅不食草七分

【主治】 痘疹后目中生白色云翳，百日内见效。

【制法】 共研细末。

【用法】 左眼病吹入右耳内，右眼病吹入左耳内，每日3次，以愈为止。

【文献来源】 《中医秘方验方第二辑》

咽 喉 肿 痛

（一）

【处方】 50%乙醇50ml　草乌五分

【主治】 扁桃体摘除术后痛。

【制法】 将草乌置于乙醇内，浸泡24小时滤过，滤液备用。

【用法】 用上液滴双侧外耳道，每次2～4滴，一般先滴咽痛重的一侧，滴后让乙醇在外耳道存留一会儿，而后根据情况再滴对侧。必要时每2～3小时滴一次。

【疗效】 本组收治24例，经用上疗法，达到止痛的有23例，占96%。

【文献来源】 《验方秘方选编》。

（二）

【处方】 细辛1.5克　巴豆3个

【主治】 单双乳蛾（扁桃腺炎）。

【制法】 将上二药压粗末，用纸卷起如烟卷粗细，用火点燃后拿到小儿鼻前，待小儿将烟吸入鼻内立即见效。或成人用可将未燃一端插入鼻孔内吸烟。

【备注】 本组共治92人，痊愈87人，无效5人。

【文献来源】 《中草药秘方验方选》。

（三）

【处方】 丝瓜二钱　皂角一钱　冰片一分

【主治】 咽喉肿痛。

【制法】　丝瓜籽及皂角用瓦焙干，加冰片，研为细末。

【用法】　左侧咽喉痛吹左鼻孔，右侧咽喉痛吹右鼻孔。

【文献来源】　《中医秘方验方第二辑》。

鼻　证

（一）

【处方】　青蒿灰、石灰各等份

【主治】　鼻息肉。

【制法】　用水过滤后熬成膏备用。

【用法】　点鼻内。

【疗效】　本组共治疗 8 例，4 例治愈。

【文献来源】　《中草药秘方验方选》。

（二）

【处方】　香油 50 克　苍耳子末 50 克

【主治】　鼻炎。

【制法】　取香油至锅内炼开，再将苍耳子末投入香油中即出，稍凉过滤，取油液备用。

【用法】　每日滴鼻孔 3 次，每次 2～3 滴。

【疗效】　有效率为 80%。

【文献来源】　《中草药秘方验方选》。

（三）

【处方】　生蜂蜜

【主治】　萎缩性鼻炎。

【用法】　先用温开水将鼻腔的结痂和分泌物洗去，充分暴露鼻黏膜后，再用棉签或干净的手指蘸无腐败变质的生蜜涂鼻腔患处即可。只要医生给患者做一次治疗后，嘱其本人每日早晚如法各涂鼻一次，至鼻腔无痛痒，无分泌物及结痂，嗅觉恢复为止。在治疗中除有时因涂抹刺激鼻腔引起痛痒，鼻酸，流泪或打喷嚏外，未见其他不适。

【备注】　用本方治疗 5 例，效果良好，患者均经其他方法久治无效，经用本法治疗后，皆在 8～29 日获效，其中最短者 8 日，最长者 29 日，病程在 3 个月至 2 年的 4 例嗅觉完全恢复，病程 7 年的 1 例嗅觉亦见好转。除病程为 2～7 年的 2 例鼻黏膜尚有萎缩现象外，其余 3 例鼻黏膜已恢复正常。

【文献来源】　《验方秘方选编》。

第十章　灌肠给药法

虫　证

（一）

【处方】　北细辛七钱

【主治】　肛门生虫。

【制法】　用水煎数沸去渣。

【用法】　将药灌入肛门内洗之。

【备注】　忌生冷、腥辣食物。

【文献来源】　《中医秘方验方第三辑》。

（二）

【处方】　食醋 50ml

【处方】　蛲虫病。

【用法】　每晚灌肠，连用 1 周。

【文献来源】　《中草药验方选编》。

（三）

【处方】　食用花椒一两

【主治】　小儿蛲虫病。

【制法】　加水 1000ml，煮沸 40～50 分钟，过滤后待温度与体温相等时，作保留灌肠。

【用法】　每次用量为 25～30ml，每日 1 次，连续 3～4 次。

【备注】　用本方法治疗 108 例，治后均获症状消失，虫卵转阴的效果。本法无毒性反应，易为小儿接受。

【文献来源】　《验方秘方选编》。

痢　疾

【处方】　鸦胆子

【主治】　阿米巴痢疾。

【用法】　取上药 25 颗，打碎，加水煎成 200ml，清洁灌肠后作保留灌肠。

【备注】　鸦胆子水煎液灌肠，各地多用以治疗阿米巴痢疾，也有用治菌痢的。用法浓度各异，由二钱至一两煎水不等，每次用 50～200ml。也有将鸦胆子仁数十粒，浸于 1%重碳酸钠水 200ml，2 小时后取出灌肠的。

【文献来源】　《中草药验方选编》。

第十一章　肛门给药法

克　山　病

【处方】　麻黄素片

【主治】　克山病。

【用法】　把麻黄素研成细末，制成栓剂，纳入肛门。

【备注】　本方用于急性克山病，效显。

【文献来源】　《黑龙江验方选编》。

虫　　证

（一）

【处方】　杏仁二钱　轻粉一钱　黄连一钱　石菖蒲二钱　蛇床子二钱　花椒一钱　潮脑一钱　枯矾一钱　黄柏三钱

【主治】　肛门内出寸白虫（蛲虫）。

【制法】　共为细末，用枣肉同药面捣烂，做笔管粗，长寸许，晒干，外裹丝绫以锦线系紧。

【用法】　插入肛门内，留线拖出于外，每日换 1 次，数日可除根。

【文献来源】　《中医秘方验方第三辑》。

（二）

【处方】　好烟叶一撮

【主治】　蛲虫病。

【用法】　研细末，如肛门瘙痒时，即以此纳入肛中，少时即止。

【文献来源】　《中草药验方选编》。

（三）

【处方】　煤油

【主治】　蛲虫病。

【用法】　用棉球蘸取少许煤油，睡前塞入肛门。

【备注】　本组用上法治疗 200 多例，均收到满意效果。

【文献来源】　《验方秘方选编》。

（四）

【处方】　苦参适量

【主治】　蛲虫病。

【用法】　研面，用凡士林调涂于肛门上。

【文献来源】　《中草药验方选编》。

便　　秘

（一）

【处方】　鲜萝卜

【主治】　便秘。

【用法】　将萝卜去皮削成如大拇指大小，在稍尖端涂上凡士林或油类均可，塞入肛门内，稍时即便通。若无萝卜用其他鲜菜梗亦可。

【备注】　又方用白萝卜条浸入 50%浓食盐水中 3 日，取出后，插入肛门用。

【文献来源】　《中草药验方选编》。

（二）

【处方】　肥皂

【主治】　便秘。

【用法】　把肥皂削成橄榄状，用水温透一端，插入肛门。

【备注】　另方用肥皂寸许蘸蜂蜜纳入肛中。

【文献来源】　《中草药验方选编》。

（三）

【处方】 咸菜条一条（如小指粗、三寸长）

【主治】 大便不通。

【用法】 纳入肛门内少顷即能排便。

【文献来源】 《民间验方》。

脱 肛

【处方】 蝉蜕 25 克

【主治】 治脱肛。

【制法】 研细末，用香油调和。

【用法】 将脱肛用药棉擦净，涂抹此药 2～3 次即愈。

【疗效】 本组共治疗 10 余例，痊愈率为 80%以上。

【文献来源】 《中草药秘方验方选》。

痔 疮

（一）

【处方】 木鳖子 3 个

【主治】 痔疮。

【制法】 去壳取肉，用少许水磨汁（如磨墨状），磨光放入冰片粉少许搅拌。

【用法】 用棉签蘸药液涂患处，每日 3 次，痛止肿消为度。

【备注】 重症 3 剂，轻症 1 剂。

【文献来源】 《验方秘方选编》。

（二）

【处方】 儿茶三钱 黄丹三钱 姜黄三钱 冰片三钱 轻粉三钱 人造麝香一分

【主治】 外痔、肛门水肿。

【制法】 共为细末。

【用法】 将肛门局部用温水洗净，然后用棉球蘸药涂在局部即可。

【备注】 用此方治疗 500 多例效果显著，有效率可达 99%。

【文献来源】 《验方秘方选编》。

第十二章　外阴给药法

月　经　病

【处方】　瞿麦一钱　生地黄一钱　熟地黄一钱　麝香五分

【主治】　妇女经闭。

【制法】　用红枣肉共捣为丸（二丸）。

【用法】　纳阴户内，每丸用3日。

【文献来源】　《中医秘方验方第二辑》。

阴　道　炎

（一）

【处方】　黄柏五钱　苦参五钱　蛇床子五钱　贯众五钱

【主治】　阴道炎。

【用法】　煎水冲洗阴道。

【文献来源】　《验方秘方选编》。

（二）

【处方】　苦参三钱　黄柏三钱　川椒三钱　艾叶三钱　白鲜皮三钱　蛇床子三钱　青黛三钱　白矾三钱　雄黄三钱

【主治】　滴虫性阴道炎。

【用法】　煎水冲洗阴道。

【文献来源】　《验方秘方选编》。

（三）

【处方】　大蒜五钱　石榴皮五钱　乌梅粉一两　槟榔一两　黄芪（或川椒三至五钱）一两

【主治】　霉菌性阴道炎。

【制法】　共为细末，装入胶囊内。

【用法】　每日放入阴道1粒，10日为1个疗程，同时配合外用坐浴方（蛇床子、苦参、百部、地肤子、白鲜皮各五钱，明矾三钱，加水煮沸熏洗外阴）。

【备注】　用本方共治疗17例，除1例无效及2例未来复诊外，余14例均临床治愈，两次涂片找毒菌转为阴性。

【文献来源】　《验方秘方选编》。

（四）

【处方】　蛇床子五钱　苦参五钱　雄黄五钱

【主治】　滴虫性阴道炎。

【用法】　水煎冲洗阴道。

【文献来源】　《验方秘方选编》。

（五）

【处方】　食醋二两

【主治】　阴道炎。

【用法】　加水1000ml煮沸冲洗之。

【文献来源】　《验方秘方选编》。

（六）

【处方】　蛇床子25克　苦参25克

【功能】　燥湿杀虫。

【主治】　阴道滴虫症。

【制法】　共为细末。

【用法】　用脱脂棉包药面塞入阴道内。

【备注】　本组共治100余例，治愈率为90%。

【文献来源】　《中草药秘方验方选》。

（七）

【处方】　蛇床子50克　苦参20克　枯矾

10 克

【功能】 燥湿杀虫。

【主治】 阴道滴虫症。

【制法】 水煎取浓汁。

【用法】 用药汁冲洗阴道后，再用脱脂棉蘸药纳入阴道，每晚换药 4～5 次。

【备注】 阴道黏膜溃疡者忌用。

【文献来源】 《中草药秘方验方选》。

（八）

【处方】 蛇床子 20 克　黄连 7.5 克　冰片 1 克　敌敌畏 0.5 克

【主治】 阴道滴虫症。

【用法】 每用一丸塞入阴道内，3 日换 1 次。

【制法】 将蛇床子、黄连为细末，加入冰片和敌敌畏为蜜丸，分为 10 丸。

【备注】 本组共治 5 例，均痊愈。

【文献来源】 《中草药秘方验方选》。

（九）

【处方】 醋 150ml

【主治】 滴虫性阴道炎。

【制法】 用凉开水 150ml 和醋 150ml 混匀。

【用法】 冲洗阴道，每日 1 次。

【备注】 本组共治 8 例，6 例痊愈。

【文献来源】 《中草药秘方验方选》。

外 阴 病

（一）

【处方】 黄连二钱　艾叶四钱　铅粉五钱

【主治】 妇女阴部瘙痒。

【制法】 用艾叶包黄连，艾叶烧尽，黄连现焦色，再和铅粉同研。

【用法】 香油调匀外涂。

【文献来源】 《中医秘方验方第二辑》。

（二）

【处方】 冰片二钱　儿茶二钱　蟾酥一分　轻粉一钱　硫黄一钱　硼砂二钱　乳香二钱　血竭二钱　枯矾一钱

【主治】 外阴白斑。

【用法】 共研细末，用鸡蛋清或凡士林调，外涂患处。

【文献来源】 《验方秘方选编》。

产 后 病

【处方】 吴茱萸适量

【主治】 产后外阴水肿。

【用法】 煎汤冲洗，1 次即愈。

【文献来源】 《验方秘方选编》。

宫颈糜烂

（一）

【处方】 黄柏三钱　炒蒲黄一钱　五倍子三钱　冰片五钱

【主治】 子宫颈糜烂。

【制法】 研成细末备用。

【用法】 冲洗阴道，擦干，将上药面喷洒于子宫颈口糜烂处，隔日冲洗喷药 1 次，10 次为 1 个疗程（用药时暂停性生活）。

【医案】 陈某，女，搬运工人。发现子宫颈糜烂十多年，自觉有小腹胀痛，腰酸，白带增多，曾多次治疗无效。妇科检查子宫重度糜烂，经冲洗上药 1 个疗程糜烂面完全愈合，自觉症状消失。

【备注】 本组收治 57 例，痊愈 41 例，显效 14 例，进步 2 例。五倍子味苦、酸，性平，外用能治皮肤溃烂不收口。黄柏味苦，性寒，有清下焦湿热的作用，能治妇女由于湿热所致的色黄气臭的带下。冰片味香、辛、苦，性凉，外用能治痈肿疮疡，拔毒生肌。蒲黄味甘，性平，炒用能收敛止血。配合应用可收到消炎、拔毒、收敛、生肌、促进糜烂面迅速愈合的效果。

【文献来源】 《验方秘方选编》。

（二）

【处方】 乳香三钱三分　没药三钱六分

儿茶三钱六分　蛇床子一钱四分　钟乳石四钱四分　雄黄四钱五分　硼砂四分　硇砂三钱五分　黄丹一两五钱　冰片二钱五分　麝香四分　白矾十九两五钱　血竭二钱五分

【主治】 子宫颈糜烂。

【用法】 将上方制成阴道栓剂，上于宫颈糜烂处（上药对黏膜无刺激，无痛）。

【备注】 此方是北京中医医院王致敏老中医祖传秘方。北京中医医院用上方治疗638例宫颈糜烂患者，有效率达94%。

【文献来源】 《验方秘方选编》。

（三）

【处方】 诃子5斤　黄芩5斤　呋喃西林40克

【主治】 宫颈糜烂。

【制法】 先将诃子、黄芩放入铜锅，加蒸馏水适量，煮沸2小时，过滤，再加蒸馏水二次煎煮1小时，分别过滤，合并滤液，放置水浴中浓缩至干，然后，置烘箱中控制温度80～90℃，烘干研成细粉，然后混合呋喃西林即成。

【用法】 每隔一日用1∶5000的高锰酸钾溶液冲洗阴道，擦干再用带尾的纱布球蘸上该药粉，塞于子宫颈处，将尾留于阴道外，嘱患者24小时后拉出。每10次为1个疗程。

【备注】 用本方治疗88例患者，其中Ⅱ°33例，Ⅲ°55例，冲洗1个疗程，Ⅱ°治愈22例，Ⅲ°治愈38例，共治愈60例。冲洗2个疗程Ⅱ°治愈4例，Ⅲ°治愈6例，共10例。以上合计占79.5。Ⅱ°好转1例，Ⅲ°好转2例，占3.4%。Ⅱ°未愈1例，Ⅲ°未愈5例，占6.8%。不明者（指冲洗已好转但未来复查）Ⅱ°5例，Ⅲ°4例，计9例，占10.22%。

【文献来源】 《验方秘方选编》。

（四）

【处方】 猪苦胆5个　石榴皮二两

【主治】 子宫颈糜烂。

【制法】 按2∶1研成细粉，将细粉用花生油或菜油调成糊状装瓶备用。

【用法】 用蒸馏水冲洗患部，擦干宫颈部分泌物，再用棉签蘸药液涂宫颈糜烂处，每日1次，一般轻症2～3次，重症10次即愈。

【医案】 吴某，女，38岁。下腹部常痛，有下坠感，脓性分泌物，有腥臭味，已有10年病史，经检查为重度宫颈糜烂，经各法治疗无效，改用上法，经12次治疗痊愈。

【备注】 本组收治28人，经2～10次治疗，90%以上痊愈，其他均有显著效果。祖国医学认为此病为郁积所致，方中猪苦胆、石榴皮，具有解毒、杀虫、生肌等功能，且有较强的抗菌作用。此药源广，费用低，疗效高，故有推广价值。

【文献来源】 《验方秘方选编》。

第十三章　咽喉给药法

白　　喉

（一）

【处方】　人指甲

【主治】　咽白喉。

【用法】　烧灰磨细，吹入喉中，也可酌加冰片。

【备注】　又方①人指甲（焙）、马勃，同研末，吹喉。②人指甲（焙）、硼砂、冰片，同研末，吹喉。③人指甲二分、蜘蛛7个，同焙黄研末，吹入喉中。

【文献来源】　《中草药验方选编》。

（二）

【处方】　煅人中白三钱　冰片一分

【主治】　咽白喉。

【用法】　共研细末，吹入喉中。也可加百草霜同用。

【备注】　又方①加硼砂、青黛用。②人中白五钱、贝母三钱、青黛五钱，共研末，吹喉用。

【文献来源】　《中草药验方选编》。

（三）

【处方】　蜗牛1个　冰片三厘

【主治】　咽白喉与喉白喉。

【用法】　将蜗牛去壳，焙存性加冰片共研细吹喉。

【备注】　又方用蜗牛烧存性和盐卤少许点入喉中。

【文献来源】　《中草药验方选编》。

咽喉肿痛

（一）

【处方】　人中白（即尿碱）　手指甲五分（焙干）

【主治】　咽喉肿痛。

【制法】　共为细末。

【用法】　每用少许吹入喉内，日吹3～4次。

【文献来源】　《民间验方》。

（二）

【处方】　冰片一两　青黛二两　硼砂一两　山慈菇一两　川黄连四两　猪苦胆四钱　黄柏一两

【主治】　急性扁桃腺炎、口腔炎。

【制法】　先将黄连、黄柏、山慈菇研细再加入冰片、青黛、硼砂，研细粉过筛，然后取猪胆四钱为粉，将全粉末调匀晒干成粉即得。

【用法】　用时取一小纸管或鹅毛管将此散吹入口腔或咽喉部，日吹数次，每次约0.5克，连吹几日，或由医师视病情、年龄，酌量使用。

【备注】　用本方治疗48例，其中43例治愈，4例好转，1例疗效不显。

【文献来源】　《验方秘方选编》。

（三）

【处方】　老黄瓜（去瓤）1个　火硝若干

【主治】　喉痹、乳蛾。

【制法】　将火硝装入黄瓜内，以麻绳捆好，悬于有风无日处，俟皮起白霜，取下装瓶内严封。

【用法】　用时吹于患处。

【文献来源】　《中医秘方验方第一辑》。

（四）

【处方】　人中白一钱　硼砂一钱　元明粉三钱　儿茶一钱　薄荷三钱　梅花片一钱　青黛一钱　马勃五钱　牛黄三分　珍珠五分

【主治】　咽痛（扁桃腺炎），汤水不下者。

【制法】　共研为细末。

【用法】　时时吹入喉中。

【文献来源】　《中医秘方验方第二辑》。

（五）

【处方】　人中白五分　硼砂五分　牛黄三分　青果灰二分　青黛二分　珍珠二分　川黄连五分　川贝母五分　儿茶五分　元黄柏四分　雄黄五分　台射干二分　枯矾二分　冰片三分　玄参五分　凤凰衣五分

【主治】　咽喉痛。

【制法】　共研为细末。

【用法】　吹入喉内。

【文献来源】　《中医秘方验方第二辑》。

（六）

【处方】　生石膏半两　朱砂一钱　冰片二分　硼砂一两　黄连三钱　干姜二钱

【主治】　咽喉肿痛。

【制法】　共研为细末。

【用法】　吹入咽喉。

【文献来源】　《中医秘方验方第二辑》。

（七）

【处方】　灯心草一钱　珍珠五分　牛黄五分　甘草面一钱　百草霜五分　冰片分半　青黛六钱　薄荷六钱

【主治】　咽喉肿痛，急慢喉风，牙宣，牙疳，口疮。

【制法】　共研为细末。

【用法】　以纸卷吹入喉内。

【备注】　口咽下一点也无妨碍。

【文献来源】　《中医秘方验方第二辑》。

（八）

【处方】　牛黄四厘　雄黄一钱　朱砂七分　冰片三分　大连珠二厘　生石膏一钱

【主治】　疹后余毒，以致咽喉破烂红肿（包括牙龈、口齿），单双乳蛾。

【制法】　共研为细末。

【用法】　咽喉吹之，牙龈、口齿撒细末。

【备注】　酌量用之，不可多用。

【文献来源】　《中医秘方验方第二辑》。

（九）

【处方】　冰片三分　朱砂二分　牛黄三厘　硼砂一钱　琥珀一分　台射干二厘　西瓜霜三钱　人中白四分　薄荷冰二分

【主治】　咽喉赤烂肿痛，或喉生假膜，水浆难咽，一般口疮。

【制法】　共研为细末。

【用法】　喉症用苇管吹之，口疮擦之。

【文献来源】　《中医秘方验方第二辑》。

（十）

【处方】　石膏五分　石决明二钱　儿茶二分　青黛一分　牡蛎三分　硼砂三分　冰片一分　象皮三分　朱砂二分　蛤蜊粉三分　川黄连五分　台射干三厘　雄黄三分　凤凰衣五分

【主治】　喉疳。

【制法】　共研为细末。

【用法】　吹患处。

【文献来源】　《中医秘方验方第二辑》。

（十一）

【处方】　白矾一两　巴豆（籽实饱满者）7粒　雄黄一钱　冰片五分

【主治】　扁桃体周围脓肿。

【制法】　将白矾放在铁勺内于火上加热，待白矾完全熔化后放入巴豆同枯，以白矾不再翻色为度。枯好后将巴豆去掉。此枯矾同雄黄、冰片同研为细末，过筛后贮瓶备用。

【用法】　可将药面喷撒于患处，每日3次。

【医案】 段某，男，30岁。1976年2月患扁桃体周围脓肿，高热40℃，饮食3日不下，咽痛，左侧扁桃体红肿，呼吸受阻，舌苔黄燥厚，3日未大便，痛苦不堪，呈重病容，曾用青霉素160万单位，每日分2次肌内注射，四环素0.5克，每日4次口服，均未能控制病势进展，后转用中药治疗。正当滴水不能下咽时，吹患处药粉约二分许，立即好转，疼痛减轻。同时口服清热解毒中药，如此2日热退至38℃，痛减能进稀面汤，后改为单用药粉，又过3日痊愈。

乔某，女，35岁。1974年11月患扁桃体周围脓肿，体温39℃，咽痛，吞咽困难，右侧扁桃体周围红肿，即日就诊，用药粉喷于患处，3次而愈。

【备注】 此方系秘方，屡用屡效。用此方治疗70余例，轻症单用此药，重病配以其他药物治疗，均在2～5日痊愈。此方不仅有效于扁桃体周围脓肿，对其他咽喉口腔脓肿，如咽后脓肿、牙周炎、齿龈脓肿等均有效。

【文献来源】 《验方秘方选编》。

流　涎

【处方】 人参、黄柏各等份

【主治】 小儿流涎。

【制法】 共为细末。

【用法】 吹口内，每日3～4次。

【文献来源】 《中医秘方验方第一辑》。

第十四章 点眼法

眼疾

（一）

【处方】 柴胡五钱 黄连一两 黄芩五钱 黄柏五钱 生地黄五钱 玄参五钱 蜂蜜一斤 冰片一钱 麝香八厘 珍珠一分 熊胆一分 甘石粉二分

【主治】 砂眼、赤眼、风火眼。

【制法】 前六味药水煎三次，混合一起再滤过3次，取出一杯药水备用，后入蜂蜜，先用消毒白纱布过滤，滤出脏物，以缓火熬成膏（以凉水试验，在水碗内不散为止）。再研后五味药，放入乳钵内逐渐加入前六味药水，共研极细无声为止，再入药膏内研匀封固。

【用法】 玻璃棍点眼角少许，病重时内服五分，白开水调服。

【文献来源】 《中医秘方验方第一辑》。

（二）

【处方】 胆矾、明矾、青盐、川黄连、栀子仁、甘石粉各等份，新针7个，净水二斤（用罐固封）

【主治】 砂眼、云翳。

【制法】 埋地下1个月，取出滤过。

【用法】 用玻璃棍点眼用。

【备注】 最好在睡觉前点眼。

【文献来源】 《中医秘方验方第一辑》。

（三）

【处方】 胆矾一钱五分 明矾一钱五分 青盐一钱五分 乌梅一钱五分 铜绿一钱五分 川椒一钱五分 当归尾一钱五分 红花一钱五分 川连一钱五分

【主治】 眼生云翳。

【制法】 鸡蛋1个，新针2个，连同前药装瓶内，用水浸针化为止。

【用法】 玻璃棍点眼内，睡时点之最好。

【文献来源】 《中医秘方验方第一辑》。

（四）

【处方】 人乳

【主治】 电光性眼炎。

【用法】 人乳少许滴入眼，一日数次即愈。

【文献来源】 《中草药秘方验方选》。

（五）

【处方】 炉甘石二两 冰片一钱 熊胆一钱 川黄连五钱 牛黄一分

【主治】 暴发火眼。

【制法】 先将黄连浸24小时，去川黄连，用此水煅炉甘石，以水尽为度。最后合群药，共研极细末。

【用法】 点眼棒用凉水浸湿，蘸细粉点眼。

【文献来源】 《中医秘方验方第二辑》。

第十五章　口腔给药法

牙　　痛

（一）

【处方】　细辛、薄荷、樟脑各等量

【主治】　牙痛。

【制法】　置于凹器内加水适量，上置一碗密封，文火加热，20 分钟取下，冷却后碗上白霜收集，保存备用。

【用法】　牙痛取霜如绿豆大一丸，用药棉裹好置牙痛处，闭口半小时吐去。

【备注】　本组收治 100 例，有效率为 95%，15 分钟即可止痛。

【文献来源】　《验方秘方选编》。

（二）

【处方】　花椒 5 克　醋 50ml

【功能】　泻火止痛。

【主治】　牙痛。

【制法】　将花椒研末加醋中即可。

【用法】　牙痛时取药少许口含片刻，疼痛即止。

【疗效】　本组共治疗 10 例，均痊愈。

【文献来源】　《中草药秘方验方选》。

（三）

【处方】　川椒一钱　蜂房一钱

【主治】　牙痛、虫牙、火牙。

【制法】　水煎后，入盐少许。

【用法】　趁热含、嗽，冷即吐出。

【文献来源】　《中医秘方验方第二辑》。

（四）

【处方】　薄荷五分　儿茶一钱　炼人中白三钱　黄连一钱　青黛（水澄）一钱　天花粉一钱　冰片一分　甘草五分　雨前茶五分　牛黄二分　白硇砂一钱

【主治】　牙疳、口疮。

【制法】　研成细末。

【用法】　先以茶水拭净，吹之。

【文献来源】　《中医秘方验方第二辑》。

（五）

【处方】　川芎、高良姜、荜茇、细辛、白芷各等份

【主治】　风火牙痛、虫牙、三叉神经痛。

【制法】　共研为细末。

【用法】　卷烟吸之。

【文献来源】　《中医秘方验方第二辑》。

（六）

【处方】　细辛一钱　黄柏一钱

【主治】　牙痛。

【制法】　水煎。

【用法】　漱口用，不能咽下。

【文献来源】　《中医秘方验方第二辑》。

（七）

【处方】　辣椒适量　白酒一盅

【主治】　牙痛。

【制法】　用白酒一盅，内放辣椒，然后用火点着，烧下红色素为止。将辣椒酒溶液晾凉。

【用法】　把溶液点到痛牙侧的耳内，疼痛立止。

【文献来源】　《中医秘方验方第二辑》。

（八）

【处方】　面碱 50 克

【主治】　风火牙痛。

【制法】　将面碱炒成灰白色，加辣椒筋少许炒黄，去辣椒筋，储存待用。

【用法】　每次用少许擦牙根，其痛即止。

【文献来源】　《中草药秘方验方选》。

（九）

【处方】　卤水

【主治】　牙痛。

【制法】　煅干研面。

【用法】　先用糖擦之，继用卤水面干擦即愈。

【文献来源】　《中医秘方验方第二辑》。

（十）

【处方】　生川乌三分　白芷三分　乳香三分　细辛三分

【主治】　牙痛。

【制法】　共研细末。

【用法】　用少许擦牙。

【文献来源】　《中医秘方验方第二辑》。

百　日　咳

【处方】　生马兜铃（带皮）一两

【主治】　百日咳。

【制法】　用瓦焙焦研末，优质红糖四两，加水少许，拌成麻酱样。

【用法】　3～5 岁患儿，均用筷子先蘸红糖后，蘸兜铃末涂于口内，如此三回，每日 3 次。幼儿或较大的患儿可酌量增减。

【文献来源】　《中草药验方选编》。

口　　疮

（一）

【处方】　板蓝根三钱　大青叶三钱

【主治】　鹅口疮。

【用法】　煎汁反复涂擦患处，每日 5～6 次，也可以内服。

【备注】　疗程最短半日，最长 4 日（成人），平均 1.5 日。本法治鹅口疮有显著效果，可以推广使用。

【文献来源】　《验方秘方选编》。

（二）

【处方】　板蓝根一两

【主治】　鹅口疮（雪口病）。

【制法】　煎汁 50～100ml。

【用法】　板蓝根汁反复涂擦患处，每日 5～6 次，可佐以内服。

【医案】　方某，2 个月。1972 年 2 月 8 日初诊。口舌白点形似雪花，边缘清晰而不规则，烦躁，吮乳啼哭，曾服各种西药无效后改用此法涂擦患处，佐以内服，1 日内痊愈。

【备注】　疗程最短半日，最长 4 日，平均 1.5 日。用上法治 21 例，均在 1～4 日内痊愈。

【文献来源】　《验方秘方选编》。

第十六章 灯火疗法

腮 腺 炎

【处方】 灯火疗法

【主治】 流行性腮腺炎。

【操作方法】 令患儿俯卧，暴露背部，用拇指按压胸椎，上下反复3次，以寻找痛点(一般在第4～7胸椎上)，痛点找出后作一记号。用一寸长的灯心草，一端蘸菜油，然后在离患儿背部3～5cm处点燃灯心草，迅速呈垂直方向向患儿压痛点烧灼（杵）一下，烧一次即可。

【备注】 本组共治102例，经一次灯火疗法基本痊愈。

【文献来源】 《验方秘方选编》。

第十七章 刺血疗法

疝　　证

【处方】 两足趾尖（足十宣处）为主穴，其他足八宣为备穴

【主治】 寒性疝气。

【操作方法】 用长针点刺主穴，以稍出血为度，用力挤出血，5次为止，每7日点刺1次，一般2次可愈。重者可点刺第3次，并加其备穴，方法相同（多适用于15岁以下患者，不动精者为佳，但大人也可以）。

【备注】 治疗期间忌寒凉。本组共治30多例，均痊愈（无一再犯）。

【文献来源】 《中草药秘方验方选》。

乳　　蛾

【处方】 合谷　翳风

【主治】 乳蛾。

【操作方法】 乳蛾初期，斜刺局部出血，针刺合谷三分许，留针约20分钟，耳尖刺出血，1～2次即愈。中期红肿热痛时，耳壳刺出血，局部刺出血，针刺合谷、翳风，末期较重时水浆不入，溃疡有脓，用粗圆针斜刺破出脓，当时即觉轻快，继再针合谷翳风，各三分许，留针20分钟。

【文献来源】 《中医秘方验方第二辑》。

扁桃体炎

【穴位】 风池　翳风（二风穴）

【主治】 急性、慢性扁桃腺炎，口腔炎。

【操作方法】 风池穴刺0.5～1寸深，翳风穴刺0.5～0.8寸深。

【备注】 本组共治50多例，治愈率为98%左右。

【文献来源】 《中草药秘方验方选》。

治腱鞘囊肿方

【处方】 患处

【主治】 腱鞘囊肿。

【操作方法】 腱鞘囊肿固定，消毒，用三棱针在其最高部位刺入囊内，将囊内浆液用力挤净，然后按揉局部。

【文献来源】 《中草药秘方验方选》。

第十八章　经耳给药法

耳　　疾

（一）

【处方】　冰片一分　苦参五分　芝麻油三钱

【主治】　中耳炎。

【制法】　用铁油勺将芝麻油煎沸后，加入苦参，使炸焦成黑色后捞出，将冰片研成细末状，加入上述油内，候凉使用。

【用法】　用时，先用药棉蘸净耳内之脓，再用此油滴耳，每日 3 次。

【备注】　中耳炎不论初起或耳鼓膜穿孔流脓，均有显著效验。

【文献来源】　《验方秘方选编》。

（二）

【处方】　猪苦胆 1 个　白矾二钱

【主治】　化脓性中耳炎。

【制法】　将白矾放入苦胆内，阴干或温火烤干，然后研成粉末装瓶备用。

【用法】　先用 30%过氧化氢溶液或生理盐水洗耳，擦干脓液，吸干水分，然后撒上苦胆粉，再用棉花塞住，每 3 日换药 1 次，一般 2～3 次痊愈。

【医案】　张某，女，15 岁。双耳流脓 15 年，鼓膜穿孔，诊断为慢性化脓性中耳炎，第一次撒粉脓液减少，第二次水干，第三次鼓膜愈合，听力恢复。

【文献来源】　《验方秘方选编》。

（三）

【处方】　落地金钱、枯矾各适量

【主治】　中耳炎。

【用法】　将落地金钱捣碎加枯矾，每日 1 次涂入耳内。

【文献来源】　《验方秘方选编》。

（四）

【处方】　冰片六分　枯矾一钱　苦参三钱　黄柏三钱　芝麻油二两

【主治】　化脓性中耳炎。

【制法】　先将芝麻油加热再放入苦参、黄柏炸焦变黑即捞出，待油冷后，再将已研为细末的冰片、枯矾加入搅匀备用。

【用法】　先用过氧化氢溶液冲洗耳内分泌物，洗净后。滴入中药（滴耳油），每日 3 次，每次 2 滴。

【备注】　本组收治 21 例，经 3～7 日，均收到显著效果。

【文献来源】　《验方秘方选编》。

（五）

【处方】　麝香一分　枯矾二钱　冰片二分

【主治】　耳底肿痛。

【制法】　共研细末。

【用法】　香油调上。

【文献来源】　《中医秘方验方第一辑》。

（六）

【处方】　白芷五分　川黄连五分　白及五分　冰片二分

【主治】　小儿久患耳底流黄水破烂。

【制法】　此药为粗面放在瓷碗内，入锅蒸之，1 小时后取出。

【用法】　滴入耳内，每日 3 次。

【文献来源】　《中医秘方验方第一辑》。

（七）

【处方】　蛔蛔1个（豆地的在夏季抓起来）　白丁香三分（即公家雀屎）　冰片三分

【主治】　耳底。

【制法】　将蛔蛔慢火焙干焦，合药共研细末。

【用法】　用苇管向耳内吹之。

【文献来源】　《中医秘方验方第一辑》。

（八）

【处方】　血余炭15克　冰片2.5克　枯矾5克

【主治】　中耳炎。

【制法】　共为细末。

【用法】　用药少许吹入耳内。

【疗效】　本组共治30余例，治愈率为80%。

【文献来源】　《中草药秘方验方选》。

（九）

【处方】　冰片、轻粉、红花炭各等份

【主治】　化脓性中耳炎。

【制法】　先将红花炒炭，混合上药为细末。

【用法】　用代孔细管把药末吹入耳内，每日2次。

【文献来源】　《中草药秘方验方选》。

（十）

【处方】　鲜韭菜50～100克

【主治】　虫钻入耳内。

【制法】　捣乱取汁。

【用法】　数滴滴入耳内。

【备注】　本组共治3例，效果满意。

【文献来源】　《中草药秘方验方选》。

（十一）

【处方】　海螵蛸（烤黄去壳）、甘石粉、川黄连面各等份

【主治】　耳内溃疡（中耳炎）。

【制法】　共研细末。

【用法】　人乳汁二两，炖三沸，滤去渣，贮洁净瓶内。同时先用过氧化氢溶液将患处脓汁洗净后，再将此乳制剂滴入耳内10滴，用药棉塞住，以免流出。

【文献来源】　《中医秘方验方第二辑》。

（十二）

【处方】　鲫鱼脑适量，冰片少许

【主治】　耳内流脓。

【制法】　鲫鱼脑，焙干研面，加入冰片少许。

【用法】　耳洗净，将前药吹进。

【文献来源】　《中医秘方验方第二辑》。

（十三）

【处方】　煨柿蒂一两　冰片一钱

【主治】　烂耳底子。

【制法】　共研细末。

【用法】　吹耳内4～5次即愈。

【文献来源】　《中医秘方验方第二辑》。

（十四）

【处方】　核桃油三钱　儿茶一钱　牛黄一分　冰片一分　台射干五厘

【主治】　中耳炎。

【制法】　将后四味药研细末，用核桃油调匀。

【用法】　先用过氧化氢溶液，将耳内洗净涂之。

【文献来源】　《中医秘方验方第二辑》。

（十五）

【处方】　巴豆（去油）1个　斑蝥（去翅）3个　冰片少许　麝香少许

【主治】　耳聋。

【制法】　用葱白合药，捣碎为丸（两丸）。

【用法】　用棉包置耳中，有响如雷，不必惊恐，至7日取出即愈，不愈再换一丸，仍置耳中7日。

【备注】　巴豆必须去净油，方可用。

【文献来源】　《中医秘方验方第二辑》。

第十九章　其他外治法

高　血　压

【处方】　玉米叶

【主治】　高血压。

【用法】　切碎装枕头枕之。

【文献来源】　《黑龙江验方选编》。

鸡　　眼

【处方】　骨碎补三钱

【主治】　鸡眼。

【制法】　碾粗末，浸泡于95%酒精100ml，泡3日即成。

【用法】　用时先以温水将足部鸡眼或疣予洗泡柔软。用小刀削去其外层厚皮，再涂擦骨碎补酒精浸剂，每2小时擦一次，擦后略有痛感，几分钟即消失，连续4～6次，每日至多10次。

【备注】　用本方治疗鸡眼6例，均在10～15日内痊愈。又治疗足部疣子2例，均在3日内脱落，遗留圆形凹陷而痊愈。本方经济，简便，疗效好。

【文献来源】　《验方秘方选编》。

疔　　毒

【处方】　红花10克　血余炭5克　生姜25克

【主治】　疔毒。

【制法】　共捣一处。

【用法】　两手握药至全身出汗。

【备注】　本组共治50例，均痊愈。

【文献来源】　《中草药秘方验方选》。

腰　腿　痛

【处方】　川附子一两　吴茱萸一两

【主治】　风寒腰腿痛。

【用法】　将药放在棉鞋垫正中对脚心部，踩之，防止水湿，约十数日后患处自然出汗。

【备注】　勿再受风寒。

【文献来源】　《中医秘方验方第三辑》。

第二十章 矿泉医疗

黑龙江省五大连池矿泉医疗概述

五大连池是中国矿泉水之乡，全国著名的疗养旅游胜地。五大连池火山群属内陆火山，位于松辽裂谷系的西北端，是第四纪以来多次喷发形成的，最近的一次喷发发生在1719～1721年，距今约300年。在五大连池火山群内分布着四个矿水区（药泉山、焦得布山、尾山和小洪山矿水区），出露的矿泉40余处，泉水的温度一般为3～5℃，最低的可到1℃，最高的一处是老黑山玄武岩内的温泊泉，水温也只有14℃左右，全部是冷泉。矿泉水的类型较多，主要是重碳酸盐碳酸矿水——重碳酸钠型、重碳酸钙型、重碳酸镁型及其混合型矿泉水。其次是碳酸矿泉水、氡矿泉水等，水中含有大量的CO_2气体和20余种微量元素，既能饮又能浴，具有较高的医疗保健价值，尤其是对消化系统疾病及皮肤外科疾病，采用饮泉、矿泉水浸浴、日光浴、矿泥敷等多种疗法治疗，疗效极佳。

消化系统疾病

（一）

低温碳酸泉治疗溃疡病

【方法】 依溃疡病患者对矿泉水的适应情况不同，每日饮水总量为1500～3000ml，少数患者可高至4000ml。每日饮水次数为4～6次。3个月为1个疗程。

【疗效】 100例患者中，十二指肠球部溃疡的治疗效果较胃溃疡的治疗效果佳。依临床表现判定，十二指肠球部溃疡患者临床治愈和显著疗效者占92.7%，而胃溃疡占76.2%。

【文献来源】 《矿泉医疗资料汇编》。

（二）

碳酸泉治疗消化性溃疡

【方法】 每日饮水总量为2000～3000ml，分4～6次饮用，每次饮用量为500ml左右。2个月为1个疗程。

【疗效】 67例患者中，总有效率为95%，其中治愈率为20%，显效率为19%，有效率为56%。

【文献来源】 《矿泉医疗资料汇编》。

（三）

碳酸泉治疗过敏性结肠炎

【方法】 每日饮南泉水总量为1000～2000ml，分4～6次饮用，每次饮用量为500ml左右；依病情可配合南洗泉洗浴；病情较重者可用泉水灌肠，每次灌肠100～200ml，保留10～30分钟。3个月为1个疗程。

【疗效】 11例病员中，治愈率为54.5%，显效率为36.3%，有效率为9.2%。

【文献来源】 《矿泉医疗资料汇编》。

（四）

饮泉疗法治疗溃疡病

【方法】 饭前饮泉水，每日3～4次，每次饮用量为500～1000ml，总量在1500～3000ml。2～3个月为1个疗程。

【疗效】 50例病员中，治愈率为38%，显效率为40%，有效率为22%。

【文献来源】《矿泉医疗资料汇编》。

皮肤病

（一）

碳酸泉浴疗治疗银屑病

【方法】 矿泉水浸浴和日光浴，兼以饮泉疗法。①矿水浴：6～9月在翻花泉自然涌出口进行全身浴。每日浸浴2～5次，每次10～30分钟，少数体质强壮患者，浸浴次数和时间都可增加。②日光浴：泉水浸浴后，进行全身日光浴，每日2小时以上。③饮泉：每日饮北泉水或南泉水2000～3000ml，饮用时间无一定规律。

【疗效】 210例病员中，治愈率为49%，显效率为23%，有效率为9%。

【文献来源】《矿泉医疗资料汇编》。

（二）

碳酸泉浴疗治疗银屑病

【方法】 5～9月在翻花泉浸浴2～3次，每次15～30分钟，配合日光浴，6～8周为1个疗程。

【疗效】 21例病员中，治愈率为24%，显效率为24%，有效率为48%，无效为4%。

【文献来源】《矿泉医疗资料汇编》。

（三）

药泉山矿泉疗法治疗脱发

【方法】 采用泥敷、日光浴、浸浴和饮泉水等综合治疗。①泥敷：取翻花泉附近之矿泥，做头部帽状泥敷，平均每日3～4次，每次20～30分钟。②日光浴：除去泥后进行日光浴。③浸浴：包括全身浸浴和头部浸浴两种。全身浸浴主要于翻花泉，兼有神经衰弱者于南洗泉进行全身浴。头部浸浴用南洗泉水，尤适用于睡眠不佳，失眠多梦者，每日3～4次，每次10～15分钟。④饮泉水：大部分患者适合饮南泉水，每日2000～2500ml。

【疗效】 65例病员中，治愈占12%，显效占20%，有效占28%，无效37%，脱落2例。

【文献来源】《矿泉医疗资料汇编》。

（四）

碳酸泉浴疗治疗皮肤瘙痒症

【方法】 矿泉水浸浴和日光浴，兼以饮泉疗法。①矿水浴：5～9月在翻花泉自然涌出口进行全身浴。每日浸浴2～5次，每次15～30分钟。②日光浴：泉水浸浴后，进行全身日光浴，每日2～3小时。③饮泉：饮南泉水或北泉水，饮量、次数和时间一般不规则，只作辅助疗法。

【疗效】 27例病员中，治愈率为67%。

【文献来源】《矿泉医疗资料汇编》。

（五）

碳酸泉浴疗治疗慢性湿疹和神经性皮炎

【方法】 翻花泉浸浴，根据病情行全身浸浴或局部浸浴。部分患者用南泉水或北泉水局部浸浴。

【疗效】 50例病员中，治愈率为20%，显效率为36%，有效率为40%，无效率为4%。

【文献来源】《矿泉医疗资料汇编》。

（六）

碳酸浴治疗牛皮癣

【方法】 3号矿泉水浸浴为主，辅以全身日光浴，兼以饮泉疗法。①矿水浴：3号矿泉水自然涌出口进行全身浴。每日浸浴2～4次，每次8～30分钟。②日光浴：泉水浸浴后，或与浸浴交替进行全身日光浴，每日2～3小时。③饮泉水：每日饮2号泉或1号泉泉水1000～2000ml。

【疗效】 27例病员中，治愈率为40.74%，显效率为33.34%，有效率为3%。

【文献来源】《矿泉医疗资料汇编》。